U0333927

# 《本草纲目》养生智慧

张清 / 编著

天津出版传媒集团

天津科学技术出版社

**图书在版编目（CIP）数据**

《本草纲目》养生智慧 / 张清编著 . -- 天津：天津科学技术出版社 , 2019.4

ISBN 978-7-5576-6023-9

Ⅰ . ①本… Ⅱ . ①张… Ⅲ . ①《本草纲目》—养生（中医）Ⅳ . ① R281.3 ② R212

中国版本图书馆 CIP 数据核字（2019）第 030386 号

---

《本草纲目》养生智慧
BENCAOGANGMU YANGSHENG ZHIHUI

| 策 划 人： | 杨　䜣 |
| 责任编辑： | 孟祥刚　刘丽燕 |
| 责任印制： | 兰　毅 |
| 出　　版： | 天津出版传媒集团<br>天津科学技术出版社 |
| 地　　址： | 天津市西康路 35 号 |
| 邮　　编： | 300051 |
| 电　　话： | （022）23332490 |
| 网　　址： | www.tjkjcbs.com.cn |
| 发　　行： | 新华书店经销 |
| 印　　刷： | 北京德富泰印务有限公司 |

---

开本 889×1194　1/32　印张 22　字数 600 000
2019 年 4 月第 1 版第 1 次印刷
定价：39.80 元

# 前言

中医有"药食同源"的理论，认为食物能治疗疾病，中国古代医者治病历来讲究的是"知其所犯，以食治之；食乃不愈，然后命药"，因而这也推动了历代医家、本草学家对食物、药物的四味、五性、归经、主治、采集法、炮制法等进行研究和探索，并出现了众多重要的著述。公元1578年，明代名医李时珍终于完成了本草学、博物学巨著《本草纲目》，在后人看来，这部倾注他毕生心血的著作对当时的医学界来说，完全是件石破天惊的事情，它是集16世纪以前中国本草学之大成的巨著，既是对两千余年中国医药学的总结，也开启了中医药发展新篇章的序幕。在西方科技史家看来，这代表着明朝最高的科学成就，它就是16世纪中国的百科全书。

《本草纲目》是在前人的经验上编写而成，时人王世贞在为该书作序时称李时珍"书考八百余家"，但在许多方面又远远超过了前人的著述，它改进了中国传统的分类方法；纠正了前人对于植物名称、植物气味和主治等方面的错误；新增加了374种药物，使药物种类达1892种，成为有史以来最为全面的一部本草著作；对于许多药物的疗效做了进一步的描述，尤其是发展了药物归经理论，用自己的临证经验，确定和补充了药物归经，并重视属气、属血的区分，大大提高了本草著作的临证指导作用。此外，还记载了大量宝贵的医学资料，收录了药方10000多剂，方剂之多，远超前代著述。在所有方剂中，包括出自《伤寒论》等古代经典方书中所载的"经方"，金、元以后流行方书所载的"时方"，广泛流传民间、治疗某种疾病的常用"单方"，临证应用有特效的"验方"，乃至民间祖传的"秘方"，其中以"单方"为最多，这使得《本草纲目》成为集古代医方之大成者，实用价值非常高。

这部巨著在成书后至今的400余年间里，已深深植根于中国传统文化中，也渗透进国人的生活中，医家将之作为行医用药的准绳，普通百姓将之作为日常食疗养生的指南。今天，我们在中医养生文化热潮的推动下，重新向这部闪耀着古老智慧的经典著作求取永不过时的养生长寿真经，挖掘沉睡数百年的祛病强身、祛病延年的秘方，使之重见天日，惠及今人。

为了帮助普通读者解决直接阅读的费时费力问题，我们精心编写了这部《〈本草纲目〉中的养生智慧、食疗良方、长寿方案大全集》，力求将这部国医经典中的养生、食疗、长寿智慧简明清晰地呈现在读者面前，具有更高的可读性、实用性和科学性。帮助读者运用这些神奇的本草方对症治疗现代家庭常见疾病，科学养生。同时，介绍了《本草纲目》中记载的、当今生活中仍常见的各类食物的功效，让读者认识到身边的小食物在日常养生、防病、治病中的大功效。此外，还结合现代人生活特点和饮食习惯，为不同体质、不同年龄、不同工作性质的人群提供了全面实用的本草养生方案，并详细介绍了五脏的食养方法，帮助读者轻松调理五脏，实现健康。为拓展内容的深度和广度，本书对《本草纲目》中涉及的各种有关延年、祛病、增寿、养生、美容等医论作了深入透彻的分析，同时旁征博引，将整个中医养生智慧融合其中，以期让读者真正进入到《本草纲目》中的神妙世界中，领会其中的养生思想精髓、食疗妙方和长寿秘方。

但愿每位读者都能受益于《本草纲目》中的养生智慧，健康、美丽、长寿不再是遥不可及的梦想。

# 目录

第一章

集医药之大成，《本草纲目》中长盛不衰的养生之道

## 第二章

# 本草养生心法，养生之道在一补一泻之间

第三章

# 《本草纲目》里的"中庸"之道

第四章

# 药食同源，本草养生乐趣也在吃喝之间

# 第五章

## 本草新视点，从本草中发掘现代养生方案

### 第六章

## 本草成就美丽，《本草纲目》中的女人养颜经

# 第七章

## 分门别类识记本草，把脉食物的神奇"天性"

第八章

# 草根食物，不再让我们的身体"很受伤"

# 第九章

## 药食同源，本草食疗是击退痼疾的坚兵利器

第十章

# 本草中的家庭疗方，男女老少各有本草食疗妙方

## 第四节　本草男人：一夫当关，百病莫侵 /469

# 第十一章

## 辨证施治，本草食疗要对症

### 第一节　因人而异，总有一种本草食疗适合你 /480

第十二章

## 长寿无须寻仙丹,本草自有长寿药

## 第四节　千方易得，一诀难求——本草中的长寿秘诀 /568

## 第十三章

## 本草让您的体检每项都是一百分

第十四章

# 《本草纲目》中的终极抗衰老计划

## 第十五章

### 延寿必究寿道，寿道终在四季轮回中

第一章

# 集医药之大成，《本草纲目》中长盛不衰的养生之道

## 第一节　走进《本草纲目》的神秘世界

### 李时珍其人,《本草纲目》其书

　　李时珍,字东璧,明代蕲州(今湖北省蕲春县)人,明代著名医药学家,著有药物学名著《本草纲目》。李时珍在阅读古典医籍和行医数十年的过程中,发现本草书中存在着不少错误,他决心重新编纂一部本草书籍。他自35岁起,便为之苦读博览,参考了大量医学专著。为了弄清许多药物的形状、性味、功效等,他"访采四方",足迹遍及大江南北。经过27年艰苦卓绝的努力和辛勤劳动,终于完成了这部闻名中外的药物学巨著《本草纲目》。

　　《本草纲目》是一部集16世纪以前中国本草学之大成的著作,不仅为我国药物学的发展做出了重大贡献,而且对世界医药学、植物学、动物学、矿物学、化学的发展也产生了深远的影响。

　　英国著名生物学家达尔文也曾受益于《本草纲目》,称它为"中国古代百科全书"。1956年著名科学家郭沫若为本书题词纪念,曰:"医中之圣,集中国药学之大成,本草纲目乃1892种药物说明,广罗博采,曾费三十年之殚精。造福生民,使多少人延年活命!伟哉夫子,将随民族生命永生。"

### 《本草纲目》说养生:"治未病"才是健康大道

　　自古以来,中医一直以"治未病"作为对抗疾病的最佳医术。从《黄帝内经》开始,中医治未病的指导思想就确立下来。《本草纲目》继承了这一思想,它除了列出各种病症的治疗方剂,还包含了大量的养生智慧,也就是"治未病"的思想。其中最重要的就是药食同源，以食养生。李时珍认为："饮食者人之命脉也。"《本草纲目》除大量记载抗老延年医论及方药外，也注重收载其他强身疗疾之法，如食疗、粥疗、酒疗等。书中收载谷物 73 种、蔬菜 105 种、果品 127 种。所载 444 种动物中，很多可供食用，并把谷食、肉类、鱼类均列为本草，多达百余种。

我们一直在说"治未病"，那么它到底是一种怎样的防病、治病观念呢？

从字面上看，所谓"治未病"，就是在疾病到来之前展开医治的工作。也许你会觉得奇怪，人没有生病，哪里需要治病呢？其实，这就是一种未雨绸缪的远见，如果能在生病之前就采取一系列的手段防止疾病的到来，我们就可以避免疾病带来的痛苦。这比起生了病再治病划算得多。

中医常说"上医治未病"，意思是最高明的医生在疾病到来之前就能施展医术，让人不生病。怎样才算是上医呢？扁鹊兄弟三人均为当时的名医，尤以扁鹊最负盛誉。某日扁鹊为魏王针灸，魏王问扁鹊："你们兄弟三人到底哪一位医术最高？"扁鹊不假思索道："长兄最高，我最差。"魏王诧异。扁鹊道："长兄治病于病发之前，一般人不知道他是在为人铲除病源、防患于未然，所以他的医术虽高，名气却不易传开。而我是治疗于病情发作和严重之后，人们看到我为患者把脉开方、敷药刺穴、割肉疗伤，我也确实让不少病人化险为夷，大家就以为我的医术比长兄高明。"

中医之所以倡导"治未病"，是因为当疾病袭来时，各种治疗手段只能算得上是补救措施。即使补救有效，也难以让本来健康无恙、充满生机活力的身体恢复到最好的状态了。所以预防比治疗更重要，将疾病消弭于无形之中才是真正的高明医术。

其实，现代医学也开始意识到"防病"的重要性，对于亚健康状况的关注就表明了这一点。亚健康是现代医学名词，指经常感觉身体不舒服，但各项指标正常的状态。处于亚健康状态的人虽然没有明显的疾病症状，但时常会感到身体不舒服，主要表现为"一多三退"，即疲劳多，活力、适应能力和反应能力减退，经常出现全身乏力、腰酸肢软、心悸气短、头晕耳鸣、动辄汗出、食欲不佳、失眠健忘、心烦意乱、皮肤瘙痒等一系列症状。

现代医学对亚健康的关注，表明现在人们已经意识到了预防的重要性。而对抗亚健康，中医养生无疑是最有力的武器。我们的老祖宗给我们留下了宝贵的财富，一部《本草纲目》里就有用之不竭的养生智慧。它们不是枯燥的医学理论，而是我们能掌握的简单方法，比如吃什么可以增强身体的正气，遇到小伤小病怎么办，哪些本草是我们应该常备的……了解这些之后，你就会发现其实健康原来如此简单。

## 从《本草纲目》中提炼出养生的精华

李时珍的足迹遍及大江南北，他毕生都在给人看病。他致力于医学和药学的研究，除了《本草纲目》外，他还著有《濒湖脉学》《奇经八脉考》等书，不仅对祖国的本草学做出了巨大贡献，而且在人体生命科学方面也颇有建树。

李时珍在医家和道家的基础上，首次明确提出"脑为元神之府"的论断，就是说大脑是生命的枢机，主宰人体的生命活动。"元神"指人的精神意识活动。元神存则生命在，元神败则生命逝。得神则生，失神则死。他的这一"脑主神明"的见解，改变了长期以来"心主神明"的说法。他的这种观点一直不被医学界和世人认可和支持，直到清代王清任在人体解剖观察基础上提出"灵机记性在脑"的说法，才发展完善了李时珍的"脑为元神之府"的论断。这个学说发展到现代，成为判断死亡的标准，就是判断一个人的生命是否存活，是以他的大脑是否死亡为标准的，而非心脏是否停止跳动。

李时珍在《本草纲目》中提到多种适宜补脑的食物，如核桃仁、荔枝、红枣、芝麻、鸭肉、牛奶、鲜藕、乌骨鸡等。在生活中有意识地多吃这些食物，可以起到补脑益智、延年益寿的作用。

除此之外，李时珍还十分重视脾胃的作用，并在前人的基础上提出了"脾胃为元气之母"的观点。虽然非独创，却是对《内经》脾胃学说、李东垣"脾胃"理论的充实和发展。《本草纲目》中有大量这方面的论述。他强调脾胃与元气的密切关系，人体的元气有赖于脾胃之滋养，脾胃生理功能正常，则人体元气得其滋养而充实。脾胃为后天之本，整个机体有赖于脾胃摄取营养，为气血生化之源泉，故脾胃的运化功能正常，后天水谷之精充盈，则气血得养而充盛。

他还认为人体气机上下升降运动正常，有赖于脾胃中土的功能协调。脾胃枢纽若升降正常，则心肾相交，肺肝调和，阴阳平衡。若脾胃受伤则升降功能失常，则内伤元气，阴阳失调，严重者还会影响全身而致病。因此，调养脾胃对于养生延年来说是至关重要的。

对于如何调养脾胃的问题，李时珍也给出了很好的食疗建议，例如在《本草纲目》中就记载了多种对脾胃有益的食物，如白扁豆、枣、莲子、南瓜、野茼蒿、红薯等，为脾胃虚弱的现代人提供了很好的参考和借鉴。

以上仅是就李时珍的养生观点举了两个例子，《本草纲目》中记载的每一种食物、药物，都说明了其温、热、寒、凉的性质，以及其主治的疾病或对人体有哪些调节作用。因此，在日常生活中，只要我们多阅读这本书，就能轻松地为自己和家人防治疾病，保持身体健康。

## 李时珍养生心法：四性五味，药食同源

李时珍在《本草纲目》中融入了自己的养生心法：四性五味，药食同源。李时珍认为食物和药物一样，有辛、甘、酸、苦、咸五味及寒、热、温、凉四性。选择食物与选择药物一样，要根据四性和五味选择。只有对症，才能温煦脏腑，增强人体的免疫能力。

如《本草纲目》羊附方中的羊肉汤是这样记载的："治寒劳虚羸，及产后心腹疝痛。用肥羊一斤，水一斗，煮汁八升，入当归五两，黄芪八两，生姜六两，煮取二升，分四服。"这是李时珍记录名

医张仲景的药方，用来治疗疲劳虚弱以及产后疼痛等各种虚证。以这个方子为例，当归甘温补血止痛，所以是主药，生姜温中散寒，黄芪甘温健脾补气，羊肉温中补虚。这四味本草合在一起就能共起温中补血、祛寒止痛之功。这样一碗有浓浓药香的羊肉汤，最适合产后体弱和大病初愈的人。

传说有一次，有个病人大便干结，排不出，吃不下饭，很虚弱。李时珍仔细为其做了检查，确认是高热引起的便秘。当时如果患者便秘，一般是让病人服用泻火的药。但李时珍没有用药，而是把蜂蜜煎干捏成细细的长条，慢慢地塞进病人的肛门。煎干的蜂蜜进入肠道后，很快溶化，干结的大便被溶开，一会儿就排了下来。大便畅通，热邪排出体外，病人的病情立刻有了好转。

李时珍记载了不少药用食物，如蜂蜜、生姜、大枣、小麦、羊肉等，利用食物的四性五味辅助治疗疾病。李时珍指出："所食之味，有与病相宜，有与身为害。若得宜则益体，害则成疾。"意思是说，我们所吃的食物中，有的可以治病，有的却对身体有害，吃得对就会对身体有益，吃得不对反而会生病。因此，我们只有根据病症摄取食物，才能收到良好的效果。

寒性或凉性的食品，如绿豆、芹菜、柿子、梨、香蕉、冬瓜、丝瓜、西瓜、鸭肉等都有清热、生津、解暑、止渴的作用，对阳气旺盛、内火偏重的人非常适宜。热性或温性食物，如羊肉、狗肉、辣椒、生姜、茴香等，有温中、散寒、补阳、暖胃之功，阳虚畏寒的人食之为宜，热病及阴虚火旺的人就应忌食。

此外，食性还要与四时气候相适应，寒冷季节要少吃寒凉性食品，炎热季节要少吃温热性食物，饮食宜忌要随四季气温而变化。

## 《本草纲目》中的食疗妙方摘录

为了编撰《本草纲目》，李时珍不辞辛劳地在全国各地巡访，其间也遇到了不少崇尚养生且颇有智慧的长寿老人。传说李时珍有一次到深山去采药，遇到一位鹤发童颜的老人。李时珍与老人详谈之后，得知他是隐居深山的老隐士，虽年过百岁，却眼不花、耳不聋，身体非常健康。当被问到养生延寿之道时，老人指了指竹篓里的木耳和胡萝卜说："就是常常吃这胡萝卜烩木耳。"

老隐士的话让李时珍认识到食疗的重要性，于是，每次采药回来之后，李时珍都要仔细琢磨，研究其功效，然后分门别类记载下来。我们现在看到的《本草纲目》，对可供食疗的药物记载十分广博，而且还将食物也纳入本草中。在这些食物的条目下，李时珍都悉心标出了可以应用的食疗方案。这里从书中摘录一些药方，供大家参阅。

（1）肾虚腰痛。用茴香炒过，研细，切开猪肾，掺末入内，裹湿纸中煨熟，空心服，盐酒送下。

（2）脾胃虚冷，吃不下饭。和白干姜在浆水中煮透，取出焙干，捣为末，加陈米粥做成丸子，如梧子大。每服三十至五十丸，白开水送下。其效极验。

（3）补肝明目。用芜菁子淘过一斤、黄精二斤，和匀，九蒸九晒，研为末。每服二钱，空心服，米汤送下，一天服二次。又方：芜菁子二升、决肯子一升，和匀，以酒五升煮干，晒为末。每服二钱，温水调下，一天服两次。

（4）长年心痛。用小蒜煮成浓汁，勿蘸盐，饱食，有效。

（5）目生顽翳。用珍珠一两、地榆二两，加水二大碗煎干。取珍珠放醋中浸五日，热水淘去醋气，研为细末。每取少许点眼，至愈为止。

（6）病后常流鼻血。用牡蛎十分、石膏五分，共研为末。每服一匙，酒送下。亦可加蜜作丸子吃，一天三次。

（7）老人虚秘。用阿胶炒二钱、葱白三根，水煎化，加蜜两匙，温服。

（8）饮酒过度。李时珍在《本草纲目》里这样记载：唯此豆芽白美独异，食后清心养身，具有"解酒毒、热毒、利三焦"之功。此外，他还说："凡饮酒，先食盐一匙，则后饮必倍。"

## 第二节　吃药延年不如食物养生，《本草纲目》中"食"的智慧

### 有人生病有人健康，区别就在"食"上

随着人们生活水平的提高，饮食水平也越来越高，食品种类越来越丰富，但是吃得好了，并不代表我们的营养摄入就合理了。吃精米、细面、鸡、鱼、肉、蛋、糕点、饮料多了，吃五谷杂粮和蔬菜、水果少了。喝含糖的饮料及纯净水多了，喝茶与白开水少了。膳食结构的不合理，导致高脂血症、肥胖症、高血压等慢性病发病率直线上升。据统计，这些病所造成的死亡人数，已占当前死亡总数的70%，而且居高不下。

有一个词汇——"富贵病"，包括肥胖、糖尿病、高血压、高脂血症、痛风（高尿酸血症）、脂肪肝等一系列慢性疾病。导致这些高发病的重要原因，是很多人"吃无禁忌"，膳食结构不合理。有些人口味偏重，吃菜爱吃咸的，却不知盐的摄入量过多，会导致血压升高。进食过度和运动少，吃油脂类食物太多，造成营养过剩是患肥胖症的主要原因。肥胖还会导致糖尿病，这就要求人们摄取的总热量少一点儿，主食、副食，特别是高热量的食物都要少吃。

《本草纲目》建议高血脂患者的饮食要清淡，不提倡多吃肉，但也不宜长期吃素，否则营养成分不全面，反而会不利于身体健康。痛风病和体内脂肪代谢紊乱有关，高蛋白饮食可导致脂肪合成增加。若在饮酒的同时进食高蛋白、高脂肪食品，易引起急性痛风病发作。此外，摄入大量油脂后人体的肝、胆、胰等消化器官负荷加大，体内胆固醇水平过高，成为诱发心脑血管疾病的重要危险因素。长期喝酒的人士，其脂肪肝、酒精肝、胆囊炎、胰腺炎

等发病率是普通人群的数倍，而脂肪肝、酒精肝患者如不加以控制，将会导致肝硬化、肝腹水、肝癌。所以不合理的膳食导致了"富贵病"的增加。

不仅要警惕那些"富贵病"，更要注意癌症的发生。饮食与人体许多癌症的发生及发展有着密切的关系。据有关资料表明，约有1/3的癌症与饮食有关，因此，主动控制摄食成分和改变饮食习惯，在抗癌中起着至关重要的作用。

长期摄入高油、高糖、低纤维的食物，如汽水、可乐、罐装饮料、汉堡、薯条等，这种饮食习惯为以后慢性病的发生埋下了隐患。肉类腐坏产生细菌，普通烧煮的温度不能全部杀死细菌，患有血癌的牛和鸡越来越多，长期吃这些食物患血癌的概率就很高。

"民以食为天。"这是一句人人皆知的俗话。但是吃也要会吃，科学地吃，否则会惹病上身的。看看那些常见病哪些跟饮食没有关系？高血压、高血脂、糖尿病是因为吃得咸、吃得甜，癌症是因为吃得垃圾、吃得不合理等。总之，很多疾病都是吃出来的，这向人们敲响了警钟。

## 吃饭前不妨先看看五味的"走向"

《灵枢·九针》："酸走筋，辛走气，苦走血，咸走骨，甘走肉。"《灵枢·五味》："酸先走肝，苦先走心，甘先走脾，辛先走肺，咸先走骨。"

食物有五种味道：酸、苦、甘、辛、咸。食物的味道不同，其作用也各有区别。中医认为五脏各有所喜。例如肝宜甘，因为甘味可以缓解肝气的劲急；心宜酸，因为酸味可以收敛心火；肺宜苦，因为苦味可以助肺气肃降；脾宜咸，因为咸味可以使脾不会运化过度；肾宜辛，因为辛味可以宣散和提升肾水之阳气。

五脏各有所喜，而食物也是有偏性的，那么食物的偏性是什么呢？

"酸走筋"，酸类的食物是走筋、走肝的，如果你患了肝病就不要吃酸，因为酸具有收敛的作用，太收敛则肝气就不能生发，病就会加重。但是对于多汗、尿频、腹泻、流涕不止等病症有很好的效果。

"辛走气"，辛类的食物是走气的。肺主气，如果肺出现了问题，就不能吃辛味食物。但是辛味具有发散风寒、行气止痛等作用，例如葱姜善散风寒、治感冒，胡椒能祛寒止痛，茴香能理气。

"苦走血"，苦味的东西是走血的，即走心。如果病在心上，就少吃苦味食物，让心生发一下。但苦味食物可以清热、泻火。例如莲子心能清心泻火、安神，可以治疗心火旺的失眠、烦躁之症。

"咸走骨"，咸类食物是走骨的，走骨就是走肾。如果病在骨上，就要少吃咸，这样才能把骨养好，把肾养好。但咸味食物具有软坚散结、滋阴潜降等作用。例如早晚喝一碗淡盐汤，对于治疗习惯性便秘有很好的作用。

"甘走肉"，甜味的食物是走肉的，走脾胃。孩子如果特别喜欢吃糖，说明他脾虚。如果病在脾胃，就要少吃甜味的食物和油腻的食物，因为这样的食物会让脾增加代谢负担，使脾更加疲劳。但是甜味食物具有滋养、强壮身体，缓和疼痛的作用。疲劳和胃痛时可以试一试。

## 隐藏在节气里的进补原则

二十四节气是我国古代人民为适应"天时""地利"，取得良好的收成，在长期的农耕实践中，综合了天文与物候、农业气象的经验所创设。

从古人对节气最早的命名，如《尚书》记载的"日中""宵中"等，可知二十四节气的形成与太阳有着密切的关系。"节"的意思是段落，"气"是指气象物候。

每个节气的专名均含有气候变化、物候特点和农作物生长情况等意义，食补完全可以随着节气走。下面是几个比较重要的节气。

立春（2月3～5日）——立春养生要注意保护阳气，保持心境愉悦的好心态。饮食调养方面宜食辛甘发散之品，不宜食酸收之味，有目的地选择大枣、豆豉、葱、香菜、花生等进食，这些食物能助生发之气。《本草纲目》载："元旦立春以葱、蒜、韭、蓼、芥等辛嫩之菜，杂合食之，取迎新之意。"

雨水（2月18～20日）——雨水节气着重强调"调养脾胃"。多吃新鲜蔬菜、多汁水果以补充人体水分。少食油腻之物，以免助阳外泄。应少酸多甜，以养脾脏之气。可选择韭菜、百合、豌豆苗、荠菜、春笋、山药、藕等。

惊蛰（3月5～7日）——惊蛰节气的养生要根据自然物候现象、自身体质差异进行合理的调养。

阴虚者：形体消瘦，手足心热，心中时烦，少眠，便干，尿黄，不耐春夏，多喜冷饮。饮食要保阴潜阳，多吃清淡食物，如糯米、芝麻、蜂蜜、乳品、豆腐、鱼等。太极拳是较为合适的运动项目。

阳虚者：多形体白胖，手足欠温，小便清长，大便时稀，怕寒喜暖。宜多食壮阳食品，如羊肉、狗肉、鸡肉、鹿肉等。散步、慢跑、太极拳、五禽戏及日光浴都是适合的锻炼项目。

春分（3月20～21日）——由于春分节气平分了昼夜、寒暑，人们在保健养生时应注意保持人体的阴阳平衡状态。

此时人体血液和激素水平也处于相对高峰期，此时易发常见的非感染性疾病如高血压、月经失调、痔疮及过敏性疾病等。饮食调养禁忌偏热、偏寒、偏升、偏降的饮食误区，如在烹调鱼、虾、蟹等寒性食物时，必佐以葱、姜、酒等温性调料，以达到阴阳互补之目的。

立夏（5月5～7日）——在整个夏季的养生中要注重对心脏的特别养护。

清晨可食葱头少许，晚饭宜饮红酒少量，以畅通气血。具体到膳食调养中，我们应以低脂、低盐、清淡为主。

小满（5月20～22日）——在小满节气的养生中，我们要特别提出"未病先防"的养生观点。

小满节气是皮肤病的高发期，饮食调养宜以清爽、清淡的素食为主，常吃具有清热、利湿作用的食物，如赤小豆、绿豆、冬瓜、丝瓜、黄瓜、藕等；忌食膏粱厚味、甘肥滋腻、生湿助湿的食物，如动物脂肪、海腥鱼类等。

白露（9月7～9日）——白露节气中要避免鼻腔疾病、哮喘病和支气管病的发生，特别是对于那些因体质过敏而引发的上述疾病，在饮食调节上更要慎重。凡是因过敏引发的支气管哮喘的病人，平时应少吃或不吃鱼虾海鲜、生冷炙烩腌菜、辛辣酸咸甘肥的食物，如带鱼、螃蟹、虾类、韭菜花、黄花菜、胡椒等，宜食清淡、易消化且富含维生素的食物。

寒露（10月8～9日）——"金秋之时，燥气当令"，如果调养不当，人体会出现咽干、鼻燥、皮肤干燥等一系列的秋燥症状。所以暮秋时节的饮食调养应以滋阴润燥（肺）为宜，应多食用芝麻、糯米、粳米、蜂蜜、乳制品等柔润食物，少食辛辣之品。

立冬（11月7～8日）——冬季养生应顺应自然界闭藏之规律，以敛阴护阳为根本。饮食调养要少食生冷，但也不宜燥热，应食用一些滋阴潜阳、热量较高的膳食，同时也要多吃新鲜蔬菜以避免维生素的缺乏。

冬至（12月21～23日）——冬至是一年中白天最短的一天。冬至阳气开始生发起来了，应该多吃当归、生姜、羊肉汤等。

小寒（1月5～7日）——人们在经过了春、夏、秋近一年的消耗后，脏腑的阴阳气血会有所偏衰，合理进补既可及时补充气血津液，抵御严寒侵袭，又能使来年少生疾病，从而达到事半功倍的养生目的。在冬令进补时应食补、药补相结合，以温补为宜。

大寒（1月20～21日）——大寒是一年中的最后一个节气。古有"大寒大寒，防风御寒，早喝人参、黄芪酒，晚服杞菊地黄丸"的说法。

## 改变不合理的饮食习惯

中国人有些饮食习惯是很讲究文化内涵的。吃饭要用圆桌，因为圆桌意味着吃饭的时候不分贵贱尊卑。吃饭时用的筷子，也是阴阳的体现，动的那个筷子是阳，而不动的那个筷子为阴。中国的饮食文化博大精深，现在很多人的饮食习惯也该改改了。

在以前如果生了孩子就要吃小米粥，而现在人们的生活水平提高了，要喝牛奶和鸡汤，但催奶效果并不好。如果喝上一顿小米粥，奶水可能就多了，因为小米是种子，是可以发芽的，所以现在的人最好还是效仿前人的养生之道。

现在的人都爱吃味道浓重的食物，为什么呢？现在的人生活和工作的压力都很大，为了调动身体内的元气来顶住压力，就要多吃浓重的食物，因为盐是最容易调动身体内的元气的，可是经常吃浓重食物的后果就是脾胃虚弱，脾胃虚弱身体内的元气就不足，就要多吃浓重的食物，这样就会形成一种恶性循环，久而久之就会让疾病乘虚而入。

《本草纲目》中有"多食咸则脉凝泣而变色；多食苦则皮槁而毛拔；多食辛则筋急而爪枯；多食酸则肉胝而唇揭；多食甘则骨痛而发落，此五味之所伤也。"这句话意思是，咸的东西吃多了，就会抑制血的生发，就会导致血的凝固，最后使脸色变黑；苦的食物吃多了，我们的皮肤就会枯槁，毛发就会脱落；辣的东西吃多了就会使筋失去弹性，手爪就会干枯；酸的东西吃多了就会使肝气生发太过而抑制脾土，使肌肉角质变厚而嘴唇外翻；甜的东西吃多了就会影响肾的收敛功能，损伤头发。现代人应该少吃五味过度的食物。

除此之外，很多人还有很多不良的饮食习惯，殊不知这样对你的健康会造成多么坏的影响，当你真的没有了健康，才知道健康的珍贵，何不开始就让自己健健康康呢？

有些人饮食无规律，晚餐摄入大量的高能食物，过剩的营养转化成脂肪，导致肥胖。可实行一日三餐或四餐制，定时定量，分配合理，做到"早餐吃好，中午吃饱，晚餐吃少"的膳食原则，养成良好的饮食和生活习惯。

有些人吃饭速度太快，营养专家认为，吃饭太快，大脑的食物中枢神经难以控制，往往在进食了过多的热量才发出停止的信号，但此时体内已进食了过多的热量。因此，吃饭应细嚼慢咽，这样既有利于食物与唾液淀粉酶的充分混合，又可以防止进食多热量，有利于预防肥胖。

有些人喜吃烫的食物，这种人患食管癌的机会就多。调查表明，我国华北地区是食管癌高发区，70%～90%的患者喜欢吃70～88℃的烫食。动物试验已证实，对小白鼠用75～80℃的热水连续灌注25天后，其食管黏膜上皮增生、坏死，而后发生明显的癌前期病变。

有些人偏嗜油炸、熏烤食物，长期过量进食油炸熏烤食物，对健康有害。煎炸温度低于200℃时，杂环胺形成很少，如果煎炸温度超过200℃，煎炸时间超过2分钟，则会形成大量杂环胺。杂环胺随油炸食物进入人体，可损伤肝脏，使生长发育迟缓，生育功能减退，还有强烈的致癌作用。

有些人临睡前吃点心、零食，这样容易摄入过多的热量，超出机体的需要，多余的热量会转化为脂肪储存于体内。因此，为了你的体态美和健康，睡前还是尽量不要再进食了。

很多人不良的饮食习惯可能远不止这些，希望大家都有一个意识，那就是通过注意饮食习惯来保养自己的身体，不能随心所欲地吃吃喝喝，否则当疾病侵袭的时候已悔之晚矣。

## 第三节　本草食物最养生，吃法更要讲究

### 健康源自营养，美食离不开本草

我们知道，人体所需的各种营养是通过食物获取的，那么如何才能让食物的营养被人体充分吸收，让食物发挥出它们最大的功效呢？看看《本草纲目》给的建议吧。

## 1. 选择新鲜的原料

原料新鲜才能保证食物质优味美，因此我们在购买肉类、蔬菜、水果时，一定要挑选那些新鲜的、优质的。

（1）新鲜蔬菜类

一般情况下，新鲜蔬菜在外观上应颜色鲜明，形态匀整，质地保持鲜嫩，含有充足的水分。凡过老、干蔫及有虫害的蔬菜不宜选用。

（2）奶类

良好的奶呈白色，稍有淡黄色。煮沸后静置，上结一层奶皮，下无沉淀，无不良气味。

（3）肉类

① 猪肉。新鲜的猪肉质地坚实而且有弹性，脂肪分布匀称，肉皮细嫩，肉色呈浅红色。不新鲜的猪肉有黏性分泌物，有腐坏的臭味。

② 牛肉。新鲜的牛肉呈鲜红色，有光泽，肉质坚实，肌纤维较细。嫩牛肉脂肪坚实，呈白色或乳白色。老的牛肉呈紫红色，烹调效果不及嫩牛肉好。

③ 羊肉。羔羊肉的颜色浅红，肉质坚而细，脂肪匀称、色白，关节处骨质较松，湿润而带色。老羊肉的颜色深红，肉的质地较干、较粗，关节处骨质硬，呈白色。

（4）脏腑类

新鲜的脏腑坚实而且富有弹性，表面湿润，腐坏时质地变软。

① 肝。新鲜的肝呈褐色或紫色，手感坚实有弹性。

② 肾。新鲜时有光泽，表面不湿润，质地坚韧，呈正常的浅红色。泡过水的肾体积较大，发白，不适于烹调。

（5）鱼类

新鲜的鱼会保持原有光泽，鱼鳞整齐附于皮上，不易脱落，鱼鳃呈鲜红色，眼球透明突出，鱼肉硬而富有弹性。

（6）鸡鸭类

良好者胸脯丰满，皮润滑，肉坚实，冠部鲜红。

（7）蛋类

新鲜的蛋外壳清洁，表面粗糙，用光照射呈透明状。去壳后，蛋清滑润，蛋黄圆整、清晰、无斑点。

（8）虾类

新鲜的虾头部完整，青虾与对虾的壳呈灰绿色，白虾呈浅红色。

## 2. 要保持饮食卫生

食物可以促进健康，但不洁的食物也很容易造成疾病和食物中毒。要使食物发挥促进健康的作用，除了进行合理的搭配与烹调外，还要重视饮食卫生。

（1）注意操作的方法：为了达到消毒和杀灭寄生虫的目的，食物的烹制应做到煮熟或炒熟。吃凉菜的时候，应将菜洗净后在沸水中烫半分钟。

（2）防止制成品被污染：食品制成以后，应尽快盛于洁净的餐具中，及时食用，避免过多地用手接触制成品。

在进行烹饪之前，一定要注意厨房的卫生，这样可以防止食物和食物原料的污染。

## 3. 让食物更有营养的烹调方法

要使食品达到预期的良好效果，窍门很多。总体来讲，需要注意下列几个方面：

（1）原料的选择：选择原料时，除了注意质量好坏和是否新鲜以外，还应注意选择适用于某种烹制法的品种和部位。如炒肉丝最好选用里脊，蒸米粉肉需用五花肉等。如部位选用不当，就会影响烹调的效果。除此之外，每种食物在切法上各有特点，要加以注意。

（2）作料：作料与烹调的颜色浓淡有密切的关系，一般应选用上等的作料。作料中最需要的是好汤（鸡汤、肉汤）、好酱油、料酒、葱、姜、蒜、盐、醋等。

（3）火候与时间：火候即烹调时所需要的温度，通常分为烈火、温火和微火等几种。不同的食物、不同的做法，需要不同的火候。如炒青菜，为了使其脆嫩，并保持青菜的营养，就必须分批少量、烈火急炒。而熘鱼片，就需要微温的火候，才能使其嫩而漂亮。

（4）颜色：为了使制品美观，除了食物本身之外，常常还需要加上其他颜色的配菜。例如香酥鸡的旁边可衬上生菜和胡萝卜，这样就显得分外美观。在制备时，为了使红菜更红，就需要加醋。每一种做法应保留其固有的颜色，例如清蒸的食品，不应加酱油，颜色就比较好看。

（5）制品的温度：热菜必须热食，冷菜则必须冷食。食物烹制之后，应立即食用，否则会影响味道和外观。

## 要想一生保平安，常有三分饥和寒

过去生活水平比较低，很多人要饿肚子，所以人们经常有饱餐一顿的愿望。现在，饿肚子的情况已不多见，人们可以"顿顿饱餐"。于是，一些人每日三餐都吃得很多、吃得很饱，结果患上一些疾病，甚至威胁到生命。其实，早在两三千年前，《本草纲目》中就提出了"饮食自倍，肠胃乃伤"的观点，告诫人们要"饮食有节"。梁代医学家陶弘景在《养生延年录》中也曾指出："所食愈少，心愈开，年愈寿；所食愈多，心愈塞，年愈损焉。"而李时珍的《本草纲目》里继承了这些思想，也推崇"食到七分为止"的观点。由此可见，古人们很早就发现了长期饮食过量的危害，可是我们现代人在饮食问题上却一错再错。

无节制地大量饮食，致使胃黏膜、肝脏、胰腺等消化器官大量分泌消化液，长期下去会增加这些器官的负担，降低这些器官的功能，导致各种疾病产生。

过量饮食不仅会使血液大量流向胃部，导致供给大脑的血液减少，造成脑功能的衰退，还会加重大脑控制消化吸收神经的负担，使其经常处于兴奋状态，这就必然造成大脑内的语言、记忆、思维等智力活动神经经常处于抑制状态。由此可见，长期饱食会导致大脑的"早衰"，影响我们智力的发育。

长期过量饮食还会导致营养过剩，如果平时再运动不足，就会造成大量的脂肪和垃圾在体内堆积，这也是导致肥胖症产生的重要原因，而肥胖与高血压、糖尿病等疾病有着密切的联系。

俗话说："要想一生保平安，常有三分饥和寒。"这就要求我们在平时的饮食中保持七分饱，在进食的时候应该像"羊吃草"一样，饿了就吃点儿，但每次都不多吃，使胃肠总保持在不饥不饿不饱的状态。只有这样，我们才能充分发挥自身的自愈能力，真正做到延缓衰老、延年益寿。

## 什么都要吃，适可而止地吃

李时珍非常重视食养，他认为，"安神之本，必资于食"，只有吃得好，才能强身防病。李时珍得以高寿，在他的养生之道当中，饮食是很重要的一个方面。中国有很多俗话即可证明：人是铁饭是钢，一顿不吃饿得慌。但在中国人的饮食中，"发物"一词很盛行。长期以来，人们把吃了不舒服的食物都归为"发物"一类，导致这个不能吃，那个也不能碰，成天战战兢兢，提心吊胆，生怕吃错了东西，踩着埋在身体里的地雷。

"忌嘴""忌口"是中医比较常见的词语，不少中医文献中都有忌口的记载，在民间也广为流传。比如治痢疾时忌食油腥物；治疗胃病忌辛辣食物；治疗感冒就应以清淡饮食为主；肝癌患者忌食油炸食品和酒等。

但是，一些忌口并没有科学依据，非常盲目。例如，有一位肿瘤病人去诊所就诊，说自己食欲差，要求医生给他开一些开胃的中药。医生问他每天的饮食情况，结果让医生大吃一惊：这位病人几乎天天喝稀饭、吃酱菜。

医生问他为什么不吃些鸡、鱼、蛋等食物。病人说："家里人说这些都是发物，吃了会加重病情，不让我吃。"

医生问："那你想不想吃？"

他说："当然想吃了。"

医生说："其实你胃口很好，根本不用服药，只要控制好吃'发物'的量就可以了。"

曾有一个病人问大夫："我有冠心病、糖尿病，您看吃什么好？"

医生问他："您爱吃什么？"

他说："我就爱吃东坡肘子、红烧肉。"

大夫说："那可不行，肘子、红烧肉动物脂肪多，您不能吃。"

他说："那猪肝呢？"

医生说："也不能吃。"

"东坡肘子、红烧肉、猪肝、鸡蛋都不能吃，最近说我血糖高，连香蕉、桃子、西瓜都不能吃了。我这也不能吃，那也不能吃，我活着还有什么意思。"

其实，不用这么死搬硬套，平时什么都可以吃，不过记住四个字——适可而止。

如果检查出了脂肪肝、糖尿病、冠心病，那您就需要格外注意些，特别检查出胆固醇很高时，就更要注意了，需严格控制一下，但仍可以什么都吃。

## 食"四气""五味"远离伤寒病痛

药物有"四气"和"五味"之分，食物同样也有"四气"和"五味"。饮食中要学着合理搭配食物的"四气""五味"，才能吃出强壮身体。

1. 四气

所谓"四气"，即指饮食具有寒、热、温、凉四种性质。另有不寒不热、不温不凉的饮食，属于平性。

凡适用于热性体质和病症的食物，就属于凉性或寒性食物。如适用于发热、口渴、烦躁等症象的西瓜；适用于咳嗽、胸痛、痰多等症象的梨等就属于寒凉性质的食物。

温性或热性与凉性或寒性相反,凡适用于寒性体质和病症的食物,就属于温性或热性食物。如适用于风寒感冒、发热、恶寒、流涕、头痛等症象的生姜、葱白、香菜;适用于腹痛、呕吐、喜热饮等症象的干姜、红茶;适用于肢冷、畏寒、风湿性关节痛等症象的辣椒、酒等都属于温热性质的食物。

平性食物的性质介于寒凉和温热性质食物之间,适合于一般体质,寒凉、热性病症的人都可选用。平性食物多为一般营养保健品。如米、面、黄豆、山芋、萝卜、苹果、牛奶等。

从《本草纲目》所记载的常用食物分析,平性食物居多,温、热性次之,寒、凉性居后。一般来说,各种性质的食物除具有营养保健功效之外,寒凉性食物属于阴性,有清热、去火、凉血、解毒等功效;温热性食物属于阳性,有散寒、温经、通络、助阳等功效。

夏天我们主张多吃一点儿平、寒、凉的食物,如常见的豆类、木耳等。凉性食物中豆腐比较常见,还有冬瓜、丝瓜。寒性食物就是苦瓜、西红柿、西瓜等。

平性食物有:大米、黄豆、黑芝麻、花生、土豆、白菜、圆白菜、胡萝卜、洋葱、黑木耳、柠檬、猪肉、猪蹄、鸡蛋,鱼肉中的鲤鱼、鲫鱼、黄鱼、鲳鱼。另外,我们饮用的牛奶也属于平性食物。

凉性食物有:荞麦、玉米、白萝卜、冬瓜、蘑菇、芹菜、莴笋、油菜、橙子、苹果等。

2. 五味

所谓"五味",即指饮食所含的酸、苦、甘、辛、咸五种味道。另外,有淡与涩两种味道,古人认为"淡味从甘,涩味从酸",故未单独列出来,统以"五味"称之。饮食的味道不同,其作用自有区别。

酸味的食物。具有收敛、固涩、安蛔等作用。例如,碧桃干

（桃或山桃未成熟的果实）能收敛止汗，可以治疗自汗、盗汗；石榴皮能涩肠止泻，可以治疗慢性泄泻；酸醋、乌梅有安蛔之功，可治疗胆道蛔虫症等。

苦味的食物。具有清热、去火等作用。例如，莲子心能清心去火、安神，可治心火旺引起的失眠、烦躁之症；茶叶味苦，能清心提神、消食止泻、解渴、利尿、轻身明目，为饮品中之佳品。

甘味的食物。具有调养滋补、缓解痉挛等作用。例如，大枣能补血、养心神，配合甘草、小麦为甘麦大枣汤，可治疗悲伤欲哭、脏燥之症；蜂蜜、饴糖均为滋补之品，前者尤擅润肺、润肠，后者尤擅建中气、解痉挛，临症宜分别选用。

辛味的食物。具有发散风寒、行气止痛等作用。例如，葱、姜能散风寒、治感冒；芫荽能透发麻疹；胡椒能祛寒止痛；茴香能理气、治疝痛；橘皮能化痰、和胃；金橘能疏肝、解郁等。

咸味的食物。具有软坚散结、滋阴潜降等作用。例如，海蜇能软坚化痰；海带、海藻能消瘿散结气，常用对治甲状腺肿大有良好功效。早晨喝一碗淡盐水，对治疗习惯性便秘有润降之功。

食补也要根据人体阴阳偏盛、偏衰的情况，有针对性地进补，以调整脏腑功能的平衡。如热性体质、热性病者宜适当多食寒凉性食物；寒性体质、寒性病者就要适当多食温热性食物。只有这样的食补才能相宜，才能达到预期的效果。

## 五谷为养——不吃主食的时髦赶不得

我们学习《本草纲目》中的养生智慧，不仅仅要看到"吃什么"，也要重视"怎么吃"。其实，李时珍和其他中医养生名家早就提出了一套合理饮食的良方，跟现代保健医学所提倡的"平衡膳食"有异曲同工之妙。可惜现实生活中总是有人忽略这套"食法"。

广告模特小于要拍摄一组时尚杂志照片，为了能达到更佳的上镜效果，本来就很瘦的她又开始突击减肥。除了每天一小时的强化运动以外，她把三餐改为两餐，并且只吃菜不吃主食，据说这是时尚达人最流行的减肥方法。结果一段时间以后，她的体重是下去了，但皮肤变得暗淡无光，气色也很差。面对如此憔悴的小于，杂志编辑和摄影师都大发脾气。

现在有许多人因为减肥而不吃主食，实际上这种方法对健康的伤害是相当大的，最后带给我们的也不是美丽。不吃主食的时髦赶不得，下面让我们首先从迎粮穴说起。

鼻子旁边有个穴位叫迎香穴，嘴巴两旁有个穴位叫迎粮穴。从名字上我们就可以看出，鼻子是用来闻香味的，而嘴巴是用来吃东西的。现在有很多素食主义者，他们觉得吃素就是吃蔬菜，还有些人认为菜是好东西，比饭好吃，也比饭有营养，所以"少吃饭，多吃菜"的饮食观念也风行起来。

其实祖辈早就给我们指了条明道——"迎粮"，就是说人要多吃大米、玉米、高粱、地瓜、胡萝卜、土豆之类的食物。

为什么这么说呢？我们知道蔬菜要做得可口需要大量的油，现在这不是什么问题，但在过去，人们缺衣少食，能吃饱就已经是最大的幸福了，想吃点儿有油水的东西并不容易。所以，以前蔬菜的制作一般都是用水煮，加点儿盐，根本谈不上可口。而土豆、地瓜等食物，不需要加油，煮熟后就香喷喷的，能引起人的食欲，还容易饱腹，所以几千年来，我们的祖辈们都是用这类的食物作为口粮，蔬菜只是辅助。

虽然如此简单，那时人们的体质也相当不错，很少生病。而现在那些以蔬菜摄入为主的素食者，动不动就上火、生病，体质弱得似乎一阵风就能吹倒。

少吃饭，多吃菜，饭没有营养，营养都在菜里，这种观点从表面上来看似乎很有道理，然而从科学营养的角度来看，如果长期这样下去，对身体健康极其不利。

米饭以及面食的主要成分是碳水化合物，而碳水化合物是我们身体所需的主要"基础原料"。在合理的饮食中，人一天所需要的总热能的50%～60%来自碳水化合物。如果我们每顿都少吃饭、多吃菜，那么就不能摄取足够的碳水化合物来满足人体的需求。长期下去，人就会营养不良，疾病也会不请自来。

有的人为了减肥，就尽量少吃饭、多吃菜，甚至光吃菜、不吃饭，这也是不可取的。肥胖的根本原因在于摄取热量过多而消耗过少，造成热量在体内的过度蓄积。产生热量最多的营养成分是脂肪，所以胖人往往在食量过大、吃肉过多而运动过少的人群中产生。单从饮食上讲，米、面等主食中含有的脂肪成分并不算多，而往往由副食中的油和肉类中获得。多吃蔬菜不是坏事，但大部分蔬菜要用油烹调才可口，这样不仅容易造成热量蓄积，达不到减肥的目的，而且吃下去容易得病。

按照中国人的体质状况，一个成人每天应当至少吃 6 两米饭，否则，长期吃含有高蛋白、高脂肪、低纤维的菜，极容易得心血管病和肥胖病。即便没有，亚健康也会悄悄袭向你。所以，我们一定要抛弃"少吃饭，多吃菜"的观点，科学、合理地搭配主食与副食。

## 要想肠胃不累，就要干稀搭配

张大爷看到邻居家的小孩子长得白白胖胖的，特别羡慕。因为他的小孙子一上饭桌就闹脾气，总说饭菜干巴巴不想吃，吃不了几口就把碗筷撂到一边，结果看起来一副营养不良的样子。邻居教给张大爷这样一招，每餐多做一些美味的鲜汤，让孩子干稀搭配着吃。张大爷试了试，小孙子果然吃得多了。

平时吃饭时我们都有这样的体会：米饭配炒菜吃起来总觉得干巴巴的，不易下咽。倒不如做些精美的面食，再配上几款鲜汤，干稀搭配，胃肠就觉得舒服多了。

当然，人也不能光吃流质食物。如果光吃稀饭、豆浆、菜汤、米汤等稀食，人体摄入的能量就会不足，也就不能满足日常工作生活的需要，而且长期食用单纯的流质食物，还会使人的咀嚼功能退化。所以，吃饭一定要做到干稀的合理搭配。这样既补充了水分，又增进了人的食欲，还能让食物容易消化吸收，真是一举三得！李时珍在《本草纲目》中也强调人们在平时饮食时要注意干稀搭配。

当然干稀搭配不是让大家用汤泡饭，提醒大家，汤泡饭不宜吃。有些人喜欢吃饭时将干饭或面食泡在汤里吃，这种饮食习惯不利于健康。我们咀嚼食物，不只是要嚼碎食物，便于咽下，更重要的是要让唾液把食物充分湿润。因为唾液中含有许多消化酶，有帮助消化、吸收及解毒的功效，对健康十分有益。而汤泡饭由于饱含水分，松软易吞，人们往往懒于咀嚼，未经唾液的消化过程就把食物快速吞咽下去，这无疑会加重胃的负担，时间长了容易导致胃病的发生。所以，常吃汤泡饭是不利于健康的。

## 饮食"鸳鸯配"，合理才成对

食物的营养搭配对留住食物的营养成分很重要。搭配得好，不但有利于人体很好地吸收其营养成分，使营养价值成倍增加，而且可以减少其中的副作用。相反，如果搭配得不合理，就会在人体内引起一系列不良反应，使人体内必需的微量元素和维生素吸收大大减少，对身体造成损害。比如，富含维生素C的食物就不能和甲壳类食物小虾、对虾等同食，否则维生素C会使甲壳类食物中的五价砷化合物转化为有剧毒的砒霜，砒霜中毒会致死。所以，在日常饮食中一定要注意食物搭配要合理，下面就为大家推荐几种称得上"鸳鸯配"的饮食搭配方案。

1. 鸭肉配山药

《本草纲目》记载鸭肉滋阴，具有消热止咳之效；山药的补阴功效更强，与鸭肉同食，可除油腻，补肺效果也更佳。

2. 羊肉配生姜

羊肉可补气血和温肾阳，生姜有止痛、祛风湿等作用，同时生姜既能去腥膻，又能助羊肉温阳祛寒之力。两者搭配，可治腰背冷痛、四肢风湿疼痛等。

### 3. 甲鱼配蜜糖

甲鱼与蜜糖一起烹调，不仅味甜、鲜美宜人，还含有丰富的蛋白质、不饱和脂肪酸、多种维生素，对心脏病、肠胃病、贫血等有很好的疗效。

### 4. 鸡肉配栗子

鸡肉营养丰富，有造血补脾的功效，板栗也有健脾功效。将两者合烹，不仅使色香味更好，而且提高了营养价值，使造血补脾的功效更强。

### 5. 鱼肉配豆腐

鱼和豆腐都是高蛋白食物，但所含蛋白质和氨基酸组成都不够合理。如豆腐蛋白质缺乏蛋氨酸和赖氨酸，鱼肉蛋白质则缺乏苯丙氨酸，营养学家称之为不完全蛋白质，若将两种食物同吃，就可以互相取长补短，使蛋白质的组成趋于合理，两种食物的蛋白质都变成了完全蛋白质，利用价值提高了。

### 6. 猪肝配菠菜

猪肝富含叶酸以及铁等造血原料，菠菜也含有较多的叶酸和铁，同食两种食物，一荤一素，相辅相成，是防治老年贫血的食疗良方。

### 7. 鸡蛋配西红柿

鸡蛋中含有丰富的蛋白质和各种维生素，比如 B 族维生素、烟酸、卵磷脂等，但缺少维生素 C，西红柿中含有大量的维生素 C，正好弥补了它的缺陷，所以两者放在一起吃能起到营养互补的作用。

### 8. 鲤鱼配米醋

鲤鱼本身有涤水之功，人体水肿除肾炎外大都是湿肿，米醋有利湿的功效，若与鲤鱼伴食，利湿的功效则更强。

### 9. 牛肉配土豆

牛肉营养价值高，有暖胃健脾功能，但肉质较粗糙，有时会影响胃黏膜。土豆与牛肉同煮，不但使味道更鲜美，且土豆含有丰富的维生素 U，起着保护胃黏膜的作用。

### 10. 豆腐配萝卜

豆腐属于植物蛋白肉，多食会引起消化不良，叫作"豆腐积"。而《本草纲目》就介绍了一种能消食的食物——萝卜，与豆腐伴食，会使其营养大量被人体所吸收。

## 酸碱食物巧搭配，身体就不得病

酸性食物与碱性食物搭配食用，目的在于保持人体血液的酸碱平衡，使之经常处于微碱性状态（pH 值 7.4 左右），有利于代谢的正常进行。千万不要以为食物的酸碱性就是指味觉上的感觉，这里指的是生物化学性质，如口感酸的葡萄、醋等，都是属于碱性食物。而富含碳水化合物、蛋白质、脂肪的食物，在消化过程中形成酸性物质（如碳酸、硫酸等），属于酸性食物。富含钾、钠、镁等矿物质元素的蔬菜、水果等，在消化时形成碱性物质，属于碱性食物。在膳食结构中，酸性食物不能多吃，否则会导致身体酸碱失衡，有害健康。

每个人都有这样的体会：吃了过多的鸡、鸭、鱼、肉以后会感到发腻，殊不知，这就是"轻度酸中毒"的表现。富含矿物质、膳食纤维的瓜果、蔬菜是食物中的碱性食物；而富含蛋白质的鸡、鸭、鱼、肉属于酸性食物。无论日常生活或节假日，饮食都应掌握酸碱平衡，不可偏颇，只有平衡方可益补得当。如终日饱食膏粱厚味，酸碱失衡，将严重影响健康。膳食的酸碱平衡早已引起关注，大凡鱼、肉、海产品、贝类、蛋类等都是酸性食物，食用过多使血液从弱碱性转为弱酸性，令人倦怠乏力，重则使人记忆力减退、思维能力下降。故欲避免上述状态，就得减少"山珍海味"，增加蔬菜、瓜果、豆类等碱性食物，特别是绝不能忽视菜肴的荤素搭配。

第二章

# 本草养生心法，养生之道在一补一泻之间

## 第一节　健康快车补充燃料，强健体魄补充气血

### 气血检测：看看你的气血是否充足

李时珍说：人体最大的导致疾病的隐患就是体内缺少气血。气血不足健康就无从谈起。检测自己的气血水平很简单，只要你仔细观察一下身体上的小细节，就能准确了解自己的气血水平。所示如下：

1. 看指甲上的半月形

正常情况下，半月形应该是除了小指都有。大拇指上的半月形应占指甲面积的 1/4 ~ 1/5，食指、中指、无名指的应不超过 1/5。如果手指上没有半月形或只有大拇指上有半月形说明你的体内寒气重，循环功能差，气血不足，以致血液不能到达手指的末梢；如果半月形过多、过大，则易患甲亢、高血压等病。

2. 看皮肤

健康女人的皮肤白里透红，有光泽、弹性、无皱纹、无斑代表气血充足。反之，皮肤粗糙、没光泽、暗淡、发白、发青、发红、长斑都代表身体状况不佳，气血不足。

3. 看唇色

仔细观察唇色，如果女性的双唇泛白，属气血亏损，或阳虚寒盛、贫血、脾胃虚弱。唇色深红，并非气血佳而是有热在身，属热症。阴虚火旺者，唇红鲜艳如火。唇色深红兼干焦，则内有实热。唇色青紫，多属气滞血瘀，血液不流畅，易罹患急性病，特别是心血管疾病。如唇边发黑，但内唇淡白，显示人既有实热，

亦气血亏结。

### 4. 看牙龈

牙龈萎缩代表气血不足，只要发现牙齿的缝隙变大了，食物越来越容易塞在牙缝里，就要注意了，说明你的身体已经在走下坡路，衰老正在加快。

### 5. 看眼睛

看眼睛实际上是看眼白的颜色，平时形容有的女人"人老珠黄"，其实指的就是眼白的颜色变得浑浊、发黄、有血丝，这就表明你气血不足了。眼睛随时都睁得大大的，说明气血充足。反之，眼袋很大、眼睛干涩、眼皮沉重，都代表气血不足。

### 6. 看耳朵

看耳朵主要看色泽如何、有无斑点、有无疼痛。如果呈淡淡的粉红色、有光泽、无斑点、无皱纹、饱满代表气血充足，而暗淡、无光泽代表气血已经下降。如果女性的耳朵萎缩、枯燥、有斑点、皱纹多，代表人的肾脏功能开始衰竭，要引起足够的注意。

### 7. 摸手温

如果手一年四季都是温暖的，代表人气血充足。如果手心偏热或者出汗或者手冰冷的"冷"美人，都是气血不足的表现。

### 8. 看手指的指腹

无论孩子还是成人，如果手指指腹扁平、薄弱或指尖细细的，都代表气血不足；而手指指腹饱满，肉多有弹性，则说明气血充足。

### 9. 看头发

头发乌黑、浓密、柔顺代表气血充足，头发干枯、脱发、发黄、发白、开叉都是气血不足的表现。

### 10. 看睡眠

如果睡眠沉，呼吸均匀，一觉睡到自然醒，表示气血很足；而入睡困难，易惊易醒，夜尿多，呼吸沉重或打呼噜，则表示血亏。

## 气血是培育人体健康的土壤

在中医学上，"气"是个非常重要的概念，因为它被视为人体的生长发育、脏腑运转、体内物质运输、传递和排泄的基本推动能源。俗话讲的"断气"就是表明一个机体的死亡，没了气就没了命，所以《庄子·知北游》里有"人之生也，气之聚也，聚则为生，散则为死"的说法。

关于气，我们生活里的日常语言就更多了，"受气""生气""没力气""中气不足"等。如果我们身体上的"气"不好好工作的时候，我们的身体就会生病，表现出各种症状，如"气滞""气郁""气逆""气陷"等。

"气滞"——就是气的运动不畅，最典型的症状就是胀痛。根据气滞的部位不同，出现的胀痛部位也就不同了。比如：月经引起的小腹胀痛，这是典型的气滞引起的妇科疾病。

"气郁"——指的是气结聚在内，不能通行周身。如果气郁结在内，不能正常运动，人身体脏腑的运转、物质的运输和排泄就会出现一定程度的障碍。如：有的人总是胸闷憋气，这就是气运行不畅所导致的。所以，在平时一定要适当地进行体育锻炼，这样才能保证气血的正常运行。

"气逆"——指的是体内的气上升太过、下降不及给人体造成的疾病。气在人体中的运动是升降有序的，上升作用能保证将体内的营养物质运输到头部，维持各脏器在体内的位置；下降则使进入人体的物质能自上而下地依次传递，并能将各种代谢物向下汇集，通过大小便排出体外。如果上升作用过强就会使头部过度充血，出现头昏脑涨，头痛易怒、两胁胀痛，甚至昏迷、口角歪斜等症；下降作用过弱则会导致饮食传递失常，出现泛酸、恶心、呕吐等症。

"气陷"——和"气逆"正好相反，这种情况是指人体内的气上升不足或下降太过。上升不足则会导致头部缺血、缺氧或脏腑不能固定在原来的位置，出现头晕、健忘、精神不振等症；下降太过则会导致食物的传递过快或代谢物的过度排出，从而出现腹泻、小便频繁等症。

上面讲了人体内的重要能源"气"，那接下来就要讲一讲"血"。

血对女人身体最重要的作用就是滋养，它携带的营养成分和氧气是体内各组织器官进行生命活动的物质基础。血对女人来说非常重要，血充足，则面若桃花，肤如凝脂，秀发乌黑亮丽。因为血是将气的效能传递到全身各脏器的最好载体，所以中医上又称"血为气之母"，认为"血能载气"。

如果"血"亏损或者运行失常就会导致各种不适，比如失眠、健忘、烦躁、惊悸、面色无华等，长此以往必将导致更严重的疾病。

气、血是构成人体生命、生理活动的基本物质。气、血的调养对女性来说特别重要。由于女性的生理特点，月经时血液会有一定量的消耗和流失，加之经期情绪、心理的变化，身体中的雌性激素分泌降低，月经失调紊乱也就时常发生。随之而来的整个身体状况的变化，可想而知。每天无精打采，精神萎靡，肤色暗淡，眼圈发黑，令人苦恼。所以，补充气血是女人呵护自己生命的首要问题。

## 气血最容易"两虚"，我们该怎么补气血

我们经常听到中医说："你需要补气血。"这个气血是合在一起说的，没有分开，这其中是有一定道理的。因为气血很容易"两虚"。《本草纲目》记载，气是生命之本源，元气充盛，才能防病健身，延年长生。而一个人一旦气不足了，就会出现各种各样的疾病。

当人体出现气不足的症状后就要补气，以使正气充足旺盛。但是，在这里要提醒大家的是，当你气不足的时候，千万不能盲目补气，否则不但不会达到补气的目的，还会影响身体健康。因为这里还牵扯到血的问题。中医认为"气为血之帅，血为气之母"。所以，如果你出现气不足的症状，很有可能是血不足造成的。血虚

无以载气，气则无所归，故临床常见气血两虚的病症。如果是因为血不足，那就需要先补血，否则就成了干烧器皿，会把内脏烧坏；如果是因为瘀滞不通，就可以增加气血，血气同补，这样才能达到补气的目的。

气血同补需食用补血、补气的食物、药物慢慢调养，切不可操之过急。《本草纲目》里记载的补气血的食物有猪肉、猪肚、牛肉、鸡肉等，常与之相配伍的中药有党参、黄芪、当归、熟地等。药物调理需要在医生的指导下服用。补足了血再补气，或者气血双补才能达到补养的目的。

《本草纲目》还介绍了一款补养方——四君子汤。所谓"四君子"就是指人参、白术、茯苓、炙甘草四种，《本草纲目》里记载，人参甘温，益气补中为君；白术健脾燥湿，合人参以益气健脾为臣；茯苓渗湿健脾为佐；炙甘草甘缓和中为使。四味皆为平和之品，温而不燥，补而不峻，故名四君子汤。

材料：人参9克，白术9克，茯苓9克，炙甘草6克。

制法：将上述材料用水煎服，不拘时候。

功效：益气健脾。面色萎白、语声低微、气短乏力、食少便溏的人可以用本方。

气血双虚的人可以尝试四君子汤，还要注重精神调摄。因为气虚的人精神常处于低落状态。精神调摄就是要让精神振奋起来，变得乐观、豁达、愉快。我们都知道运动健身，但是气虚的人不宜进行大运动量的体育锻炼，可多做内养功、强壮功。方法如下：

（1）摩腰。将腰带松开，双手相搓，以略觉发热为度。将双手置于腰间，上下搓摩腰部，直至感觉发热为止。

（2）"吹"字功。直立，双脚并拢，两手交叉上举过头，然后弯腰，双手触地，继而下蹲，双手抱膝，心中默念"吹"字，连续做10余次。

（3）荡腿。端坐，两脚自然下垂。先慢慢左右转动身体3次，然后两脚悬空前后摆动10余次。

（4）环境调摄。气虚的人适应寒暑变化的能力较差，寒冷季节常感手脚不温、易感冒。因此，冬季要避寒就温。

最后要提醒大家的是，气血虚衰的人，在饮食上也有一定的禁忌。比如山楂虽有开胃消食的作用，但同时又有耗气破气之害。而大蒜味辛，多吃可动火耗血。《本草纲目》说它"辛能散气"。《本草经疏》又说："气虚血弱之人，切勿沾唇。"

## 血，以奉养身，莫贵于此

中医理论认为血是人体最宝贵的物质之一，它内养脏腑，外养皮毛筋骨，维持人体各脏腑组织器官的正常功能活动。李时珍认为，妇女以血为用，因为女性的月经、胎孕、产育以及哺乳等生理特点皆易耗损血液，所以女性机体相对容易处于血分不足的状态。正如"妇女之生，有余于气，不足于血，以其数脱血也"。

女性因其生理有周期，耗血多的特点，若不善于养血，就容易出现面色萎黄、唇甲苍白、头晕眼花、乏力气急等血虚症。《本草纲目》记载，严重贫血者还容易过早发生皱纹、白发、脱牙、步履蹒跚等早衰症状。血足皮肤才能红润，面色才有光泽，女性若要追求面容靓丽、身材窈窕，必须重视养血。

很多女明星的美是一种中国人眼中传统的美，美得含蓄内敛，不飞扬跋扈。连老天也会偏爱美人，岁月仿佛鸟儿在天空轻盈飞过一般无痕无迹。他们的脸庞美得几乎"人造化"，肌肤就像剥了壳的鸡蛋，细嫩幼滑、红润有光泽。

你一定以为他们要不就是美得浑然天成、丽质天生，要不就是保养品满坑满谷、用之不竭，殊不知他们的美丽是靠日复一日规律的生活习惯来控制的。他们的生活习惯处处以养血为根本，因为她深谙血足才能肌肤红润，身材窈窕。

生活中的女性朋友们更要注意养血，因为我们的生活、工作压力已经吞噬了我们身体里不少的血了。那么，养血要注意哪几个方面呢？

（1）食养。女性日常应适当多吃些富含"造血原料"的优质蛋白质、必需的微量元素（铁、铜等）、叶酸和维生素 $B_{12}$ 等营养食物。《本草纲目》记载，动物肝脏、肾脏、血、鱼虾、蛋类、豆制品、黑木耳、黑芝麻、红枣、花生以及新鲜的蔬果等是很好的造血食物。

（2）药养。贫血者应进补养血药膳。可用党参15克、红枣15枚，煎汤代茶饮；也可用首乌20克、枸杞20克、粳米60克、红枣15枚、红糖适量煮粥，有补血养血的功效。

（3）神养。心情愉快，保持乐观的情绪，不仅可以增强机体的免疫力，而且有利于身心健康，同时还能促进骨髓造血功能旺盛起来，使皮肤红润，面有光泽。

（4）睡养。充足睡眠能令你有充沛的精力和体力。养成健康的生活方式，不熬夜，不偏食，戒烟限酒，不在月经期或产褥期等特殊生理阶段同房等。

（5）动养。经常参加体育锻炼，特别是生育过的女性，更要经常参加一些体育锻炼和户外活动，每天至少半小时。如健美操、跑步、散步、打球、游泳、跳舞等，可增强体力和造血功能。

## 有些腹胀要靠补气来解

小云很文静，说话声音很小。她长得很瘦弱，三餐吃得不多，但饭后还是容易腹胀。除此之外，她还经常感到疲倦。因为老是肚子胀，她还吃泻药，结果身体更加虚弱。无奈之下她去找老中医看病，对方知道她吃泻药，狠狠批评了她。

原来小云的腹胀是因为脾虚引起的。脾消化饮食，然后把饮食的精华运输给全身。脾气主升，能把饮食中的精气、津液上输于肺，然后输布于其他脏腑以化生气血。通常所说脾有益气作用的"气"，就是代表人体功能的动力。这种动力的产生，依赖于脾发挥正常的运化能力。如果脾虚，就不能行气，反而引起气滞腹胀。所以，这种时候非但不能泻，还得靠补中益气来治脾虚，补好了脾，自然能够行气解腹胀。

《本草纲目》中记载了很多能补中益气的食物和药材，如人参、黄芪等。其实除了这些名贵中药材，一些日常的食物也有很好的补气作用。

（1）马铃薯，《本草纲目》说它味甘、性平，能够补气健脾，可治脾虚体弱、食欲不振、消化不良。但要注意发芽的马铃薯的芽与皮有毒，不能食用。

（2）香菇味甘、性平，可治脾胃虚弱、食欲不振、倦怠乏力。但香菇也属于发物，如果得了麻疹和皮肤病、过敏性疾病，就要忌食。

（3）鸡肉味甘、性温，能补中益气、补精添髓，可治脾胃虚弱、疲乏、食欲缺乏、慢性泄泻。

（4）兔肉味甘、性凉，能补中益气、凉血解毒，可治血热便血、胃热呕吐反胃、肠燥便秘。不过兔肉性凉，所以容易拉肚子的人要少吃。

这里介绍一款能够治脾虚食欲不振的膳食——鲫鱼粥。

材料：鲫鱼1尾，高粱米50克，一个橘子的外皮。

制法：将鲫鱼去骨取肉，与米、橘皮相合煮粥，煮至快熟的时候加入葱、姜、蒜，可作为半流质正餐食用。

功效：这款粥既可以补脾，搭配了橘皮又可以行气，适合脾虚腹胀的人食用。

不过，《本草纲目》里还记载了一些补气的食物，就不太适合脾虚引起的腹胀。比如红枣，《本草纲目》说它能补益脾胃、养血安神，但气滞、湿热和便秘者要少吃。同样，山药能补气健脾，湿盛和气滞胀满者也要忌食。红薯能补脾胃、益气力、宽肠胃，适合脾胃虚弱、形瘦乏力、纳少泄泻者，但吃多了也容易引起反酸胃灼热、胃肠胀气。

所以，用补气的食物缓解脾虚引起的腹胀，还要看人本身的情况，吃对了食物才能解决问题。

## 第二节　食以养血，食物是气血的"发动机"

### 《本草纲目》中的"补血四宝"：当归、熟地、川芎、白芍

《本草纲目》中多次提到"四物汤"，尤其是论及女性补血、调理时，四物汤就一定会出现，比如"骨挛痛漏筋骨疼痛，溃烂成痈，积年累月，终身成为废疾，用土茯苓一两，有热加黄芩、黄连，气虚加四君子汤，血虚加四物汤，煎水代茶饮"。那么，四物汤到底是什么呢？

四物汤是中医方剂中很有名的一种，它包括当归、熟地、川芎、白芍四种中药。当归补血和血，熟地滋阴养血，川芎活血行气，白芍敛阴和血。四药合用，既可补血，又能行血中之滞，补而不滞，共成补血和血、活血调经之效。

我们来分别看看《本草纲目》如何记载这"补血四宝"的。

1. 当归

关于当归的名称由来，李时珍在《本草纲目》中写道："古人娶妻为嗣续也，当归调血，为女人要药，有思夫之意，故有'当归'之名。"

当归甘温质润，为补血要药，包括血虚引起的头昏、眼花、心慌、疲倦、面少血色、脉细无力等。著名的当归补血汤，就由当归和黄芪组成。若再加入党参、红枣，补养气血的功效更强。

2. 熟地

地黄分为生地和熟地两种。《本草纲目》载："地黄生则大寒而凉血，血热者需用之；熟则微温而补肾，血衰者需用之。"男子多阴虚，宜用熟地黄，女子多血热，宜用生地黄。尤其是熟地，药用"填骨髓，长肌肉，生精血，补五脏，利耳目，黑须发，通血脉"，确系祛病延年之佳品。

### 3. 川芎

川芎具有活血行气、祛风止痛、开郁燥湿等功效。既为妇科要药，又系治疗头痛良方，尤以治疗风寒、风热、血虚之头痛著称。但川芎为血中气药，辛温走窜而行气，在使用中应注意辨证与禁忌，凡阴虚火旺、下虚上盛、肝阳火盛、年迈气弱、气逆呕吐、月经过多等均应忌用。

### 4. 白芍

味苦、酸，微寒，归肝经，具有平抑肝阳、养血收阴之功效。主治头胀，头痛，眩晕，耳鸣，烦躁易怒，月经不调，痛经，崩漏，自汗，盗汗，胸胁疼痛，手足痉挛疼痛。

认识了这四种养血佳品，我们如何在家中煎煮四物汤呢？

材料：当归 10 克，川芎 8 克，白芍 12 克，熟地 12 克。

制法：作汤剂，水煎服。一剂煎三次，早、中、晚空腹服。

如果你觉得自己对药量和火候掌握得不够好，也可以去中药店请人帮忙煎药。对于要兼顾家庭和事业的女性朋友们，这款四物汤一定能帮你调理气血，健康与美丽能与你长久相伴。

## 气血双补的四味"药"

补气养血不可以偏废，所以我们要补养身体，最好能够气血双补。而李时珍在《本草纲目》中记录了这样一个方子，提出了气血双补的四味药。

《本草纲目》记载："用黑豆五斗，淘净，蒸三遍，晒干，去皮为末；火麻子三升，浸去皮，晒研为末；糯米三升，做粥，入前两样和捣为团，如拳大。入甑内，蒸一宿，取晒为末；用小红枣五斗，煮去皮核，入前末和捣如拳大，再蒸一夜，晒干为末。服之以饱为度，最能辟谷。如渴，饮麻子水，能润脏腑；或饮脂麻水亦可，但不得食一切物。"

这个方中的秋麻子为晚秋种植的火麻仁。下面来分别看看《本草纲目》如何论述方中的四味药。

### 1. 黑豆

黑豆性味甘平，无毒，有活血、利水、祛风、清热解毒、滋养健血、补虚乌发的功能。《本草纲目》说："黑豆入肾功多，故能治水、消胀、下气、活血解毒。"

### 2. 火麻子

《本草纲目》收载火麻子于谷部麻麦稻类，说火麻子甘，平，归脾、胃、大肠经，能够补中益气、润燥、滑肠通便，用于血虚津亏、肠燥便秘。

### 3. 糯米

《本草纲目》中有糯米能温暖脾胃，补中益气，有补虚、补血、健脾暖胃、止汗等作用。对脾胃虚寒、食欲不佳、腹胀腹泻有一定缓解作用。

### 4. 红枣

《本草纲目》记载红枣味甘性温，归脾胃经，有补中益气、养血安神、缓和药性的功效。每日吃红枣7枚，或与党参、白术共用，能补中益气、健脾胃，有增加食欲、止泻的功效。很多食疗药膳中常加入红枣补养身体、滋润气血。不过，需要提醒大家的是，红枣含糖量高，糖尿病病人最好少食用。

由此可见，在四味药中，黑豆、火麻子能补中健脾，糯米补中益气，红枣补血，所以四药合用就可以起到气血双补之效。

## 补养气血，还是细碎食物最可靠

《本草纲目》中多次提到各种粥食，具体的方子我们会在后面的有关章节中详细列出。这里就说说，为什么粥这么受到李时珍的推崇。

很多食物都有补益气血的功效，其中粥的效果最明显。这是因为粥属于细碎流食，这样的食物最容易被人体消化。按现代医学的说法，消化道对食物的消化目的是把食物磨碎，分解成小分子物质，顺利通过消化道的黏膜进入血液，而大分子的物质只能通过粪便排出。

胃肠是负责消化的主力军，只有胃肠功能正常，吃进去的食物才能转化成血液，源源不断地供给全身的每一个器官。如果胃肠功能下降，那么把食物转化成血液的能力就会下降，人体的抵抗力必然受到影响，各种疾病、传染病就会蜂拥而至。如果胃肠功能彻底瘫痪，没有血液生成了，人体各脏器就会"罢工"，人就会面临死亡。

当胃肠功能开始减弱，如果我们往胃肠输送的营养物质都是液体或糊状的细小颗粒，就可以很快消化、吸收。这些营养物质直接生成血，反过来滋养胃肠，就能使虚弱的胃肠起死回生。因此，保住了胃肠这个后天之本，身体就能少生病。

从孩子出生到成人的这个过程，很好地说明了细碎的食物更能快速地补养气血。孩子出生时喝母乳、奶粉等液体食物，不需要任何帮助就直接进入血液。6个月后，才能增添稀饭、面条，各种肉泥、鱼泥、菜泥。因此，在喂养孩子的过程中，孩子才几个月大时，不能大人吃什么就喂孩子吃什么，孩子的牙齿没长全，胃肠又虚弱，不能将食物磨碎、消化。这样下去，用不了多久，原本胖乎乎的孩子就会面黄肌瘦。原因就是消化吸收不好，导致营养不良。

同样，不管是孩子，还是胃肠不好、大病初愈的大人，吃一些有营养的、糊状的、切碎的食物，可加快气血的生成。

## 虚弱人群，山药薏米芡实最体贴

老王前段时间生了一场大病，在医院住了一个多月。出院后他的身体一直很虚弱，他的老伴儿变着法儿给他补身子，顿顿都是山珍海味、大鱼大肉。结果老王不仅没恢复生病以前的精神头儿，还经常没胃口，吃不下东西，一天比一天虚弱。后来一个中医朋友给了他们一个方子——山药薏米芡实粥。吃了一段时间后，老王气色明显好了。

《本草纲目》记载，薏米的主要功效在于健脾祛湿。健脾可以补肺，祛湿可以化痰。因此，薏米可解决与体内浊水有关的问题。而芡实止腰膝疼痛，令耳聪目明，长期食用可延年益寿。芡实不但止精，还能生精，祛脾胃中的湿痰，生肾中的真水。

山药、薏米、芡实都有健脾益胃的神效，但用时也各有侧重。山药可补五脏，脾、肺、肾兼顾，益气养阴，又兼具涩敛之功。薏米健脾而清肺，利水而益胃，补中有清，以祛湿浊见长。芡实健脾补肾，止泻止遗，最具收敛固脱之能。将三药打粉熬粥再加入大枣，对治疗贫血疗效显著。

有些人吃一点儿东西就饱胀不适，难以消化；有些人吃下东西，或腹泻，或便秘，或不生精微而生痰涎，或不长气血而长赘肉。这些问题都是因为脾不健运造成的。中医认为，脾胃为后天之本、气血生化之源，要想气血充沛，必须先把脾胃调养好。

不管是先天不足的孩子，还是高龄体弱的老人，或者身染重病的患者，山药薏米芡实粥都是补养气血的最佳选择。山药性甘平，气阴两补，补气而不壅滞上火，补阴而不助湿滋腻，为补中气最平和之品。老王大病初愈，身体正虚弱，吃山药薏米芡实粥再好不过了。

就像引来清泉之前先排净污水一样，服用此粥之前，也要清查身体。体内浊气太多的人，喝完此粥必饱胀难消；肝火太旺的人，必胸闷不适；瘀血阻滞的人，必疼痛加剧；津枯血燥、风寒实喘、小便赤短、热结便秘者都不适宜。

此粥的制法十分简单，若用于平日保健，山药、薏米、芡实三种材料以 1∶1∶1 的比例搭配，打粉熬粥即可。粥里还可以放芝麻、核桃、松子、红枣或肉丸等调味。对于平日有水肿、尿又少的人，可以用山药薏米粥；平日肾虚、尿频、口干舌燥、喜饮水的人，可用山药芡实粥。对于老人，偏重补脾肺的，山药可以 2

份，薏米或芡实 1 份；偏重补肾阴的，芡实可为 2 份，山药 1 份；偏重祛湿热的，还可以单用薏米，里面可加绿豆。为了保证效果，一般不主张在粥里加米，尤其是不要加大米。

不过需要提醒大家的是，薏米性微凉，脾胃过于虚寒，四肢怕冷较重的人不宜食用，孕妇要忌用。

## 中医气血双补要方：十全大补汤

《本草纲目》中在提到瘰疬病的治疗时说："体虚者，可用夏枯草煎汁熬膏服，并以膏涂患处。兼服十全大补汤加香附、贝母、远志更好。"所谓瘰疬，就是现在的淋巴结结核病。我们都知道结核病是容易让人虚损的，所以结核病人一定要注意补养身体。而十全大补汤具有气血双补的作用，适用于血气俱虚或久病体虚、面色萎黄、精神倦怠、腰膝乏力的人。下面就教你如何在家熬制十全大补汤。

材料：党参、炙黄芪、炒白术、酒白芍、茯苓各 10 克，肉桂 3 克，熟地、当归各 15 克，炒川芎、炙甘草各 6 克，墨鱼、猪肚各 50 克，猪肉 500 克，生姜 30 克，猪杂骨、葱、料酒、花椒、食盐、味精各适量。

制法：将以上中药装入洁净纱布袋内，扎紧备用。将猪肉、墨鱼、猪肚洗净；猪杂骨洗净，捶破；生姜拍破备用。将猪肉、墨鱼、猪肚、猪杂骨、药袋放入铝锅内，加水适量，放入葱、生姜、花椒、料酒、食盐，置武火上烧沸；后用文火煨炖，待猪肉、猪肚熟烂时，捞起切条，再放入汤中。捞出药袋不用。服用时将汤和肉装入碗内后，加少许味精，食肉喝汤。早晚各吃 1 碗，每天 2 次，全部服完后，隔 5 天再服。

十全大补汤虽好，但风寒感冒者不宜食用。另外，一定要注意时间间隔，不能频繁地使用十全大补汤。曾经有因为过度食用此汤而上火严重的病例。患者太心急，连着喝了好久的汤，结果发烧、流鼻血。所以，汤水再好，也不能过量。

# 鸡肉馄饨补气血，马上"泻立停"

拉肚子这种小毛病很多人都碰到过。其实比较轻微的腹泻，可以排出体内的湿气和毒素，对人体是有好处的。比如你吃了太多油腻的东西，或者饮食不干净，腹泻就是身体正常的保护反应。但是长期频繁的腹泻，就要警惕了。一般人遇到这种情况就会吃止泻药，但有些人却没什么效果，这是为什么呢？

庄先生是一家大型合资企业的中方老总，前一阵子总是腹泻，去医院开了很多止泻药吃，却还是没什么效果。有几次在与重要客户谈判的时候，腹痛难忍，不得不中途退场。他既担心自己的健康，更担心因为身体原因影响了工作，所以抽空去看了中医。

在大夫面前的庄先生，脸色苍白、精神疲乏。大夫询问之下得知他们公司最近受到金融危机的冲击，失去了很多重要客户。庄先生很着急，带着员工经常加班加点，忙个不停。饮食也不规律，有时忙到凌晨才吃东西。这样一段时间以后，他就开始腹泻了。

大夫告诉庄先生，他的腹泻与身体的虚损有很大关系。身体气血消耗太大，胃气也虚损，就很容易导致消化不良、腹泻等一系列的毛病。在这种状况下单纯止泻是没有用的，必须要先补气血。大夫给他开了一个方子，让庄先生吃鸡肉馄饨。

鸡肉馄饨在《本草纲目》中有记载："黄雌鸡肉五两、白面七两，切肉作馄饨，下五味煮熟，空腹吃。每天一次。"可以治"脾胃弱乏，人萎黄瘦"。鸡肉是补气的食物，人参、黄芪、红枣都是补益气血的佳品。那么，怎么做鸡肉馄饨呢？

**材料：** 鸡肉 150 克，人参 10 克，红枣 6 枚（去核），黄芪 10 克。

**制法：** 鸡肉剁碎做馅，和白面做成馄饨。人参、红枣、黄芪小火慢炖，然后用此汤煮馄饨。吃馄饨，喝汤。

在中医看来，腹泻是由于各种原因导致脾胃的运化失司，小肠受盛和大肠的传导功能失常所致。比如受到外界的风寒湿热的侵袭，会使脾胃失调。尤其是湿，你如果吃太多的冷饮，或者遇到雷雨季节，是很容易腹泻的。

另外，饮食不节与不洁也会导致腹泻，而情绪对肠胃的影响也很大。比如庄先生，很大的原因就是精神长期高度紧张，导致肠胃失调，最终造成脾胃虚弱，难以运化食物。没有了食物的滋养，气血就会受损。而气血失衡又加重了腹泻，如此恶性循环，当然会"一泻不止"。

小孩子腹泻大多与小儿肠胃消化功能不足加之喂养不当有关。所以，小孩子腹泻也要注意补养。《本草纲目》记载，山药甘、温、平、无毒，可治脾胃虚弱、不思饮食。《本草纲目》中有这样的补养方剂："用薯蓣、白术各一两，人参七钱半，共研为末，加水和糊做成丸子，如小豆大。每服四十至五十丸，米汤送下。"对小孩子来说，人参药性太强，可以减去，只用山药米粥即可。山药粥的做法很简单，家庭中就可经常使用。

材料：山药 100 克，小米 100 克。

制法：山药洗净切薄片，小米洗净后加水适量，用旺火煮开，然后文火慢煮至稀粥状，分次给孩子喂食即可。

## 常吃南瓜不但补血还排毒

5 岁的丹丹吃了冷饮后腹泻不止。后来，奶奶给她炖了一段时间的南瓜粥。她很喜欢吃，而且进食以后也不再拉肚子了。结果一家人都喜欢上了好吃又养人的南瓜粥。

《本草纲目》记载，南瓜性温味甘，入脾、胃经，具有补中益气、消炎止痛、化痰止咳、解毒杀虫的功能。南瓜可以用于气虚乏力、肋间神经痛、疟疾、痢疾、支气管哮喘、糖尿病等症，还可驱蛔虫、治烫伤、解毒。用南瓜做粥，既可补血又可排毒，而且味道也不错。

材料：大米，南瓜，糖。

制法：南瓜切成小块，大米淘洗干净，浸泡一会儿。锅中加入适量清水，然后把南瓜和大米一同放入，烧开后转小火煮40分钟。出锅时把南瓜碾碎即可食用。

丹丹吃了冷饮，外感邪气导致湿毒积压在体内，用南瓜粥来补养最合适。既能补中益气，又能排毒，一举两得。

清代名医陈修园也说："南瓜为补血之妙品。"现代营养学也认为，南瓜的营养成分较全，营养价值较高。不仅含有丰富的糖类和淀粉，更含有丰富的维生素，如胡萝卜素、维生素 $B_1$、维生素 $B_2$、维生素 C、矿物质、人体必需的 8 种氨基酸和组氨酸、可溶性纤维、叶黄素和铁、锌等微量元素，这些物质不仅对维护机体的生理功能有重要作用，其中含量较高的铁、钴更有较强的补血作用。

嫩南瓜维生素含量丰富，老南瓜的糖类及微量元素含量较高。南瓜嫩茎叶和花含有丰富的维生素和纤维素，用来做菜别有风味。其种子——南瓜子能食用或榨油。南瓜还含有大量的亚麻仁油酸、软脂酸、硬脂酸等甘油酸，均为优质油脂，可以预防血管硬化。因此，南瓜的各个部分不仅能食用，而且还有一定的药用价值。

随着国内外专家对蔬菜的进一步研究，发现南瓜不仅营养丰富，而且长期食用还具有保健和防病治病的功效。据资料显示，南瓜自身含有的特殊营养成分可增强机体免疫力，防止血管动脉硬化，具有防癌、美容和减肥的作用。南瓜在国际上已被视为特效保健蔬菜，可有效防治高血压、糖尿病及肝脏病变。不过，起驱虫作用的主要是南瓜子，起治疗糖尿病作用的主要是嫩南瓜、嫩茎叶与花。防治高血压、冠心病、中风可炒南瓜子吃，每日用量以 20～30 克为宜。

## 常见的菠菜、小米最能滋阴补血

28 岁的某公司白领小张，生了孩子以后觉得自己的身体状况和皮肤都变差了。她看了电视广告后，花了很多钱买了某品牌口服液，扬言要从内调养，做个"健康美丽女人"。结果喝了一段时间后，朋友们没有从她身上看出有什么变化，倒是色斑多了一些。她很气恼地扔掉了那些所谓的名牌滋补品。朋友看她沮丧，就给她推荐了菠菜小米粥。

《本草纲目》记载，菠菜可以通血脉，开胸膈，下气调中，止渴润燥。所以，菠菜可养血滋阴，对春季里常因肝阴不足引起的高血压、头痛目眩、糖尿病和贫血等都有较好的治疗作用。关于小米的功效，《本草纲目》认为小米味甘咸，有清热解渴、健胃除湿、和胃安眠等功效。"治反胃热痢，煮粥食，益丹田，补虚损，开肠胃。"现代医学研究证实，小米具有防止反胃、呕吐和滋阴养血的功效。

材料：菠菜 20 克，小米 150 克。

制法：菠菜洗净，沥干水分，切碎。小米淘洗干净，略微泡一下。将泡好的小米倒进开水锅里，煮到开花，然后按自己的口味略微加一点儿盐和调味料搅匀，再把菠菜放进去烫软即可。

其实，你身边最简单、最廉价的食物也许就是你最需要也是最有效的选择。例如菠菜和小米，大家对其视而不见，或者认为对于身体健康的作用不值一提，其实这道粥品是滋阴补血的佳肴。

需要注意的是，菠菜含草酸较多，有碍机体对钙的吸收。故单独吃菠菜时宜先用沸水烫软，捞出再炒。由于婴幼儿急需补钙，则应少吃或暂戒食菠菜。

## 阿胶——女性补血的最佳食品

阿胶是中国人熟知的补血养颜佳品，那么什么是阿胶呢？阿胶是驴皮经煎煮浓缩制成的固体胶质。《本草纲目》记载，阿胶甘、平，归肺、肝、肾经，能够补血、止血、滋阴润燥，用于血虚萎黄、眩晕、心悸等，为补血之佳品。尤其是女性的一些病症，如月经不调、经血不断、妊娠下血等，阿胶都有很好的补血之功。

阿胶在中医药学上已经有两千多年的历史了，其实最早制作阿胶的原料不是驴皮而是牛皮。秦汉时期的医药学著作《神农本草经》记载："煮牛皮作之。"由于阿胶在滋补和药用方面的神奇功效，因而受到历代帝王的青睐，将其列为贡品之一，故有"贡阿胶"之称。

阿胶含有丰富的动物胶、氮、明胶蛋白、钙、硫等矿物质和多种氨基酸，具有补血止血、滋阴润肺等功效，补血作用尤为突出。治疗各种原因导致的出血、贫血、眩晕、心悸等症状，效果显著。

阿胶的养颜之功根基于它的补血之功。女性气血充足，才能面若桃花，肤色莹润有光泽。随着当今社会节奏的加快，竞争压力的加剧，很多女性过早地出现月经不调、痛经、肌肤暗淡无光、脸上长色斑等衰老迹象。只有从内部调理，通过补血理气，调整营养平衡才能塑造靓丽女人。而补血理血的首选之食就是阿胶。因为阿胶能从根本上解决气血不足的问题，同时改善血红细胞的新陈代谢，加强真皮细胞的保水功能，实现女人由内而外的美丽。

下面介绍一款阿胶粥以养颜、养肤之用。

材料：阿胶 30 克，糯米 30 ~ 50 克。

制法：先用糯米煮粥，待粥将熟的时候，加入捣碎的阿胶，沸后加少许水断续煮，重复两次即可，晨起或晚睡前食用。


# 第三节　以泻为补，排出身体的毒素

## 养生求平衡，"补"的同时不要忘了"泻"

《本草纲目》中说，平衡养生的方法有八个，即"汗、吐、下、和、温、清、消、补"。其中汗法是通过发汗以祛除外邪的一种治疗方法；吐法是通过引起呕吐祛除病邪的一种治疗方法，用于治疗痰涎、宿食或毒物停留在胸膈之上；下法是通过泻下大便以祛除病邪的一种治疗方法，用于治疗实邪积滞肠胃，大便秘结不通的里实病症；和法是通过和解或调和作用以消除病邪的治疗方法；温法是通过温中散寒、回阳救逆等作用，使寒去阳复的一种治疗方法；清法是通过清解热邪的作用以祛除里热病邪的一种治疗方法；消法是通过消导和散结的作用，对气、血、痰、食、水、虫等所结成的有形之邪，使之渐消缓散的一种治疗方法；补法则是通过补益人体气血阴阳的不足，增强机体抗病能力的一种治疗方法。

中医认为身体有阴、阳二气，若阴阳不平衡，人就会上火。阳盛则热，热之极为火。但不是所有的火都是因为阳气太盛，阴虚也会导致火，不过这个火就是虚火了。对待这两种火，办法是不一样的。实热要用清法，而虚火当用温补。这就是补、泻的不同。其他方法也一样，要重视人的体质强弱。比如用消法，或先消后补，或先补后消，或消补兼施。

列举这八大治法，可能有的读者会觉得略有些艰深难懂，其实养生的道理与治病的道理是相通的。简单说来就是既要补，又要泻。该补的时候补，该泻的时候泻。

## 清茶一杯，补泻兼备

自古以来中国人就有饮茶的习惯，尤其在烈日炎炎、酷暑难当之时，清茶一杯，消暑解渴，如同玉酿琼浆一般，妙不可言。

《本草纲目》中称茶叶"味苦、甘，性寒，无毒"，而传统中医理论认为"甘者补、苦者泻"。茶叶味苦而甘，所以它同时具有补、泻两种功效，是具有苦寒性质，同时可以清热解毒的良药。

不仅如此，茶叶还具有很多功效。茶水中的维生素和微量元素具有保护血管、防治动脉硬化和高血压等作用。茶中所含的氟有防龋能力，并可助牙质脱敏。所以，在饭后用茶水漱口，可以起到保护牙齿的作用。茶叶与甘草配伍也可以治疗胃痛、腹胀、腹泻。红糖茶还可以通便。以下提供两款茶的具体泡制方法：

1. 甘草茶叶丸

材料：芽茶300克，檀香、白豆蔻各15克，片脑3克。

制法：将上述材料研成细末，用甘草为衣，胃痛时细嚼即可。

2. 红糖茶

材料：茶叶3克，红糖5克。

制法：将上述材料用开水冲泡5分钟，饭后过一段时间即可饮用。

不过茶虽好，但也要饮用有方，才能发挥它的作用，否则得不偿失。这里告诉你几个不宜喝茶的时机。

（1）空腹：空腹喝太多茶会伤胃。

（2）睡前：茶有提神的功效，会影响睡眠。

（3）服药时：由于药中成分可能会和茶叶中的物质彼此干扰吸收，所以还是以开水送药较为适宜。

（4）饱餐后：茶中含有大量鞣酸，会与蛋白质结合生成鞣酸蛋白。这种物质会使肠道蠕动减弱，从而延长食物残渣在肠道内的滞留时间，进而导致便秘。所以，饱餐后可以茶水漱口，但不要立即饮茶。

## 体内毒素简易自查法

如果平时习惯大鱼大肉，饮食无规律，加上一些不良生活习惯，那么，体内难免会有毒素堆积。如果经常出现下列症状，则说明身体内的毒素太多了。毒素是多种疾病产生的原因，因此，排毒是十分必要的。为了更有效地排毒，在排毒之前，可以用下面这个简易的自测法测一下体内毒素的状况。

口臭、屁味臭、打嗝、胀气、腹胀、便秘：这些问题的产生主要是肠道废物积累过多的缘故。人体大部分的废物都在肠道积存，所以肠道是排毒的重点。

经常疲倦、精力差、感冒或身体过热、易出汗、手足潮湿：倘若人体内的毒素积累到一定的程度，就会增加体内各个器官和系统的负担，从而出现疲劳等现象，免疫力也随之下降。

尿频、尿少、尿刺痛、四肢肿胀：出现下肢水肿，说明某些致病因素或毒素过多，影响了肾脏的正常功能，使得大量水分滞留体内。肾是人体的排泄器官，尿液是人体的排泄物，尿液是体内毒素多少的重要反应。

皮肤干燥或油腻、易起红疹、色斑、小疙瘩、易过敏：皮肤是排出体内毒素和垃圾的重要途径，是身体状况的大镜子。

头脑混浊，记忆力下降，易怒：身体内的毒素积累过多，器官压力过大或者体内循环不畅都会导致供血供氧不足，影响大脑的正常工作，引发情绪和精神问题。

肥胖：细胞的超载、脂肪的堆积是肥胖的真正原因，而毒素过多，影响正常的排泄功能也是肥胖的诱因之一。

一旦你具备了以上状况中的任何一种或几种，那么，你一定要注意了，一定要把排毒计划提上日程。因为，身体的毒素一经形成，必须及时地加以清除，否则会影响你的健康。

## 食物是最灵验的"消毒剂"

许多人知道自己身体里有毒素，但是苦于没有办法排除，于是，市面上各种排毒产品成了热门货。其实，最灵验的"消毒剂"就在我们身边，那就是食物。由于毒素每天都在不断地累积，因此，如何从饮食着手，给身体来个大扫除，就变成了排毒的基本课题。健康专家的建议为：

### 1. 多喝水

喝水排泄是人体排毒的重要方法之一。多饮水可以促进新陈代谢，缩短粪便在肠道停留的时间，减少毒素的吸收，溶解水溶性的毒素。最好在每天清晨空腹喝一杯温开水，每天的饮水量要保证在2升左右，这样才能通过水分冲洗体内的毒素，减轻肾脏的负担。李时珍的《本草纲目》也将"水篇"列为全书首篇，还有"药补不如食补，食补不如水补"等俗语，更是充分表达了水保健的重要性。

### 2. 改变饮食习惯

腌制食品都含有亚硝胺，它是造成身体老化的物质。

现代人讲求吃得清淡，甚至兴起一股排毒餐风潮。排毒餐很多是蔬菜、水果，这种观念是正确的。

以天然食品取代精加工食物，新鲜水果是强力净化食物。菠萝、木瓜、奇异果、梨都是不错的选择。此外，宿便之所以会留在人体内，就是因为肠道的蠕动不够。平时多吃富含纤维的食物，比如糙米、蔬菜、水果等，能加快肠道蠕动，减少便秘的发生。

### 3. 控制盐分的摄入

过多的盐会导致闭尿、闭汗，引起体内水分堆积。如果你一向口味偏重，可以试试用芹菜等含有天然咸味的蔬菜替代食盐。

### 4. 适当补充抗氧化剂

适当补充一些维生素 C、维生素 E 等抗氧化剂，可以消除体内的自由基。

### 5. 吃东西要细嚼慢咽

这样能分泌较多唾液，中和各种有毒物质，引起良性连锁反应，排出更多毒素。

除了以上介绍的，再给大家推荐一份一日排毒食谱：

早上：喝足 6 杯水；

早起后喝一杯清水或苹果汁；

早餐：加酸奶或芝麻的新鲜水果沙拉；

中午：鲜果汁；

午餐：加入大量黄瓜、洋葱、橄榄油和柠檬汁的沙拉，坚果；

下午：绿茶；

晚餐：加入柠檬汁和橄榄油的洋蓟，西红柿、洋葱、苹果和葵花子沙拉；

睡前：母菊花和面包片熬成的汤。

## 本草中的"排毒明星"

许多食物具有抗污染、清血液、排毒素的功能。经常食用这些食物，能够有效减少体内的毒素，使你更加轻松有活力。以下将介绍食物中的 14 位"排毒明星"。

### 1. 芦荟

《本草纲目》中记载，芦荟味极苦，性大寒，功能泻下，杀虫、清热。主治肠热便秘、虫积、瘰疬、疥癣、胸膈烦热等。临床上用量为 1 ~ 3 克，只做丸剂、散剂服用，不入汤剂。外用时研末调敷，或用醋、酒泡涂。

芦荟能极好地清除肠道、肝脏毒素和清理血管。芦荟中含有多种植物活性成分及多种氨基酸、维生素、多糖和矿物质成分。其中芦荟素可以极好地刺激小肠蠕动，把肠道毒素排出。芦荟因、芦荟纤维素、有机酸能极好地软化血管，扩张毛细血管，清理血管内的毒素。同时，芦荟中的其他营养成分可迅速补充人体缺损的需要。所以，美国人说："清早一杯芦荟，如金币般珍贵。"即言芦荟既能排毒又能补虚。

2. 姜

《本草纲目》中记载，姜味辛，性微，有健脾胃、解表、散寒、排毒，利于毛囊孔开放和皮脂分泌物排出等功效。姜中还含有多种芬芳挥发油，具有强心、健脾胃、促进血液循环的作用。口服姜后，机体慢慢吸收，皮肤发汗，从体内向外发，自然排毒，这比人为地扩张、挤压毛孔的方法要好，能减少正常皮肤组织损伤。另外，姜既经济，又方便。所以，建议长痤疮的朋友们试试。具体方法为：每日口服生姜 10 ~ 20 克，或水煎服，剂量多少要因人而定。在口服姜的最初一段时间，痤疮可能会加重，请不要放弃，要继续吃，坚持一两个月后，你会发现，痤疮慢慢消退，皮肤变得细腻、光滑。

胆结石是以胆固醇为主的"毒素"淤积而结成的"石头"。生姜所含的生姜酚不仅能减少胆固醇的生成，还能促使其排出体外，有效防止因胆固醇过多形成的结石。另外，毒素之中包括各种病原微生物。现代医学证明，生姜中含有的辛辣姜油和姜烯酮，对伤寒、沙门氏菌等病菌有强大的杀灭作用。

3. 绿豆

《本草纲目》中记载，绿豆味甘，性凉，有清热、解毒、去火的功效，是我国中医常用来解多种食物或药物中毒的一味中药。

绿豆富含 B 族维生素、葡萄糖、蛋白质、淀粉酶、氧化酶、铁、钙、磷等多种成分，常饮绿豆汤能帮助排出体内毒素，促进机体的正常代谢。许多人在进食油腻、煎炸、热性的食物之后，很容易出现皮肤痒的症状，长暗疮和痱子，这是由于湿毒溢于肌肤所致。现代医学研究证明，绿豆可以降低胆固醇，又有保肝和抗过敏作用。夏秋季节，绿豆汤是排毒养颜的佳品。

### 4. 苦瓜

苦瓜味甘，性平。中医认为，苦瓜有解毒排毒、养颜美容的功效。《本草纲目》中说苦瓜"除邪热，解劳乏，清心明目"。苦瓜富含蛋白质、糖类、粗纤维、维生素 C、维生素 $B_1$、维生素 $B_2$、烟酸、胡萝卜素、钙、铁等成分。现代医学研究发现，苦瓜中存在一种具有明显抗癌作用的活性蛋白质。这种蛋白质能够激发体内免疫系统的防御功能，增加免疫细胞的活性，清除体内的有害物质。苦瓜虽然口感略苦，但余味甘甜，近年来渐渐风靡餐桌。

### 5. 茶叶

《本草纲目》中记载，茶叶味甘、苦，性凉，有清热除烦、消食化积、通利小便等作用。中国是茶的故乡，自古以来人们对茶都非常重视。古书记载："神农尝百草，一日遇七十二毒，得茶而解之。"这说明茶叶有很好的解毒作用。茶叶富含铁、钙、磷、维生素 A、维生素 $B_1$、烟酸、氨基酸以及多种酶，其醒脑提神、清利头目、消暑解渴的功效尤为显著。现代医学研究表明，茶叶中富含一种活性物质——茶多酚，具有解毒作用。茶多酚作为一种天然抗氧化剂，可清除活性氧自由基，保健强身、延缓衰老。

### 6. 胡萝卜

《本草纲目》中记载，胡萝卜味甘，性凉，有养血排毒、健脾和胃的功效，素有"小人参"之称。胡萝卜富含糖类、脂肪、挥发油、维生素 A、维生素 $B_1$、维生素 $B_2$、花青素、胡萝卜素、钙、铁等营养成分。现代医学研究证明，胡萝卜是有效的解毒食物。它不仅含有丰富的胡萝卜素，而且含有大量的维生素 A 和果胶，与体内的汞离子结合之后，能有效降低血液中汞离子的浓度，加速体内汞离子的排出。

### 7. 木耳

《本草纲目》记载，木耳味甘，性平，有排毒解毒、清胃涤肠、和血止血等功效。古书记载，木耳"益气不饥，轻身强志"。木耳富含碳水化合物、胶质、纤维素、葡萄糖、木糖、卵磷脂、胡萝卜素、维生素 $B_1$、维生素 $B_2$、维生素 C、蛋白质、铁、钙、磷等多种营养成分，被誉为"素中之荤"。木耳中所含的一种植物胶质，有较强的吸附力，可将残留在人体消化系统的灰尘、杂质集中吸附，再排出体外，从而起到排毒清胃的作用。

### 8. 海带

《本草纲目》记载，海带味咸，性寒，具有消痰平喘、排毒通便的功效。海带富含藻胶酸、甘露醇、蛋白质、脂肪、糖类、粗纤维、胡萝卜素、维生素 $B_1$、维生素 $B_2$、维生素 C、烟酸、碘、钙、磷、铁等多种成分。尤其是含丰富的碘，对人体十分有益，可治疗甲状腺肿大和碘缺乏而引起的病症。它所含的蛋白质中，包括 8 种氨基酸。海带的碘化物被人体吸收后，能加速病变和炎症渗出物的排出，有降血压、防止动脉硬化、促进有害物质排泄的作用。同时，海带中还含有一种叫硫酸多糖的物质，能够吸收血管中的胆固醇，并把它们排出体外，使血液中的胆固醇保持正常含量。另外，海带表面上有一层略带甜味的白色粉末，是极具医疗价值的甘露醇，它具有良好的利尿作用，可以治疗药物中毒、浮肿等症。所以，海带是理想的排毒养颜食物。

### 9. 冬菇

《本草纲目》记载，冬菇味甘，性凉，有益气健脾、解毒润燥等功效。冬菇含有谷氨酸等 18 种氨基酸，在人体必需的 8 种氨基酸中，冬菇就含有 7 种。同时，它还含有 30 多种酶以及葡萄糖、维生素 A、维生素 $B_1$、维生素 $B_2$、烟酸、铁、磷、钙等成分。现代医学研究认为，冬菇含有多糖类物质，可以提高人体的免疫力和排毒能力，抑制癌细胞生长，增强机体的抗癌能力。此外，冬菇还可降低血压、胆固醇，预防动脉硬化，有强心保肺、宁神定志、促进新陈代谢及加速体内废物排出等作用，是排毒壮身的最佳食品。

### 10. 蜂蜜

蜂蜜味甘，性平，自古就是滋补强身、排毒养颜的佳品。《神农本草经》记载："久服强志轻身，不老延年。"蜂蜜富含维生素 $B_2$、维生素 C，以及果糖、葡萄糖、麦芽糖、蔗糖、优质蛋白质、钾、钠、铁、天然香料、乳酸、苹果酸、淀粉酶、氧化酶等多种成分，对润肺止咳、润肠通便、排毒养颜有显著功效。近代医学研究证明，蜂蜜中的主要成分葡萄糖和果糖很容易被人体吸收利用。常喝蜂蜜水能达到排出毒素、美容养颜的效果，对防治心血管疾病和神经衰弱等症也很有好处。

### 11. 黄瓜

《本草纲目》记载，黄瓜味甘，性平，又称青瓜、胡瓜、刺瓜等，原产于印度，具有明显的清热解毒、生津止渴的功效。现代医学认为，黄瓜富含蛋白质、糖类、维生素 $B_2$、维生素 C、维生素 E、胡萝卜素、烟酸、钙、磷、铁等营养成分，同时黄瓜还含有丙醇二酸、葫芦素、柔软的细纤维等成分，是难得的排毒养颜食品。黄瓜所含的黄瓜酸能促进人体的新陈代谢，排出毒素。其维生素 C 的含量比西瓜高 5 倍，能美白肌肤，保持肌肤弹性，抑制黑色素的形成。黄瓜还能抑制糖类物质转化为脂肪，对肺、胃、心、肝及排泄系统都非常有益。夏日里容易烦躁、口渴、喉痛或痰多，吃黄瓜有助于化解炎症。

### 12. 荔枝

荔枝味甘、酸，性温，有补脾益肝、生津止渴、解毒止泻等功效。李时珍在《本草纲目》中说："常食荔枝，补脑健身……"
《随身居饮食谱》记载："荔枝甘温而香，通神益智，填精充液，
辟臭止痛，滋心营，养肝血，果中美品，鲜者尤佳。"现代医学
认为，荔枝含维生素 A、维生素 B₁、维生素 C，还含有果胶、游离
氨基酸、蛋白质以及铁、磷、钙等多种营养成分。现代医学研究
证明，荔枝有补肾、改善肝功能、加快毒素的排出、促进细胞生成、
使皮肤细嫩等作用，是排毒养颜的理想水果。

### 13.菠菜

《本草求真》记载："菠菜，何书皆言能利肠胃。盖因滑则通窍，
菠菜质滑而利，凡人久病大便不通，及痔漏关塞之人，咸宜用之。
又言能解热毒、酒毒，盖因寒则疗热，菠菜气味既冷，凡因痈肿毒发，
并因酒湿成毒者，须宜用此以服。且毒与热，未有不先由胃而始
及肠，故药多从甘入，菠菜既滑且冷，而味又甘，故能入胃清解，
而使其热与毒尽从肠胃而出矣。"

菠菜可以清理人体肠胃里的热毒，保持排泄的通畅，避免便秘。

### 14.芹菜

芹菜中富含的纤维可以像提纯装置一样，过滤体内的废物。
经常食用可以刺激身体排毒，对付由于身体毒素累积所成的疾
病，如风湿、关节炎等。此外，芹菜还可以调节体内水分的平衡，
改善睡眠。

有些水果也可以帮你洗肠、排毒，不同的水果排不同的毒。

（1）草莓：热量不高，又含有维生素 C。在自然疗法中，草
莓可用来清洁胃肠道。不过，对阿司匹林过敏和肠胃功能不好的人，
不宜食用。

（2）樱桃：樱桃的果肉能除毒素和不洁的体液，因而对肾脏
排毒具有相当好的辅助功效，还有温和的通便作用。选择时，最
好选择果实饱满结实、带有绿梗的樱桃。

（3）葡萄：具有排毒的效果。它能帮助肝、肠、胃、肾清除体

内的垃圾。但葡萄热量有点儿高，40粒葡萄相当于两个苹果的热量。

（4）苹果：除了含有丰富的膳食纤维外，它所含的半乳糖醛酸对排毒也很有帮助，而果胶则能避免食物在肠内腐化。选择苹果时，别忘了常换换不同颜色的苹果品种，这样效果更好。

鲜果蔬汁是体内的"清洁剂"。富含纤维素或叶绿素的食物具有解毒功能，绿叶根茎蔬菜最好榨汁饮用而不经过炒煮。经常饮用鲜果蔬汁可将积聚于细胞内的毒素溶解，起到中和体内酸性毒素、净化体内脏器的作用。

## 轻松排毒法：向三餐要健康

所谓的健康排毒餐，一个原则就是摄取您身体该摄取的，而不该摄取的一概不摄取。排毒餐含有蔬菜、水果、奶类等含碱性成分多的食物，能将您的饮食习惯从酸性的摄取变为碱性的摄取，健康体质自然回复！

### 1.健康排毒之早餐

一种水果：以新鲜为原则，最好是当地、当季盛产的水果。

两种蔬菜：最好食用蔬菜的根、茎、叶、果，不宜吃芽菜类与叶菜类的蔬菜。可选用红萝卜、白萝卜、山药等蔬菜的根；芹菜等蔬菜的叶；西蓝花、大头菜等蔬菜的花；苦瓜、番茄、小黄瓜等蔬菜的果。再吃些地瓜，红色地瓜效果更好。

糙米饭一份：如果觉得光吃糙米饭太单调，可以在糙米饭中加少量小红豆、红枣等。

需要注意的是：要生食水果和蔬菜，最好是连皮吃，完整地摄食是原则。

尽量减少下列食物的摄入：鱼、肉、蛋等；各种奶及乳制品，如奶酪、奶油等；各种油，尤其是动物油。

### 2.健康排毒餐之午、晚餐

五大基本原则：

（1）蔬菜类：占 1/4 ~ 1/3。

（2）豆类和海藻类：占 1/10 左右。

（3）五谷杂粮：占 1/2 左右。

（4）汤：占 1/20 左右，可以用紫菜、西红柿、海带等做汤。

（5）水果最好在两餐之间吃。

### 3. 双休日排毒套餐

周六：

起床：一杯水、一杯鲜榨果汁，或一杯蜂蜜水。

早餐：一大碟水煮蔬菜和一大盘新鲜水果。

上午小食：一小盘水果（各种水果）和两个核桃或杏仁。

午餐：大盘水煮蔬菜或者蔬菜沙拉。

下午小食：小碟干果、果仁、小碟水果。

晚餐：蔬菜沙拉，或大盘水煮蔬菜、一小盘水果。

睡前：一小杯乳酪或脱脂奶。

周日：

起床：喝一杯鲜榨的蔬果汁或者凉开水。

早餐：小碗米粥。

上午小食：一小盘瓜子、小盘水果。

午餐：小碗米饭、一大盘水煮青菜。

下午小食：少许干果、果仁、一杯果汁。

晚餐：小碗米饭、大盘水煮青菜、水果。

睡前：小杯脱脂奶或奶酪。

必须引起注意的是：

（1）清除体内毒素期间，任何时候觉得饿都可以大量喝水，吃水果。水果不仅易消化，能保持肠道清洁，而且其中含有的丰富的维生素、矿物质、天然酶更能提供给身体足够的营养。

（2）如果平时大鱼大肉吃习惯了，可以每星期利用休息日只吃水果、蔬菜，多喝水，进行体内清洁排毒。

（3）排毒期间不可抽烟，喝酒，否则不仅前功尽弃，而且毒会加重。

（4）病人和孕妇以及一切身体不适者在排毒前都要请教医生，不可随意尝试。

## 体内自然排毒法——断食排毒

断食是存在于动物界的最自然的体内排毒法，就是借由切断外来的热量补给、燃烧体内过剩物质如脂肪、酯类和老旧废物，从而达到清除废物、净化身体的目的。

断食进行到半天或一天的时候，身体会先燃烧肝糖；接下来会燃烧体内多余的脂肪以及附着在血管壁上的胆固醇，溶释脂溶性的毒素；最后再燃烧有病的组织、肿瘤、脓肿和疤痕组织等废物蛋白质。因此，断食有清除体内毒素、活化各器官功能、帮助降低血压、减缓衰老、改善酸性体质、减脂和提高免疫力等诸多功能，是"体内环保"的绝佳选择。

一般人在选择断食的方法时，多采用蔬果汁断食、米汤断食、酵素断食、糖浆断食等较安全的方法。以蔬果汁断食来说，可以三餐饮用500毫升的胡萝卜汁加苹果汁，两餐之间再食用红枣、枸杞调制的补气汤和红糖姜汤等补充体力。如此一来，蔬果汁中丰富的维生素、矿物质、微量元素、酵素，不需要经过消化过程就可以直接被身体吸收，加速细胞的修复。断食不但不会影响自体溶释的过程，排毒解毒效果快速，而且还能平衡体内的酸碱值，改善酸性体质。更重要的是，断食期间可以维持精神旺盛，照常工作，不会影响到正常生活。

由于断食时排毒解毒功能大为增强，会出现许多排毒反应，像恶心、呕吐、头痛、口臭增加、舌苔变厚、分泌物增多、发烧、咳嗽、皮肤痒、想睡觉、腹泻等。这些都是正常的排毒反应，只要体内毒素排除干净，身体净化以后，这些排毒反应便会自然消失，感觉到全身轻松，体力、活力大为增强。

一般人在尝试断食的时候，应遵守减食和复食的步骤，也就是断食前要渐渐减少食物的分量，饮食清淡。断食后再慢慢复食，从少量到正常量。不要快速进入断食状态，或断食后立刻大吃大喝，以免损伤肠胃。没有断食经验的人，最好能请教有断食经验的人，了解之后再施行比较安全。

但以下几种人不适合采用断食排毒的办法清除体内毒素：体重太轻（少于标准体重的25%）者、癌症晚期患者、洗肾病人、糖尿病控制不良者、严重感染者和结核病人。

## 本草教你走出排毒误区

每个人的体质都不同，只有针对自己的特点选择适合的排毒方式，才能够事半功倍。然而，生活中我们往往容易走进排毒的误区。

### 1. 排毒也跟风

专家指出，排毒是一个代谢的过程、平衡的过程。饮酒过剩、滥用药物等不良生活习惯都会产生"毒素"，人体积聚了"毒素"以后，就会产生一些表征，如长期咳嗽、便秘、皮肤病等。如果没有出现体内有毒素的表征，就不能盲目"排毒"。

### 2. 男人无须排毒

很多男人认为排毒是女人的专利，因为男人不用养颜，也就无须排毒。殊不知，男人，特别是过了30岁的男人，恰恰是需要排毒的一族。高蛋白、高脂肪饮食，食品添加剂，空气中飘散的有毒排放物……越来越多的毒素充斥着男性的生活，不良习惯（抽烟、饮酒、熬夜）又加重了这些毒素在他们体内的堆积。于是，衰老来了，疲倦来了，疾病也来了……男人更需要排毒！

### 3. 盲目排毒

不少人分不清药品、保健食品和普通食品之间的区别，排毒时随意性很大，对身体造成较大损害。药品必须是在医生的指导下服用，疾病治愈就应停止用药，不应用来保健养生。保健食品安全无毒，可经常食用，但需慎重选择。

### 4. "通便"并非"排毒"

人体的"毒素"主要通过大小便、皮肤、呼吸等排出体外。这些通道受到阻塞时就会产生毒素积聚，因此需要"排毒"。不少人把"排毒"简单地理解为"通便"。这种观念很危险，有的人甚至通过吃泻药来达到排毒的目的。

通便是一种非常重要的排毒方式，但更重要的是恢复人体自身排毒系统的正常功能，使人体内外环境达到统一协调。因此，日常排毒、保健与美容，应选择正规的排毒类保健食品，如芦荟排毒胶囊等。

### 5. 突击排毒，终生无忧

毒素不仅来源于自身，也来自外界。我们的身体处于内外毒的夹击之下，时刻不能停滞，所以，排毒绝不可以一蹴而就，需要常年坚持。

### 6. 泻药可以排毒

很多人长期大量服用各种各样的泻药，以为这样可以排毒。实际上，泻药的使用是有针对性的，每个人都应在医生的指导下根据病情而定，不能随意使用。

### 7. 排毒的功效只是美容养颜

毒素在人体中积存会造成很多的危害，发于皮肤就出现痤疮、黄褐斑以及面色晦暗。人们往往是通过发现皮肤表面的变化，才察觉到毒素的存在，却忽略了排毒调补对全身各个系统脏器重要的治疗和保养作用。其实，排毒调补是对身体整体的调解，而不仅仅是美容手段。另外，通过美容所达到的改善皮肤状况的方法也起不到排毒的功效。

认清了这几个误区，希望大家真正从心里重视排毒，将排毒贯穿到日常生活中，坚持科学、合理的排毒方法，让自己的身体从内到外变得健康洁净。排毒并不是件非常困难的事情。

# 第四节　清宿便，润肠道——利用本草轻轻松松泻出体内垃圾

## 健康不堪忍受宿便之苦

便秘能引起诸多疾患，而对于女人来说，便秘又是美丽的天敌。

美国 BYTV 电视台健康频道曾播出过一档节目——演播大厅现场的中间是一个严密的屏风，屏风左边是 5 名中年女性，右边是排便美容健康专家斯蒂文教授。节目主持人请 5 位女性谈论各自的排便习惯，然后请斯蒂文教授根据听到的信息，猜测各位女士的容颜和身材，结果吻合度高达 93%。这个节目充分说明了：肠道能够真实反映出我们身体的功能和状况。

肠道不健康从身体的很多外部症状都能体现出来：

一个很漂亮的女孩，却有令人避之唯恐不及的口臭。

早已过了青春的年纪，脸上的痘痘仍然层出不穷。

皮肤暗淡、无光，小肚子总鼓鼓的，还在不断发胖。

……

这都是因为肠道不健康，出现了便秘问题。肠管内长期停滞淤积陈旧大便，停留于肠道内 3 ~ 5 天的粪块就叫宿便。

宿便是人体肠道内一切毒素的根源，有句俗语很形象"一日不排便，胜抽三包烟"，可见宿便的危害之大。它又臭又脏，会产生大量毒素，诱导各种疾病滋生。它还会引起口臭，这让爱面子的女人更不能忍受。而痛经、月经不调、心情烦躁等症状也会伴随而来。对女人来说，伤害了健康，也让美丽不复存在。

宿便产生的毒素会被肠道反复吸收，并通过血液循环到达人体的各个部位。这个时候，女人就会发现自己面色晦暗无光，皮肤粗糙，毛孔越来越大，痘痘更成了脸上的"常客"，进而产生

内分泌失调的情况。便秘也可能引起肠胃异常发酵熏蒸面部，由此痘痘不断冒出来。

虽然并不是所有的皮肤问题都和便秘有关，但便秘的发生，无疑会起到"雪上加霜"的作用。因为我们的皮肤状况与内分泌有很大的联系。而习惯性便秘会因为毒素被身体吸收的关系，干扰人的内分泌系统，从而殃及池鱼，让皮肤也跟着遭殃。如果是这样产生的皮肤问题，要想解决就只有从源头入手。解决了便秘，也就解决了皮肤的后顾之忧。

便秘除了会引发一系列皮肤问题，还会造成一个女人难以忽视的问题——小肚腩。很多即便是很瘦的成年女性，也都避免不了小腹赘肉。而不健康的饮食和长时间排泄不正常，会让便秘的情况加重，造成宿便在身体里累积，小腹赘肉就会出现。所以大多数下半身肥胖的女性都存在或多或少的便秘问题。

要想摆脱"顽固"的小肚腩，就要养成良好的排便习惯。不但可以减少下腹的胀满感，也可以避免因累积宿便过多而日渐隆起小腹。另外，用餐完后别马上躺下休息或坐下，用餐后30分钟内，如果坐着不动，脂肪很容易堆积在腹部，而且会加重便秘的困扰。尤其对上班族来说，由于久坐且缺少运动，大多都有小腹的困扰。所以餐后最好能站立一下，或者悠闲地走动走动，不但可以帮助消化，还能减少脂肪堆积。

## 揪出肠道堵车的"肇事者"

缓解宿便健康又安全的方法就是多吃一些有利于排便的食物，当然也就存在着一些少沾为妙的食物。因为这些食物就好像是制造肠道车祸的"肇事者"，很容易让你的肠道发生"交通堵塞"。揪出这些"肇事者"，我们才能疏通肠道，畅顺排便。

### 1. 辣椒

有些人一吃辣椒就会便秘，也有人一吃辣椒就容易拉肚子。

这是为什么呢?

虽然辣椒很有营养,但食用过量就会严重危害人体健康。《本草纲目》中记载,辣椒中所含的辣椒素会剧烈刺激胃肠黏膜,使其高度充血、蠕动加快,引起胃疼、腹痛、腹泻并使肛门烧灼刺疼,诱发胃肠疾病,促使痔疮出血。所以有些人吃了辣椒容易拉肚子。

而辣椒导致便秘是因为它的性味大辛大热,阴虚火旺体质的人多吃辣会加重燥热症状,使便秘更严重。我们平常说的"吃了辣椒容易上火"也就是这个道理。所以,辣椒也是造成便秘的帮凶。

每个人的体质不同,对辣的接受度和承受度不同。要根据自己的体质来选择食物。像辣椒这类的辛辣食物容易助热生火、耗津伤阴,平常容易上火的人最好少吃,一周 1～2 次足够。

## 2. 甜食

喜爱甜食的人很多,巧克力、奶油蛋糕等都是这些人的常备食物。吃过多的甜食会给牙齿带来负担,容易患上龋齿。另外,甜食也是减肥者的大忌,如果摄取过多,就会变成中性脂肪,造成人体肥胖。这些都是人们对甜食的常识性了解,其实,过多食用甜食也会给肠道带来影响。

平时注意一下就会发现,大量吃甜味的蛋糕及肉类后,大便会有强烈的腐败臭味。这是怎么回事呢?因为精制的白砂糖与含有许多脂肪的肉类等动物性蛋白一起吃,肠道内就会充满动物腐败时产生的尸碱等毒素,使粪便带有强烈的腐臭味。动物性蛋白消化后转变成氨基酸时,如果有大量葡萄糖存在,对肠道的有害菌来说,是良好的生长条件。于是,有害菌产生的毒素会刺激肠道,使大肠运动能力降低。

所以,喜爱每天吃甜味点心的人,要改变自己的习惯,可以从每周少吃 2～3 次开始,还可以选择餐后甜品这种对血糖值影响较小的吃法。

另外,白砂糖与红砂糖比较起来,建议大家用红砂糖。因为精制的白砂糖是纯粹的碳水化合物,其他营养素几乎没有。每 100

克红砂糖中含有钙240毫克，而精制的白砂糖中只含有1毫克。白砂糖进入人体后，因其不含有代谢所需的B族维生素，会从牙齿和骨骼中夺取钙。不仅如此，作为酸性食品的白砂糖还会污染血液，使细胞及组织功能减弱，机体抵抗力下降。所以，建议在平时生活中尽量少吃白砂糖，代之以含有维生素及矿物质的红砂糖。当然，食用红砂糖也不要过度，否则对身体也是有害无益的。

### 3. 快餐

随着一些欧美快餐的登陆，国人中爱上这些快餐的人越来越多。快餐对于便秘可没什么好处。前面已经说过，便秘是水分在70%以下的状态。不过，即使是相当硬的大便，大约也含有2/3的水分，剩下的1/3是固形物，而固形物大半是食物的残渣。也就是说，要形成大便，需要有水分和食物的残渣。但是快餐大多含有糖、蛋白质、脂肪，这些物质一被消化吸收，几乎不剩下残渣，也就无法形成便量，这样一来也会加重便秘。虽然糖、蛋白质、脂肪都是人不可欠缺的营养素，但过多食用，会使肠内环境失去平衡，造成大便不顺畅。如果长期食用这类食品，肠子就不容易形成大便，当然就会造成便秘了。

造成肠道堵车的这些"肇事者"本身并不是十恶不赦的坏人，关键是我们使用的方式。适当摄入辣椒等辛辣味食物、控制甜食的摄取量、在吃快餐的同时也应注意多多补充高纤维蔬菜等食物，这样做，这些"肇事者"也不会起祸端了。

## 远离便秘的捷径

很多被便秘困扰的人总想找"捷径"，一步到位解决烦恼，甚至采用一些"非常手段"，例如，服食泻药。靠泻药来解决便秘，造成的后果就是对它产生越来越强的依赖性。也许一开始一颗药片足矣，而到后来药量增加数倍都未必能让你产生便意。

所以对付便秘，千万不能采用这样"急功近利"的做法。中医认为，便秘主要由燥热内结、气机郁滞、津液不足和脾肾虚寒所引起。根据这些原因，中医把便秘分为四种：热秘、气秘、虚秘、冷秘。

### 1. 热秘

热秘是由于燥热内结导致的。过食辛辣厚味，过服温补之品等都会让人体内生热，而余热留恋肠胃，耗伤津液，也会使得肠道燥热而引发便秘。热秘的患者还常常伴小便短赤、面红心烦、口干口臭、腹部胀痛等症状。

要治疗热秘，就要以清热润肠为主。可选用麻子仁丸治疗。

制料：麻子仁 500 克，芍药 250 克，枳实 250 克，大黄 500 克，厚朴 250 克，杏仁 250 克。

制法：将上述材料一起研成细末，用适量炼制过的蜂蜜和成 9 克大小的蜜丸。一次服 1 丸，每日服两次。

### 2. 气秘

心情忧郁、久坐少动，或者久病卧床都会引起气机郁滞。中医说"气内滞而物不行"，所以大肠传导失职，就会形成便秘。气秘患者还多伴有腹胀、腹痛等症状。

治疗上应以顺气导滞为主。可选用六磨汤治疗。

材料：乌药 10 克，木香 10 克，沉香 1 克，枳实 10 克，槟榔 10 克，大黄 10 克。

制法：将乌药、木香、枳实、槟榔加水煎煮 20 分钟，再加入大黄，稍加煎煮后取汁，将沉香放入煎汁中即可。每日分两次服下。

### 3. 虚秘

久病、产后、老年体衰都会导致气血虚弱，而气虚则大肠转送无力，血虚津亏则大肠滋润失养，使肠道干燥，如此也会形成便秘。虚秘患者多伴有心悸健忘、头晕目眩、面色苍白等症状。

在治疗上应以养血润燥为主。可选用润肠丸治疗。

材料：大黄、当归、羌活各 15 克，桃仁 30 克，麻仁 35 克。

制法：将上述材料一起研成细末，用适量炼制过的蜂蜜调和成 12 克大小的蜜丸。每天于空腹时服 1 丸，每日服两次。

4. 冷秘

脾肾虚寒，又受寒冷的侵袭，就很可能导致寒凝气滞，肠道传送无力，形成便秘，这样的便秘中医称为冷秘。冷秘患者还多伴有面色青白、手足不温、喜热怕冷、腹中冷痛等症状。

在治疗上应以温润通便为主。可选用济州煎治疗。

材料：肉苁蓉 15 克，当归 15 克，牛膝 10 克，泽泻 10 克，枳壳 10 克，升麻 10 克。

制法：将上药加水煎煮后取汁。每日服一剂，分两次服下。

以上均为对症治疗便秘的中医方子，可以直接在中药店买到配方上所需的各味药材。要是自己不懂得煎药，现在的中药店也可以代为煎药。

## 流传民间的治疗便秘的本草偏方

在民间，很多让医生束手无策的疑难杂症用一些民间土方却能药到病除。便秘自然也不在话下。这里介绍一些历来民间解决便秘的中药偏方，你可以在中医的指点下酌情选用。

（1）白术散治疗便秘：取生白术适量，粉碎成极细末，每次服用白术散 10 克，每天 3 次。此法对虚性便秘疗效颇佳，一般用药 3 ~ 5 天，大便即可恢复正常。大便正常后即可停药，以后每星期服药 2 ~ 3 天，即可长期保持大便正常。

（2）芍甘汤加味治便秘：取生白芍 30 克，生甘草 20 克，枳实 15 克，加水 2 碗煎成大半碗，每天 1 剂，分两次服用。此方治疗各种原因所致的便秘 95 例，疗效满意。此法特别适用于老年、久病体弱的成人便秘患者，孕妇慎用。

（3）连翘治疗便秘：取连翘 15 ~ 30 克，煎沸当茶饮，每日 1 剂。小儿可兑白糖或冰糖（不兑糖效果更好）服用。持续服用 1 ~ 2 周，即可停服。此方特别适用于手术后便秘、妇女（妊期、经期、产后）便秘、外伤后（颅脑损伤、腰椎骨折、截瘫）便秘、高血压便秘、习惯性便秘、老年无力性便秘、脑血管病便秘及癌症便秘等。

（4）车前子治疗便秘：每日取车前子30克，加水煎煮成150毫升，每日3次，饭前服，1周为1个疗程。一般治疗1 ~ 4个疗程即可痊愈。服药期间停服其他药物。本方不仅可以治疗便秘，而且还有降血压作用，特别适用于高血压而兼便秘患者。另外，以车前子为主，治疗糖尿病便秘患者，均有明显的近期、远期疗效。

（5）昆布治疗便秘：昆布60克，温水浸泡几分钟，加水煮熟后，取出昆布待温度适宜，拌入少许姜、葱末，加盐、醋、酱油适量，1次吃完，每天1次。

（6）生甘草治疗便秘：取生甘草2克，用15 ~ 20毫升开水冲泡服用。每日1剂。本法专治婴幼儿便秘，效果满意。一般用药7 ~ 15天即可防止复发。

（7）胖大海治疗便秘：取胖大海5枚，放在茶杯或碗里，用沸水约150毫升冲泡15分钟，待其发大后，少量分次频饮，并且将涨大的胖大海也慢慢吃下。胖大海的核仁勿吃。一般饮服1天大便即可通畅。

（8）蒲公英治疗便秘：取蒲公英干品或鲜品60 ~ 90克，加水煎至100 ~ 200毫升，鲜品煮20分钟，干品煮30分钟。每日1剂饮服。年龄小服药困难者，可分次服用，可加适量的白糖或蜂蜜以调味。

（9）桑葚子治疗便秘：取桑葚子50克，加水500毫升，煎煮成250毫升，加适量冰糖，以上为1日量。1日服1次，5天为1个疗程。

（10）决明子治疗便秘：取决明子20克，放置茶杯内，以白开水冲浸，如泡茶叶一样，20分钟后，水渐成淡黄色，香味四溢，即可饮用。喝完药液后，再加1次开水泡饮。

## 通腑将军，大黄当仁不让

中医认为："六腑以通为用，欲得长生，肠中常清；欲得不死，肠中无滓。"意思是说保持大便通畅而无积滞，就能有益于健康长寿。元朝朱丹溪受王充的启示，提倡"倒仓法"以祛病延年，即通畅大便，及时排出肠胃中的糟粕，保持肠胃的清洁，从而减少疾病，延缓衰老。

欲使肠中常清，大便通畅，中药大黄可谓是一味良药，堪称名副其实的"通腑将军"。它在保持大便通畅，减少肠中有毒物质对机体的侵害以及抗衰延年中屡建奇功，立下了汗马功劳。早在《神农本草经》中就记载："大黄能荡涤肠胃，推陈致新，通利水谷，调中化食，安和五脏。"《汤液本草》中说大黄："泄满，推陈致新，去尘垢而安五脏，谓如勘定祸乱以致太平无异，所以有将军之称。"《本草正义》中亦说："大黄迅速善走，直达下焦，深入血分，无坚不破，荡涤积垢，有黎庭扫穴之功。"中老年人如能定期服用大黄，就像定期大扫除一样，可使体内的积滞隐患及时得以清除干净，肠中"垃圾"一清理，就可达到防病、健身的目的。

现代药理研究证实：大黄有泻下、消炎、抗菌、抗病毒、抗肿瘤、利胆、止血、降血胆固醇和性激素的作用。大黄具有的泻下作用不妨碍小肠对营养物质的吸收。另外，进食少量大黄有健胃作用，可助胃吐故纳新，以滋后天之化源。老年人往往因血失调而诱发疾病，少量服用大黄，有行气活血，疏通经络之功。气血调和，经络畅通，则病不生。

服用时，每次取生大黄5～10克，水煎服或沸水冲泡代茶饮，以大便稀软而不形成水泻为度，每隔2～3日服一次。总之，应根据个人体质及具体情况酌情服用大黄，使其在保持大便通畅，抗衰延年中发挥应有的作用。

## 本草食疗方案，让父母心宽肠畅

孩子最关心的就是父母的身体健康。要想让父母晚年生活得悠闲自在，就要在日常生活中多为他们着想一些。尤其是饮食方面，孩子要多费心。老年人易受到便秘困扰，要注意摄入蔬菜、水果等高纤维食物，如菠菜、黄色的甘薯和南瓜、色泽鲜艳的水果等。多吃全谷类粗粮，选择糙米而不是精米。多吃胡萝卜、橘子，而不仅是喝胡萝卜汁和橘子汁。每周至少吃两次豆荚类食物，用大豆、扁豆来代替肉类食品。由于老年人大多数存在肠功能逐日衰退的问题，这些高纤维食物同时含有较低的胆固醇，从而减少了老年人患心血管疾病和癌症的危险性。

而蛋糕、饼干、快餐和各种小吃，这些食品热量高但营养物质少，老年人不宜多吃。蛋白质的供给要注意相互搭配，如谷类、豆类、瘦肉、蛋禽的相互搭配，以减少饱和脂肪和胆固醇的摄入，从而做到平衡膳食。

另外，如果父母屡受便秘困扰，这里有一些食疗方案可供大家参考。

### 1. 杏仁饮方

材料：杏仁二两，粳米二两。

制法：将杏仁去皮尖，细研，用水浸泡。淘洗粳米后与杏仁汁混合，煮开。空腹服用。

功效：对老人五痔、泄血不绝、四肢衰弱、不能下食有很好的疗效。

### 2. 桑耳粥方

材料：桑耳二两，粳米四合。

制法：将桑耳加入三升水中煎取至二升，粳米淘洗后和桑耳汁同煮，熬成粥。空腹食用，每天两次。

功效：对老人五痔下血，常烦热，羸瘦有效。

### 3. 槟榔粥方

材料：槟榔 15 ~ 30 克，大米 60 克。

制法：先将槟榔煎煮20分钟后，去渣取汁，入大米煮成粥。早晚分服。

功效：对大便解出困难，大便干结，口苦，频频嗳气，胸闷胁胀有效。

## 久坐伤身，白领也为便秘忧

办公室一族们，由于工作性质，长期久坐，难得一动，很容易造成消化不畅，大肠蠕动无力，导致便秘。同时，紧张的工作、不规律的生活也让白领们经常处于焦虑状态中，很容易引起胃肠道功能紊乱，导致便秘。

想要彻底告别便秘，首先要让身体处于一种良性循环的状态中，然后再维持这种科学的状态。

保证正常的三餐是白领预防便秘以及其他疾病的基本要求。

早餐的选择最好是一些消化较慢含糖分高的碳水化合物。这类食物会平稳地提升血糖浓度，维持你一上午的营养供给。例如，一小碗燕麦粥、一根半熟的香蕉、一杯原味酸奶或新鲜果汁都是很聪明的选择。

午餐最好选择高蛋白的鱼肉、鸡肉、牛肉、鸡蛋或豆腐。这些食物内含的蛋白质可以帮助消化，也可以驱除餐后的睡意。但一定不要忽视了搭配高纤维的蔬菜和水果。

晚餐则可以选择土豆、荞麦面的面条、大米等主食。他们对脑细胞有舒缓作用。但为了预防便秘，经常性吃一些糙米也是有好处的。

饮食、运动、按摩三方面加起来就可以改善白领便秘。在肚脐眼上抹一些清凉油，按顺时针方向按摩，面积由小到大，力量由轻到重，早晚各一次，每次10分钟，揉到手和肚皮都发热，也对缓解便秘有很好的效果。不过，任何方法都贵在坚持，如果是顽固的便秘者，刚开始可能效果不明显，坚持一段时间会有显著效果。

第三章

# 《本草纲目》里的"中庸"之道

## 第一节　平衡阴阳，浇灭身体的"邪火"

### 干、红、肿、热、痛——上火的五大病源

嘴里长泡、口腔溃疡、牙疼、牙龈出血、咽喉干痛、身体感到燥热、大便干燥……所有的这些都是现代人常遇到的问题，而这些也都是上火的表现症状。

"火"是身体内的某些热性症状。一般所说的上火，是人体阴阳失衡后出现的内热症。上火的具体表现一般在头面部居多，比如咽喉干痛、两眼红赤、鼻腔热烘、口干舌痛以及烂嘴角、流鼻血、牙痛等。实际上，中医认为人体各部位都是有联系的，身体各个部位都应该有不同程度的表现。

元代医学家朱震亨认为，凡动皆属火，火内阴而外阳，且有君、相之分。君火寄位于心，相火寄位于命门、肝、胆、三焦诸脏。人体阴精在发病过程中，极易亏损，各类因素均易致相火妄动，耗伤阴精。情志、色欲、饮食过度，都易激起脏腑之火，煎熬真阴，阴损则易伤元气而致病。

上火，在内暗伤阴精，于外表现出各种症状，常见的上火症状有心火和肝火两种，而火又分虚实。

虚火指的是人体阴液的不足，阳相对于偏盛，表现出来的症状一般是：低热、盗汗、小便颜色清、大便稀软、舌苔发白，治疗时要用补法。实火指的是阳盛体征，正常情况下，人体阴阳是平衡的，如果阴是正常的而阳过亢，这样就显示为实火，具体表现症状为：高烧、大汗、口渴爱喝冷饮、口臭、舌苔发红、小便颜色黄气味重、大便干结等。实火的治疗要用清热、降火的泻法。

　　　　　　《本草纲目》养生智慧

现代人之所以容易出现红、肿、热、痛、烦等上火症状，与不注重饮食、经常贪吃凉食、吃五谷太少而吃制成品太多、工作压力大、经常熬夜、作息不规律等，有很大的关系。所以要想远离火气，就要戒除这些不良的方式和习惯。

## 脑出血、脑血栓——都是"心火"惹的祸

"心"为君主之官，它的地位高于"脑"，是主管情感、意识的，所以有"心神"之称。"神明"指精神、思维、意识活动及这些活动所反映的聪明智慧，它们都是由心所主持的。心主神明的功能正常，则精神健旺，神志清楚；反之，则神志异常，出现惊悸、健忘、失眠、癫狂等症候，也可引起其他脏腑的功能紊乱。

心火一动，一般是急症，不急救就有生命危险。常见的突发性病症有脑出血、脑血栓。如果出现这种危急的病症可以服用"急救三宝"，分别是安宫牛黄丸、紫雪丹和至宝丹。

安宫牛黄丸里有牛黄、麝香、黄连、朱砂、珍珠等中药材。"非典"时期很多病人高烧昏迷，就是用安宫牛黄丸来解救的。适用于高烧不退、神志昏迷不清的患者。

紫雪丹，历史最悠久，药性为大寒，药店比较常见。现代名为"紫雪散"。紫雪丹适用于伴有惊厥、烦躁、手脚抽搐、常发出响声的患者。

至宝丹对昏迷伴发热、神志不清但不声不响的患者更适用。

"急救三宝"过去主要治疗感染性和传染性疾病，一般都有发热、昏迷出现。现在也广泛用在脑损伤、脑血管意外伤，但必须有明显的热象，至少舌头要很红，舌苔要黄。只要符合标准，不管是脑出血、脑血栓，还是因为煤气中毒、外伤导致的昏迷，都可以服用。也保护脑细胞，后患小。能及时吃安宫牛黄丸，可抑制细胞死亡。

"心"火旺盛者，大多会失眠，在中医里是没有安眠药的，中医治疗失眠是从病根子上治疗。一般的病都跟"心"有关。家里

经常备一些安神的中药是很有必要的。下面给大家推荐《本草纲目》中的去火药丹。

### 1. 天王补心丹

阴虚血少明显的失眠适用。因为心血被火消耗掉了，所以人不仅失眠、健忘，心里一阵阵发慌，而且手脚心发热、舌头红、舌尖生疮，这个药补的作用更大一些。

### 2. 牛黄清心丸

这种失眠是心火烧的。除了失眠还有头晕沉、心烦、大便干、舌质红、热象比较突出的人可以选择。

### 3. 越鞠保和丸

对于失眠而梦多、早上醒来总感觉特别累、胃口不好、舌苔厚腻的人适用。人们常说，失眠就在临睡前喝杯牛奶。但这个方子是要分人的，如果是这种越鞠保和丸适应的失眠，千万别再喝牛奶了。否则会加重肠胃的负担，只能加重病情。

### 4. 解郁安神颗粒

适用于因情绪不畅导致的入睡困难。这种人多梦，而且睡得很轻，一点儿小声就容易醒，还可有心烦、健忘、胸闷等症状同在。

## 脾气大、血压高是肝火引起的

在生活中，我们常常会遇见一些脾气特别火暴的人，一遇着不痛快就马上发泄、吵闹，但是也有一些人爱生闷气，有泪不轻弹，但又不能释怀，有时甚至会气得脸色发青。这两种人都是肝火比较旺的人。在中医里面，有"肝为刚脏，不受怫郁"的说法，也就是说肝脏的阳气很足，火气很大，不能被压抑。如果肝火发不出来，就会损伤五脏。因此，有了肝火要及时宣泄出来。

高血压的病人中，肝火旺者最多见。肝火旺是高血压最重要的起因。尤其是北方人，一般长得都高大，脾气急，容易口苦，两胁发胀，舌头两边红。如果属于肝阳亢的高血压尚不严重，喝苦丁茶或者枸菊清肝茶都可以代替药物，这两种茶是春天的专属饮料，可以清泻春天里特别旺盛的肝火。

对我们刚才说的第一种人来说，他们发脾气的过程就是宣泄肝火的过程，不会伤到身体；而第二种人不爱发脾气，一旦生气，很容易被压抑，无力宣发，只能停滞在脏腑之间，形成浊气。

由此可见，发脾气也不一定是坏事。因为很多时候我们会发脾气，并不是由于修养差、学问低，而是体内的浊气在作怪。它在你的胸腹中积聚、膨胀，最后无法控制地爆发出来。那么这种气又是如何产生的呢？从根源上来讲，是由情志诱发而起的。其实这种气起初是人体的一股能量，在体内周而复始地运行，起到输送血液、周流全身的作用。肝功能越好的人，气就越旺。肝帮助人体使能量以气的形式推动全身物质的代谢和精神的调适。这种能量非常巨大，如果我们在它生成的时候压抑了它，如在生气的时候强压下怒火，使它不能及时宣发，它就会成为体内一种多余的能量，也就是我们经常说的"上火"。"气有余便是火"，这火因为没有正常的通路可宣发，就会在体内横冲直撞，窜到身体的哪个部位，哪个部位就会产生相应的症状，上到头就会头痛，冲到四肢便成风湿，进入胃肠则成溃疡。而揉太冲穴就是给这股火找一个宣发的通路，不要让它在体内乱窜。

太冲穴位于大脚趾和第二个脚趾之间，向脚踝方向三指宽处。此穴是肝经的原穴，即肝经的发源、原动力，因此，肝脏所表现的个性和功能都能从太冲穴找到形质。

另外，太冲穴还可以缓解急性腰痛。超过半数的成人都出现过急性腰痛症状，多数是由于劳累过度、不正常的姿势、精神紧张以及不合适的寝具等因素引起。这时，就可以用拇指指尖对太冲穴慢慢地进行垂直按压，一次持续5秒钟左右，进行到疼痛缓解为止。

## 上火——阴阳失衡的身体亮起红灯

正常情况下，人体阴阳是平衡的，如果阳过亢，就出现了我们常说的"上火"。上火的滋味可不好受，嘴上起小泡、口腔溃疡，要不就是牙齿疼痛、出血，咽喉干痛，身体感到燥热，大便干燥……我们每个人可能都会遇到这种情况。一旦出现上火的症状，大家都会使出各种招数，想要压下身体的这股"邪火"。

其实人体里本身就是有火的，如果没有火，生命也就停止了，就是所谓的生命之火。当然火也应该保持在一定的范围内，比如体温应该在37℃左右。如果火过亢，人就会不舒服，出现红、肿、热、痛、烦等具体表现，也就是我们常说的"上火"。火在一定的范围内是必需的，超过正常范围就是邪火。不正常的火又分为虚火和实火，不正常的阴偏少，显得阳过亢，这样就显示为虚火。

邪火大部分还是由内而生的，外界原因可以是一种诱因。外感火热最常见的就是中暑，通常都是因为在温度过高、缺水、闷热的环境下待的时间过长，然后体温也会升高。这就是一种典型的外感火热症。但一般来说内生的火热情况比外感火热多，比如现代人工作压力大、经常熬夜、吃辛辣食物等，内生火的因素要大得多。可见，邪火还是由身体的阴阳失调引起的。中医认为：人体生长在大自然中，需要阴阳平衡、虚实平衡。而人体的"阴阳"互为根本，"虚实"互为表里。当人体阴虚阳盛时，往往表现为潮热、盗汗、脸色苍白、疲倦心烦或热盛伤津而见舌红、口燥等上火的症状。此时就需要重新调理人体的阴阳平衡，滋阴降火，让身体恢复正常。

上火有的情况并不严重，通过自我调节就可以让身体状况恢复正常，但是对于一些特殊人群比如老年人或者有基础疾病如心血管疾病的人来说，还是应该引起注意的。

## 接天莲叶无穷碧，荷叶清火别样灵

相传东晋末年，南朝陈霸先当皇帝之前，是梁朝会稽太守。

陈霸先奉命率兵镇守京口重镇。北齐以七万兵力进攻京口，双方对峙两个多月。京口城内军民缺粮，形势危急。老百姓听说，便纷纷支援陈军，用荷叶包饭，再夹上蔬菜，送进城里。荷香扑鼻，消暑果腹，陈军士气为之一振。这就是荷叶的妙用。

每年7月是荷花最美的季节，这个时候水上层层叠叠的荷叶也是一番美景，自古就有"接天莲叶无穷碧，映日荷花别样红"的佳句。荷叶的珍贵之处在于它清高而不孤傲。中医认为荷叶"色清色香，不论鲜干，均可药用"，能"散瘀血，留好血，令人瘦"，可消暑利湿、健脾升阳。荷叶无论入膳还是入药都是不可多得的佳品，清雅的香气令人回味无穷。

用鲜荷叶作底，铺上糯米，蒸淡水鱼。嫩嫩的鱼肉加上糯米的黏性，又有荷叶淡淡的香气，绝对是美味。还有一款荷叶冬瓜薏米粥。摘取一两块鲜荷叶，洗净，放在即将煲好的粥面上作盖，再煲几分钟，把荷叶粥舀起搁凉或冷藏后啜之，可祛暑。这款粥被粤籍官员传至北京，清末京官称之为"神仙粥"。另外还有荷叶蒸鸡、荷香饭等各种做法，荷香满溢，不失为炎炎夏日的开胃消暑良品。找不到鲜荷叶的，用干品也可。

传统中医还把荷叶奉为减肥消脂的良药，临床上常用于肥胖症的治疗。这是因为荷叶中的生物碱有降血脂的作用，服用后可在人体肠壁上形成一层脂肪隔离膜，有效阻止脂肪的吸收，从根本上减重，并可有效地控制体重反弹。《本草纲目》记载："荷叶服之，令人瘦劣。"想减肥的人可常以荷叶入膳，效果会令人惊喜。

其实，不仅荷叶，荷花以及荷花的梗和茎还有莲子都是非常好的食物。荷花可以泡茶喝，入口淡香，饮过数次后，便觉味香浓郁，还可解热清火、镇心安神、益肝健脾、止血、利耳目、除口臭。荷花的梗切条，用猛火炒制，味道鲜美，质感清脆。至于莲子，更是我们经常食用的佳品，其营养丰富，具有补脾、益肺、养心等功效。将剥好的鲜莲子洗干净，放到淘洗过的大米中，加适量水大火煮开，然后改小火继续煮40分钟左右，待米变成了紫色就可以关火了。

莲子的清香余味不绝，放凉后口感更好，如果再加上两块绿豆糕更是绝配。

还有深藏在淤泥中洁白的莲藕，自古以来就是人们所钟爱的食品。《本草纲目》中称藕为"灵根"，其味甘，性寒，无毒，视为祛瘀生津之佳品。老年人常吃藕，可以调中开胃、益血补髓、安神健脑，具延年益寿之功。妇女产后忌食生冷，唯独不忌藕，是因为它能散瘀。藕还有清肺止血的功效，肺结核病人最宜食用。不喜生吃的人，也可以炖鸡炖肉，既能滋补，又能治病。尤其是藕粉，既富有营养又易消化，是妇幼老弱皆宜的良好补品，开水一冲就能食用，非常方便。莲藕亦可入药，相传南宋孝宗曾患痢疾，就是用鲜藕汁以热酒冲服治好。

## 小小豆芽也是去火的能手

北京的杨女士一到春天就上火，总是咽干疼痛、眼睛干涩、鼻腔火辣、嘴唇干裂，食欲也大减。因为北京的春天气候很干燥，风大雨少，所以很容易因燥热而上火。女儿给杨女士买了一套《本草纲目》，杨女士在家随意翻看时，突然看到草部的绿豆一项，发现书上记载着绿豆芽可以"解热毒"。于是，她连着好几天都喝绿豆芽汤，结果发现上火的症状减轻了许多。

其实，我们每个人都可以成为养生专家，像杨女士一样，将中医理论运用到实际生活中，既有益于身体健康，又增添了生活的乐趣。

小小豆芽为何有这么大的作用呢？中医认为，豆芽，尤其是绿豆芽，在去心火、止血方面有强大的功效。在春季吃豆芽，能帮助五脏从冬藏转向春生。豆芽能清热，有利于肝气疏通、健脾和胃。

豆芽有不同的品种。传统的豆芽指黄豆芽，后来市场上出现了绿豆芽、黑豆芽、豌豆芽、蚕豆芽等新品种。虽然豆芽菜均性寒味甘，但功效各不相同。

绿豆芽容易消化，具有清热解毒、利尿除湿的作用，适合湿热郁滞、口干口渴、小便赤热、便秘、目赤肿痛等人群食用。黄豆芽健脾养肝，其中维生素 B₂ 含量较高，春季适当吃黄豆芽有助于预防口角发炎。黑豆芽养肾，含有丰富的钙、磷、铁、钾等矿物质及多种维生素，含量比绿豆芽还高。豌豆芽护肝，富含维生素 A、钙和磷等营养成分，蚕豆芽健脾，有补铁、钙、锌等功效。

豆芽最好的吃法是和肉末一起氽汤，熟了放盐和味精即可，应尽量保持其清淡爽口的性味。豆芽不能隔夜，买来最好当天吃完，如需保存，可将其装入塑料袋密封好，放入冰箱冷藏，但不能超过两天。

## 泥鳅滋阴去虚火，效果特别好

前面已经讲到上火分为实火和虚火，这里再啰唆一句，实火是因为阴正常，阳过亢，而虚火则是由于阴不足，导致看起来显得阳亢。也就是说，虚火其实需要滋阴。以前生活条件差，粗衣鄙食，饥寒交迫，许多人营养不良，体质虚弱，表现为脾虚、怕冷、面黄肌瘦等，上火也多是虚火。现在人们生活条件好了，吃得好、穿得暖，按理说体质应该比较强壮，即使上火也应是实火，但是现代人生活压力大，夜生活多，经常吹空调、喝冷饮，这就造成人体内阳有余而阴不足，阴阳失去平衡，体内寒湿较重，表现的也多是虚火。

《黄帝内经》里说："今热病者，皆伤寒之类也……人之伤于寒则为热病。"意思是说寒为热病之因，如果寒气过重，身体内表现出来的都是热证、热病。由此，我们可以知道人体的虚火实际上是由寒引起的。

为什么寒重反而会引起"火"呢？

因为当身体内的寒重，造成的直接后果就是伤肾，造成肾气虚弱，各脏器功能下降，气血两亏。肾主水，这个水是灌溉全身的，当水不足时，就如同大地缺水一样，土地会干燥，表现在人体上就是火气。

体内寒湿重，上了虚火，就要想办法滋阴除湿寒，泥鳅就是不错的选择。

《本草纲目》记载，泥鳅味甘性平，能祛湿解毒、滋阴清热、调中益气、通络、补益肾气，可以解酒、利小便、壮阳、收痔。经常食用泥鳅，可以降低身体内的虚火。

买回泥鳅后可先放清水里 1 ~ 2 天，待其吐尽泥沙后，再做熟了吃，下面两款食用泥鳅的方法都是不错的选择。

（1）泥鳅炖豆腐：将豆腐切成丁，放入沸水锅中，熄火浸 3 分钟备用。活泥鳅用沸水洗净，放入油锅略炒后加水，滚烧后放入豆腐，加盖继续烧 5 分钟即成。

（2）泥鳅黑豆粥：黑豆淘洗干净用冷水浸泡 2 小时后，加冷水煮沸，然后放入洗净的黑芝麻，这时改用小火熬煮，粥熟时放入泥鳅肉，再稍煮片刻，加入葱末、姜末调味即可。

## 上火了，《本草纲目》告诉我们该怎么应对

办公楼里的白领人士，工作压力大，精神长期紧张，就会经常抱怨："烦，又上火了。"那么，"上火"到底是怎么回事呢？

中医认为，在人体内有一种看不见的"火"，它能温暖身体，提供生命的能源，这种"火"又称"命门之火"。在正常情况下，命门之火应该是藏而不露、动而不散、潜而不越的。如果由于某种原因导致阴阳失调，命门之火便失去制约，改变了正常的潜藏功能，火性就会浮炎于上，人们就会出现咽喉干痛、两眼红赤、鼻腔热烘、口干舌痛以及烂嘴角、流鼻血、牙疼等症状，这就是上火。

引起上火的具体因素有很多，如情绪波动过大、中暑、受凉、伤风、嗜烟酒以及过食葱、姜、蒜、辣椒等辛辣之品，贪食羊肉、狗肉等肥腻之品和缺少睡眠等都会引起上火。春季风多雨少，气候干燥，容易上火。为预防上火，我们平时生活要有规律，注意劳逸结合，按时休息；要多吃蔬菜、水果，忌吃辛辣食物，多喝水或清热饮料。

《本草纲目》中记载绿豆可以消肿通气，清热解毒。梨可以治痰喘气急，也有清热之功。《本草纲目》中记载了这样一个方子，对医治上火气急、痰喘很有效。"用梨挖空。装入小黑豆填满，留盖合上捆好，放糠火中煨熟，捣成饼。每日食适量，甚效。"

这里介绍两款去火的食疗方：

## 1. 绿豆粥

材料：石膏粉，粳米，绿豆。

制法：先用水煎煮石膏，然后过滤去渣，取其清液，再加入粳米、绿豆煮粥食之。

功效：可以去胃火，便秘、腹胀、舌红的人可以多喝。

## 2. 梨水

材料：川贝母 10 克，香梨 2 个，冰糖适量。

制法：川贝母捣碎成末，梨削皮切块，加冰糖适量，清水适量炖服。

功效：对头痛、头晕、耳鸣、眼干、口苦口臭、两胁胀痛有疗效。

需要注意的是，上火又分为虚火和实火，正常人的阴阳是平衡的。实火就是阴正常而阳过多，一般症状较重，来势较猛；而虚火是指阳正常阴偏少，这样所表现出的症状轻，但时间长并伴手足心热、潮热盗汗等。通过以下的方法我们可以知道是实火还是虚火。

## 1. 看小便

小便颜色黄、气味重，同时舌质红，是实火；小便颜色淡、清，说明体内有寒，是虚火。

## 2. 看大便

大便干结、舌质红为实火；大便干结、舌质淡、舌苔白为虚火；大便稀软或腹泻说明体内有寒，是虚火。

### 3. 看发热

如果身体出现发热的症状，体温超过 37.5℃时，全身燥热、口渴，就说明内热大，是实火；发热时手脚冰冷，身体忽冷忽热，不想喝水，是体内有寒，为虚火。

一般来说，人体轻微上火通过适当调养，会自动恢复；如果上火比较厉害，就需要用一些药物来帮助降火。如果是实火，中医常用各种清热、解毒、降火的药，连吃三天就会降火。但目前单纯上实火的人越来越少，多数都是虚火。如果是虚火，就要用艾叶水泡脚或用大蒜敷脚心降火后再进补。

## 男女老少，清火要对症

这个夏天特别热，老陈头一家人都上火，儿媳给每个人都准备了牛黄解毒丸。结果有人吃了药，情况好转了，而有人还是一如既往。其实上火有不同的情况，男女老少情况各有不同，不能一概而论。要根据不同人的具体情况，对症清火。

### 1. 孩子易发肺火

有些孩子动不动就发热，只要一着凉，体温立刻就会升高，令妈妈们苦恼不已。中医认为，小儿发热多是由于肺卫感受外邪所致。小儿之所以反复受到外邪的侵犯，主要是由于肺卫正气不足，阴阳失衡，可以多吃一些薏仁、木耳、杏仁、梨等润肺食品。

《本草纲目》中记载，梨甘、寒，无毒，可以治咳嗽，清心润肺，清热生津，适合咽干口渴、面赤唇红或燥咳痰稠者饮用。冰糖养阴生津，润肺止咳，对肺燥咳嗽、干咳无痰、咳痰带血都有很好的辅助治疗作用。一般儿童可将雪梨冰糖水当作日常饮品。不过，梨虽好，也不宜多食，因为它性寒，过食容易伤脾胃、助阴湿，故脾虚便溏者慎食。下面就是雪梨冰糖水的具体制法：

材料：雪梨 2 个，冰糖适量。

制法：雪梨去心切成小块，然后与冰糖同放入锅内，加少量清水，炖 30 分钟，便可食用。

### 2. 老年易发肾阴虚火

老年人容易肾阴亏虚，从而出现腰膝酸软、心烦、心悸汗出、失眠、入睡困难，同时兼有手足心发热、盗汗、口渴、咽干或口舌糜烂、舌质红，或仅舌尖红、少苔、脉细数，应对症给予滋阴降火的中药，如知柏地黄丸等。饮食上应少吃刺激性及不好消化的食物，如糯米、面团等；多吃清淡滋补阴液之品，如龟板胶、六味地黄口服液等；多食富含 B 族维生素、维生素 C 及铁的食物，如动物肝、蛋黄、西红柿、胡萝卜、红薯、橘子等。

### 3. 女性易发心火

妇女在夏天情绪极不稳定，特别是更年期的妇女，如受到情绪刺激，则会烦躁不安，久久不能入睡。这主要是由于心肾阴阳失调而导致心火亢盛，从而出现失眠多梦、胸中烦热、心悸怔忡、面赤口苦、口舌生疮、潮热盗汗、腰膝酸软、小便短赤疼痛、舌尖红、脉数，应对症滋阴降火。《本草纲目》提出了枣仁安神丸、二至丸等用于滋阴降火的方剂。另外，多吃酸枣、红枣、百合或者动物胎盘等，也可以养心肾。

## 第二节　男女阴阳不相同，养护身体有侧重

## 这些食物男人要"避而远之"

蔬果、牡蛎、坚果等食物可以催情，可是下面这几种食物会败"性"。

### 1. 莲子

莲子虽然具有治脾久泻、梦遗滑精等功效，但莲子心具有清心降欲的作用，所以不能过多食用莲子心。

## 2. 冬瓜

冬瓜又名枕瓜。它含纤维素、尼古酸等。其味甘，性凉，能降欲火、清心热。《本草经疏》说："冬瓜内禀阴土气，外受霜露之侵，故其味甘，气微寒而性冷。"

## 3. 菱角

菱角又名水菱、沙角。其味甘，性寒，有养神强志之效，可平息男女之欲火。《食疗本草》指出："凡水中之果，此物最发冷气，人冷藏，损阳，令玉茎消衰。"

## 4. 芥蓝

芥蓝又名玉蔓菁、苤蓝。它含纤维素、糖类等。其味甘，性辛，除有利水化痰、解毒祛风作用外，还有耗人真气的副作用。久食芥蓝，可抑制性激素的分泌。《本草求原》说它"甘辛、冷，耗气损血"。

## 5. 竹笋

竹笋系寒涩之品，且含有大量草酸，会影响人体对钙和锌的吸收和利用。如吃笋过多，会导致机体缺钙、缺锌，特别是缺锌，对性欲的影响极为显著。

## 6. 肥肉

红肉（牛肉、熏肉、香肠、午餐肉）所含的饱和脂肪和胆固醇让血管变窄，包括输送血液至性爱部位的血管，充血不充分，如何高举？何况这些都是细小的血管，最容易堵塞。

## 7. 油炸食品

在植物油中加氢，可将油转化成固态，其所含脂肪即为反式脂肪。要论破坏度，反式脂肪比饱和脂肪有过之而无不及。薯条和油炸类食物、饼干、曲奇中都含有反式脂肪。

## 8. 精面粉

在全麦加工成精面包的过程中，锌元素会损失 3/4，而对于性欲的培养和生殖的健康，锌恰恰是至关重要的。男人体中锌储量最高处在前列腺，高锌含量的饮食有助于防止前列腺增生。

### 9. 酒精

酒对性功能危害极大。长期酗酒会抑制雄性激素的代谢，使睾酮生成减少。男性表现为性欲减退、阳痿、射精障碍、睾丸萎缩、乳房女性化；女性则表现为性兴奋困难，性高潮次数、强度显著减少，甚至性高潮丧失，还可引起内分泌紊乱，导致月经不调，过早的闭经、绝经、乳房、外阴等性腺及器官萎缩，阴道分泌物减少，性交疼痛，对性生活淡漠，失去"性"趣。

### 10. 烟

男子吸烟，可造成阴茎血流循环不良，影响阴茎勃起，严重的可导致阳痿，并使精子变态。女子吸烟，不仅使卵子受损害而畸变，而且易发生宫外孕等异位妊娠，并且还会使女性激素分泌异常，而引起月经异常、无月经、性欲低下。

需要注意的是：老年男性不要随便补充雄性激素。因为对于正常的男性来说，人为补充雄性激素并不会增强性欲和性交能力，并且补的时间长了，还会使睾丸逐渐萎缩，精子生成减少或者消失。

## 男人冬季藏精御寒有妙方

冬季气温骤降，寒气袭人，阳气收藏，气血趋向于里，因此冬令食疗应以保持体内阴阳平衡，藏精御寒为主。冬季男人养生可参考以下四点：

（1）温肾填精：《本草纲目》中提到，冬季适当摄入营养丰富，温肾填精，产热量高，易于消化的食物，如羊肉，补体之虚，益肾之气，提高免疫力；或者食用药膳调理，如牛肉200克，鲜山药250克，水煎，待肉烂熟，食肉饮汤，益肺补肾；也可食用温性水果，如大枣、柿子等，补血益肾填精，抵御寒邪。

（2）果蔬补体：冬天是蔬菜的淡季，应注意多摄入富含维生素的蔬菜，如白菜、白萝卜、胡萝卜、豆芽、油菜等；还要多吃含钙、铁、钠、钾等丰富的食物，如虾米、虾皮、芝麻酱、猪肝、香蕉等。

（3）运脾进补：冬季气温骤降，脾受寒困，不运化，所以冬季食疗应以补阳运脾、滋益进补为主。温补脾阳，多吃温性运脾食物，如粳米、莲子、芡实等；鳝鱼、鲢鱼、鲤鱼、带鱼、虾等水产类。

（4）辨证食疗：冬季要根据自身情况，有针对性地加以食疗。若本身原已有病，要遵照医嘱，不可盲目食疗。比如糖尿病人，可用淮山药、葛粉等作为食疗品，但忌用粳米及其他含糖较多的食物。凡血脂过高、动脉硬化，有冠心病、胆囊炎、痛风等疾病者，绝不可食用高蛋白、高脂肪、多糖分的食品，如甲鱼、桂圆等。因为这类食品会助长病情发展。

## 上班族男人的"食物助理"

上夜班或者经常熬夜的男士由于用眼过度，眼睛易出现干涩、视物不清等症状；身体违背生理规律及超负荷运转，容易导致身体疲劳。针对这些情况，养生专家提出了一些进补方法：

早餐要营养充分，以保证旺盛的精力；中餐则可多吃含蛋白质高的食物，如瘦猪肉、牛肉、羊肉、动物内脏等；晚餐宜清淡，多吃维生素含量高的食物，如各种新鲜蔬菜，饭后吃点儿新鲜水果。

平时要注意多吃富含维生素 A、胡萝卜素以及维生素 $B_2$ 的食品。同时，选用含磷脂高的食物以健脑，如蛋黄、鱼、虾、核桃、花生等。还要有意识地多选用保护眼睛的食物，如鸡蛋、动物的肝、肾、胡萝卜、菠菜、小米、大白菜、番茄、黄花菜、空心菜、枸杞。

需要引起注意的是：许多人认为吃零食是女人的专利，殊不知，男人也可以吃零食，正确地选择零食还可以起到补养身体的作用。

中医说"肾是先天之本"，肾也是一切活力的源泉，所以男士们补身应以补肾和补气为主。爱吃肉类的男士，多吃些帮助消化的零食，可令消化系统更顺畅，吸收得更好。

（1）补脑核桃：补肾又补脑的核桃最适合现代男士，拼搏之余补补虚耗过度的脑力，更有竞争力。

（2）开胃杏脯：生津开胃的杏脯有帮助消化的功能，但用蜜腌制的果脯含糖量高，不宜多吃。

（3）降压山楂：消脂降压的山楂是最适合中年男士平日闲嚼的零食。

（4）花旗参糖去虚火：清热降虚火的花旗参糖，最适合男士，方便易口。

有了这些"食物助理"，上班族的男人更加精力充沛了。

## 男人必知的醒酒护肝法宝

喝酒也是有技巧的，如何做到既喝酒还护肝呢？

### 1. 按理想速度饮酒

理想速度，即不超过肝脏处理能力的饮酒速度。肝脏分解酒精的速度是每小时约 10 毫升，酒中所含的纯酒精（乙醇）的量，可以通过酒瓶标签上标示的度数计算出来。举个例子，酒精度数为 16% 的 250 毫升酒，用 250 毫升 $\times$ 16% = 40 毫升，那么酒精的量就是 40 毫升。

如果一个人花 4 个小时喝完，那么平均每小时摄入的酒精量是 10 毫升，刚刚符合肝脏的处理速度。

### 2. 喝清水

酒精有改变机体细胞内外水分平衡的作用。通常，体内水分的 2/3 都在细胞内，但是酒精增加后，细胞内的水分会移动到血管中。所以，虽然整个身体的水分不变，但因细胞内的水分减少了，也会觉得干渴。"醒酒水"是缓解酒后不适的方法之一。在满满的一杯水中混入三小撮盐并一口喝下去，会刺激胃使食物吐出。

### 3. 饮用运动型饮料和果汁

过量饮酒的人第二天早上醒来，嗓子常常感觉很干渴，此时体内残留有酒精和有害物质乙醛，应想办法尽早将其排出体外。

含无机盐和糖分的饮料，除了有补给水分的作用之外，还有消除体内酒精的作用。运动型饮料和果汁效果就很好，特别是运动型饮料，其成分构成接近人的体液，易被人体吸收，不仅对宿醉有效，饮酒时如果一起喝，也可防止醉得太厉害。

此外，含有茶多酚和维生素 C 的茶，或者用柠檬和蜂蜜做成的蜜汁柠檬水，对于宿醉也很有效。但要注意饮料不要喝冰凉的，而要喝温热的。

### 4. 吃柿子

柿子是富含果糖和维生素 C 的水果，古时即被作为防止醉酒和消除宿醉的有效食品。甜柿中所含的涩味成分可以分解酒精，所含的钾有利尿作用。

柿子叶也含有相当于柑橘数十倍的维生素 C，其鲜嫩的幼芽可以炸着吃，或者干燥后做柿叶茶喝。

### 5. 多食贝类

以蚬贝为例，它的营养成分中，蛋白质的含量可以与鸡蛋相提并论。而且，由于含有均衡的必需氨基酸，不会对肝脏造成负担，能够促使肝脏恢复功能。

贝类食物通常含有丰富的维生素 $B_{12}$、牛磺酸和糖原；维生素 $B_{12}$ 和糖原对于促进肝脏的功能有着重要作用；而氨基酸中的牛磺酸与胆汁酸结合后，可以活化肝脏的解毒作用。

### 6. 喝芦荟汁

芦荟带刺的绿色部分和其内部的胶质中含有多糖体、糖蛋白等物质，能降低酒精分解后产生的有害物质乙醛在血液中的浓度。因此，在饮酒之前，如果喝些芦荟汁，对预防酒后头痛和恶心、脸红等症状很有效。

此外，芦荟中的苦味成分芦荟素有健胃作用，可治疗宿醉引起的反胃和恶心等。

### 7. 吃富含蛋白质的食物

蛋白质和脂肪在胃内停留的时间最长，所以最适合作为下酒菜。为避免摄入过多高蛋白质食物导致发胖，最好选择鱼类、瘦肉、鸡肉、豆制品、蛋、奶酪等。含有优质蛋白质的牛奶和奶酪等乳制品、鸡蛋、豆腐、扇贝，以及用这些食物制成的汤，对肝脏功能有益，且不会对胃造成负担。

有人喝酒后喜欢吃口味重的食物，如油分多的拉面，这些食物会给胃肠带来负担，延长醉酒的不适感。因此，应选择水果、加蜂蜜的牛奶、酸奶、鸡蛋等易消化且能提高肝脏功能的食品。

## 牛奶可强身健体，也会伤害前列腺

牛奶营养丰富，每天喝牛奶的人越来越多。但科学家研究发现，常喝牛奶的男性易患前列腺癌。前列腺癌是男性生殖系统常见的恶性肿瘤。美国波士顿一个研究小组对 20885 例美国男性医师进行了长达 11 年的跟踪调查，这些人食用的奶制品主要包括脱脂奶、全脂奶和乳酪等，其中有 1012 例男性发生前列腺癌。统计分析后发现，与每天从奶制品中摄入 150 毫克钙的男性相比，每天摄入 600 毫克钙的男性发生前列腺癌的危险上升 32%。在排除了年龄、体重、吸烟、体育锻炼等影响因素后发现，每天进食奶制品 2.5 份以上（每份相当于 240 毫升牛奶）的男性与进食奶制品 0.5 份以下的相比，发生前列腺癌的危险上升 34%。美国费城的研究人员通过近 10 年的流行病学调查也证实，过多食用奶制品会增加男性患前列腺癌的危险。国内也有研究发现，牛奶摄入量与前列腺癌发病率显著相关，其原因可能是某些品牌的牛奶中雌激素含量较高。

所以，为了保护前列腺，男性喝牛奶要适量，别把它当成饮料喝。另外，要特别注意营养均衡，不妨每天多吃点儿番茄、杏、石榴、西瓜、木瓜和葡萄等水果。

## 不管干姜鲜姜，能保健就是好姜

姜是助阳之品，具有加快人体新陈代谢、抗炎镇痛、兴奋人体多个系统的功能，还能调节男性前列腺的功能，治疗中老年男性前列腺疾病以及性功能障碍。因此，姜常被用于男性保健。

鲜姜具有增强食欲，延缓衰老的功能。中老年男性常会因胃寒、食欲不振导致身体虚弱，可以经常含服鲜姜片，刺激胃液分泌，促进消化。鲜姜不像干姜，没有强烈的燥性，滋润而不伤阴。每天切四五片鲜生姜，早上起来饮一杯温开水，然后将姜片放在嘴里慢慢咀嚼，让生姜的气味在口腔内散发，扩散到肠胃内和鼻孔外。

干姜可以治疗肾虚阳痿。取雄鲤鱼1尾（约500克），干姜、枸杞子各10克。取鲤鱼肚内之鱼鳔（雄鱼腹中白色冻样物质，为雄鱼精囊腺），加入干姜、枸杞子同煎。煮开，加料酒、盐、味精适量调味即成。空腹时服食，隔日吃1次，连服5日。

《食疗本草》中记载，干姜温中散寒，健胃活血，枸杞子滋补肝肾，益精明目，可以治疗由于肾阳虚衰引起的阳痿、畏寒肢冷、腰疼、腰膝酸软、倦怠等。

不过，姜性辛温，只能在受寒情况下食用，过量食用很可能破血伤阴。如果有喉痛、喉干、大便干燥等阴虚火旺症状，则不适用。

## 男人年过四十，"六味"正当时

过了40岁的男人们，精就会不足，甚至耗尽。即使没有什么慢性病，每天吃两丸六味地黄丸，也可益寿养生。

中医认为，人的阴气只够供给三十年的生命，所以我们的阴气很早就亏了。那么，益寿养生，补充亏了的阴气也就顺理成章了。

营养学认为人吃的东西和自己的物种离得越远越好，也就是大家常说的四条腿的猪牛羊肉不如两条腿的鸡鸭禽肉，而两条腿的禽类又不如没腿的鱼类。之所以这么说，主要是从食物的脂肪含量上考虑。我们说人过中年就容易发福，但这种"福"并不代表健康。所以，从这个阶段以后，尽量吃脂肪含量低的食物，人就不容易发胖了，不发胖也就少了很多并发症，如高血压、心脑血管病、糖尿病等。现代男人过了中年，由于社会等各方面的压力，加上家庭的牵绊，身体很容易"上火"。于是神经衰弱、失眠等病症也接踵而来，更加消耗体内的阴精。

大家常说，男人过了40岁往往在性生活面前挺不起腰杆，其实就是过了40岁的男人，需要补肾壮阳。中医认为，男人过40岁以后，先天之精基本荡然无存，完全是靠后天的水谷之精来维系自己。而肾藏精，精又生髓，肾精是不虑其有余，而唯恐其不足的，所以得好好补一补。

那我们应该如何给身体补充这些不足或丧失的"精"呢？我国宋朝有位名医叫钱乙，以茯苓、泽泻、熟地、山茱萸、牡丹皮、山药这六味药组成了一个经典的补肾方，也就是我们现在的六味地黄丸。过了40岁的男人，即便没有什么慢性病，每天吃两丸六味地黄丸，也可避免阴精过度耗竭，益寿养生。

## 桃红四物汤：流传千年的妇科滋阴第一方

"桃红四物汤"是一款美容妙方，但更是一款滋阴方。之所以这样说是因为，桃红四物汤是由"四物汤"发展而来，专门用来治疗妇科血症，补血活血的，而血液属阴，补血就是养阴。

"四物汤"被中医界称为"妇科养血第一方"，由当归、川芎、熟地、白芍四味药组成。熟地含有甘露醇、维生素A等成分，与当归配伍后，可使当归的主要成分阿魏酸含量增加，使当归补血活血疗效增强，能治疗女性脸色苍白、头晕目眩、月经不调、量少或闭经等症。

关于桃红四物汤的来历，还有这样一个故事：

有一个姓陈的铁匠，妻子得了很严重的病，很多人都觉得治不好了。名医朱丹溪听说后，主动找上门去。见到陈铁匠的妻子时，她躺在草席床上，脸色发黑，四肢细瘦如柴，远远望去，像鬼一样。朱丹溪见状急忙上前为其诊脉，"你妻子的脉数而涩，重取有弱的感觉，气血不足，需要用四物汤加黄连、黄芩、木通、白术、陈皮、厚朴、生姜熬汤喝，如此调养一年后就会康复"。说也神奇，服用了朱丹溪开的"桃红四物汤"后，一个眼看就要死了的人，一年后便康复了。

"妇人以血为本，血属阴，易于亏欠，非善调摄者不能保全也。"而桃红四物汤是在四物汤的基础上加上桃仁和红花研制而成，专治血虚、血瘀导致的月经过多，还能治疗先兆流产、习惯性流产，尤其对养颜健体有特别的功效。

《黄帝内经》里说：肝得到血液营养，眼睛才能看到东西（肝开窍于目）；足得到血液营养，才能正常行走；手掌得到血液营养，才能握物；手指得到血液营养，才能抓物……人体从脏腑到肢体各个层次的组织都离不开血液的营养，血液是维持人体生命活动的基本物质。女性从来月经那天开始，就面临着血液亏损、阴精耗减的问题，在生育时更是如此。俗话说"一个孩子三桶血"，孩子在母亲的腹中是完全依靠母亲的血液喂养大的，整个孕期就是一个耗血失阴的过程。

如果说生命是烛光，那么血液就像蜡烛。当一根蜡烛的蜡油减少并耗尽时，烛光将随之变得微弱以致熄灭。人的生命也是一样，随着人体血液的消耗，生命也将枯萎。血液对人体正常的生命活动至关重要，是人生下来、活下去的保证。所以，女性朋友平时要加强营养，多吃补血食物，把滋阴补血提升到日程。

## 特殊时期给自己特别的护理

月经是成年女子的正常生理现象。但月经来潮期间，机体也会受到一定的影响，比如抵抗力降低，情绪容易波动、烦躁、焦虑等。因月经失血，使体内的铁元素丢失较多，尤其是月经过多者。因此，月经期除了避免过分劳累，保持精神愉快外，在饮食方面应注意以下宜忌。

（1）忌生冷，宜温热：祖国医学认为，血得热则行，得寒则滞。月经期如食生冷，一则伤脾胃碍消化，二则易损伤人体阳气，易生内寒，寒气凝滞，可使血运行不畅，造成经血过少，甚至痛经。即使在酷暑盛夏季节，月经期也不宜吃冰激凌及其他冷饮。饮食以温热为宜，有利于血运畅通。在冬季还可以适当吃些具有温补作用的食物，如牛肉、鸡肉、桂圆、枸杞子等。

（2）忌酸辣，宜清淡：月经期常可使人感到非常疲劳，消化功能减弱，食欲欠佳。为保持营养的需要，饮食应以新鲜为宜。新鲜食物不仅味道鲜美，易于吸收，而且营养破坏较少，污染也小。月经期的饮食在食物制作上应以清淡易消化为主，少吃或不吃油炸、酸辣等刺激性食物，以免影响消化和辛辣刺激引起经血量过多。

（3）荤素搭配，防止缺铁：妇女月经期一般每次失血为30～50毫升，每毫升含铁0.5毫克，也就是说每次月经要损失铁15～25毫克。铁是人体必需的元素之一，它不仅参与血红蛋白及多种重要酶的合成，而且在免疫、智力、衰老、能量代谢等方面都发挥重要作用。因此，月经期进补含铁丰富和有利于消化吸收的食物是十分必要的。鱼类和各种动物肝、血、瘦肉、蛋黄等食物含铁丰富，生物活性高，容易被人体吸收利用。而大豆、菠菜中富含的铁，则不易被肠胃吸收。所以，制订食谱时最好是荤素搭配，适当地多吃些动物类食品，特别是动物血，不仅含铁丰富，而且还富含优质蛋白质，是价廉物美的月经期保健食品。

总之，月经期仍应遵循平衡膳食的原则，并结合月经期特殊生理需要，供给合理膳食，注意饮食宜忌而确保健康。

经期护理套餐：

1. 早餐：薏苡仁粥 + 热牛奶

薏苡仁粥的做法如下：

材料：薏苡仁60克，山药60克，粳米200克。

制法：将薏苡仁、山药、粳米洗净，加水适量，煮烂成粥。

用法：随量日常食用。

2. 午餐：胡萝卜炖羊肉

材料：胡萝卜300克，羊肉180克，水1200毫升，料酒3小匙，葱、姜、蒜末各1小匙。糖与盐各适量、香油1/2小匙。

制法：

（1）胡萝卜与羊肉洗净沥干，并将胡萝卜及羊肉切块备用。

（2）将羊肉放入开水氽烫，捞起沥干。

（3）起油锅，放入5大匙色拉油，将羊肉大火快炒至颜色转白。

（4）将胡萝卜、水及其他调味料（除香油外），一起放入锅内用大火煮开。

（5）改小火煮约1小时后熄火，加入香油即可起锅。

3. 晚餐：山药煲乌鸡

材料：乌鸡一只（净光鸡），山药、枸杞、生姜、盐、鸡精、食用油、清汤、料酒。

制法：

（1）将乌鸡放入开水中稍煮一下捞出待用。

（2）将生姜切成片，山药去皮洗净，切成厚片，枸杞洗净待用。

（3）将乌鸡、山药、枸杞一起放入电气锅内，倒入清汤和料酒，控制器调到20分钟（或按汤键）。

（4）待电气锅进入保温状态，卸压后打开盖调味拌匀即可食用。

## 流产不要"流"走健康和容颜

一些女性认为药流等人工流产是件很简单的事，没怎么休养便又上班了。妇科医生告诫我们，这对身体的康复没有好处。因为流产对身体有一定的损伤，丢失一定量的血，加上流产过程中心理上承受的压力和肉体上的痛苦，使流产后的身体比较虚弱，有的人还会有贫血倾向。因此，适当进行补养是完全必要的。补养的时间以半月为宜，平时身体虚弱、体质差、失血多者，可酌情适当延长补养时间。

产妇（流产也属产妇范畴）在休息期间，在饮食上要注意各种营养素充分合理的供给，以利于尽快恢复体质：

1. 人工流产后的饮食原则

人工流产后仍然必须对各种食物在数量上、质量上以及相互搭配上做出合理安排，以满足机体对蛋白质、碳水化合物、脂肪、维生素、无机盐、水和纤维素的需要。为了促进人工流产后的康复，饮食调整应注重以下几点：

（1）蛋白质是抗体的重要组成成分，如摄入不足，则机体抵抗力降低。人工流产后半个月之内，蛋白质每千克体重应给1.5 ~ 2克，每日量为100 ~ 150克。因此，可多吃些鸡肉、猪瘦肉、蛋类、奶类和豆类、豆类制品等。

（2）人工流产手术后，由于身体较虚弱，常易出汗。因此补充水分应少量多次，减少水分蒸发量。汗液中排出水溶性维生素较多，尤其维生素 C、维生素 $B_1$、维生素 $B_2$，因此，应多吃新鲜蔬菜、水果。这也有利于防止便秘。

（3）在正常饮食的基础上，适当限制脂肪。术后一星期内脂肪控制在每日 80 克左右。行经紊乱者，忌食刺激性食品，如辣椒、酒、醋、胡椒、姜等。这类食品均能刺激性器官充血，增加月经量。也要忌食螃蟹、田螺、河蚌等寒性食物。

2. 人工流产后怎样进行补养

流产后应重视饮食的补养，这对女性身体健康有很大的影响。流产手术者首先要保证优质蛋白质、充足的维生素和无机盐的供给，尤其是应补充足够的铁质，以预防贫血的发生。食物选择既要讲究营养，又要容易消化吸收。可供给鲜鱼、嫩鸡、鸡蛋、动物肝、动物血、瘦肉、大豆制品、乳类、大枣、莲子、新鲜水果和蔬菜。不吃或少吃油腻、生冷食物，不宜食萝卜、山楂、苦瓜、橘子等有理气、活血、寒凉性食物。应多吃易于消化的食物。

3. 流产后食疗方

（1）鸡蛋枣汤：鸡蛋 2 个，红枣 10 个，红糖适量。锅内放水煮沸后打入鸡蛋卧煮，水再沸下红枣及红糖，文火煮 20 分钟即可。

具有补中益气，养血作用。适用于贫血及病后、产后气血不足的调养。

（2）荔枝大枣汤：干荔枝，干大枣各7枚。共加水煎服，每日1剂。具有补血生津作用。适用于妇女贫血，流产后体虚的调养。

（3）豆浆大米粥：豆浆2碗，大米50克，白糖适量。将大米淘洗净，以豆浆煮米做粥，熟后加糖调服。每日早空腹服食。具有调和脾胃、清热润燥作用。适用于人工流产后体虚的调养。

（4）乳鸽枸杞汤：乳鸽1只，枸杞30克，盐少许。将乳鸽去毛及内脏杂物，洗净，放入锅内加水与枸杞共炖，熟时加盐少许。吃肉饮汤，每日2次。具有益气、补血、理虚作用。适用于人流后体虚及病后气虚，体倦乏力，表虚自汗等症。

（5）参芪母鸡：老母鸡1只，党参50克，黄芪50克，淮山药50克，大枣50克，黄酒适量。将宰杀去毛及内脏的母鸡，加黄酒淹浸，其他四味放在鸡周围，隔水蒸熟，分数次服食。具有益气补血作用。适用于流产后的调补。

## 准妈妈的美丽健康养护

很多爱美的姑娘总是担心怀孕会破坏她娇美的体形，产生妊娠斑和黑斑以及妊娠纹、脱发等。确实，我们身边有很多这样的例子，白雪公主一旦为人母，似乎就降级为了仆妇。这使得怀孕在一定程度上变成了一种牺牲——鱼和熊掌不可兼得。其实，也有不少聪明女子在为人妻母之后仍然保持她那仪人体态、娇美容颜，这也是一门学问。

在怀孕前半年，女人应做好充分的准备，这包括锻炼身体，多做按摩，坚持冷水擦浴，增强皮肤的弹性。不吃高糖，不吃含味精、咖啡因、防腐剂的食品及辛辣食物。可提前多摄入含硒、镁等微量元素的食物。如黑芝麻、麦芽、虾、动物肾、肝等含较高的硒。镁主要来源于含叶绿素多的有色蔬菜等植物性食物。此外，小米、大麦、小麦、燕麦、豆类、坚果类、海产品等也是镁的良好来源，可防止出现类似粉刺的黑斑。每天喝点儿绿茶，亦可起到良好的美容作用。

怀孕后，孕妇容易产生便秘，造成心情狂躁，同时，对皮肤最直接的反应是肤色灰暗、粗糙，出现类似粉刺的黑斑。这时我们可以吃些蜂蜜，用不超过60℃的温开水冲服（而不是蜂王浆，此易引起宫缩），同时，蔬菜、水果以及维生素C不仅有助于皮肤的红润健康，还可防止孕妇小腿痉挛及酸胀之症。多吃一些含蛋白质、维生素和矿物质高的食物。

请参照下面的一日食谱：

## 1.早餐：香蕉奶糊

香蕉6只，鲜奶250克，麦片200克，葡萄干100克，入锅用文火煮好，再加点儿蜂蜜调味，早晚各吃100克。常食能润肤去皱。

## 2.午餐：清蒸时鲜＋嫩姜拌莴笋

（1）清蒸时鲜

材料：鲜鱼1条（鲈鱼、黄鱼或小型鲥鱼均可），葱5根，姜2片，料酒1大匙，鱼露2大匙，猪油1大匙，胡椒粉少许，香油1大匙，色拉油1大匙。

制法：

①鱼洗净，在鱼背肉厚处直划一长刀口（使鱼肉易熟又不致裂开），放在抹过油的蒸盘上，淋入调味料，另铺2根葱、2片姜，放入蒸笼或电锅蒸10分钟；

②将另外3根葱切丝，放入冷水中浸泡，以去除辛辣味；

③鱼蒸好后取出，拣出葱、姜，另将泡过的葱丝捞出，沥干，铺在鱼身上，在炒锅内烧热1大匙香油和1大匙色拉油，淋在葱丝上即成。

（2）嫩姜拌莴笋

材料：嫩姜50克，莴笋200克，芥末仁150克，精盐5克，香油10克，白糖10克，香醋20克，酱油10克，味精2克。

制法：

①莴笋削去皮，切成长8厘米、粗4厘米的条，加精盐拌匀腌渍2小时，去其苦味，取出洗净，在沸水锅中略焯，控干后，加白糖（5克）、香醋（10克）、味精（1克）腌渍。

②芥末仁（芥末粗老的茎，撕剔其表皮后的嫩茎）切成长8厘米、粗4厘米的长条，放在沸水锅中炸熟，加酱油（10克）、白糖（5克）、味精（1克）、香醋（5克）腌渍2小时。

③嫩姜刮去皮，切长细丝，浸泡后，加醋5克腌渍半小时。

④以上丝条放在一起拌匀，淋上香油即成。

功效：姜具有独特香味和辣味，含有蛋白质、糖、脂肪及丰富的铁、盐等，还含有姜油酮、姜油酚及姜油醇等。姜味辛，性微温，有发表、散寒、止咳、解毒等功能，还具有引起血管扩张和中枢神经兴奋的功能，增加血液循环。

此菜功能在于健胃止呕、化痰，增进食欲。并有利五脏、补筋骨、开膈热、通经脉、祛口气、白牙齿、明眼目之功效。

### 3. 晚餐：栗子炖白菜 + 兔肉红枣汤

（1）栗子炖白菜

材料：栗子200克，白菜200克。

制法：将栗子去壳切成两半，用适量鸭汤煨熟栗子，再加入白菜及适量调味料，炖熟即可。

功效：栗子健脾肾，白菜补阴润燥，常食可改善阴虚所致的面色黑黄，并可以消除皮肤黑斑和黑眼圈。

（2）兔肉红枣汤

材料：兔肉500克，红枣20～30粒。

制法：将兔肉和红枣同煮汤，加适量油、盐调味，分数次服食，连服数剂。

功效：兔肉有补中益气作用，兔肉含丰富的蛋白质及维生素、卵磷脂，有利人体皮肤黏膜的健康和代谢，故有"美容肉"之称。常食可以润肤泽肌，使皮肤红润。

## 第三节 食物有阴阳，看它温热还是寒凉

### 人有体质之分，本草也有"性格"之别

我们一直在强调，无论是治病还是养生，要根据自身体质和其他具体情况辨证施治。而人有体质之分，本草也有自己不同的"性格"。我们用食物来养生，就要好好了解它们各自的性格。

《本草纲目》中记述，每种本草都会首先论述它的"性"，比如性温、性寒等。这个"性"就是它们的"性格"，有寒、凉、温、热等不同的性质。从历代中医食疗书籍所记载的 300 多种常用食物分析，平性食物居多，温、热性次之，寒、凉性居后。

### 你的口味反映着身体的需要

准妈妈小苏最近特别爱吃酸的东西，山楂、话梅这些酸味的零食买了一大堆。丈夫看到大唉大嚼的妻子，就开玩笑说："你真是越来越馋了。"小苏还没来得及反驳，婆婆就站出来帮她说话了："她怀孕了，爱吃酸是身体的需要。我当年怀你的时候比小苏还能吃酸呢。"

为什么怀孕的女人都爱吃酸呢？这是因为怀孕之后，为了保证胎儿的营养，她的血都去养胎了，这就会造成自身肝阴不足。而肝主藏血，酸入肝，所以这时候孕妇就特别想吃酸的。

其实，人的口味反映了身体的需要。当五脏六腑需要补的时候，就会促使人产生吃这些东西的想法。食物有酸、甜、苦、辣、咸五种性味，和五脏有一定的关系。《本草纲目》中提到，酸入肝、甘入脾、苦入心、辣入肺、咸入肾，不同味道的食物进入身体会调补不同的脏腑。换句话说就是，当你口味出现改变的时候，其实就反映了你身体的状况。

除了准妈妈们喜欢吃酸，很多小孩子都喜欢吃甜的东西。"甘入脾"，甜味的东西走脾胃，孩子爱吃糖就很可能是脾虚的象。小孩子们大多爱流口水，这也是因为脾虚。还有的人口味特别重，爱吃咸的东西，中医讲咸味是入肾的，爱吃咸的东西说明这个人已经伤了元气，这时一定要注意补元气。

所以说，当你自己特别想吃某个东西的时候，中医的原则是想吃的东西就可以吃，因为它反映着你自己身体的需要。那么，是不是小孩子爱吃糖，做父母的就任由他吃，喜欢吃咸的、辣的人也随着自己的性子呢？

当然不是这样，我们主张想吃啥就吃啥，但凡事以不过为度，口味也是这样，不能吃得过甜、过咸、过辣等。因为小孩子如果吃糖过多，会生蛀牙；盐可以调节人的元气和肾精，吃的味道太重，会耗元气。爱吃就吃，但一定要有节制，这才是正确的饮食之道。

## 热性食物会助长干燥，所以要巧吃

现代人口味很重，很多人喜欢调味料放得特别足的食物，油炸、麻辣食品是很多人的最爱。大三女生小张就最喜欢吃学校附近小摊上的麻辣鸡翅。这家的鸡翅味道特别重，葱、姜、蒜、八角、茴香等放得特别多，很符合大学生的口味。

这年秋天，小张觉得特别干燥，经常口干舌燥、皮肤脱屑，嘴唇干枯起皮，还时不时地便秘。她只得去看医生，医生询问了她的生活习惯，发现小张基本上每天都要光顾这家小店吃麻辣鸡翅，于是告诉她，让她"干燥不堪"的元凶就是麻辣鸡翅这类热性食物。

原来，热性食物本来就会助长干燥，而到了秋天，赶上"秋燥"，情况就会更严重。如此下来就会伤阴。调理的方法就要从饮食上着手，少吃辛辣、煎炸的热性食物，多喝白开水，并且吃一些养阴、生津、润燥的食物。

《本草纲目》里说，银耳性平无毒，既有补脾开胃的功效，又有益气清肠的作用，还可以滋阴润肺。百合甘寒质润，善养阴润燥。两者同煮粥食用，是对抗秋燥的最好膳食。将银耳、百合、粳米洗净放入锅中，加清水适量，用文火煮熟。可以加入适量冰糖。每日一次。

小张吃了一段时间百合银耳粥，发现秋燥的症状开始减轻，尤其是嘴唇不像原来那样喜欢起死皮了。同时，她也戒掉了原来顿顿不离的麻辣鸡翅，毕竟还是健康最重要啊！

## 血虚怕冷，气虚怕饿——胖子也要"补身体"

也许大家看到这个标题会觉得可笑，生活中多少体重超标的人想尽办法减肥，减少食量，连正常三餐都不愿意多吃，哪里还能补呢？其实这个观点有偏颇之处，大多数肥胖者最需要的其实是补，尤其是那些真正的肥胖症患者。

人体内脂肪积聚过多，体重超过标准体重的20%以上，就称为肥胖症。肥胖之人脂肪多，就像穿了一件"大皮袄"，不容易散热，夏天多汗，容易中暑和长痱子。由于体重增加，足弓消失，容易成为扁平足。即便走路不多，也容易出现腰酸、腿痛、脚掌和脚后跟痛等症状。肥胖的人在活动后还很容易出现心慌、气短、疲乏、多汗，所以人们常常用"虚胖"来形容胖。虚胖就不是健康的状态，这个虚只能用补来解决。

有句话叫"血虚怕冷，气虚怕饿"。血少的人容易发冷，而气虚的人容易饿，总想着吃。针对这种食欲旺盛的情况，最好的方法就是补气。熟知《本草纲目》的人都知道，其中最推崇的补气本草之一就是黄芪。黄芪性温，最能益气壮骨，被称为"补药之长"。用十几片黄芪泡水喝，每晚少吃饭，用10颗桂圆、10枚红枣（这个红枣是炒黑的枣）煮水泡上喝，不至于因为晚上吃得少了而感到饿，同时红枣和桂圆又补了气血。另外，平时要多吃海虾，这也是补气、补肾最好的方法。当把气补足后，就会发现饭量能很好地控制了，不会总觉得饿了。坚持一段时间，体重就会逐渐下降。

对于那些吃得少，也不容易饿的胖人来说，发胖是因为血虚。

平时要多吃鳝鱼、黑米粥、海虾和牛肉。气血补足了，肥胖的赘肉自然就消失了。

另外，用按摩的方法也可以减肥。每天早上醒来后将手臂内侧的肺经来回慢慢搓100下，再搓大腿上的胃经和脾经各50下，能有效地促进胃肠道的消化、吸收功能，并能促进排便，及时排出身体内的毒素与废物。中午的时候搓手臂内侧的心经，慢慢来回上下地搓100次，然后再在腰部肾俞穴搓100下，因为中午是阳气最旺盛的时候，这时是补肾、强肾的最好时机。晚上临睡前在手臂外侧中间的三焦经上来回搓100下，能有效地缓解全身各个脏器的疲劳，使睡眠质量提高，好的睡眠也是人体补血的关键。

所以，虚胖的人不妨试用补的方法来减肥，在控制食量的基础上，吃那些对症的食物，平时再辅之以按摩和运动，坚持下去，既减轻体重，又保持健康。

## 过敏体质的人，别让寒性食物伤了你

《本草纲目》里说，寒性食物有助于清火、解毒，可用来辅助治疗火热病症。所以，面红目赤、狂躁妄动、颈项强直、口舌糜烂、牙龈肿痛、口干渴、喜冷饮、小便短赤、大便燥结、舌红苔黄、脉数等实火病症，都可以选用一些寒性食物，有助于清火祛病。

我们都知道，脾胃虚弱的人不宜多食寒性食物。其实，还有一种人群也不适合寒性食物，那就是过敏性体质的人。李先生有过敏性鼻炎，他的一个老朋友从外地给他带了一箱猕猴桃，他多吃了一些。结果早上一起床，不停打喷嚏及流鼻水，浑身不适，鼻炎发作。而让他犯病的原因，就是他吃的那些猕猴桃。

《本草纲目》记载，猕猴桃性味甘酸而寒，是典型的寒性食物。中医曾经做过一个寒性食物对过敏性体质者的影响的研究。通过对197名患者的观察，发现凉寒性食物吃太多的人，体内过敏免疫球蛋白数值都会比较高，鼻炎状况也相对比较严重。由此说明，过敏性体质要慎用寒性食物。

第四章

药食同源，本草养生乐趣
也在吃喝之间

# 第一节 "粥是第一补人之物"——粥膳本草经

## 五谷杂粮粥其实是最养人的

很多本草都可以用来做粥，但其中最养人的还是五谷杂粮粥。每天早晚喝一碗这样的粥，最养元气。尤其是老年人和大病初愈的人，脾胃比较虚弱，用这些粥养生极为适宜。

1. 大米粥

材料：大米、白砂糖各适量。

制法：将大米淘净，放入锅中，加清水适量，煮为稀粥服食，每日1～2剂。喜欢甜食的人，可加白糖适量同煮服食。不过切忌过甜，否则伤肾。

《本草纲目》解读：大米性味甘、平，入脾、胃经，有补中益气之功。以大米煮粥服食，当米烂时取其上面的浓米汤饮之，对脾胃亏虚、消化功能薄弱者尤为适宜。

2. 粟米粥

材料：粟米、大米。

制法：将粟米、大米淘净，放入锅中，加清水适量，煮为稀粥服食。

《本草纲目》解读：粟米性味甘、咸、凉，入脾、胃、肾经，有健脾和胃、补益虚损之功。《本草纲目》言其"煮粥食，益丹田、补虚损、开肠胃"。尤其是病人和产妇，此粥能补虚疗损。

3. 糯米粥

材料：糯米。

制法：将糯米淘净，放入锅中，加清水适量，煮为稀粥服食。

《本草纲目》解读：糯米性味甘、温，入脾、胃、肺经，有补中益气、固表止汗之功。《本草纲目》言其"暖脾胃，止虚寒泄痢，缩小便，收自汗，发痘疮"，很适用于食欲不振、便溏久泄的人。不过需要注意的是，《本草纲目》言糯米"糯性黏滞难化，小儿、病人最忌之"，所以脾胃虚弱者不宜多食。

### 4.山药粥

材料：山药、麦面粉，或用干山药磨粉，葱、姜适量，红糖少许。

制法：将山药去皮，洗净，切为薄片，捣为泥糊，放锅中煮沸后，下小麦面调匀，再放入葱、姜及红糖等，煮成粥糊服食，每日1剂。

《本草纲目》解读：山药性味甘、平，入脾、肺、肾经，有补益脾胃、益肺补肾之功。《本草纲目》言其"益肾气，健脾胃，止泄痢，化痰涎，润皮毛"。山药补而不滞，不热不燥，能补脾气而益胃阴，是培补脾胃而性质平和的药物。小麦面有养心除烦、健脾益肾、除热止渴之功，适用于妇人脏燥、脾虚泄泻、烦热消渴等。《本草纲目》言其"生食利大肠"。

### 5.红薯粥

材料：新鲜红薯，大米。

制法：将红薯洗净，连皮切为薄片，加水与大米同煮为稀粥，待熟时，调入白糖，再煮一二沸即成，每日1剂。

《本草纲目》解读：红薯性味甘、平，入脾、胃、大肠经，有补益脾胃、生津止渴、通利大便之功。煮粥服食，有健脾胃、益中气的效果。

因为红薯粥含糖分较多，糖尿病人不宜。

## 补中益气的药粥你不可不知

《本草纲目》中的很多本草都有补中益气的功效，拿来做粥，效果更为明显。这里挑出一些最能益气升阳的药粥给大家，粥方里的本草药材，大家在一般的中药店都可以买到。

### 1. 黄芪粥

材料：黄芪 10 克，大米 100 克，白糖少许。

制法：将黄芪择净，切为薄片，用冷水浸半小时，水煎取汁，共煎两次。二液合并，分为两份，每取 1 份同大米煮粥，待熟时调入白糖，再煮一二沸即成，每日 1 剂。

《本草纲目》解读：黄芪性味甘、微温，入脾、肺经，有补气升阳、固表止汗、利水消肿、托毒生肌之功。黄芪是除了人参以外，最著名的补气佳品。《本草纲目》说"耆者，长也，黄芪色黄，为补药之长，故名之"。这款粥对肺脾气虚、汗出异常及平素常常感冒的人都有补养的功效。

需要注意的是，如果此时有疮疡，则不宜选用。

### 2. 白术粥

材料：白术 10 克，大米 100 克，白糖少许。

制法：将白术择净，放入锅中，加清水适量，水煎取汁，加大米煮粥，待熟时调入白糖，再煮一二沸即成，每日 1 剂。

《本草纲目》解读：白术性味甘、温，入脾、胃经，是中医常用的健脾药。能健脾益气、固表止汗。同大米煮粥服食，更增其补益健脾之力。如果你经常食欲不佳、倦怠乏力，又大小便异常，本品可以帮你养胃补脾。

### 3. 莲米粉粥

材料：莲米 100 克，白糖少许。

制法：将莲米择净，研为细末，用冷水适量调匀。锅中加清水适量煮沸后，下莲米粉煮为粥糊，待熟时调入白糖，再煮一二沸即成，每日 1 剂。

《本草纲目》解读：莲米性味甘、涩、平，入脾、肾、心经，有补脾止泻、补肾涩精、养心安神之功。《本草纲目》言其"交心肾，厚肠胃，固精气，强筋骨，补虚损……止脾虚久泄痢，赤白浊，女人带下崩中诸血证"。这款莲子粉粥可以"健脾胃，止泄痢"，经常拉肚子的人，应该多喝这种粥。

## 止咳平喘的药粥是你摆脱病痛的救星

咳嗽是我们在日常生活中经常会遇到的小毛病。中医认为这是外邪入侵，使得脏腑受伤，影响到肺导致的有声有痰之证，所以要祛邪宣肺，还要调理脏腑、气血。本草里能够清肺止咳的种类有很多，以下药粥皆有润肺止咳的功效。

1. 枇杷叶粥

材料：鲜枇杷叶 30 克，大米 100 克，冰糖适量。

制法：将鲜枇杷叶背面的绒毛刷去，洗净，切细，水煎取汁，加大米煮粥，待熟时调入冰糖，再煮一二沸即成，每日 1 剂。

《本草纲目》解读：枇杷叶性味苦、平，入肺、胃经。《本草纲目》言其"和胃降气，清热解暑毒，疗脚气"，有化痰止咳、和胃降逆之功。本品性平而偏凉，故能下气止咳、清肺化痰，又能清胃热而止呕逆，故对咳嗽痰稠、胃热呕吐、呃逆等甚效。配冰糖煮粥服食，可增强枇杷叶的润肺化痰、和胃降逆之力，对肺热咳嗽、胃热呕吐等均有治疗效果。

不过，引起咳嗽的原因很多，如果是风寒引起的咳嗽，则不宜选用本品。

2. 麦门冬粥

材料：麦门冬 10 克，大米 100 克，白糖适量。

制法：将麦门冬择净，布包，水煎取汁，加大米煮粥，待熟时调入白糖，再煮一二沸即成，每日 1 剂。

《本草纲目》解读：麦冬性味甘、微苦、微寒，归心、肺、胃经。《本草纲目》言其"主治心腹结气，伤中伤饱，胃络脉绝，消瘦短气"，有养阴润肺、养胃生津、清心除烦、润肠通便之功。本品甘寒入肺，为润肺燥、养肺阴常用药物。煮粥服食，对肺胃阴虚、干咳痰少、胃脘隐痛、食欲缺乏、心烦不寐、大便秘结等有良好治疗效果。

3. 沙参粥

材料：沙参15克，大米100克，白糖适量。

制法：将沙参洗净，放入锅中，加清水适量，水煎取汁，加大米煮粥，待熟时调入白糖，再煮一二沸即成，每日1剂。

《本草纲目》解读：沙参性味甘而微寒，入肺、胃经。《本草纲目》言其"清肺火，治久咳肺痿"，有养阴润肺、益胃生津之功。本品性寒能清，味甘能补，归入肺经，既能清肺胃之热，又能养肺胃之阴，适用于阴虚肺燥或热伤肺阴所致的干咳痰少、咽喉干燥等症及温热病热伤胃阴或久病阴虚津亏所致的口干咽燥、舌红少苔、大便干结等症。煮粥服食，对肺胃阴虚所致的各种病症有良好的治疗作用。

肺寒痰湿咳嗽者不宜选用本品。

4. 芥菜粥

材料：芥菜叶、大米各100克。

制法：将芥菜叶洗净，切细备用。大米淘净，放入锅中，加清水适量煮粥，待煮至粥熟时，调入芥菜叶等，再煮一二沸服食，每日1剂，连续2～3天。

《本草纲目》解读：芥菜性味辛、温，入肺、胃经。《本草纲目》言其"通肺豁痰，利膈开胃"，有宣肺豁痰、温中健胃、散寒解表之功。煮粥服食，化痰止咳、散寒解表，对外感风寒、咳嗽气喘等确有效果。煮制时配点儿生姜、葱白同用，其效更佳。

5. 白果粥

材料：白果5枚，大米100克。

制法：将白果择净，去壳取仁，与大米同放入锅中，加清水适量煮粥服食，每日1剂。

《本草纲目》解读：白果性味甘、苦、涩、平，有小毒，入肺、肾经。《本草纲目》言其"熟食温肺益气，定喘嗽，缩小便，止白浊；

生食降痰，清毒杀虫"，有敛肺平喘，收涩止带之功。本品味甘苦涩，长于敛肺气、定喘嗽、止带下，对咳嗽痰多、带下不止、夜尿频多等甚效。煮粥服食，脾肾双补、脾胃健运、痰湿自化、肾气归元，故喘嗽可止、白带可痊、水循常道、小便自利。

不过本品不宜服食过量。

6. 梨汁粥

材料：鲜梨2个，大米100克，白糖适量。

制法：将梨洗净，去皮、核，榨汁备用。将梨皮、梨渣、梨核水煎取汁，加大米煮粥，待熟时调入梨汁、白糖，再煮一二沸服食，每日1剂。

《本草纲目》解读：梨性味甘、微酸、凉，归肺、胃经。《本草纲目》言其"润肺凉心，消痰降火，解疮毒，酒毒"。有润肺消痰、清热生津之功，适用于热咳或燥咳、热病津伤，或酒后烦渴、消渴等。

7. 荸荠粥

材料：荸荠、大米各100克，白糖适量。

制法：将荸荠择净，去皮，切块备用。先取大米淘净，加清水适量煮粥，待熟时调入荸荠、白糖，煮至粥熟即成；或将荸荠洗净，榨汁，待粥熟时，同白糖调入粥中，再煮一二沸服食。每日1剂，连续3～5天。

《本草纲目》解读：荸荠性味甘、寒，入肺、胃经。《本草纲目》言其"主血痢、下血、血崩"，有清热养阴、生津止渴、消积化痰之功。本品性味多汁，性寒清热，对热病伤阴、津伤口渴、肺燥咳嗽等诸多效验。若煮制时加点儿麦冬、梨汁、鲜藕汁等同用，其效更佳。

本品生食易感染姜片虫，故以熟食为宜。若必须生食时，应充分浸泡后刷洗干净，以沸水烫过，削皮再吃为宜。

## 强身健体还是要多喝一些肉粥

健康饮食一直强调"少食肥腻"，肉吃得太多容易引起肥胖、增高血脂、对心脑血管不利等。其实，任何东西吃多了都不好，就算水果也不例外。我们的身体需要肉类食物的滋养，每天吃二两肉左右是很合适的标准。不过，肉类食物比较难消化，所以煮成肉粥，很适合那些脾胃虚弱的人。

## 1. 猪脊肉粥

材料：猪里脊肉、大米、香油、葱花、姜末、花椒、食盐、味精各适量。

制法：将猪里脊肉洗净，切细，用香油烹炒一下，而后与大米同放锅中，加清水适量，煮为稀粥，待熟时调入葱花、姜末、花椒、食盐、味精，再煮一二沸即成，每日1剂。

《本草纲目》解读：猪肉性味甘、咸、平，入脾、胃、肾经，有滋阴润燥、健脾益气之功，适用于热病伤津、消渴羸瘦、燥咳、便秘等。《本草纲目》言其"补肾气虚竭"。煮粥服食，再加上适当的调味品，味道鲜美，而且补益人体，对各种虚损性疾病等均有治疗作用。

## 2. 猪肚粥

材料：熟猪肚、大米、葱花、姜末、食盐、味精各适量。

制法：将猪肚切丝，大米淘净，与猪肚同放锅中，加清水适量，煮到粥熟后调入葱花、姜末、食盐、味精，再煮一二沸服食，每日1剂。

《本草纲目》解读：猪肚性味甘、微温，入脾、胃经，有补虚损、健脾胃、消食积之功。中医脏器食疗学认为，动物脏器可"以脏补脏，以形治形"。同大米煮粥服食，可增强猪肚补益之力，对脾胃亏虚、中气下陷所致的胃下垂等疗效甚佳。平素脾胃虚弱者，经常喝点儿猪肚粥，很有益处。

## 3. 羊肝粥

材料：羊肝、大米、葱花、姜末、花椒、食盐、味精各适量。

制法：将羊肝洗净，切细，与大米同放锅中，加清水适量，煮为稀粥，待熟时调入葱花、姜末、花椒、食盐、味精，再煮一二沸即成，每日 1 剂。

《本草纲目》解读：羊肝性味甘、苦、凉，入肝经，有补肝明目、养血益精之功，适用于身体消瘦、血虚萎黄、肝虚目暗、眼目昏花等。《本草纲目》言其"补肝，治肝风虚热，目赤暗痛，热病后失"。

不过本品不宜久服，过量食用容易导致烦躁不安、皮肤干燥发痒，毛发脱落等。

4. 鸡肝粥

材料：鸡肝、大米、葱花、姜末、花椒、食盐、味精各适量。

制法：将鸡肝洗净，切细，与大米同放锅中，加清水适量，煮为稀粥，待熟时调入葱花、姜末、花椒、食盐、味精，再煮一二沸即成，每日 1 剂。

《本草纲目》解读：鸡肝性味甘、微温，入肝、肾经，有补肝明目、养血补血之功，适用于肝血亏虚所致的目暗、夜盲、小儿疳积、胎漏、产后及病后贫血等。《本草纲目》言其"疗风虚目暗"。

5. 猪肝粥

材料：猪肝、大米、葱花、姜末、花椒、食盐、味精各适量。

制法：将猪肝洗净，切细，与大米同放锅中，加清水适量，煮为稀粥，待熟时调入葱花、姜末、花椒、食盐、味精，再煮一二沸即成，每日 1 剂。

《本草纲目》解读：猪肝性味甘、苦、温，入肝经，有补肝明目、养血安神之功，适用于肝血不足所致的头目眩晕、视力下降、眼目干涩及各种贫血等。《本草纲目》言其"补肝明目，疗肝虚浮"。大米能健脾益气，与猪肝一起煮粥服食，对气血亏虚所致的各种疾病都有治疗作用。

## 《本草纲目》中的补血粥细细数

中医认为气属阳，血属阴，因而补血类药粥有养阴作用，养阴类药粥也有补血作用。不过，补血类药粥性质偏于黏腻，故平素多痰、胸闷腹胀的人不能过量服用。

1. 阿胶粥

材料：阿胶10克，大米100克，红糖适量。

制法：将阿胶捣碎备用。先取大米淘净，放入锅中，加清水适量，煮为稀粥，待熟时，调入捣碎的阿胶、红糖，煮为稀粥服食，每日1～2剂。

《本草纲目》解读：阿胶性味甘、平，入肺、肝、肾经，有补血止血、滋阴润肺之功。本品止血作用较佳，《本草纲目》言其"疗吐血，衄血，血淋，尿血，肠风，下痢，女人血痛，血枯，月经不调，无子，崩中，带下，胎前产后诸疾……虚劳咳嗽，喘急，肺痿唾脓血……和血滋阴，除风润燥，化痰清肺"。同大米煮粥服食，能增强阿胶补肺之力，是一切血虚、出血及虚劳咳嗽的食疗良方。

2. 龙眼肉粥

材料：龙眼肉10克，大枣5枚，大米100克，白糖适量。

制法：将龙眼去皮取肉，大米淘净，大枣去核，与龙眼肉、大枣同放锅中，加清水适量，煮为稀粥，每日1～2剂。喜好甜食者，可加白糖适量同煮服食。

《本草纲目》解读：龙眼肉性味甘、温，入心、脾经。《本草纲目》言其"开胃益脾，补虚长智"，有补益心脾、养血安神之功。主要用于心脾虚损、气血不足所致的失眠、健忘、惊悸、怔忡、眩晕等。本品滋补之中既不滋腻，又不壅气，为滋补良药。

心主身之血脉，藏神，汗为心之液，贫血或心血虚者常有心悸失眠、自汗盗汗等症，常食龙眼肉粥有良好的补益作用。

3. 桑仁粥

材料：桑仁30克，鲜者加倍，大米100克，白糖适量。

制法：将桑仁择净，用清水浸泡片刻，而后同大米放入锅中，加清水适量，煮为稀粥，待熟时调入白糖，再煮一二沸即成，每日1～2剂。

《本草纲目》解读：桑仁性味甘而微寒，有滋阴补血、润肠通便之功，为中医常用的滋补强壮药。《本草纲目》言其"捣汁饮，解酒中毒；酿酒服，利水气，消肿"。桑仁粥属补益性药粥，可随意经常服用。

## 第二节　水是最好的药，这样喝可以治病

### 正确饮用健康之水，方能铸就坚固健康

喝水是最简单的养生方式，但如果喝的水不健康，不仅起不到养生保健的作用，还会对身体造成危害。所以，我们一定要了解哪些水对身体有利，哪些水对身体有害。

水温30℃以下最好。30℃以下的温开水比较符合肠胃道的生理功能，不会过于刺激肠胃道，造成血管收缩或刺激蠕动。

早上盐水好，晚上蜜水好。古语有"朝朝盐水、暮暮蜜糖"的说法。按照中医理论，咸属水归肾经，如果早上喝一杯淡盐水，可以保养一天的精神。到了傍晚的时候，再用温开水（不超过60℃）冲一杯蜂蜜喝，这样可以濡养脾胃，促进健康。

我们再来总结一下对人体有害的水：生水，生水中含有各种各样对人体有害的细菌、病毒和人畜共患的寄生虫；老化水，即死水，也就是长时间储存不动的水；千滚水，即在炉上沸腾了一夜或很长时间的水及电热水器中反复煮沸的水；蒸锅水，即蒸馒头等的蒸锅水，特别是经过多次反复使用的蒸锅水，亚硝酸盐浓度很高；不开的水，比如自来水；重新煮开的水，这种水烧了又烧，水分再次蒸发，亚硝酸盐会升高，常喝这种水，亚硝酸盐会在体内积聚，引起中毒。

由上我们知道了怎样区分健康水和有害水，下面我们再看看喝水的方式。正确地喝水才能提高免疫细胞的功能。

少量多饮。喝水过多、过少都不利健康。一下子饮水过多，

即使没有水中毒，但大量的水积聚在胃肠中，使人胸腹感到胀满，还会冲淡胃液，导致胃肠的吸收能力减弱。而饮水过少，则不能令身体真正吸收、利用。正确有效的饮水方法是：一口气将一整杯水（200～250毫升）喝完，而不是随便喝两口便算。

未渴先饮。有些人没有养成定时喝水的习惯，只有口渴了才想起来要喝水。口渴，实际上是体内已严重缺水，人体很多器官可能已经受到脱水的伤害，因此不要等到身体告诉你它"缺水"了才喝。

不要喝得太快太急。喝水太快太急，无形中会把带着的很多空气一起吞咽，容易引起打嗝或是腹部胀气。肠胃虚弱的人，喝水更要慢。剧烈运动后的喝水方法是，先用水漱漱口，润湿口腔和咽喉，然后喝少量水，停一会儿，再喝一些，让肌体慢慢吸收。

喝哪些水对身体有益，怎么喝我们都知道，还有一条我们也不能忽视，就是喝的量。

一般说来，健康的人体每天消耗2～3升水。这些水必须及时补充，否则就会影响肠道消化和血液组成。因此建议每天至少喝两升水，相当于8杯水。天热的时候适量增加，喝4升水也不为过。而那些爱运动、服用维生素或正在接受治疗的人，更应该多喝。

那么这8杯水又该怎么喝呢？

每天起床后，空腹先喝一杯水，过十几分钟后再去吃早饭，这是第一杯水。

在早上九十点的时候喝一杯水，在午饭前半小时再喝一杯水，有助于润肠。这是早上3杯水的喝法。

下午时间段较长，可以在13～14点喝一杯水，15～16点喝一杯水，然后在饭前半小时再喝一杯水，这样是6杯水。

晚上在19点到20点之间喝一杯水，然后在睡前半小时再喝一杯水，这样一天8杯水就喝完了。有的人在睡前喝水，第二天眼睛有浮肿现象，这样的人可以减去睡前的这杯水。

## 水疗，治愈百病最低廉的药

大多数人判断体内缺水的信号是"口干"，其实很多慢性疼痛，比如腰部疼痛、偏头痛、肠炎疼痛等，都是身体因缺水而发出的危机信号。换句话说就是，疼痛是体内缺水的缘故，可以用水来治疗。

以肠炎性疼痛为例。左腹下方出现的肠炎性疼痛是身体缺水的一种信号。这种疼痛往往与便秘有关，是持续缺水造成的。

大肠的主要功能之一是吸收大便中的水分，以免在消化食物的过程中失去太多水。必须有一定量的水才能排便顺畅。在脱水状态下，食物残渣的含水量自然小于正常含水量，由于食物残渣蠕动的速度减缓，大肠就得加强吸收挤压作用，大肠中的固体残渣的最后一点儿水分也被吸走。因此，便秘不畅是脱水症的并发症。如果摄入较多食物，输送到大肠的固体废物就会增加，加重排便的负担。这一过程就会引起疼痛。如果我们能摄入足量的水，左腹下方由便秘不畅引发的疼痛就会消失。

再有就是一些冠心病病人，由于出汗、活动、夜尿增多、进水量过少等原因可致血液浓缩、循环阻力增高、心肌供血不足，导致心绞痛。早晨由于生理性血压升高、动脉内的斑块易松动脱落、血小板活性增高等原因，容易诱发急性心肌梗死。若能于每晚睡前及晨间各饮一杯（250毫升）温开水，可使血黏度大大降低，流速加快，有效地预防和减少心绞痛及心肌梗死的发生。

缺血性脑梗死所致的中风占急性脑血管病的半数以上，尤以老年人为多，且常发生于夜间。由于动脉粥样硬化，管腔狭窄，夜间迷走神经功能亢进，血流减慢，血液变稠，极易发生缺血性脑梗死，不常饮水及夜尿增多的老人若能在睡前及半夜各饮一杯开水，可降低血黏度，在很大程度上能预防或减少缺血性中风。

另外，水还可以预防癌症。国外专家研究认为，每日饮水2.5升可减少致癌物与膀胱内壁接触的数量及时间，使膀胱癌的发病率减少一半。此外，每日清晨饮一杯开水可清洁胃肠道，清除残留于消化道黏膜皱襞之间的食糜，促进肠蠕动，软化粪便，加速排泄，减少食糜及粪便中有害物质及致癌物对胃肠道黏膜的刺激。既可通便，防止习惯性便秘的产生，又可预防和减少消化道的癌症。

水是世界上最廉价、最有治疗力量的奇药，我们一定要及时、科学地饮水，这样才能缓解病痛，促进健康长寿。

## 多饮水可防前列腺炎

前列腺炎是男人的多发病，患病后尿频、尿痛，种种不适的症状不但让丈夫痛苦不堪，妻子看了也心疼不已。其实，如果妻子在生活中能够了解一些防治的小窍门，通过日常点点滴滴的小事，无形中就会让丈夫远离前列腺炎。

生活中，许多男人忙于工作，常常忘记饮水，有时甚至整天不饮水。饮水量的减少必然使尿液浓缩，排尿次数减少，尿液内的有害物质残留在体内，"尿液反流"进入前列腺，引发炎症。如果每天饮用水能达到 2 升以上，就可以充分清洗尿道，对前列腺起到保护作用。而且多排尿对肾脏也十分有益，可防止泌尿系统形成结石。

## 睡前一杯水，预防脑血栓

脑血栓是老年人的一种常见疾病，它的发生不仅同高血压、动脉硬化的程度有关，也与老年人的血液黏度增高密切相关。有研究表明，睡前喝杯水可在一定程度上防止脑血栓的发生。

脑血栓的发病时间多在清晨至上午期间，而人的血液黏度也在早晨 4 点至 8 点达到最高，这说明血黏度增高同脑血栓的发生有一定关系。所以，老年人在夜晚入睡前喝下约 200 毫升水，这样第二天早晨人体的血黏度就会有所下降，从而维持血流通畅，防止血栓形成。

当然，脑血栓发生的原因是多方面的，血黏度增高只是众多因素之一，但至少可以肯定，养成睡前饮水的习惯对预防脑血栓的发生会起到一定的作用。

## 茶水抗病功效佳

茶叶是很常见的饮品。《本草纲目》中记载，茶叶中的儿茶素有增强微血管弹性、降低血脂和溶解脂肪、防止血液及肝脏中胆固醇和中性脂肪的积聚、预防血管硬化、收缩微血管和消除体内的自由基的作用。茶叶一般分为：绿茶、红茶和乌龙茶。

绿茶中含有多种多酚成分，以儿茶酚为主。儿茶酚是一种抗氧化剂，而且比任何一种抗氧化剂的活性都高。研究证实绿茶有下列作用：抗紫外线伤害、保护表皮内抗氧化剂、防御酶系统免于衰竭、抗癌、抗病毒等。但是绿茶的性质寒凉，胃有寒疾者不宜。

红茶是全发酵茶，茶中的多酚物质主要是儿茶素经多酚氧化酶与过氧化物酶作用，氧化并聚合生成茶色素。通过动物实验和体外实验发现，口服或皮肤外涂红茶提取物均可抑制化学剂诱导的皮肤癌，还可减轻化学剂或紫外线诱发的皮肤炎症，对射线诱导的人体细胞的DNA损伤具有保护作用。同时，红茶还具有抗突变、抗细胞增生和促进癌细胞凋亡的作用。但是，发烧的人并不适合高浓度的红茶。

乌龙茶属于两者之间，作用相似，寒温适中，对大多数人来说都比较合适。

并不是喝茶就对人体有益，要挑选适合自己体质状况的茶叶，这样才能达到养生的效果。

绿茶偏凉，体质发胖和患有心血管病的人喝绿茶好。但喝得过量，会引起神经失调。睡前喝浓绿茶会导致失眠。

红茶偏温，刺激性小，并有提神益智，解除疲劳和温胃消食等功能。因此，喝红茶后胃有舒适感，老年人和有胃病者饮之比较好。但红茶是经过发酵的，维生素C大都被破坏，有效成分损失大。花茶是以绿茶窨制成的，其吸附鲜花香气的性能好，特别是茉莉花茶最受人们喜爱。由于花茶所含营养成分与绿茶基本相同，所以和绿茶有相似的功能和疗效。到底喝哪种茶好，要根据自己的身体情况及嗜好加以合理选择。

## 天然果汁巧搭配，提高免疫力最甜的秘密

《本草纲目》中记载，天然的果汁含有很多天然招牌营养素，能增强免疫力、减少生病、延缓衰老。特别是鲜榨果汁，具有该水果的绝大部分营养、功效。服用果汁可以使消化系统、泌尿系统和呼吸道患癌症的危险降低一半，同时还能有效预防动脉硬化、高血脂和冠心病等心血管疾患。

不妨试试这些为提高你的免疫力专门研制的果汁搭配：

橙汁 100 毫升 + 葡萄汁 50 毫升 + 柠檬汁 5 毫升

功效：可帮助增强免疫功能，协助补养气血，帮助防治感冒或肺炎。一般吃水果最好取单样，这样较不会有胀气或不消化的感觉，消化系统良好者可随意。适合有胃炎或溃疡的患者。

甘蓝菜汁 80 ~ 100 毫升 + 深色莴苣叶汁 50 毫升

功效：可帮助防治病毒感染，一般服后效果良好，不少人可立即感到明显改善。易腹泻或者处于生理期的女性就不宜喝。

除了上述 2 个搭配饮品外，下面的天然饮料也是对人体有益处的：

（1）可帮助防治病毒和细菌感染的精力汤：苜蓿芽 + 绿豌豆苗（嫩叶）+ 深色莴苣叶 + 西红柿 + 西瓜 + 苹果 + 回春水（或清水），打成细泥状食用。

（2）防中老年人胃癌：叶酸 + 硒 + 鲜橘汁。

叶酸与硒有防止胃癌前期病变的作用。大鼠实验与胃炎病人的临床试验均证实这一点。多种绿叶蔬菜与菌菇以及动物肝、肾等食物都是叶酸与硒的"富矿"，可在一日三餐中安排。此外，每天饮 1 杯鲜橘汁，也有同样的作用。

除了保健之外，果汁的功效还有美容。很多女性喜欢把新鲜水果的汁液涂抹于面部或直接将小片水果贴在面部。她们不喜欢把时间和金钱浪费在美容院里，而是喜欢躺在自己家里的沙发上，边休息边进行皮肤护理，既经济又方便。

在这里给大家介绍几款自制的果汁美容方：

1. 美容提神蔬果汁

材料：生菜 80 克、番茄 50 克、苹果 100 克、蜂蜜。

制法：将生菜洗净，剥下叶片卷成圆形，放入榨汁机内榨汁，依次放入番茄、苹果，完成后加入蜂蜜调味即可。

功效：可消除疲劳，使头脑清新灵活；增强身体抵抗力，减缓肩膀酸痛；预防糖尿病、皮肤粗糙；减肥。适合女性，皮肤病、抵抗力差、慢性病及熬夜者饮用。

2. 美容养颜蔬果汁

材料：油菜 80 克、苹果 100 克、菠萝 150 克、柠檬 1/2 个。

制法：将油菜成束放入榨汁机内榨汁，并顺序将苹果、菠萝投入，完成后加入柠檬调味即可。

功效：含维生素 A、维生素 $B_1$、维生素 $B_2$、维生素 C，铁、钙等多种矿物质。增加感冒抵抗力；对雀斑、皮肤粗糙有预防作用，并具有良好美容效果；对高血压、糖尿病等慢性病有良好效果；可改善体质，增进健康。适合女性、发育期儿童、中年男性、老年人、慢性病患者饮用。

3. 青春洋溢果汁（除皱）

材料：奇异果 2 颗、柳橙 1 颗、苏打水 200 毫升。

制法：

① 柳橙榨汁，奇异果削皮、切片打成汁。

② 纯果汁混合搅拌均匀，倒入杯中。

③ 加入一些冰块，注满汽水即完成。

功效：柳橙含有丰富的维生素 C，有淡斑、除皱等抗老作用。

### 4.酸甜抗老葡萄汁

材料：葡萄 10 ~ 15 颗、柠檬 1/4 个、老姜一小块。

制法：

① 洗净老姜榨汁，柠檬去皮，切片榨汁。

② 葡萄连皮带梗榨纯汁，或加入 200 毫升水打成果汁。

③ 所有纯汁搅拌均匀，立即饮用或冷藏。

功效：葡萄可舒筋活血、开脾健胃、助消化、利小便、镇静止痛。

### 5.美体奇异精灵

材料：猕猴桃 2 个、苹果 1/2 个、菠萝 2 小片、嫩姜 2 片、蜂蜜适量。

制法：

① 苹果、菠萝均去皮，切块榨纯汁，嫩姜榨姜汁。

② 猕猴桃去皮、切成块状，加 200 毫升水榨成糊汁。

③ 所有果汁一起搅拌，依喜好加入蜂蜜。

功效：猕猴桃具有利尿作用，可排出体内过多的水分及钠离子。

## 鲜奶，酸奶——无法替代的健康饮品

据研究者发现，人们每天分早晚两次食用加蜂蜜的浓度较高的酸牛奶（每次一杯，每杯掺入一小勺蜂蜜），可大大增加体内的生物免疫能力。在遇到生物武器侵袭时，可免受或减轻生物毒素造成的伤害。

人们都知道喝一杯牛奶可以有效地舒缓紧张，解除腹痛，增强抵抗力。此外，牛奶也是失眠者的良药，睡前喝上一杯加糖的牛奶，能起到良好的镇静作用。原因是牛奶可以诱生脑中的多巴胺和去甲肾上腺素，这些化学物质对缓解失眠有益。

奶品是钙的良好来源，几乎对所有的缺钙者都适用。如果你能早早地定时喝牛奶，则可以有效预防骨质疏松症（这是一种老年人多发的骨骼病症）。研究表明，在儿童或青春期开始饮牛奶的女性，当到了绝经期时（此时是骨质疏松发展最快的阶段）比不喝或很少喝牛奶的女性出现的骨质疏松症明显要少。

可是，因为现实生活条件的原因，我们目前无法喝到原汁原味的、浓稠的、高质量的牛奶。因此，我们需要掌握下面几条原则：

（1）身体寒湿较重，手指甲上小太阳比较小的，而且脾胃虚寒，容易腹胀，大便稀不成形，以及经常腰酸背痛，舌苔经常发白的人，不管是大人还是孩子，都要少喝牛奶，特别是稀的鲜奶。

（2）手指甲小太阳较多，平时吃鱼、虾等荤食较多的人，或者抽烟、喝酒的人，以及平时吃蔬菜、水果不多的人，都可以经常喝牛奶，能起到滋阴、润燥、止渴的作用。

（3）孩子如何喝奶。质量好的配方奶要比稀稀的鲜奶在营养的搭配上更加丰富、均衡。而且家长在给孩子喝奶的时候要注意孩子舌苔的变化。如果其他饮食没变，孩子喝奶后舌苔变白，就该试着换其他牌子，再注意观察。

不论你对牛奶的看法如何，牛奶仍然是一种营养丰富、全面的好食品，而且便于吸收。只要大家注意一些细节，完全可以放心食用。

## 豆浆增强免疫力

《本草纲目》中记载，"豆浆性平味甘，利水下气，制诸风热，解诸毒"。

经常为家里的老人准备豆浆，每天一杯能让他们远离骨质疏松，也不会便秘。女性常喝豆浆可以调节体内雌激素与孕激素水平，使分泌周期的变化保持正常，能有效预防乳腺癌和子宫癌、卵巢癌的发生，提高机体的免疫能力。

豆浆适宜四季饮用。春秋饮豆浆，滋阴润燥，调和阴阳；夏饮豆浆，消热防暑，生津止渴；冬饮豆浆，祛寒暖胃，滋养进补。现代医学也证明，豆浆内含丰富的氧化剂、矿物质和维生素，还含有一种牛奶所没有的植物雌激素"黄豆苷原"，具有调节女性内分泌系统的功能。每天喝一杯鲜豆浆，可明显改善女性心态和身体素质，延缓皮肤衰老，使皮肤细白光洁。

豆浆是女性的养颜圣品，但是在饮用时一定要有所注意，否则很容易诱发疾病。那么，喝豆浆要注意什么呢？

不要空腹喝。空腹喝豆浆，豆浆里的蛋白质大都会在人体内转化为热量而被消耗掉，不能充分起到补益作用。喝豆浆的同时吃些面包、糕点、馒头等淀粉类食品，可使豆浆内的蛋白质等在淀粉的作用下，与胃液较充分地发生酶解，使营养物质被充分吸收。

不能冲入鸡蛋。很多人以为豆浆加鸡蛋会更有营养。殊不知，鸡蛋中的蛋清会与豆浆里的胰蛋白酶结合，产生不易被人体吸收的物质。

不能与药物同饮。有些药物会破坏豆浆里的营养成分，如红霉素等抗生素类药物。忌饮未煮熟的豆浆。生豆浆里含有皂素、胰蛋白酶抑制物等有害物质，未煮熟饮用，会发生恶心、呕吐、腹泻等中毒症状。

现在市面上的豆浆机种类很多，可以选一款自己喜欢的，亲手制作更卫生。需要注意的是不要把各种豆子放在一起磨，因为不同的豆子有不同效果，混在一起，会互相影响疗效。

喝豆浆时最好不要加糖或蜂蜜。如果纯豆浆不适合你的口味，你可以用豆浆煮粥。

制法：把洗净的大米和豆浆一起放入锅里，如果豆浆过少，可以加清水，以达到平时煮粥所需要的水量。先用大火烧开，再转为小火，一直到粥熟。用豆浆和大米煮粥有你想不到的滑腻香甜。

## 让身体快速变暖的最佳饮料——姜糖水

很多人会经常被寒凉侵袭，苦恼不堪，那么，有没有快速让身体变暖的方法呢？

姜糖水可以让我们的身体快速变暖！

民间有"冬天一碗姜糖汤，祛风祛寒赛仙方""冬有生姜，不怕风霜"的说法。《本草纲目》中记载，生姜性温，其所含的姜辣素，能刺激胃肠黏膜，使胃肠道充血，消化能力增强，能有效治疗因吃寒凉食物过多而引起的腹胀、腹痛、腹泻、呕吐等。

在五味中，生姜味辛，辛主散，故能发汗、祛风散寒。一般人吃过生姜后，会有发热的感觉。这是因为生姜能使血管扩张、血液流动加速，促使身上的毛孔张开，从毛孔渗出的汗液不但能把多余的热带走，同时还把病菌放出的毒素、人体内的寒气一同排出体外。所以，身体受了寒凉，吃些生姜就能及时散寒。

讲到这里，你也许会问，那直接吃姜得了，还用糖干什么？生姜有辛辣之味，一般人不爱吃，但多数人对甜的东西"情有独钟"。红糖性温味甘，有暖胃、祛寒的作用，且红糖中含有大量的矿物质，能加快新陈代谢、促进血液循环。所以与生姜一起熬成红糖水，不仅好喝，还能祛寒防病，一举两得。

## 第三节　醉翁之意不在酒，在乎康乐之间也

### 佳酿适度饮，以酒养生其乐无穷

我国古人有用酒养生的习惯。比如曹雪芹在《红楼梦》中就记述了大观园里的酒经。《红楼梦》第三十八回中，黛玉吃了螃蟹后觉得心口痛，就想要喝口热热的烧酒，也就是我们所说的白酒。宝玉忙令将那"合欢花浸的烧酒"烫一壶来。合欢花有安神、解郁等功效，能够祛除寒气，而且对黛玉的多愁善感、夜间失眠也有独特的功效。另外大观园里的养生酒还有屠苏酒，它是采用赤木桂、防风、蜀椒、桔梗、大黄、赤小豆等浸泡而成，具有祛风寒、清湿热及防病作用。

酒除了能够直接饮用来养生，也能作为药引，达到增强药效的作用。《神农本草经》记载："大寒凝海，惟酒不冰，明其热性，独冠群物，药家多须以行其势。"这说明，早在古代，中医就已

经认识到了酒对于药效的增强作用。

酒如何来增强药效呢？它可以使血脉畅通，能够引药上行，使人体能够更好地吸收药物成分，从而可使药效充分地发挥出来。中药都比较苦，人们往往难以下咽，酒却是普遍受欢迎的。如果将药物配入酒中制成药酒，经常饮用，既强身健体，又享乐其中。

李时珍认为，酒性善走窜，可宣和百脉、舒筋活络，宜酌情配药服用之。《本草纲目》记述了很多药酒，明确标明的药酒有80种之多。这些药酒中，有补虚作用的人参酒等24种；有治疗风湿痹病的薏苡仁酒等16种；有祛风作用的百灵藤酒等16种；有温中散寒，治疗心腹胃痛的蓼汁酒等24种。各种花果露酒在《本草纲目》中有30余种，如人参酒、虎骨酒、五加皮酒、枸杞酒、鹿茸酒、葡萄酒等。

不过喝酒也有适宜的时段。一般而言，秋后和冬季是进补的最佳时期，也最适合服用补酒。补酒性温，有温阳散寒、补养气血、调补肝肾等作用，对阳气虚衰、气血双亏、肝肾不足的人最为适宜。而补酒到春天阳气上升、气候转暖时，一般不宜再服。另外，阴虚阳旺、有低热表现的人，高血压患者以及孕妇和儿童不宜服用。

酒再好，也必须酌情饮用，过量也会伤身。

## 薏苡仁酒——祛风湿，壮筋骨

《本草纲目》中多次提到薏苡仁，它也被称为米仁、六谷或者菩提子。薏苡仁可以健脾除湿，能医治由于脾虚、湿气缠身而导致的各种病症，比如食欲不佳、便溏、水肿、小便不利。薏苡仁经常与清热解毒药一起同用。而用薏苡仁泡酒可以主治腰痛、膝痛等，且祛风湿、强筋健骨。

薏苡仁酒的制法：

材料：薏苡仁4克，白砂糖20克，蜂蜜30克，白酒500克。

制法：先将薏苡仁放入石磨内，用小石臼将薏苡仁捣碎或碾成粉状，然后装入布口袋中，扎紧袋口，待用。取干净容器，将糖、蜂蜜放入，加少量沸水，使其充分溶解，然后将装有薏苡仁的布袋放入，再将白酒放入，浸泡30分钟，搅拌均匀。将容器盖盖紧，放在阴凉处储存30天，即可启封饮用。

备注：《太平圣惠方》上记载薏苡仁酒的古方：薏苡仁3两，防风2两（去芦头），牛膝3两（去苗），独活2两，生干地黄2两，黑豆5两，合炒令熟，当归1两（微炒），酸枣仁3分（微炒），芎䓖1两，丹参1两（去芦头），桂心2两，附子1两炮裂（去皮脐）。上锉细，以生绢袋盛，用清酒2斗，渍5～7宿。

## 五加皮酒——温补肝肾祛寒湿

五加皮酒是由多种中药材配制而成，熟悉酒文化的朋友都知道最有名的就是致中和五加皮酒。传说，东海龙王的女儿下凡到人间，与凡人致中和相爱。不过他们的生活很清贫，于是公主提出要酿造一种既健身又治病的酒。致中和想破了脑袋也想不出酒的配方，于是公主偷偷告诉了他神仙的酿造方法："一味当归补心血，去淤化湿用姜黄。"《本草纲目》中记载："甘松醒脾能除恶，散滞和胃广木香。薄荷性凉清头目，木瓜舒络精神爽。独活山楂镇湿邪，风寒顽痹屈能张。五加树皮有奇香，滋补肝肾筋骨壮，调和诸药添甘草，桂枝玉竹不能忘。凑足地支十二数，增增减减皆妙方。"其中包含了十二种中药，这便是五加皮酒的配方。

不过现在五加皮药酒的配方有多种，功能各有不同。以下是五加皮酒方最常见的配法，定时适量饮用可以聪耳明目、祛虚补脾肺，虚劳衰弱者饮之最宜。

五加皮酒的制法：

材料：党参0.6克，陈皮0.7克，木香0.8克，五加皮2克，茯苓1克，川芎0.7克，豆蔻仁0.5克，红花1克，当归1克，玉竹2克，白术1克，栀子22克，红曲22克，青皮0.7克，焦糖4克，白砂糖500克，肉桂35克，熟地0.5克，脱臭酒精5000克。

制法：将党参、陈皮、木香、五加皮、茯苓、川芎、豆蔻仁、红花、当归、玉竹、白术、栀子、红曲、青皮、肉桂、熟地放入石磨内，用小石臼将其捣碎或碾成粉状。取干净容器，将白砂糖、焦糖放入，加适量沸水，使其充分溶解，然后将党参等物放入，搅拌均匀，浸泡4小时后，再将脱臭酒精放入，搅拌至混合均匀，继续浸泡4小时。将容器盖盖紧，放在阴凉处储存1个月，然后启封进行过滤，去渣取酒液，即可饮用。

## 枸杞酒——护肝又明目

枸杞酒是中国传统家庭里常备的养生酒。《本草纲目》记载，枸杞具有滋补虚弱、益精气、祛冷风、壮阳道、止泪、健腰脚等功效。用枸杞泡酒，常饮可以筋骨强健、延年益寿。现代科学研究认为，枸杞的有效成分为枸杞多糖，这种成分具有提高机体免疫力和抗衰老作用，另外还有明显的降血脂、降血糖、耐缺氧、耐疲劳等作用。

枸杞酒的制法：

材料：枸杞子，白酒。

制法：选取成熟枸杞，挑除发霉变质的劣质果和其他杂物。用清水洗去灰尘等杂质，然后在太阳下曝晒至干备用。将晒好的枸杞碾碎，露出种子。将破碎的枸杞放入容器内，再注入白酒，一般比例为每1000克白酒加300克枸杞，搅匀封口放在阴凉干燥的地方。开始时每2～3天搅动1次，7天后，每2天搅动1次，浸泡2周后即可过滤。将泡制好的酒缓缓地通过绢布或纱布（需用4层）滤入另一个容器内，最后将枸杞用力挤压至无酒液滤出时将其扔掉。把过滤好的酒液放置7天后进行2次过滤，绢布需用2层，纱布需用6～8层，如上所述缓缓过滤，这时得到的液体应为橙色透明的液体，置于阴凉处密闭放置30天。

## 仙灵脾酒——益肾壮阳通经络

大家可能对"仙灵脾"这个名字有点陌生，它还有个名字叫"淫羊藿"。据记载，南北朝时的著名医学家陶弘景在采药途中，忽听一位老羊倌说：有种生长在树林灌木丛中的怪草，叶青，状似杏叶，一根数茎，高达一二尺。公羊啃吃以后，与母羊交配次数明显增多，而且阳具长时间坚挺不痿。

陶弘景找到这种植物，经过反复验证，证明它具有很强的补肾壮阳之功。陶弘景曾说："服此使人好为阴阳。西川北部有淫羊，一日百遍合，盖食藿所致，故名淫羊藿。"《本草纲目》中记载："豆叶曰藿，此叶似之，故亦名藿。仙灵脾、千两金、放杖、刚前，皆言其功力也。鸡筋、黄连祖，皆因其根形也。"

淫羊藿也可以入酒。《本草纲目》载仙灵脾酒："益丈夫兴阳，理腰膝冷。用淫羊藿一斤，酒一斗，浸三日，逐时饮之。"可以补肾壮阳、强筋骨、祛风湿。

仙灵脾酒的制法：

材料：仙灵脾60克，白酒500毫升。

制法：将仙灵脾洗净，装入纱布袋中，然后放入酒中浸泡，3日后取出。每次饮10~30毫升，每日1次，睡前服用。

备注：凡阴虚火旺者，不宜饮用此酒。孕妇忌用。

## 天门冬酒——通利血脉，延缓衰老

《本草纲目》中记载："天门冬清金降火，益水之上源，故能下通肾气。"所以天门冬可以补肾益津、通血脉。用天门冬入酒制成天门冬酒，有很好的补益功效。《本草纲目》说天门冬酒"补五脏，调六腑，令人无病"。而且，制成酒以后，能够抑制天门冬本身的寒气。

老年人动脉粥样硬化、冠心病等可以适当服用天门冬酒，有通利血脉的功效。而健康人服用天门冬酒，则可以延缓衰老，还有美容之功。

天门冬酒的制法：

材料：天门冬100克，白酒适量。

制法：将天门冬洗净，去心切碎，放酒瓶内，加酒至瓶满，盖好摇动酒瓶，浸泡半月即可饮用。

## 菊花酒——滋肝补肾祛头风

重阳节喝菊花酒是中国古时的传统习俗。菊花酒在古代被看作是重阳必饮、消灾祈福的"吉祥酒"。菊花酒能疏风除热、养肝明目、消炎解毒，具有较高的药用价值。李时珍在《本草纲目》中指出，菊花酒具有"治头风、明耳目、治百病"的功效。"用甘菊花煎汁，同曲、米酿酒，或加地黄、当归、枸杞诸药亦佳。"

甘菊花辛、甘，能够疏散风寒、平肝明目。将菊花制成酒，借酒的走窜之性，能够治头风、清头窍，加入地黄、当归、枸杞子，还可以起到滋补肝肾的作用。

菊花酒方 1

材料：菊花、生地黄、枸杞根各 2500 克，糯米 35 千克，酒曲适量。

制法：前 3 味加水 50 千克煮至减半，备用；糯米浸泡，沥干，蒸饭，待温，同酒曲（先压细）、药汁同拌，入瓮密封，候熟澄清备用。

每次温服 10 毫升，日服 3 次。能够壮筋骨、补精髓、清虚热。

菊花酒方 2

材料：甘菊花 500 克，生地黄 300 克，枸杞子、当归各 100 克，糯米 3000 克，酒曲适量。

制法：将前 4 味水煎 2 次，取浓汁 2500 毫升，备用；再将糯米，取药汁 500 毫升，浸湿，沥干，蒸饭，待凉后，与酒曲（压细）、药汁拌匀，装入瓦坛中发酵，如常法酿酒，味甜后去渣即成。

每次服 20 ~ 30 毫升，日服 2 次。本品养肝明目、滋阴清热，用于肝肾不足之头痛、头昏目眩、耳鸣、腰膝酸软、手足震颤等症。

# 第四节 家有本草，幸福安康——家庭必备的中草药

## 生精补髓当属关东三宝之——鹿茸

鹿茸是"关东三宝"之一，非常珍贵，因为它是大补之药。现代有些人要么天生虚弱，动不动就感冒；要么容易疲劳，动不动就疲惫；要么久病不愈，总是跌跌跄跄，这个时候鹿茸就可以大显身手，帮你度过难关。

据《本草纲目》记载："鹿茸味甘，性温，主病下恶血，寒热惊悸，益气强志，生齿不老。"它主要用于治疗虚劳羸瘦、神经疲倦、眩晕、耳聋、目暗、腰膝酸痛、阳痿滑精、子宫虚冷、崩溃带下，还能壮元阳、补气血、益精髓、强筋骨等。目前鹿茸主要被用于全身衰弱、年老或病后体弱，或病后恢复期。

那么鹿茸怎么吃呢？最常见的就是煲汤。取鹿茸片5~10克，与鸡（鸭、鹅、鸽、猪、牛、羊）肉、大枣、枸杞、莲子、百合、当归、人参等随意搭配，放入电饭煲或砂锅内炖3~5小时，之后食用。另外，你还可以用鹿茸来泡茶、熬粥、泡酒，只要坚持食用，一定会收到很好的效果。另外再介绍给大家一款补肾壮阳的药膳——鹿茸鸡汤。

材料：鸡肉400克，肉苁蓉15克，熟地12克，菟丝子10克，山萸肉12克，远志10克，淮山12克，鹿茸3克。

制法：将鸡肉洗净、斩块，与鹿茸一起放入炖盅内，加开水适量，炖盅加盖，置锅内用文火隔水炖2小时，备用。然后将肉苁蓉、熟地、菟丝子、山萸肉、远志、淮山分别用清水洗净，一起放入锅内，加水煎汁，汤成去渣留汁，把药汤冲入鸡汤中，调味服用。

但要注意的是，也有不适合服用鹿茸的人群：

（1）外感风寒及外感风热等外感疾病者均不宜服用鹿茸。

（2）肾有虚火者不宜服用。

（3）内有实火者不宜服用。

（4）高血压、肝病患者慎服。

在这里要提醒你的是，服用鹿茸时最好不要喝茶、吃萝卜，也不要服用含有谷芽、麦芽和山楂等的中药，这些食物都会不同程度地削弱鹿茸的药力。

## 钩藤平肝息风降血压

钩藤又名莺爪风，在叶腋处有弯钩，故名钩藤，以带钩茎枝入药，是中医临床常用的平肝解郁类中药。中医学认为，钩藤性味甘、微寒，入肝、心二经，有清热、平肝、止痉的功效。《本草纲目》记载："钩藤，手足厥阴药也，足厥阴主风，手厥阴主火，惊痫眩晕，皆肝风相火之病。钩藤通心包于肝木，风静火息，则诸证自除。"

钩藤入药最初的文字记载见于南北朝陶弘景的《名医别录》。但古代医家认为其气轻清，故多视为小儿的专用药，正如陶弘景指出："疗小儿，不入余方。"后世中医学家不断拓宽它的应用范围，现已成为内、儿、妇科的常用药。近代医家也多用钩藤治疗肝炎患者的心烦意乱、性情暴躁、左胁疼痛，同样取得良好疗效。

除此之外，现代医学研究表明，钩藤还具有降压、镇静、抗癫痫和抑制腓肠肌痉挛的作用。钩藤煎剂或钩藤碱等给动物灌服，能抑制血管运动中枢，阻滞交感神经和神经节，扩张外周血管，使血压下降，心率减慢。由于外周阻力降低，从而血压下降。随着血压的下降，头晕、头痛、心慌、气促、失眠等症状亦相应减轻或消失。也许就是钩藤的这些作用，使《红楼梦》中的薛姨妈"略觉安顿些""不知不觉地睡了一觉"。可见曹雪芹当时就已经知道了钩藤降压和镇静的作用，所以才有此描写。

中医认为，钩藤不宜久煎，否则影响药效，因此在煎剂时，必须"后下"，即在其他药物煎煮 15 ~ 20 分钟之后再下锅，复煎10 分钟即可。若煎煮时间超过 20 分钟，那么降压的有效成分便被破坏。另外，关于用量，一天用 9 ~ 15 克，若降压效果不佳，增加至 60 ~ 75 克，疗效较好。

## 地黄扶正气，服用辨生熟

地黄是中医常用之药，著名的"六味地黄丸"中就有这一成分。它又分为熟地黄、干地黄，功用各有不同：熟地黄善于补血，干地黄偏重滋阴。

熟地黄，又名熟地，为生地黄的炮制加工品。《本草纲目》记载，熟地黄味甘，性微温，入肝、肾二经。有滋阴补血、益精生髓之功效，为临床补血要药。李时珍说它能"填骨髓，长肌肉，生精血，补五脏，内伤不足，通血脉，利耳目，黑须发，男子五劳七伤，女子伤中胞漏，经候不调，胎产百病。"《本草纲目》说，生地黄味甘、苦，性寒，入心、肝、肾三经，具有清热、生津、滋阴、养血之功效。既可祛邪，又扶正气。

生地黄汁可以养阴血而助血运。对于女性产后多虚，气血两亏有疗效。可用温中之姜汁、红糖以行血脉，用作早餐食用。但此粥不宜久食，只作辅助调治之用。

## 桂圆入心脾，治内邪有奇效

桂圆，又称龙眼肉，因其种圆黑光泽，种脐突起呈白色，看似传说中"龙"的眼睛而得名。新鲜的龙眼肉质极嫩，汁多甜蜜，美味可口，实为其他果品所不及。鲜龙眼烘成干果后即成为中药里的桂圆。

《本草纲目》中记载，桂圆味甘，性温，无毒，入心、脾二经，有补血安神、健脑益智、补养心脾的功效。另有研究发现，桂圆对子宫癌细胞的抑制率超过 90%，妇女更年期是妇科肿瘤好发的阶段，适当吃些龙眼有利健康。桂圆还有补益作用，对病后需要调养及体质虚弱的人有辅助疗效。据《得配本草》记载，桂圆"益脾胃、葆心血、润五脏、治怔忡"。在古典名著《红楼梦》中，主人公贾宝玉因悲伤过度，导致魂魄出窍，心悸怔忡，俗称"失心症"，就是用桂圆汤治好的。

但是专家建议，桂圆性属大热，阴虚内热体质的人不宜食用。且因含糖分较高，糖尿病患者当少食或不食。凡外感未清，或内有郁火，痰饮气滞及湿阻中满者忌食龙眼。又因龙眼肉中含有嘌呤类物质，故痛风患者不宜食用。另外，桂圆每次服用不可过量，否则会生火助热。

下面，再为大家推荐一款"蜜枣桂圆粥"。

材料：桂圆、米各180克，红枣10颗，姜20克，蜂蜜1大匙。

制法：

（1）红枣、桂圆洗净；姜去皮，磨成姜汁备用。

（2）米洗净，放入锅中，加入4杯水煮开，加入所有材料和姜汁煮至软烂，再加入蜂蜜煮匀即可。

功效：此粥具有补气健脾、养血安神的作用，能使脸色红润、增强体力，并可预防贫血及失眠。

注意：蜂蜜是很好的滋润材料，能补中益气、调和营养、使脸色红润，以红糖取代较具暖身、活血的功效，但滋润的效果会较差。


## 枸杞有神力，滋肝补肾去火气

枸杞子又名地骨子、杞子、甘杞子，营养成分十分丰富，并有很高的药用价值。中医学认为，枸杞子味甘性平，具有滋补肝肾、益精明目的作用。关于枸杞，还有个非常有趣的故事：

相传，盛唐时期，丝绸之路上的一队西域商人，傍晚在客栈住宿，见有少女斥责鞭打一老者。商人上前责问："你何故这般打骂老人？"那女子道："我责罚自己曾孙，与你何干？"闻者皆大吃一惊，一问才知此女竟已三百多岁，老汉受责打是因为不愿意服用草药，弄得未老先衰，两眼昏花。商人惊奇不已，于是恭敬地鞠躬请教。这种草药就是枸杞，后来，枸杞传入中东和西方，被誉为"东方神草"。

枸杞有润肺清肝、滋肾、益气、生精、助阳、祛风、明目、强筋骨的功能。可以嚼食，每天晚上取十几粒放入口中咀嚼，长期食用，可以养颜明目，延年益寿。枸杞还可以泡茶喝：取枸杞15粒，泡于茶中，碧茶红果，色香俱佳，清香醇和，生津止渴，坚持饮用，益肝补肾。另外，煮八宝粥放入适量枸杞，和胃补肾，滋肝活血，最适合老人食用。炖肉时，出锅前10分钟放入枸杞30粒，身瘦体弱，食之最宜。枸杞在做菜、煲汤时均可适量使用，有食补之功。

枸杞因其性平，适合各类人群服用。但是，任何滋补品都不要过量食用，枸杞子也不例外。一般来说，健康的成年人每天吃20克左右的枸杞比较合适，如果想起到治疗的效果，每天最好吃30克左右。

## 麝香辟秽通络，活血散结就找它

麝香，别名元寸，是一种名贵的动物性药材。《神农本草经》列其为上品，来源于哺乳动物麝。

麝，民间称香獐子，习惯在深山密林中生活。主要分布在我国东北、华北及陕、甘、青、新、川、藏、云、贵、湘、皖等地。雄麝上颌犬齿发达，露出唇外，向下微曲，俗称"獠牙"；脐部有香腺囊，囊内包含香。雌麝上颌犬齿小不外露，也无香腺囊。

麝香即为雄麝体下腹部腺香囊中的干燥分泌物，气香强烈而特异。成颗粒状者俗称"当门子"，多呈紫黑色，油润光亮，质量较优；成粉末状者称"元寸香"。麝香的主要成分为麝香酮，占麝香纯干品的0.5%～2%，此外，还含有多种雄（甾）烷衍生物以及麝吡啶等。

中医认为，麝香味辛，性温，入心、脾、肝经，有开窍、辟秽、通络、散瘀的功能。主治中风、痰厥、惊痫、中恶烦闷、心腹暴痛、跌打损伤、痈疽肿毒。古书《医学入门》中谈"麝香，通关透窍，上达肌肉。内入骨髓……"。《本草纲目》中记载："……盖麝香走窜，能通诸窍之不利，开经络之壅遏"。其意是说麝香可很快进入肌肉及骨髓，能充分发挥药性。许多临床材料表明，冠心病患者心绞痛发作时，或处于昏厥休克时，服用以麝香为主要成分的苏合丸，病情可以得到缓解。

麝香用于疮疡肿毒、咽喉肿痛时，有良好的活血散结、消肿止痛作用，内服、外用均有良效。用治疮疡肿毒，常与雄黄、乳香、没药同用，即醒消丸，或与牛黄、乳香、没药同用；用治咽喉肿痛，可与牛黄、蟾酥、珍珠等配伍，如六神丸。

另外，用麝香注射液皮下注射，治疗白癜风，有显效；用麝香埋藏或麝香注射液治疗肝癌及食道、胃、直肠等消化道肿瘤，可改善症状、增进饮食；对小儿麻痹症的瘫痪，亦有一定疗效。

不过，值得注意的是，在应用麝香的过程中要注意以下两点：

（1）麝香忌过量服用。若内服过量，一方面对消化道有刺激性，另一方面会抑制中枢神经系统，使呼吸麻痹、循环衰竭，并引起严重的凝血机制障碍，导致内脏广泛出血。剂量过大，甚至会导致呼吸、循环衰竭而死亡。

（2）孕妇禁用。麝香能促使各腺体的分泌，有发汗和利尿作用，其水溶性成分有兴奋子宫作用，可引起流产。李时珍在《本草纲目》中写到："麝香开窍、活血散结、透肌骨、消食积、催生下胎"。所以孕妇应禁用麝香。

## 柴胡疏肝解郁，阴虚火旺离不了

柴胡，又名北柴胡、南柴胡、软柴胡、醋柴胡，是伞形科植物北柴胡和狭叶柴胡的根。始载于《神农本草经》，列为上品。历代本草对柴胡的植物形态多有记述。如《本草图经》记载："（柴胡）今关、陕、江湖间，近道皆有之，以银州者为胜。二月生苗，甚香，茎青紫，叶似竹叶稍紫……七月开黄花……根赤色，似前胡而强。芦头有赤毛如鼠尾，独窠长者好。二月八月采根。"

其中，北柴胡又名硬柴胡，药材质较坚韧，不易折断，断面为木质纤维性，主要产于辽宁、甘肃、河北、河南等省。狭叶柴胡的根又名南柴胡、软柴胡、香柴胡，药材质脆，易折断，断面平坦，气微香，主要产于湖北、江苏、四川等省。炮制时需切短节，生用、酒炒或醋炒。

关于"柴胡"名称的由来，还有个民间传说。从前，一地主家有两个长工，一姓柴，一姓胡。有一天姓胡的病了，发热后又发冷。地主把姓胡的赶出家，姓柴的一气之下也出走。他扶了姓胡的逃荒，到了一山中，姓胡的躺在地上走不动了。姓柴的去找吃的。姓胡的肚子饿了，无意中拔了身边的一种叶似竹叶子的草的根入口咀嚼，不久感到身体轻松些了。待姓柴的回来，便以实告。姓柴的认为此草肯定有治病效能，于是再拔一些让胡食之，胡居然好了。他们二人便用此草为人治病，并以此草起名"柴胡"。

中医认为，柴胡性凉味苦，微寒入肝、胆二经，具有和解退热、疏肝解郁、升举阳气的作用，常用以治疗肝经郁火、内伤胁痛、疟疾、寒热往来、口苦目眩、月经不调、子宫脱垂、脱肛等症。《本草纲目》记载其"治阳气下陷，平肝胆三焦包络相火"，《神农本草经》则说其"去肠胃结气，饮食积聚，寒热邪气，推陈致新"。

值得一提的是，柴胡对肝炎有特殊疗效。目前，中医治疗传染性肝炎的肝气郁滞型，就是用的柴胡疏肝散，其中主药就是柴胡。

另外，柴胡还组成许多复方，如小柴胡汤为和解少阳之要药；逍遥散能治疗肝气郁结所致的胸胁胀痛、头晕目眩、耳鸣及月经不调；补中益气汤的主药有柴胡、升麻、党参、黄芪等，能治疗气虚下陷所致的气短、倦怠、脱肛等症；柴胡疏肝散还能治疗乳腺小叶增生症。但值得注意的是，肝阳上亢、肝风内动、阴虚火旺及气机上逆者忌用或慎用。

下面，我们再为大家推荐一款"柴胡粥"：

材料：柴胡 10 克，大米 100 克，白糖适量。

制法：将柴胡择净，放入锅中，加清水适量，水煎取汁，加大米煮粥，待熟时调入白糖，再煮一二沸即成，每日 1～2 剂，连续 3～5 天。

功效：和解退热，疏肝解郁，升举阳气。适用于外感发热，少阳寒热往来，肝郁气滞所致的胸胁、乳房胀痛，月经不调，痛经，脏器下垂等。

## 活血通经、祛风止痛之凤仙花

凤仙花，又名指甲花。因其花头、翅、尾、足俱翘然如凤状，故又名金凤花。凤仙花属凤仙花科一年生草本花卉。根据清初赵学敏所著《凤仙谱》，我国凤仙有二百多种，其品种变异之多，居世界前列。颜色多种多样，有粉红、朱红、淡黄、紫、白清色等。

《广群芳谱》卷四十七"凤仙"条中记载："女人采红花，同白矾捣烂，先以蒜擦指甲，以花傅上，叶包裹，次日红鲜可爱，数月不退。"富察敦崇《燕京岁时记》云："凤仙花即透骨草，又名指甲草。五月花开之候，闺阁儿女取而捣之，以染指甲，鲜红透骨，经年乃消。"由此可见，用凤仙花染指甲是有据可查的。

除了观赏价值之外，凤仙花亦是一种著名的中药。《本草纲目》中记载，凤仙花花瓣味甘，性温，归肾经，有小毒，有活血通经、祛风止痛的作用，适用于闭经、跌打损伤、瘀血肿痛、风湿性关节炎、痈疽疔疮、蛇咬伤、手癣等症；凤仙花种子亦名急性子，味甘，性温，有小毒，为解毒药，有通经、催产、祛痰、消积块的功效，适用于闭经、难产、骨硬咽喉、肿块积聚等症；茎亦名透骨草，味苦、辛，性温，归肾经，有祛风、活血、止痛、消肿之功效，捣烂外敷可治疮疖肿疼、毒虫咬伤；凤仙花根味甘，性平，具有祛风止痛、活血消肿的功效，适用于风湿关节疼痛、跌打损伤等症。

药理研究表明，凤仙花还对霉菌、金黄色葡萄球菌、溶血性链球菌、伤寒杆菌、痢疾杆菌等有不同程度抑制作用。但因其有活血作用，故孕妇慎用。

下面，我们再为大家推荐两剂以凤仙花为主的药方。

（1）凤仙花干末 3 克（鲜品 10 克），乌贼骨 30 克，水煎服，每日一剂，连续 1 周，可治带下病。另外，并用凤仙花全草 1 棵煎汤，先熏，后洗阴部，有抗菌消炎作用。

（2）伸筋草、透骨草、红花各30克，共放入搪瓷脸盆中，加清水2000毫升，煮沸10分钟后取出，放入浴盆中，药液温度以50～60℃为宜，浸洗患肢。先浸洗手部，再浸洗足部，浸洗时手指、足趾在汤液中进入自主伸屈活动，每次15～20分钟，药液温度下降后可再加热，每日3次，连续2月，可治中风后手足痉挛。

## 肉桂：温中补阳、活血祛瘀

肉桂，又名玉桂、桂皮，为樟科植物肉桂的树皮。多于秋季剥取栽培5～10年的树皮和枝皮，晒干或阴干，主要产于云南、广西、广东、福建。中医认为，肉桂味辛、甘，性大热，入肾、脾、心、肝经，有温中补阳、祛风健胃、活血祛瘀、散寒止痛之效，适用于脾肾亏虚所致的畏寒肢冷、遗尿尿频、脘腹冷痛、虚寒吐泻、食少便溏、虚寒闭经、痛经等。如《玉楸药解》中记载："肉桂，温暖条畅，大补血中温气。香甘入土，辛甘入木，辛香之气，善行滞结，是以最解肝脾之郁。凡经络堙瘀，藏腑症结，关节闭塞，心腹疼痛等症，无非温气微弱，血分寒冱之故，以至上下脱泄，九窍不守，紫黑成块，腐败不鲜者，皆此症也。女子月期、产后，种种诸病，总不出此。悉用肉桂，余药不能。"《本草经疏》中则说："桂枝、桂心、肉桂，夫五味辛甘发散为阳，四气热亦阳；味纯阳，故能散风寒；自内充外，故能实表；辛以散之，热以行之，甘以和之，故能入血行血，润肾燥。"

另据药理研究表明，桂皮含挥发油及鞣质等，对胃肠有缓和的刺激作用，能增强消化功能，排除消化道积气，缓解胃肠痉挛；有中枢性及末梢性血管扩张作用，能增强血液循环；有明显的镇静、解热作用。

下面，我们为大家推荐两款肉桂食疗方：

1. 肉桂粥

材料：肉桂、茯苓各2克，桑白皮3克，大米50克。

制法：将上述药水煎取汁，加大米煮为稀粥，每日一剂，作早餐食用。

功效：可温阳化饮，适用于水饮停蓄、上逆于肺所致的胸满、咳逆、痰白稀、欲呕、饮食不下、下则呕逆等。

2. 肉桂羊肉汤

材料：羊肉1000克，肉桂10克，草果5个，香菜及调味品适量。

制法：将羊肉洗净，切块，余药布包，加水同炖沸后，调入胡椒、姜末、食盐、黄酒等，炖至羊肉熟烂后，去药包，调入葱花、味精及香菜等，再煮一二沸即可。

功效：可健脾温肾，适用于脾肾阳虚之四肢不温、食欲缺乏、腰膝酸软、脘腹冷痛等。

## "穷人的燕窝"——银耳，滋阴去火非它莫属

不同的人火气在不同的地方，胃火大，上火就表现在口臭；肝火旺，人就会整天发脾气……

面对这么多的"火"，应该怎么办呢？治病要治本，去火要滋阴。燕窝是比较好的滋补品，很多人一听到"滋阴"就会想到用燕窝。但是燕窝太补易上火，而且价格昂贵。

燥气和火气就像急性病和慢性病，火气来得急，太久未消就会转成燥气，容易耗损人体阴液，造成内脏缺水。尤其老年人由肠燥引起便秘，吃银耳最有效。

银耳为凉补，有润燥的作用，被称为"穷人的燕窝"，具有补脾开胃、益气清肠、安眠健胃、补脑、养阴清热、润燥之功，对阴虚火旺者而言是一种良好的补品。

银耳富有天然特性胶质，加上它的滋阴作用，长期服用可以润肤，并有去除脸部黄褐斑、雀斑的功效。如果和红枣一起熬成汤，食用起来效果更好。

第五章

# 本草新视点，从本草中
# 发掘现代养生方案

## 第一节　日常小毛病不慌乱，贴心本草来帮忙

### 普通感冒发汗，喝碗姜葱米粥油

感冒是生活中最常见的小病。感冒以后喝一点儿姜汤，发一身汗，就感觉舒服多了。

不过有人不喜欢姜的味道，觉得刺激性太强，那怎么办呢？别着急，还有一个发汗的办法也很好使，那就是喝一碗葱姜米粥油。

什么是粥油呢？粥熬好后，上面浮着一层细腻、黏稠、形如膏油的物质，这就是粥油，也有人叫它米油。通常所说的粥油是由小米或大米熬粥后所得。《本草纲目》中记载，小米和大米味甘性平，具有补中益气、健脾和胃的功效。熬粥后，米中很大一部分营养进入汤中，而含营养最丰富的当属粥油，滋补力之强丝毫不亚于人参等名贵的药材，甚至有"粥油赛参汤"的说法。

假如家里有人感冒了，又喝不下姜汤，不妨试试把大米、生姜、小葱放在一起熬粥，最后取上层的粥油，趁热喝下，然后盖被子发汗。这样的一碗葱姜米粥油，生姜的刺激性味道被压下了很多，病人服用起来也就不会产生抗拒心理了。

不过需要提醒大家注意的是，这个方法只适合普通感冒，不适用于流感患者。因为流感的种类很多，其中有一些是不能喝米汤的。那么，怎样区分流感和普通感冒呢？给病人量量体温，如果病人有感冒症状，但是体温尚属正常，不发烧，就可以使用这个方法。但如果发烧了，就要忌用。

## 解头痛，中医推荐白芷、川芎

小海在重点中学上高三，马上面临升学考试，学习压力非常大。可是他最近学习时精力总是难以集中，一看书头就莫明其妙地痛，学习成绩急剧下降。父母很担心，带着他看了中医。医生告诉他们，小海这是紧张性头痛，属于偏头痛的一种。

小海的头痛如果任其发展的话，将会经常、反复发作。面对焦虑万分的小海和父母，医生耐心安抚他们。中医里治疗头痛方法比较多，《本草纲目》中就记载了大量这样的本草。例如白芷，就是治疗头痛的圣药，有明显的止痛作用；川芎具有活血化瘀、通络、缓解血管痉挛的作用。

### 1. 白芷

《本草纲目》解读：辛，温，归肺、胃经，能祛风散寒、通窍止痛。

《本草纲目》实录："偏正头风。用白芷炒二两五钱，川芎炒、甘草炒、川乌头半生半熟各一两，共研为末。每服一钱，细茶薄荷汤送下。"

### 2. 川芎

《本草纲目》解读：辛，温，归肝、胆经，能活血行气、祛风止痛。

《本草纲目》实录：气虚头痛。用川芎研细，每取二钱，茶汤调服。产后头痛，用川芎、天台乌药，等分为末，每服二钱，葱茶调下。风热头痛，用川芎一钱、茶叶二钱，加水一盏煎至五成，饭前热服。偏头痛，用川芎锉细，泡酒，每日饮少量。

另外建议：饮食上要注意多食用酸甘养阴之物，如西红柿、百合、青菜等，少吃一些辛辣、油腻的食物。

头痛是很常见的疾病，除了小海遇到的紧张性头痛以外，有些人醉酒后也会出现头痛的症状，这个时候就要靠别的东西了。《本草纲目》里说柚子能够解酒："消食，解酒毒，去肠胃中恶气。"所以，经常喝酒的人，酒后吃一点儿柚子是很有好处的，不仅可以解酒，还能缓解酒后口气。将柚肉切丁，蘸白糖吃更是对消除酒后口腔的酒气和臭气有奇效。

另外，酒后不要饮茶过多。《本草纲目》早有记载，酒后饮茶伤肾，腰腿坠重，膀胱冷痛，兼患痰饮水肿。现代医学研究也指出，茶水会刺激胃酸分泌，使酒精更容易伤到胃黏膜，同时还会加重心脏负担。

## 黄连虽苦，但可以让你的眼睛明亮

生活中，有的人不哀伤也总是眼泪汪汪，人们称之为"含情眼"，《红楼梦》里林黛玉的眼睛就属此种。中医认为，这是肺气不足、肝的收敛功能不足所致。肝主水道，而肺为水上之源，肺气的宣发和肃降对体内水液的输布、运行和排泄起着疏通和调节的作用。当肝肺之气不足时，水汽就会在上面壅着，或者水道总收敛不住，就会出现眼泪汪汪的现象。还有一些人迎风就流眼泪，在中医看来，这是肝肾阴虚的征兆，因为只有当肝肾阴虚，肾气不纳津，受到冷风的直接刺激后才会流眼泪。

《本草纲目》里还提出了黄连明目的方子。《本草纲目》中记载，黄连可以治疗各种眼病："用黄连不限多少，捣碎，浸清水中六十天，然后单取汁熬干。另用艾铺瓦上，燃艾，把熬干的药碗，盖在艾上，受到艾的烟熏。艾烟尽后，刮取碗底药末做成丸子，如小豆大。每服十丸，甜竹叶汤送下。"这里的艾就是我们所说的艾蒿。

另外，如果遇到眼睛突然红痛，《本草纲目》记载，可以"用黄连和冬青叶煎汤洗眼"，或者用"黄连、干姜、杏仁等分为末，用棉包裹浸入热水中，趁热闭目淋洗"。如果眼睛突然觉得又痒又痛，可以"用黄连浸乳中，随时取汁点眼"。而如果眼泪不止，"用黄连浸水成浓汁搽洗"。

人们通常只知道黄连能清热燥湿，却不知道它对眼睛很有益处。平时多翻翻《本草纲目》，相信会有不少意外的收获。

比如眼袋的形成有多种原因，晚上喝水过多、熬夜等，一旦消除这些因素，眼袋就会消失。而有些人准时睡觉，从不熬夜，夜间也没有喝太多的水，但早上起床时，仍然会出现眼袋，这是为什么呢？中医认为，下眼皮正是小肠经的循行路线，它跟三焦、小肠、肾都有关。这里出了问题，多是阳气不足，化不开水，水液代谢不掉，属于寒邪造成的疾病。

另外，我们有的时候蹲后起立，会觉得眼前一片乌黑，或黑花、黑点闪烁，或如飞蝇散乱，俗称"眼花"，这就是目眩。中医认为心主神明，神散了看东西就会老花。一般来说，如果偶尔站起来时有昏眩感，问题并不大，只需多按按中渚穴便能见效。中渚穴在手背的第四掌骨上方，离小拇指和无名指指根约2厘米处。用另一只手的大拇指和食指分别上下用力揉按此穴，先吸一口气，然后慢慢呼出，按压5～7秒。做完之后，再换另一只手，按同样程序做一遍。每只手做5次。

平时注意饮食和营养的平衡是对眼睛有好处的，多吃些粗粮、杂粮、红绿蔬菜、薯类、豆类、水果等含有维生素、蛋白质和纤维素的食物。此外，木瓜味甘性温，将木瓜加薄荷浸在热水中制成茶，晾凉后经常涂敷在眼下皮肤上，不仅可缓解眼睛疲劳，还有减轻眼袋的作用。无花果和黄瓜也可用来消除眼袋，睡前在眼下部皮肤上贴无花果或黄瓜片，15～20分钟揭掉。生姜皮味辛性凉，食之可以消浮肿、调和脾胃。

## "嘴里有问题"别慌，本草就能帮大忙

大学同学十几年后聚会，老杨却一脸痛苦的表情。会餐时，大家都大快朵颐，只有他一个人几次伸出筷子，又收回来，一副犹犹豫豫的样子。老朋友向东问他怎么了，他这才吞吞吐吐地说："最近口腔溃疡，喷了好多药也不管用，吃什么都疼。"

向东的太太是中医，向东也跟着学了一些中医的妙招。他告诉老杨一个治疗溃疡的食疗妙招——绿豆鸡蛋花。

《本草纲目》中记："绿豆性凉味甘，有清热解毒、去火的

功效，而鸡蛋可以补养。""一切口疮。用鸡内金烧灰敷涂。"这"鸡内金"就是家鸡的砂囊内壁。

绿豆鸡蛋花的制法：将鸡蛋打入碗内拌成糊状，取适量绿豆放在陶罐内用冷水浸泡十多分钟，放火上煮沸约15分钟，不宜久煮。这时绿豆未熟，取绿豆水冲鸡蛋花饮用。每日早晚各一次，治疗口腔溃疡效果好。

口腔溃疡是人体阴阳失衡的典型表现，它虽不是什么重病，却时时给人的生活带来不便与痛苦。用饮食来治口腔溃疡，效果是很好的。如果是因为吃东西上火引起的口腔溃疡，可以用西红柿来治疗。西红柿是蔬菜中含维生素和矿物质最多的，治疗内热上火效果特别好。方法是：将西红柿去皮，切成小块，拌上白糖连吃2次。如果是身体亏虚和寒湿较重所致的口腔溃疡会反复发作，这时要在饮食上忌掉所有的寒凉食物。另外，还要用艾叶煮水泡脚，将虚火引下去，一般泡一两次就好了。

除了溃疡还有很多问题都值得大家注意：

## 1. 牙龈萎缩

中医认为牙龈萎缩是虚证。人体的气血不足时，气血不能到达牙龈，这才是牙龈萎缩的原因。调理脾胃、补充肾阴可以让气血充足，气血充足则可以到达牙龈，滋养牙龈。

## 2. 口水多

如果一个人的口水过多，就说明脾肾出现了问题。多而且黏稠，口中还伴着苦味，往往说明是脾热，这时候一定不要吃辛辣的食物，牛羊肉也尽量少吃，可以吃一些清脾热的药物。《本草纲目》中记载的此类本草有栀子和连翘等。

口水多，且伴有咸味的话，这可能是肾虚的征兆。很多小孩子特别爱流口水，但如果都七八岁了还在流口水，这就说明孩子脾虚。脾是主肌肉的，如果脾虚，嘴角就不紧，不能抑制口水外流。

口水多了不行，但少了也不行。如果嘴里总是干干的，这就说明你的津液不足，是内燥的表现。这个时候要注意多喝水，多吃酸味的食物，多吃水果，苹果、梨、葡萄等都是不错的选择，只要含水分很多就可以了。

## 热水泡泡脚，胜似吃补药

中国人是非常讲究泡脚的，民间就有"热水泡泡脚，胜似吃补药"的说法，简明、精确地道出了热水泡脚对身体的益处。热水泡脚为何有益健康呢？

按照中医经络学的说法，脚不仅是足三阴经的起始点，还是足三阳经的终止处，阳经的末尾与阴经的开头都是阴气最强的地方，所以脚的阴气最重，非常容易受寒，使脚部的血液瘀积，导致循环不畅，引起感冒等问题。用现代医学的解释就是：脚掌远离心脏，血液供应少，表面脂肪薄，保温力差，且与上呼吸道尤其是鼻腔黏膜有密切的神经联系，因此脚掌一旦受寒，就会引起上呼吸道局部温度下降和抵抗力减弱，导致感冒等多种疾病。每天晚上用热水洗脚就可驱逐脚部寒气，增强人体免疫力。

泡脚可以只用热水，也可以加一些药材。如《本草纲目》中记载："足部水肿。削楠木、桐木煮水泡脚，并饮此水少许。每日如此，直至病愈。"此外，还可以在泡脚时加一点儿姜，适用于初起风寒感冒、风湿、类风湿、关节病；也可以加盐一小勺，适用于上焦有火，经常眼红、牙痛、咽痛、性急爱生气、急躁心烦、上火下寒、腿脚肿胀等；加点儿花椒粒，可以除脚臭。

除去每天热水泡脚外，中老年人还可以经常按摩双脚：洗脚后，用手掌搓摩脚心，然后再按摩脚背，牵拉每个脚趾。按捏肌肉，可以使脚趾筋膜更坚韧有力，并有防病的作用。另外，脚上有很多穴位，仅脚踝以下就有33个穴位，双脚穴位达66个，它们分别对应着人体的五脏六腑，占全身穴位的10%。经常洗脚就可刺激足部的太冲、隐白、太溪、涌泉以及踝关节以下各穴位，从而起到滋补元气、壮腰强筋、调理脏腑、疏通经络，促进新陈代谢，防治各脏腑功能紊乱、消化不良、便秘、脱发落发、耳鸣耳聋、头昏眼花、牙齿松动、失眠、关节麻木等症的作用，以及强身健体、延缓衰老的功效。

现在有些人，夏天怕热，就光着脚在屋子里走，而且冬天也只穿很薄的鞋子，这样对身体健康极为不利。还有人在夏天用凉水洗脚，这更是不可取的。因为脚底汗腺较为发达，用凉水洗脚，会使毛孔骤然关闭，久而久之，容易造成排汗功能迟钝。而脚上的感觉神经末梢在受到凉水刺激后，会导致血管收缩功能失调，诱发肢端的动脉痉挛、关节炎和风湿病等。我们的双脚承载着全身的重量，拥有一双健康的脚是身体健康的资本，每个人都应该给自己的脚更多一点儿的呵护，为它选一双舒适的鞋子，在寒冷的冬天注意为它保暖。

## 鸽子全身是宝，强健肌肉离不了

长期暴饮暴食、饮食不节的人，就会使胃平滑肌抽搐、痉挛，出现难以愈合的黏膜溃疡、萎缩，甚至生长息肉、癌瘤；人们有时因为劳累或者冰冷出现的抽筋，是肌肉挛缩；服用壮阳药，导致阴茎长久充血，阳强不倒等，这些都会导致肌痹或者死肌。

针对这些肌肉方面的问题，《本草纲目》中专设了桂枝汤、葛根汤、芍药甘草汤、干姜甘草汤等"解肌"的方剂来治疗。对于肌痹、死肌，一般采取活血化瘀、通络散结的方法治疗。翻阅《本草纲目》，可以发现其中有很多"去死肌"的药物，比如白术、乌梅、蛇等。

过于安逸、缺乏锻炼的人会出现肌肉的松弛、无力甚至萎缩，尤其在一些瘫痪的病人身上比较常见。像是现在常见的肌萎缩，古人称之为肉痿。阴茎不能勃起，或者举而不坚，坚而不久，被称为阳痿。

治疗肌肉萎废的主要手段是服用补益气血、升举阳气的中药。《本草纲目》中记载，鸽肉有补肝肾、益气、添精血之功。这是由于白鸽的性激素分泌特别旺盛，所以人们把白鸽作为扶助阳气的强身妙品，认为它具有补益肾气、强壮性功能的作用。

### 1. 鸽肉汤

材料：白鸽肉半只，巴戟天 10 克，淮山药 10 克，枸杞子 10 克。

制法：将上述材料炖服，喝汤食肉。若服后偏燥，也可用白木耳适量炖乳鸽，则补而不燥。

### 2. 龙眼鸽子蛋

材料：白鸽蛋 2 个，枸杞子 10 克，龙眼肉 5 克。

制法：煲白鸽蛋服用，食用时可加入少许冰糖，不喜吃甜者，可放入少许细盐调味，又可作引药入肾。

另外，要强健肌肉，配合中医的导气引气的方法，比如五禽戏、太极拳、八段锦、形意拳等，也都有助于恢复元气，通调气血。

## 克服水土不服，可以多吃豆腐

汤先生是商贸公司的职员，平时工作压力大，但最让他烦恼的还是出差。因为工作关系，他经常要到各地出差，每到一个新的地方他就觉得身体非常不适。整个人没有胃口、精神很疲乏、晚上也睡不好，甚至有的时候还会腹泻、呕吐。同事们告诉他，这就是水土不服。

汤先生基本上每次出差都会遇到这类问题，身体感觉吃不消。可是工作又要求他必须经常出差，为此他感到很无奈。这一次他和同事老赵一起到了一个新城市，汤先生一下飞机就觉得难受，老赵就为他点了一道菜——白滑豆腐汤。

这道汤很清淡，汤先生吃了以后，美美地补了一觉，醒来时觉得神清气爽，还有想吃东西的欲望。汤先生觉得奇怪，是吃了豆腐的关系吗？

没错，就是这道小小豆腐餐解决了他的水土不服问题。《本草纲目》里记载，豆腐性平味甘，药食兼用，能养胃和脾、生津止渴、清热润燥、补虚败火、醒脑解乏、益气助力。到了陌生的地方，第一道菜最好先吃用当地的水磨制的豆腐，这样可以在一定程度上预防和克服水土不服。因为每个地方的水、土、粮食、空气、温度、湿度都不一样，再加上出差途中很疲劳，就会引起胃肠不适，所以应该先吃点儿当地易于消化的食物。一方面对胃肠的刺激小，另一方面能够使肠胃慢慢适应当地的饮食。

下面就介绍一点儿这道白滑豆腐汤的制法：

材料：豆腐 200 克，鸡蛋一个，木耳、水淀粉适量。

制法：豆腐切成骨牌块；鸡蛋清、水淀粉、精盐少许放入碗内，调成硬糊；水发木耳切成丝，取一平盘，盘上抹匀色拉油，把豆腐蘸匀硬糊平放盘内，上笼蒸透取出备用。汤锅放在火上，放入素汤、木耳，待汤烧开，撇去浮沫，盛入汤碗内，下入蒸好的豆腐即成。

## 花椒＋按摩，牙疼立刻缓

人们经常用"牙疼不是病，疼起来真要命"来形容牙痛，相信受过牙疼折磨的朋友都对这句话有深刻的体会。牙疼了，去看西医，医生会告诉你这是炎症，然后开一堆消炎药让你回家吃，如果牙坏了，就会建议你把坏牙拔掉。牙坏了，失去了它的正常功能，当然可以拔掉。但是牙疼，我们真的只有靠止痛药来缓解吗？当然不是。

牙疼时我们可以用花椒来治。花椒是做菜常用的调料，也是一味用途广泛的中药。《本草纲目》记载：花椒辛、温，能够健胃、温中散寒、除湿止痛、杀虫解毒、止痒解腥。用花椒煎水外洗可以治疗多种皮肤病，如痱子等。花椒还是止牙痛的一味良药。这里就告诉你如何用花椒缓解牙疼。

取 10 克花椒，加入适量的水，煮约 5 分钟，加入一两白酒，完全凉后，将花椒过滤掉，再把白酒花椒水倒入洁净玻璃瓶中备用。牙疼时，用洁净棉签蘸此水后放入牙疼的部位且咬住，很快就能止疼。

不过这只是缓解了疼痛，没有治本。其实，牙疼是上火的一个表现，主要是由风热侵袭、胃炎上蒸、虚火上炎三种原因造成的。要想治本，可以根据病因，采用相应的穴位按摩手法。

1. 风热侵袭

这类原因引起的牙疼，主要表现是：牙疼突然发作，阵发性加重，得冷痛减，受热加重，牙龈肿胀；形寒身热，口渴；舌红苔白或薄黄，脉浮数。

选穴：前三齿上牙疼取迎香、人中，下牙疼取承浆；后五齿上牙疼取下关、颧突凹下处，下牙痛取耳垂与下颌角连线中点、颊车、大迎。以指切压，用力由轻逐渐加重，施压15～20分钟。

2. 胃炎上蒸

由此引起的牙疼主要表现是：牙疼剧烈，牙龈红肿或出脓血，得冷痛减，咀嚼困难；口渴口臭，溲赤便秘，舌红苔黄燥；脉弦数或洪数或滑数。

选穴：按揉二间、内庭，症状立刻就会减轻很多。

3. 虚火上炎

此类牙疼临床表现为：牙疼隐隐，时作时止，日轻夜重，牙龈暗红萎缩，牙根松动，咬物无力；腰膝酸软，五心烦热；舌嫩红少苔，脉细数。

选穴：每天刺激双侧合谷、手三里、太溪穴。其中，太溪宜在每天晚上泡脚后按揉，每次5分钟，合谷和手三里不定时地按揉可以帮助减轻疼痛。

除穴位疗法外，牙疼患者平时还应注意饮食调节，饮食不宜过温过冷，宜清淡饮食，忌辛辣煎炒，以防火气加重。

## 用食物本草来缓解女性经期诸症

女性在每个月经期中，需要格外爱护自身。因为这个时段里，女性的抵抗力会降低，稍不注意就容易生病。很多女性还存在着各种经期毛病，比如月经不调、痛经等。这些毛病可大可小，女性朋友们一定要防微杜渐。

月经不调主要是指月经周期或出血量的异常，或是月经前、经期时的腹痛及全身症状，属妇科常见病。中医一般将月经不调归纳为月经先期、月经后期、月经过多或月经过少。月经不调一般有这样一些症状：

（1）不规则子宫出血。包括：月经过多或持续时间过长；月经过少，经量及经期均少；月经频发即月经间隔少于 25 天；月经周期延长即月经间隔长于 35 天；不规则出血，出血无规律性。以上几种情况可由局部原因、内分泌原因或全身性疾病引起。

（2）功能性子宫出血。指内外生殖器无明显器质性病变，而由内分泌调节系统失调所引起的子宫异常出血，是月经失调中最常见的一种，常见于青春期及更年期。

（3）绝经后阴道出血。指月经停止 6 个月后的出血，常由恶性肿瘤、炎症等引起。

（4）闭经。指从未来过月经或月经周期已建立后又停止 3 个周期以上。

女性在行经期间及经后，应多摄取一些铁、镁、钙，同时补充维生素 D、维生素 C，以助于钙的吸收，锌、铜的补充量应避免高于正常水平。《本草纲目》认为山楂具有活血化瘀的作用，是血瘀型痛经、月经不调患者的最佳食品。另外，要多食用一些有缓解精神压力作用的食物，如香蕉、卷心菜、土豆、虾、巧克力、火腿、玉米、西红柿等，还可以食用瘦肉、全谷类、深绿叶蔬菜、牛奶、奶酪等。不适宜的食物有生冷、不易消化和刺激性食物，如辣椒、烈性酒、烟等。以下是几款食补方：

1. 韭菜炒羊肝

材料：韭菜 250 克，羊肝 200 克，姜片 10 克，盐、水淀粉各适量。

制法：韭菜择洗干净，切段。羊肝切片，加水淀粉挂浆。锅中放油烧热，加姜片炒香，加羊肝片爆炒，放韭菜段炒熟，加盐调味即可。

功效：温肾固精，补肝明目。适用于月经不调、经漏带下等。

2. 当归补血粥

材料：黄芪 30 克，当归 10 克，粳米或糯米 100 克，红糖适量。

制法：黄芪切片，与当归共煎，去渣取汁，再与洗净的粳米或糯米同入砂锅，加清水共煮为粥，加红糖调味，温热食。

功效：益气补血。适用于气血不足、月经失调、量多色淡、质地清稀等。

3. 黑米粥

材料：红枣、枸杞各 25 克，黑米 50 克，红糖适量。

制法：将红枣、枸杞、黑米洗净后，放入锅中，加水，用旺火煮沸后改文火煨煮，粥成时加入红糖调匀即可。

功效：此粥养肝益血，补肾固精，丰泽肌肤。适用于营养不良、缺铁性贫血者。

4. 乌骨鸡汤

材料：当归、黄芪、茯苓各 9 克，乌骨鸡 1 只，红枣、枸杞、板栗各适量，盐少许。

制法：将当归、黄芪、茯苓放入洗净的乌骨鸡腹内。将鸡置于砂锅内加水煮开，放入红枣、枸杞、板栗，然后改小火慢慢炖煮，出锅前加少许盐调味即可。

功效：此汤健脾养心、益气养血。

大家要根据各种不同的症状来安排自己的饮食，如果发现饮食调养没有效果，症状持续的话就一定要尽快看医生。


## 脚臭也是病，本草自有除臭方

小陈喜欢运动，节假日总要约上朋友去健身，或者打一场篮球赛，折腾下来大汗淋漓地回到家里，顿时埋怨声四起。老婆和女儿都不愿意处理他臭气熏天的鞋袜，女儿还老是捏着鼻子对他说：

"最不喜欢臭爸爸。"更糟糕的是，如果这个时候家里来了客人，也都会面露难色，让小陈格外尴尬。

很多人像小陈一样有脚臭的烦恼，甚至有些人并没有剧烈运动，下班回到家，一脱鞋，脚就很臭。人们通常认为脚臭并不算什么缺点，更不是病，而是天生的汗脚。其实，这种想法是错误的。汗脚和臭脚多是由脾湿造成的，只要将脾调养好，脚臭的问题自然就解决了。

中医认为，阳加于阴谓之汗。比如人们在运动的时候，运动生阳，阳气蒸腾阴液，就形成了汗，跟烧水时产生蒸气是一个道理。适度出汗是正常现象，对人体有好处，但"汗为心之液"，如果出汗过多，就容易损伤心阳，成为许多疾病的征兆。如果胸部大汗、面色苍白、气短心慌，这是"亡心阳"的预兆，"亡心阳"就是西医上的水电解质紊乱症，以脱水为主；如果额头出汗，汗珠大如豆，如同油滴，这是虚脱或者要昏倒的先兆，体质虚弱或者有低血糖病史的人尤其要当心；如果偶尔手心、脚掌出汗，尤其是在公共场合，这多半是精神紧张造成的，调整一下心态就可以了；如果手、脚常年多汗，说明脾胃功能有些失调；如果脚汗特别臭的话，就说明体内湿气很重。

李时珍说，诸湿肿满，皆属于脾。汗脚就属于"湿"的范畴，脚特别臭的人是因为脾大，而脾大则是由于脾脏积湿。脾湿热的时候，人会出又黄又臭的汗，就形成了"汗臭脚"。想告别"汗臭脚"，就应该吃一些清热祛湿的药，然后每晚都用热水或者明矾水泡脚。明矾具有收敛作用，可以燥湿止痒。《本草纲目》记载，扁豆可以健脾祛湿，所以，多吃一些扁豆也可以帮助除湿。

这里告诉大家一个民间土方子，治疗脚臭的效果也不错。把土霉素药片压碎成末，抹在脚趾缝里，就能在一定程度上防止出汗和脚臭，因为土霉素有收敛、祛湿的作用。

## 痔疮、脱肛首选槐花散或凉血地黄汤

俗语里有"十人九痔"的说法，因为痔疮的发病率相当高，男女老少都有可能患上，并可随年龄加重病情。因此，我们每个人都要学一点儿防治痔疮的知识。

痔疮最主要的症状是便血和脱出，大便时反复多次出血，会使体内流失大量的铁，引起缺铁性贫血。可用脚尖走路以减轻痔疮的困扰：走路时，双脚后跟抬起，只用双脚尖走路。在家中早晚2次，每次走100米左右。长期坚持有利于提肛收气，又能让肛门静脉瘀血难以形成痔疮。还可以冷敷，每天大便后，用毛巾或手指蘸冷水敷或清洗肛门。因为冷水洗不但能清洁肛门，还能使肛门收缩，防止由于大便引起的肛门发胀和下垂。

痔疮这种疾病正趋向于低龄化，这与当代人的生活方式有关。当代青年活动量较少，出门就坐车，走路少，再加上饮食不合理，不吃粗粮也不喜欢吃蔬菜，爱吃米、面、肉和海鲜等精细的食物。殊不知，正是这些粗粮和蔬菜对肠道有清理作用，使肠道内的有毒物质较快排出。食物越细，产生的废物就越少，即大便越少。肠道中有毒物质是随着大便排出的，大便少，排出的毒物就少。再加上喜欢吃辛辣食物，因此，痔疮就会反复出现。

中年人负担重，生理功能逐渐下降，因而痔疮加重。老年人虽不工作，但体力差，活动少，肠蠕动慢，吃得也少，废物就少，有限的一点儿废物又不往下走动，使大便在肠道里长久停留，水分被过度吸收，大便越发干燥，这样排便就更困难了。

《本草纲目》中有治疗痔疮的妙招，对于血热肠燥型，可用槐花散或凉血地黄汤加减。处方：槐花20克、地榆20克、黄连12克、诃子肉15克、木香12克、乌梅15克、黄檗10克、赤芍12克、生地炭20克、茜草炭20克、丹皮15克、甘草6克，水煎服。可配合槐角丸、消炎合剂、麝香痔疮膏一起使用。

如肛门坠胀难受、痔出难收、便血色淡质稀、面色少华者，治宜补气升陷，以补中益气汤加减。也可用苦参汤外洗，或使用玉红膏、黄连膏外用，效果都不错。

肛门是人体的魄门，而气虚下陷，长时间腹泻不愈、久病卧床伤气、大便干结，就会出现脱肛。中医认为，脱肛是人体阳气衰弱导致的。现代人由于工作、生活压力过大，造成了下焦阳气衰弱，不能收摄住，或者中气下陷，而这两种状况的外在表现就是脱肛。

每天收缩肛门 10 ~ 20 次，能够提升阳气，气归丹田，温煦五脏而益寿延年，并能防治肛肠疾病。如果采用针灸疗法，可针灸百会穴，病久加足三里穴。此外，下列药膳也可治疗脱肛：

1. 田螺炖猪肉

材料：田螺肉 120 克，猪肉 120 克。

制法：将洗干净的田螺肉、猪肉入锅共炖。每日 1 剂，分 4 次服食。

2. 黄花木耳汤

材料：黄花菜（又名金针菜）100 克，木耳 25 克，白糖 5 克。

制法：将黄花菜、木耳洗净去杂质，加水煮 1 小时，加白糖调匀服食。

3. 鲫鱼黄芪汤

材料：鲫鱼 150 ~ 200 克，黄芪 15 ~ 20 克，枳壳 9 克。

制法：将鲫鱼去鳃、鳞、内脏，先煎黄芪、枳壳，30 分钟后下鲫鱼，鱼熟后取汤饮之，可加适量生姜、盐调味。

4. 石榴皮五倍子水

材料：石榴皮 90 克，五倍子 30 克，明矾 15 克。

制法：加水 1000 毫升，文火煎 30 分钟，滤去药渣，趁热先熏后洗，同时将脱出的部分轻轻托上。每日早晚各一次，一般 5 ~ 10 天可治愈。

5. 何首乌煲鸡

材料：何首乌30克，母鸡1只（约500克）。

制法：将鸡宰杀，去毛及内脏，以白纱布包何首乌末，纳鸡腹内。加清水适量，放入锅内，煲至鸡肉离骨。取出何首乌末，加盐、油、姜、酒调味，饮汤食鸡肉。日内分2次服完。

## 第二节　利用本草抵抗压力和疲劳，做个健康的现代人

### 让饮食做你的"减压器"

当我们处于忙碌或者压力的情况下，那些预先包装的食品，可放入微波炉的食品、外卖的食品成了我们首选食品，甚至即使烹饪新鲜食物，也选择那些最容易准备的食品。

一个公认的事实就是：压力程度和食物之间有着密切的关系。

多吃纤维性，少吃油腻的食品是近年来所提倡的健康饮食。纤维能够降低胆固醇及防止胆固醇停留在肠胃中。纤维含量高的食品包括：麦制类面包、豆类食品、谷类。这些食品不仅富含纤维，还富含维生素及其他营养素，多吃对人体有益。

脂肪类食物包括：肉类、乳类、猪油、巧克力、蛋糕(饱和脂肪)、葵花油、玉米油、色拉油、核桃及油质鱼类（非饱和脂肪）。饮食中不宜摄取太多饱和脂肪，会妨碍人体健康，因为脂肪里含有太多的卡路里，易造成肥胖症。此外，高脂肪会增加胆固醇的含量，堵塞血管，导致心脏病。成人每天的脂肪摄取量不应超过85克。非饱和脂肪则不会提高胆固醇含量，且人体亦需要少量的脂肪以修补细胞。

公认的影响情绪的四大食品有：

1. 糖

高糖分虽然可以使人在短时间内拥有充沛的精力，但长期下

来，高糖分会使体重增加及造成蛀牙。此外，高糖分也会使肾上腺过度分泌，降低身体抵抗力，出现情绪不安、易怒等症状。

2. 咖啡因

咖啡、可乐均含有咖啡因，会刺激肾上腺素使血压增高，刺激心脏及产生压力。

3. 盐

每人每天只需要 1 克盐，但由于我们往往吃多了含盐量高的食品，以致无形中摄入过量的盐分。食用太多盐将会导致高血压、中风或心脏病。

4. 酒

短期内，酒可使人放松，但长期过量饮用会导致食欲不振、紧张、头痛，影响和破坏肝胆功能。此外，速食、冷冻食品均含有高单位脂肪及盐分，应尽量避免或少量食用。

人们的身体、精神状态与饮食有着密切的关系。健康的饮食总能进一步减轻压力。所以，当受到压力时，应当特别注意饮食。

## 维生素 C——最能缓解压力的营养素

维生素 C 可以促进骨胶原生物合成，在治疗贫血上也有作用，还可以防癌。

1. 维生素 C

如果每天只服用一种补充剂来与压力搏斗，它将是维生素 C。当我们处于压力之下，维生素 C 将被大量消耗。的确，对这个既不能储存，又溶于水的维生素，肾上腺是身体内唯一的仓库。人类是世界上唯一由于进化而不能在体内制造维生素 C 的物种，但在整个进化过程中，我们的饮食包括充足的水果和蔬菜，这样确保了我们能够得到所需的维生素 C。

当你考虑压力对不同身体系统的影响时，维生素 C 的重要性变得不言而喻。增加的压力导致病症，不过这些病都可通过维生素C得到改善。这些病症包括唇疱疹、哮喘、湿疹和对感冒与流感病毒免疫低下等。

### 2. 维生素 C 补充

在理想状态下，人类每天需要 500 ~ 5000 毫克的维生素 C，作为一种每日预防的剂量。但当生病或处于严重压力下时，增加到每天 3 克或更多是明智的。最好是每天分为 2 次或 3 次服用。最不具有酸性的维生素 C 是抗坏血酸镁、抗坏血酸钾和抗坏血酸钙，它们对胃的作用比较温和。其他好用的种类有脂 C，或任何维生素 C 连同生物类黄酮一起服用，都有助于维生素 C 在身体内的运用。但不要一次服用太多的维生素 C，那样有可能会引起腹泻。

### 3. 鲜果蔬汁富含维生素 C

鲜果蔬汁能够帮助你减轻压力，而且其做法十分简单。凡是能想象出的美味水果、蔬菜都可以榨汁，且营养丰富。

（1）大量的维生素 C

所有柑橘类水果、草莓、黑醋栗、黑莓、猕猴桃、卷心菜、菜花、豆芽、花椰菜、西红柿、新鲜土豆、萝卜。

（2）富含锌成分

菜花、生菜、浆果、黄瓜、带子的西瓜，还可以加入坚果奶或一匙麦芽。

（3）足够的镁

花椰菜、卷心菜、豆瓣菜、菠菜、羽衣甘蓝、麦芽、葡萄柚、胡萝卜、西红柿，还可以在饮品中加入坚果奶。

（4）良好的 B 族维生素来源

杏、鳄梨、胡萝卜、香蕉、南瓜、竹笋、甜菜根、蘑菇，可以在香蕉、鳄梨里混入一匙啤酒酵母、酸奶或半匙糖蜜。

### 让抗压食品替你承受压力

食物为百药之源，从日常生活中的食材里，或许就能找到缓解压力的能量来源。营养师推荐以下 16 种优质食材，对缓解压力有一定程度的帮助。虽然食物对缓压的作用并不会有立竿见影的效果，但在不知不觉中，它的确能慢慢释放身体压力，让身心轻松起来，不妨一试。

#### 1. 番茄

热量低、多种维生素含量丰富的番茄，其中热门成分茄红素，是一款优质的抗氧化物，它能在压力产生时保护人体不受自由基伤害，减少各种慢性老化疾病产生。

#### 2. 全谷类食品

全谷类食品含有丰富纤维质及 B 族维生素，除了改善肠胃道功能，还能避免身体产生疲倦感。例如全麦面包、糙米、麦片等，都是不错的全谷类食品。

#### 3. 深海鱼

据研究发现，全世界住在海边的人更容易快乐。这不只是因为大海让人神清气爽，还因为住在海边的人更多地吃鱼。哈佛大学的研究指出，海鱼中的 $\Omega-3$ 脂肪酸与常用的抗郁药如碳酸锂有类似作用，能阻断神经传导路径，增加血清素的分泌量。

#### 4. 香蕉

香蕉中含有一种称为生物碱的物质，可以振奋精神和提高信心，而且香蕉是色氨酸和维生素 $B_6$ 的来源，这些都可帮助大脑制造血清素。

#### 5. 葡萄柚

葡萄柚含有大量的维生素 C，不仅可以维持红细胞的浓度，使身体有抵抗力，而且也可以抗压。最重要的是，在制造多巴胺和肾上腺素时，维生素 C 是重要成分之一。

### 6. 菠菜

研究人员发现，缺乏叶酸会导致脑中的血清素减少，导致忧郁情绪，而菠菜是富含叶酸的食物。

### 7. 樱桃

樱桃被西方的医生们称为天然的阿司匹林。因为樱桃中有一种叫作花青素的物质，能够制造快乐。科学家们认为，人在心情不好的时候吃 20 粒樱桃比吃任何药物都有效。

### 8. 大蒜

大蒜虽然会带来不好的口气，但却会带来好心情。德国一项针对大蒜的研究发现，焦虑症患者吃了大蒜制剂后，疲倦和焦虑症状有所缓解，而且也不易发怒了。

### 9. 南瓜

南瓜之所以和好心情有关，是因为它们富含维生素 $B_6$ 和铁。这两种营养素都有助于身体将储存的血糖转变成葡萄糖，葡萄糖正是大脑的燃料。

### 10. 低脂牛奶

纽约西奈山医药中心研究发现，让有经前综合征的妇女吃 1000 毫克的钙片，3 个月后，3/4 的人感到自己更容易快乐，不容易紧张、暴躁或焦虑了。日常生活中，钙的最佳来源是牛奶、酸奶和奶酪。

### 11. 鸡肉

英国心理学家给参与测试者吃了 100 微克的硒后，他们普遍反应觉得心情更好。硒的丰富来源包括鸡肉。

### 12. 茉莉

茉莉有清新怡人的香味，一般接受度高。泡成花草茶饮用，可以使人精神安定、提神、缓和紧张情绪、安抚焦虑心情，并有消除疲劳的作用。

### 13. 蔬菜色拉

蔬菜、水果中含丰富纤维质，可帮助肠道正常消化，还有抗氧化效果超优的维生素 C，搭配乳酪做成调酱，来场无负担的轻饮食运动。

### 14. 菠萝

除了丰富的 B 族维生素、维生素 C 可消除疲劳、释放压力外，菠萝中还含有酵素成分，能够帮助蛋白质消化分解，减轻肠胃道负担。

### 15. 薄荷

草本植物中薄荷散发出来的清凉感能够让人精神振奋，具有消除疲劳、缓和情绪的效果。

### 16. 南瓜子

含丰富不饱和脂肪酸、维生素、锌、铁等营养素。锌对男性前列腺有保护作用，具有安抚情绪、消除疲劳的作用。

## 疲劳时应该吃什么

工作压力大，人们常常会感到疲劳、浑身无力，这个时候就该想想身体需要补些什么营养。

（1）B 族维生素，如维生素 $B_1$、维生素 $B_2$、维生素 $B_6$ 等都参与能量代谢过程，对消除神经系统疲劳，调节激素系统的功能有重要的作用。因而当你感到疲劳时，可以适当地补充豆类、蘑菇、花生、葵花子、香蕉、鸡肉、猪肝、发酵食品等。

（2）经常生吃蔬菜、水果、坚果，这些食物富含活性酶，能够让你更有生机。

（3）时常嚼两片人参，泡一杯枸杞红枣茶，这些食品有助于恢复你原有的活力。

（4）矿物质，特别是盐和钙能够促进酸碱平衡和保持渗透压稳定，因而对缓解运动后的肌肉疲劳很有效。如果持续运动时间超过 1 小时，就应补充含盐的饮料。

## 选好睡前饮食，摆脱疲劳困扰

有人因为疾病疼痛难以入眠，有人因为生活压力心烦意乱，大概忽略了一个和生活最贴近的原因，那就是每天吃的食物。这些食物可能在不知不觉中让你辗转反侧，偷走你的睡眠。

睡眠好的人总是精神愉快，肌肤明亮，不易疲劳。良好的睡眠与饮食息息相关，那么睡前饮食应该忌什么呢？

### 1. 晚餐丰盛油腻

晚上吃得太多，或进食一堆高脂肪的食物，会延长其在胃内的消化时间，导致夜里无法安然入睡。聪明的做法是，把最丰盛的一餐安排在早餐或午餐，晚餐则吃得少一点儿、清淡一点儿。最好选择一些低脂但富含蛋白质的食物，例如鱼类、鸡肉或是瘦肉。这种吃法还有一个好处，那就是避免发胖。

### 2. 含咖啡因的饮料或食物

不少人睡不好的原因是咖啡喝得太多。咖啡因会刺激神经系统，使呼吸及心跳加快、血压上升，它也会减少具有催眠作用的褪黑激素的分泌。早晨来杯咖啡或茶，或是午后喝罐可乐，也许能让你振奋精神。但是一些对咖啡因敏感的人，即使只是在下午喝杯热可可，也会在午夜时分辗转难眠。此外，咖啡因的利尿作用也会使你在半夜频频跑厕所，如此一来，想睡个好觉的希望恐怕会落空。

### 3. 助眠不可靠小酒

很多人会靠着喝些小酒来让自己睡好。但是，睡前小酌一杯，付出的代价可能是睡眠无法持续，一个晚上醒来好几次，或是隔天起来，觉得精神状况糟透了。另外，有研究指出，一些有酗酒习惯的人常常出现睡眠障碍，在半夜醒来数次。

### 4. 有些食物让你不舒服

肚子胀满了气，令人不舒服也睡不着。那么少吃一些产气食物也许会有帮助。可能导致腹部胀气的食物包括：豆类、包心菜、洋葱、菜花、甘蓝、青椒、茄子、马铃薯、地瓜、芋头、玉米、香蕉、面包、柑橘类水果、柚子和添加山梨糖醇（甜味剂）的饮料及甜点等。

经研究发现，辛辣食物干扰睡眠。辣椒、大蒜及生洋葱等辛辣的食物会造成某些人胃部灼热及消化不良，从而干扰睡眠，因此在晚餐时应尽量少吃这些食品。

## 正确饮食，让你活力四射

矿物质和维生素是人们保持活力的加油剂，应注意补充。新鲜蔬菜和水果，尤其深色蔬菜和水果是胡萝卜素、维生素 C、常量及微量元素的良好来源。

对骨骼正在生长的孩子来说，更要注意摄入充足的钙。为此，建议每日摄入一定的奶类和豆制品。值得注意的是，矿物质的摄入量有一个严格的要求，若过高会引起机体中毒，若过低则不足以维持人体的正常生理需要。

### 1. 营养标准

每日钙量：1000 ~ 1200 毫克。

每日铁量：15 ~ 25 毫克。

每日维生素 C 量：100 毫克。

铁的流失会引起缺铁性贫血，所以平时应多吃一些富含铁的瘦猪肉、鸡蛋等。同时，动物内脏如猪肝等，也是经济有效的补血食品。

### 2. 膳食推荐

蔬菜：500 克，其中绿叶蔬菜类不低于 300 克（每日）。

水果：1 ~ 2 个（每日）。

猪肝：50 克（每周 2 次）。

牛奶：500 毫升（早晚各 250 毫升）。

红枣：若干（可经常性进食）。

海带、海鱼：若干（可经常性进食）。

## 营养缺失后，如何找回活力

如果营养损失，将会导致以下缺乏情况：

（1）整体能量缺乏：体重出现偏轻或消瘦等。

（2）维生素缺乏：皮肤受损，免疫力降低，夜视力下降，口角炎症等。

（3）微量元素缺乏：贫血，甲状腺疾病等。

所以，找回丢失的营养对维持身体健康状况很重要。下面就介绍几种找回营养的小妙法。

1. 找回因缺维生素 A 失掉的活力

维生素 A 缺乏会引起暗视力降低，甚至夜盲症的发生，如不能及时治疗和补充缺乏的维生素 A，有可能会导致角膜干涩，溃疡，甚至失明。

饮食对策：补充胡萝卜和动物内脏（猪肝等）。

2. 找回因缺维生素 $B_2$ 失掉的活力

维生素 $B_2$ 缺乏最常出现的是口角炎，还有可能引起唇炎、舌炎。维生素 $B_2$ 对生长发育有促进作用。缺乏维生素 $B_2$ 还可能影响到眼睛，使眼睛容易发炎、红肿。

饮食对策：补充瘦肉等动物性食品的摄入。

3. 找回因缺铁失掉的活力

贫血会使人食欲不振，没有精神，从而没有活力。严重时会影响到学习、工作和生活。

饮食对策：每周进食 2 次猪肝，每次 50 克左右。

### 4.找回因缺碘失掉的活力

缺碘会引起甲状腺肿大，使人消瘦憔悴没有活力，从而影响工作或学习。

饮食对策：适当进食海带、海鱼等食品。

## 拒绝"垃圾食品"，永葆健康活力

在我们日常所接触的食物中，没有哪一种可以称得上是蛋白质、脂肪、碳水化合物、维生素、矿物元素及膳食纤维素含量齐全、搭配合理的食物，因此无论高热量还是低热量的食物，单一、大量地食用都对人体有害。可是多数人都偏爱那些高热量、高脂肪、高糖的食品，比如汉堡、薯条、炸鸡翅、烤肠等，很少有人爱吃淡而无味的低脂食品。

"三高"食物通常口味较重，对人的味觉产生刺激，而人的味觉一旦接受了这种刺激后就会上瘾，很难再拒绝其诱惑。另外，"垃圾食品"使人上瘾是因为某些油炸或加工食品中含有很多香料、色素、调味剂、膨化剂等人工添加剂，这些化学制剂使食物在颜色、味道、形状上对人产生巨大的诱惑，令人难以抗拒。还有些不法商贩在食物中加入使人上瘾的药物，这些药物会影响人体的中枢神经系统，使人产生依赖，从而让消费者对这些食物难以割舍。

长期食用这些"垃圾食品"可能导致膳食失衡，即能量过剩、脂肪超标，而蛋白质、膳食纤维、维生素和矿物质等却不足。其危害可表现为：超重或肥胖、免疫力降低、便秘、学习或工作效率降低、活动能力下降等。

事实上，大部分的饼干、蛋糕等都含有高脂肪和糖分，多吃容易发胖，并增加患心脏病的风险。此外，像薯条和虾片等油炸食品，其中的饱和脂肪对身体危害也不小，多吃会增加成年后得心脏病、高血压和糖尿病的风险。为此，提醒朋友们，少吃汉堡包、比萨饼、多吃水果、蔬菜和谷物，远离"垃圾食品"，养成良好的饮食习惯。

## 第三节　给追求时尚饮食的现代人的健康提议

### 当心油炸食品炸掉健康

在《本草纲目》中，不管是介绍食疗方，还是介绍食物，李时珍都很注重烹调方法，一般很少用油炸，而采用熬汤或煲粥。这是因为油炸会破坏食物中的营养元素，而熬汤等做法能最大限度地防止食物营养流失。因此，除特殊需要油炸的食物外，尽量用其他方法烹制为好。

面对色、香、味俱佳的油炸食品，很少有人不动心动口的。但常吃油炸食品好不好呢？从保健角度来看，每周吃上一两次，问题不大，但如果天天吃，或是把它们作为正餐用，则对健康不利。

油炸食物的种类很多，荤食、素食、甜食、咸食都有。它们都是油性大的食物，即含脂肪量高的食物。如果是动物油炸的食品更不宜常食、多食。常吃高脂食物不但可使血脂升高，促使动脉硬化，而且易使人发胖。

油炸食物的营养价值低。油脂和被炸食物经过高温后，油和食物中的维生素A、胡萝卜素、维生素E等遭到破坏，损失达50%左右。在高温中油脂被氧化，所含必需脂肪酸也受到破坏。经过高温的油脂，其产生的能量也明显减低，而且还可妨碍人体的吸收。

街头所设的油炸锅，每天早上供应的油条、油饼、糖糕、菜角、麻花、猫耳朵等，大多使用反复煎熬的油，或每天在老油中加一点儿新油，以补充油量的不足。油脂经过反复高温，会发生许多变化。其中脂肪酸的聚合，可产生二聚体、三聚体等十多种有害物质；有机物的不完全燃烧，还可产生强致癌物。常吃反复煎熬油炸的食物，有可能使人肝脾肿大、消化道发炎、腹泻，甚至癌变。

## 千万别上了"洋快餐"的当

洋快餐会让人上瘾，虽然我们明明知道吃洋快餐对健康不利，可是许多人还是忍不住。

许多人在饮食上只追求美味，从来都不关心健康。也有的人为了省时间经常在快餐店打发肚子，殊不知时间长了，会给健康埋下隐患。

"洋快餐"具有三高（高热量、高脂肪、高蛋白质）和三低（低矿物质、低维生素和低膳食纤维）的特点。吃一顿洋快餐，等于一天能量消耗的下限。可以想象，如果天天吃，还能健康吗？

某些"洋快餐"用的是把植物油加氢生产出的油。这种油中含一些自然界本不存在的反式脂肪酸，会影响人体内分泌系统，危害健康。

2002年4月24日瑞典国家安全管理局公布的研究结果，发现炸薯条、汉堡包、薄脆饼、烤猪肉等含有大量的丙烯酰胺。由于丙烯酰胺损害中枢神经系统，可以诱发良性或恶性肿瘤，所以有学者认为这是西方国家肿瘤高发的原因。美国药品与食品管理局2004年3月24日公布了对750种食品的检查结果，再度证实了炸薯条、炸薯片、爆米花、炸鸡这类食物致癌物质含量最高。相比之下，中国传统的低温烹饪方法则是非常安全的。

总之，在"洋快餐"的美食面前，一定要顶住诱惑。

## 吃完烧烤用绿茶来解毒

很多人都喜欢吃烧烤，烤羊肉串、烤鱼片等烧烤食品以其鲜而不腻、嫩中带香、风味独特而深受人们的喜爱。但是肉类食品在烧烤、烟熏和腌制过程中会产生一种致癌物质——苯并芘，经常食用这类烧烤食品会给健康带来损害。

著名的中医朱丹溪曾经说过："相火易起……变化莫测，无时不有，煎熬真阴，阴虚则病，阴绝则死。"人类的许多疾病是阴不足所致，而烧烤、油炸食品一般含热量都比较高，我们知道热量摄入过多可使相火妄动，火属阳，灭火就要动用人体的阴，难怪会阴虚而病了。

以油炸食品为例，油炸就是脱水的过程，这类食品虽然吃起来口感不错，但是这些脱了水的食物一旦进入身体就会吸收身体里的水分、津液，所以吃多了会口干舌燥、上火，久而久之就会导致疾病的入侵。

要每个人都完全戒掉这类食品似乎不可能，那么该如何解决这两者之间的矛盾呢？每次吃完烧烤后喝杯绿茶，便可以防止上火。

《本草纲目》中就记载了这样一个例子：有个人特别爱吃烧鹅，别人都怀疑他会生痈疽，他却始终未生。原来他每次吃完烧鹅后都喝绿茶，而绿茶能够除炙傅之毒。所以，如果忍不住吃了烧烤、油炸食品，一定要记得喝一杯绿茶。

## 多吃方便面，健康不方便

方便面中的面大多经过油炸，蔬菜包里面是脱水蔬菜，而且方便面中还有一些添加剂，对人体有害无益。

许多人以方便面为主食，尤其是中小学生、住校学生、出差人员以及熬夜者。殊不知，我们的健康正在被它侵蚀。

方便面属于典型的"高盐、高脂、低维生素、低矿物质"食物。一方面，因盐分含量高增加了肾负荷，使血压升高；另一方面，方便面含有一定量的人造脂肪（反式脂肪酸），对心血管有相当大的负面影响；加之含有防腐剂和香精，可能对肝脏等都有潜在的不利影响。

## 营养打折的罐头你少吃

李时珍在《本草纲目》中记载了大量的食物，也讲了那些食物的营养及对人体的好处。于是，人们就认为以这些食物为原料制作出来的食品有同样的功效，其实这是一个饮食误区，最常见的一个例子就是用水果加工成的罐头。

很多人，尤其是青少年，喜欢吃罐头食品，但多吃罐头食品对健康并无好处。专家提醒你，最好别常吃罐头食品。

无论是鱼、肉类罐头，还是水果、蔬菜等素罐头，为延长保存期，罐头食品在制作过程中要加入防腐剂（常用的如苯甲酸）。一般而言，罐头食品所加防腐剂经过检验对人体无毒害作用，少量短期食用是相对安全的，若经常食用则对肝、肾均有损害。

另外，罐头中还含有添加剂。在加工过程中，罐头中加入的添加剂包括香料、色素、人工调味剂等，会影响身体的健康，甚至还可因某些化学物质的逐渐积累而引起慢性中毒。

再者，罐头加工后损失维生素 C10％～60％，维生素 $B_1$ 损失 20％～80％，维生素 $B_2$ 与维生素 PP 损失约 10％，泛酸损失 20％～30％，维生素 A 损失 15％～20％。据研究，罐头食品经过加热处理后，50％以上的维生素 C 被破坏掉。所以，吃罐头食品不利于维生素的补充。

## 熬夜提神，茶比咖啡好得多

现在人们的工作压力越来越大，熬夜加班已经成了司空见惯的事。人们到了夜里就会精神不济，所以很多熬夜的白领们喜欢喝浓咖啡来提神。虽然咖啡中所含的咖啡因会刺激大脑皮质，消除睡意，能作为调节心脏功能的强心剂，但是长此以往，身体就会吃不消。

通常一杯咖啡含咖啡因 60～65 毫克，如果摄取过多的咖啡因，就容易发生耳鸣、心功能亢进，心脏跳动过快，有慌张的感觉。经常这样就会伤害到心脏。本身熬夜就很伤身体，再加上几杯浓浓的咖啡，身体自然吃不消。

如果要熬夜，最好选择茶做提神饮料。《本草纲目》中有：

"茶苦而寒……最能降火。火为百病，火清则上清矣。"这说明茶能降火，不仅如此，茶归心、肺、胃经，有醒脑清神、生津止渴、利尿止泻的功效。熬夜最易让人上火，喝茶不仅提神，还可以降火。胃肠不好的人，最好改喝枸杞子泡的茶，可以解压，还可以明目。

现代医学研究证实，茶有延长动物平均寿命、清除自由基、抗脂质过氧化和提高抗氧化酶活性的作用。茶能够降低总胆固醇、甘油三酯和升高高密度脂蛋白胆固醇，具有一定的抗动脉粥样硬化作用。茶还有增强免疫功能、抗肿瘤、抗辐射和减肥等作用。临床观察也发现，饮用乌龙茶可以降低毛细血管的脆性，增强其抗力，改善血液的黏滞性和微循环，防止血栓的形成，可降低心脑血管疾病的发病率。所以，不仅熬夜的时候可以喝茶提神，平时也可以喝茶养生。

另外要提醒大家的是，熬夜很消耗人体气血，工作一族若是不得不熬夜加班，就一定要控制频率，每周最多一两次。另外，白天要充分休息，最好是靠午休来补觉，但时间不可过长，以免生物钟颠倒，夜间难以入睡。夜间比较凉，要注意室内保温，同时应该让室内空气保持通畅。熬夜时加餐忌生冷，食物要加热后再食用，同时最好不要吃得过饱，熬一些稀粥既不会给肠胃造成过多负担，又能补充元气。

## 快节奏的生活中也要慢饮食

现在什么都是以快为主，饮食也不例外。为了挤出更多的时间工作、休息、娱乐，我们选择便当、洋快餐，一顿饭十几分钟甚至几分钟就能搞定。这样的饮食仅仅是为了填饱肚子，而不能享受它带来的乐趣。慢饮食是缓慢的、健康的、时尚的，能给我们的味蕾寻找美味，让我们享受生活的美好。

那么慢饮食具体是指什么呢？作为一种新的饮食文化理念，慢饮食有四层含义：

### 1. 细嚼慢咽

细嚼慢咽可以产生大量的唾液，唾液中含有的 15 种具有特殊价值的酶，能够降低食物中致癌物质的毒性，提高人体免疫力。同时，细嚼慢咽对胃、胰、胆等器官的刺激比较缓和，对降低餐后高血糖十分有益。肥胖者坚持慢餐，血糖、胆固醇、血压都会相应有所降低。所以，慢饮食是一种更健康的生活方式。

但慢饮食不仅仅是简单的细嚼慢咽，作为一种新的饮食理念，慢餐首先应注重原材料的选购。制作慢餐食品的原材料一定是绿色食品，而不能是转基因食品，也不能是现代社会大规模机械化生产的产品。绿色材料是慢餐饮食的第一关。

### 2. 烹饪手法要慢

慢餐食品的烹饪讲究更精细，以手工烹制。在制作上，要求把食品的口味放在第一位，而不是赶时间。习惯了快节奏的人们养成了不由自主赶时间的烹饪习惯，慢餐则要求在烹饪中把注意力放在食品的质上。

### 3. 进餐环境

慢饮食代表一种品位，而快餐注定是与品位无缘的。慢饮食讲究进餐环境，讲究情调、优雅、遐想空间等。

### 4. 进食态度

慢饮食是一种进食态度。有的朋友聚会喝酒，一吃就是几个小时，于是觉得自己在享受一种慢餐文化，其实这不叫慢饮食。慢饮食不仅仅讲究进餐之慢，更体现人的一种生活态度、生活方式。

总之，慢饮食就是在轻松的环境中吃精心烹制的食品，讲究饮食的营养搭配和制作工艺，从头到尾地享受食物带来的乐趣。

第六章

# 本草成就美丽，《本草纲目》中的女人养颜经

## 第一节　美人美食养颜经，吃出如水好容颜

### 拥有完美营养的鸡蛋，还你婴儿般肌肤

　　鸡蛋可以说是自然界的一个奇迹，一个受过精的鸡蛋，在温度、湿度合适的条件下，不需要从外界补充任何养料，就能孵出一只小鸡，这就足以说明鸡蛋的营养是非常完美的。但是你知道吗？鸡蛋不仅可以为身体补充营养，还是非常好的美容养颜用品，它能为你带来如婴儿般细致嫩滑的肌肤。

　　蛋黄中含有一定量的磷脂，进入人体中的磷脂所分离出来的胆碱，具有防止皮肤衰老，使皮肤光滑美艳的作用。鸡蛋中还含有丰富的铁，100克鸡蛋黄含铁150毫克。铁元素在人体内起造血作用并在血中运输氧和营养物质。人的颜面泛出红润之美，离不开铁元素，如果铁质不足可导致缺铁性贫血，人的脸色就会萎黄，皮肤也就失去了美的光泽。

　　用鸡蛋美容的一个很简单的方法就是用煮鸡蛋按摩面部，用温水洁面擦净后，将煮好的鸡蛋趁热剥去皮，在脸上滚动，额部从两眉开始，沿肌肉走向向上滚动直到发际；眼部嘴部是环形肌，所以要环形滚动；鼻部是自鼻根沿鼻翼向斜上滚动；颊部是自里至外向斜上方滚动，直到鸡蛋完全冷下来。按摩后用冷毛巾敷面几分钟，这样可以收缩面部毛孔，也可彻底清洁皮肤。

### 【本草应答】

　　《本草纲目·禽部·鸡》中关于鸡蛋功效的记载为："鸡胚蛋有治头痛、偏头痛、头疯病及四肢疯瘴之功能。"中医认为，鸡

蛋性味甘、平,归脾、胃经,可补肺养血、滋阴润燥,用于气血不足、热病烦渴、胎动不安等,是扶助正气的常用食品。蛋白还具有清热解毒、利咽润肺、滋养肌肤的功能,可用于咽喉肿痛、中耳炎、外感风热所致声音嘶哑、某些药物中毒等。

用鸡蛋养生养颜可每天吃白水煮蛋,这是吃鸡蛋最好的方式。其他的如煎、炒、炸、腌制等方式都有其弊端,毛蛋臭蛋更是不能食用。现在有很多人喜欢生吃鸡蛋,认为这样会比较有营养,其实这种观点是错误的,鸡蛋生吃不仅难以吸收而且非常不卫生。另外,吃鸡蛋的量,小孩和老人每天一个,青少年及成人每天两个比较适宜。多吃不利于消化,其营养成分也得不到充分的吸收利用。

## 【养颜上工】

用鸡蛋美容,除了饮用之外,还可自制鸡蛋面膜。

### 1. 蜂蜜蛋白膜

制法:新鲜鸡蛋一个,蜂蜜一小汤匙,将两者搅拌均匀,临睡前用干净软刷子将此膜涂刷在面部,其间可进行按摩,刺激皮肤细胞,促进血液循环。待一段时间风干后,用清水洗净,每周两次为宜。这种面膜还可以用水稀释后搓手,冬季可防治皲裂。

### 2. 蛋黄面膜

用牛奶掺入鸡蛋清,或配用鸡蛋黄调匀,涂面 15 分钟,对中性皮肤的保养效果尤佳。只要坚持三个月,你便会容光焕发。

## 细嫩光滑的皮肤是吃出来的

女性朋友们从 25 岁起就要预防皮肤老化,30 岁更是皮肤保养的一道坎,如不及时针对危险因素、重点部位等进行保养,就特别容易衰老,如:皮肤出现皱纹、松弛下垂、腰腹部出现赘肉、月经紊乱、腰酸背痛、胸闷心悸、烦躁多疑、记忆力减退、阴道分泌物减少、性生活质量下降等。

衰老固然不可避免，但是总可以让衰老的脚步放慢些，再慢些。维护、保养卵巢是女性延缓衰老的重要途径，所以建议女性朋友们要多吃胡萝卜。此外，油煎、油炸的马铃薯和熏猪肉容易诱发卵巢癌，也要少吃。

现代医学认为，皮肤的生长、修复、营养以及弹性、张力等都与皮肤中的胶原蛋白有着密切联系。75%的真皮层由胶原蛋白组成，它们担负着抗皱与保湿、美白等关键使命。年轻时人体内能够制造许多胶原蛋白，但它们的产量会随着年龄的增长而减少。有关专家认为，女性的皮肤之所以比男性老得快，是因为她们比男性需要消耗更多的胶原蛋白。经期过后子宫内膜脱落，受损的子宫需要修复，而子宫内膜由胶原纤维组成，这就需要大量的胶原蛋白。此外，生育、人工流产等也会使子宫受到损伤，也需要消耗大量的胶原蛋白。

女人不可能改变衰老的趋势，但可以延缓它的到来。女性朋友们要想让衰老来得更晚一些，就要补充胶原蛋白。

## 【本草应答】

《本草纲目·菜部·芸薹》中记载猪皮能"治少阴下利、咽痛。"具有补肾健脾、润肤减皱的功效。现代医学认为猪皮、猪蹄等富含胶原蛋白，对养护皮肤非常有好处。不仅它们，很多带黏液的食物含胶原蛋白都比较多，所以建议女性朋友们要多吃。

### 红枣猪皮

材料：猪皮300克，黑豆150克，红枣20颗。

制法：将猪皮刮洗干净，用热水焯过后切块；黑豆、红枣（去核）用水洗净，放入煲内加水煲至豆稔，再加猪皮煲半小时，最后放入调味品即可食用。

## 【养颜上工】

女性防止衰老首先要防止脸部皮肤衰老，所以再给大家介绍一款抗衰老面膜，即海带蜂蜜面膜。

海带蜂蜜面膜

材料：海带粉（中药店有卖）2茶匙，蜂蜜1茶匙，热水1茶匙。

制法：将海带粉加热水及蜂蜜搅拌均匀即可。

用法：将调制好的面膜在脸上薄薄地敷一层，可加强于眼部及唇部肌肤，待10～15分钟后，再用温水冲洗干净，可以天天使用。能促进肌肤新陈代谢，活化肌肤，防止老化，特别适合中干性皮肤及肌肤老化者。

## "唇唇"欲动，养出娇嫩双唇

健康红润的双唇是女人特有的标签。你用双唇的美丽弧度带出内心的微笑，世界在这一弧度中倾倒。可是干裂、脱皮的嘴唇会让你的笑容变得干涩。不能让瑕疵毁了美丽的微笑。好好呵护双唇，为众人留住灿烂的弧度。

（1）将毛巾用热水沾湿后，轻轻敷在双唇上2分钟。此步骤用来软化唇面的干皮。注意水温不可过烫，以免让嘴唇受伤。

（2）用儿童型软毛牙刷刷掉死皮。顺着皮肤纹理的方向，动作要轻柔。这一步可以去除大范围的死皮。

（3）把卫生棉签沾湿温水，在唇面上滚动，去除残留的死皮。

（4）轻柔抹上护唇膏，当然如果你在家中，那完全可以用蜂蜜代替唇膏。《本草纲目》记载，蜂蜜味甘、性平和，有清热、补中、解毒、润燥、止痛的功效。嘴唇干燥或脱皮时，可在就寝前涂抹少许蜂蜜。

## 【本草应答】

饮食防治口唇干裂，应摄取食性平和或偏冷的食物。尤其是冬天嘴唇干裂应该多吃下面这些食物。

蔬菜类：如菠菜、芥菜、苋菜、荠菜、黄花菜（鲜黄花菜应经蒸或煮处理后再食用，防止秋水仙碱中毒）、茭白、萝卜、茄子、竹笋、西红柿、冬瓜、黄瓜、丝瓜、苦瓜、蘑菇、银耳、绿豆、大豆及其制品。

粮食及坚果类：如芝麻、松子、黑豆、小米、小麦、大麦。

水产品类：如紫菜、海带、海蜇、蛤蜊、龟肉、田螺、蟹、泥鳅、鲤鱼、鳗鱼、黑鱼、牡蛎。

禽肉蛋类：如乌骨鸡、猪肉、鸭肉、鸭蛋、鹅蛋、鹅肉、猪肺、兔肉、马肉及奶类。

水果类及其他：如桑葚、甘蔗、香蕉、西瓜、甜瓜、枇杷、杧果、梨、罗汉果、柿子、菠萝、椰子、荸荠、莲藕、生菱、莲子、百合、薏苡仁、枸杞子、茶叶、菊花、蜂蜜、冰糖、食盐等。

此外，还可以自己动手做个唇膜，滋润效果更加显著。

### 1. 酸奶柠檬汁唇膜

制法：取一小勺酸奶，挤 1 ~ 2 滴柠檬汁搅拌均匀。用棉签涂在嘴唇上，然后用保
鲜膜敷在唇上，10 分钟后用清水洗净即可。

### 2. 蛋黄燕麦唇膜

制法：把燕麦片压成粉状，接着把少许的蛋黄倒入碾好的燕麦片中混合，用搅拌棒或筷子搅拌成膏状，在嘴唇上敷上厚厚一层，用保鲜膜盖好，20 分钟后揭开，用温热毛巾擦去即可。

### 3. 山药肉桂唇膜

制法：新鲜山药 30 克洗净后削皮，磨成泥状。加入肉桂粉 5 克调成糊状。洗净脸后将混合的敷料涂于唇部，敷约 15 分钟后洗掉即可。

## 【养颜上工】

年轻女孩嘟嘟嘴，红润而富有弹性的嘴唇俏皮地撅起，可爱之态淋漓尽致。可是随着年龄的增加，这份俏皮也会随着嘴唇的

老去而渐渐消减。唇部的老化并不是危言耸听，看一看，你有这些现象吗？

（1）弹性减弱，纵向的唇纹增多，涂抹唇膏也不能掩盖。

（2）唇峰渐渐消失，丰厚的唇变得细薄。

（3）唇线开始模糊，你在描唇线的时候发现越来越费力。

（4）唇色日渐暗沉。

如果有了这些现象，你的双唇已经向你敲响衰老的警钟了。别惊慌，动动你的唇，为它做个贴心按摩，衰老的步伐就会渐渐慢下去。

**1. 紧致嘴部肌肤的"健唇操"**

（1）嘴巴做张合运动，每次尽量将嘴唇张开至最大，重复10次。

（2）用中间三指从中间往两侧按摩嘴唇四周的肌肉，可以缓解肌肉紧张。

（3）用双手中指指腹以画圈的方式按摩两侧嘴角，力道不要过重。

**2. 为嘴唇"减皱"的按摩术**

按摩前要清洁手部和唇部，为增强效果可在嘴唇上涂一层薄薄的橄榄油。

减少横向皱纹：用拇指和食指捏住上唇。食指不动，拇指轻轻画圈按摩，从一侧嘴角移至另一侧。反复做3遍。然后用拇指和食指捏住下唇，拇指不动，食指轻轻画圈按摩。重复上唇动作。

减少纵向皱纹：用中指从嘴唇中心部位向两侧嘴角轻推，嘴唇要有被拉长的感觉。先推上唇，再推下唇，重复3遍。

按摩完后擦掉油脂，涂润唇膏。

**3. 办公室可做的唇部肌肤锻炼操**

将一支干净的笔杆用鼻尖和上唇夹住，然后向各个方向转动脸部肌肉。这个动作既有趣，又能锻炼唇部肌肉，你在办公室里也可以做。

## 齿绽美丽，本草造就的编贝美齿

女人微笑的时候是最迷人的。朱唇微启，露出如编贝的皓齿，你的笑容才会更加迷人。所以千万不要忽略对牙齿的保养，不仅为了美观，而且牙齿健康与身体健康也有很重要的关系。

医生告诉我们，牙齿不好的人，通常胃功能也不好。因为食物不能在口腔内得到充分咀嚼，便会加重胃部负担，从而引起疾病。牙病对心脏也存在重大威胁，患牙周炎的人，常会出现"菌血症"，此时机体会自发地产生免疫反应，容易导致血栓，诱发心肌梗死。这种种后果不由得让我们警惕，为了美丽，也为了健康，爱护牙齿，刻不容缓。

世界卫生组织颁布的口腔健康标准是：牙齿清洁、无龋齿、无疼痛感、牙龈颜色正常。保护牙齿的健康，首先就要从清洁做起，正确的刷牙方法是第一步。你真的会刷牙吗？

刷牙时要注意正确的方法：顺着牙缝刷，竖着刷，刷完里面再刷外面。不可以横向来回用力刷，这样很容易损伤牙齿。还有，饭后口腔及牙缝中的垢物要分别用漱口、刷牙和牙线来解决，而非牙签。如果不及时用牙线将牙齿剔干净，很容易产生蛀牙。

保养牙齿，除了养成良好的刷牙习惯之外，吃完东西后要立即用温开水漱口。要少吃糖果，尤其是临睡前不要吃。还应该改掉不良的卫生习惯，比如乱咬手指头、铅笔头、啤酒瓶盖等。另外，食物过于精细油腻也损害牙齿，应适当食用一些纤维素含量高的食物。

此外，每年还要做口腔检查，以及时发现龋齿。因为当你发觉牙疼时，牙齿已经蛀到牙髓了，此时去补牙的话就要麻烦得多。如果有异常出血一定要去检查，以排除牙周炎或者牙结石等症状。

## 【本草应答】

为了让牙齿变得更白更亮，有些人用洁牙粉。不过这个方法不推荐，因为任何美白牙齿的产品都是对牙齿有损害的。只有天然的，才是最好的。

《本草纲目·果部·甘蔗》中说甘蔗："蔗，脾之果也，其浆甘寒，能泻火热。"甘蔗性平，有清热下气、助脾健胃、利大小肠、止渴消痰、除烦解酒之功效，可改善心烦口渴、便秘、酒醉、口臭，肺热咳嗽、咽喉肿痛等症。而且甘蔗还是口腔的"清洁工"，反复咀嚼可以把残留在口腔以及牙缝中的垢污清除，同时咀嚼甘蔗还可以锻炼牙齿、口腔及面部肌肉，起到美容的作用。所以，想让牙齿变白的女性可以多吃些甘蔗。当然，如果在买不到甘蔗的季节，你可以用口香糖代替。

另外，你可以在刷牙之后，将新鲜柠檬汁涂在牙齿表面，静待一会儿后，用清水漱口。这可以帮助去掉因为香烟、酱油等留给牙齿的颜色。

## 【养颜上工】

保护牙齿就要改掉下面这些伤齿的坏习惯。

（1）经常咬过硬的食物，甚至把牙齿当成"开瓶器"。牙齿内有一些纵贯牙体的发育沟、融合线，经常用牙齿咀嚼硬物会使得牙齿容易从这些薄弱部位裂开。

（2）偏侧咀嚼。咀嚼食物时总是"偏爱"一边，这样会造成肌肉关节及颌骨发育不平衡。

（3）剔牙。柔软的牙龈其实经不起摧残，经常剔牙会使得牙龈不断萎缩，并且可能增加患牙周炎的概率。

（4）长期使用一种牙膏。现在大多数的牙膏都含有预防口腔疾病的药物产品，多数是抑制细菌生长、预防口腔溃疡和上火。如果使用一种牙膏时间较长，口腔中的细菌会对这种药物产生耐药性，那么药物对细菌的抑制能力就减弱了。所以要经常更换牙膏，这样更有利于口腔健康。

## 关注你的"身份名片",让身份和容貌都更高一层

纤纤玉手,这是多么美妙的形容。古时评价女子的美丽,双手是一个重要因素。光滑、细腻的手部皮肤往往暗示了其主人优越精致的生活,粗糙、干裂的手则向他人传达着你的辛劳。不仅如此,年龄的秘密也被它泄露。所以,手就像是你的"身份名片",细致地呵护才能让你的身份格调更高一层。

要保护好双手,爱美的你在日常生活中就要注意一些护手的小细节,避免成为"主妇手"。

### 1. 深层清洁

每天,我们的双手都要接触无数的外物,更易受到侵害。灰尘、细菌也会乘虚而入。所以要经常清洗双手。

洗手时最好能使用温水,或者冷热水交替使用。选择含有蛋白质的磨砂膏混合手部护理乳液,按摩手背和掌部,蛋白质及磨砂粒能帮助漂白及深层洁净皮肤,去除死皮和促进细胞新陈代谢。

### 2. 涂抹手部护肤品

用有舒缓作用的手部修护乳涂抹于手部,注意选择含有维生素及蛋白质的产品,能帮助促进细胞新陈代谢及迅速改善皮肤弹性,令皮肤恢复柔软润泽。

### 3. 去角质

用含蛋白质的磨砂膏,混合蛋清、酸奶、蜂蜜加粗盐,为手部进行磨砂即可。更简单的方法是:做菜时顺便留点儿蛋清抹在手背上,等它稍微干一点儿再搓掉,也能很好地去角质,让手上的皮肤像婴儿般嫩滑。

### 4. 日常养护

(1)用含维生素 E 的营养油按摩指甲四周及指关节,可去除倒刺及软化粗皮。

(2)随时做做简单的手指操,可以锻炼手部关节,健美手形。

（3）美手也需要以内养外，调理好日常饮食。平日应充分摄取富含维生素 A、维生素 E 及锌、硒、钙的食物。

（4）做家务时最好能戴上塑胶手套，尤其是洗碗、清洁家居时更要用手套防护。

（5）手部也要注意防晒。

## 【本草应答】

《本草纲目·兽部·羊》中记载，羊乳可"益五脏、补老损，养心肺，利皮肤"；牛奶有"返老还童"之功效。我们可以在喝完牛奶或酸奶后，将剩在包装里的奶抹到手上，约15分钟后用温水洗净双手，这时你会发现双手嫩滑无比。另外，还可以取鸡蛋清，加入适量牛奶、蜂蜜调和均匀后敷在手上，15分钟左右洗净双手，再涂抹护手霜。每星期做一次，对双手有去皱、嫩肤的功效。

另外，还可以自己动手做个手膜，像爱护脸蛋一样呵护双手。

柠檬蛋清手膜

制法：用柠檬汁、蜂蜜、鸡蛋清按照 1：1：1 的方式调成糊状；把调好的手膜糊均匀涂抹在双手上，稍稍按摩两分钟；把双手裹上一层保鲜膜，可以促进手部肌肤对手膜中营养的吸收。敷膜 10 ~ 15 分钟。最后用温水洗净双手，涂上护手霜。

## 【养颜上工】

醋或者淘米水洗手：双手洗净后，用食用醋水或柠檬水涂抹在手部，可去除残留在肌肤表面的碱性物质。坚持用淘米水洗手，可收到意想不到的效果。煮饭时将淘米水留下，临睡前用淘米水浸泡双手 10 分钟左右，再用温水洗净、擦干，涂上护手霜即可。

另外，你还可以用温肥皂水洗手，擦干后浸入温热盐水中约5 分钟，擦干后再浸入温热的橄榄油中，慢揉 5 分钟，然后用肥皂水洗净，接着再涂上榛子油或熟猪油。过 10 ~ 12 小时后，双手会变得更加柔软细嫩。

## 祛斑，就看本草的功效

斑点是女性美容路上的一大障碍，尤其是一过 30 岁，更容易长斑，而且这些斑点随着年纪的增大越发多，颜色也越发深，很影响美观。要祛斑就要从日常饮食着手。

容易长斑的人，饮食上应经常食用富含维生素 C、维生素 A、维生素 E、维生素 $B_2$ 的食物。这些食物包括香菜、油菜、柿椒、苋菜、芹菜、白萝卜、黄豆、豌豆、鲜枣、杞果、刺梨、杏、牛奶、酸奶及奶油等。饮食上一定要少喝含有色素的饮料，如浓茶、咖啡等，因为这些饮料都可增加皮肤色素沉着，让你的斑点问题越来越严重。

## 【本草应答】

据《本草纲目·菜部·木耳》记载，黑木耳"可去面上黑斑"。经常服食，可以驻颜祛斑、健美丰肌。大枣和中益气，健脾润肤，有助黑木耳祛除黑斑。看看下面两款祛斑膳食：

1. 黑木耳红枣汤

材料：黑木耳 30 克，红枣 20 枚。

制法：将黑木耳洗净，红枣去核，加水适量，煮半个小时左右。每日早、晚餐后各一次。

2. 黄瓜粥

材料：大米 100 克，鲜嫩黄瓜 300 克，精盐 2 克，生姜 10 克。

制法：将黄瓜洗净，去皮去心后切成薄片。然后将大米淘洗干净，生姜洗净拍碎后待用。锅内加水约 1000 毫升，将大米和姜末加入，大火烧开后，改用文火慢慢煮至米烂时下入黄瓜片，再煮至汤稠，入精盐调味即可。每天两次温服。

另外，每日喝 1 杯西红柿汁或经常吃西红柿，对防治雀斑有较好的作用。因为西红柿中含丰富的维生素 C，被誉为"维生素 C

的仓库"。维生素 C 可抑制皮肤内酪氨酸酶的活性，有效减少黑色素的形成，从而使皮肤白嫩，黑斑消退。将柠檬榨汁，加冰糖适量饮用也可以祛斑。柠檬中含有丰富的维生素 C，此外还含有钙、磷、铁和 B 族维生素等。常饮柠檬汁，不仅可以白嫩皮肤，防止皮肤血管老化，消除面部色素斑，还具有防治动脉硬化的作用。

## 【养颜上工】

一些外敷手段，对祛斑有很好的作用。《本草纲目·草部·茯苓》中说：茯苓能化解一切"黑斑瘢痕"，与蜂蜜搭配使用，既能营养肌肤又能淡化色素斑。用茯苓做面膜效果更好。

1. 茯苓面膜

材料：白茯苓 15 克，蜂蜜 30 克。

制法：将白茯苓研成细细的粉末，然后将蜂蜜与茯苓调成糊状即成。洁面后用茯苓蜂蜜糊敷脸 20 分钟，然后用清水洗去即可。

2. 苹果番茄面膜

材料：苹果 1 个或者番茄 1 个，淀粉 5 克。

制法：将苹果去皮，捣成果泥，敷于脸部，每日一次，20 分钟后清水洗净。或将鲜番茄捣烂，调入少许淀粉增加黏性，敷于面部，每日一次，20 分钟后用清水洗去。

这两种面膜因富含维生素 C，可阻止黑色素的合成，所以能祛除面部黄褐斑和雀斑，并对皮肤起到增白的作用。这两种天然的绿色美容法，贵在坚持。

## 再掀素食养生美颜革命

时下，一股食素之风正在流行，都市中的时尚贵族们厌倦了这个城市的喧闹与拥挤，厌倦了餐桌上油腻的鱼肉海味，她们开始希冀从素食中寻觅一缕清香，一份美丽。或许女人本就无法成为美食家，因为入口的禁忌太多：大鱼大肉堆积起来的脂肪会让女人们感到恐惧、紧张和不安；肯德基、麦当劳产生的热量又让女人们懊恼不已；麻辣火锅适口对味，但疯狂过后，脸上痘痘四起……而素食就能结束这一切噩梦。

### 1. 素食助你吃出美丽

《黄帝内经》说"膏粱之变，足生大疔，受如持虚"，意思就是长时期进食鱼肉荤腥、膏粱厚味的人，就会在身上发出大的疔疱来。这是因为肉类、鱼类、蛋等动物性食物，会使血液里的尿酸、乳酸量增加，这种乳酸随汗排出后，停留在皮肤表面，会不停地侵蚀皮肤表面的细胞，使皮肤没有张力、失去弹性，容易产生皱纹与斑点。而素食作为最有效、最根本的内服"美容"圣品，它可使人体血液里的乳酸大为减少，将血液里有害的污物清除掉。素食者全身充满生气，脏腑器官功能活泼，皮肤自然柔嫩光滑、颜色红润。

### 2. 素食美女吃出苗条

素食者还能保持适当的体重。欧美最新的营养学已抛弃动物性食物的高热量学说，而以"低热量"为目标，发展到素食主义。如果采用素食，减肥的效果显著，且能顾及健康。其关键在于植物性食物能使血液变成微碱性，使身体的新陈代谢活跃起来，借此得以把蓄积于体内的脂肪以及糖分分解燃烧掉，达到自然减肥的效果。

### 3. 素食美女吃出好心情

食素者往往会感觉心清净明，思维也似乎变得更加敏捷了，这是事实。因为让大脑细胞活跃起来的养分主要是麸酸，其次是 B 族维生素，而谷类、豆类等素菜是麸酸和 B 族维生素的"富矿"。一日三餐从"富矿"里汲取能量，可以增强人的智慧，使人容易放松及提高注意力。

那么到底什么是素食呢？从概念上，素食分三种：一是"全素素食"（不吃所有动物和与动物有关之食物），二是"蛋奶素食"

（在动物性食物中只吃蛋和牛奶），三是"奶素食"（除牛奶外所有动物性食物均不食用），四是"果素"（除摄取水果、果仁、橄榄油外，其他食物均不食用）。另外，素食原指禁用动物性原料，禁用五辛苦（即大蒜、小蒜、阿魏、慈、茗）的寺院菜和禁用五荤（即韭、薤、蒜、芸薹、胡荽）的道观菜，现主要指用蔬菜（含菌类）、果品和豆制品及面筋等制作的素菜等。

## 【本草应答】

了解了素食，怎样实施自己的素食计划也是有讲究的，下面这些素食原则你不可不知！

### 1.美容特使：碱性食物

由于我们的血液本身是碱性的，而皮肤与血液的关系又极为密切，所以血液品质的好坏往往呈现于皮肤上。如果我们吃了过多使血液偏酸的食物，那么皮肤就会受到影响，失去光泽。所以多吃蔬菜水果这些含碱性较高的食物能碱化血液，改善肤质。

碱性食物有番茄、油菜、青椒、小黄瓜、红豆、萝卜、海带、葡萄等。

### 2.对抗皱纹的法宝：胶质食物

对害怕皱纹的女性来说，富含胶质的食物一定不能不吃，如白木耳、魔芋、果冻、仙草、鱼皮、猪蹄。多吃富含胶质的食物，可以减少肌肤皱纹的生成，除了让肌肤更富有弹性外，还能让胸部保持坚挺和丰满。

## 【养颜上工】

看了上面的介绍，爱美的你是不是对素食也有些"蠢蠢欲动"呢？开始之前，先读读下面这些"入门须知"吧，以免走进素食的误区。

（1）常吃素食有益美容，但并不提倡一点儿肉食不沾。一日三餐可以加入一些低脂肪的肉类，如鸡肉、牛肉等。为了美丽，要"斤斤计较"，不能太放任自己的欲望。

（2）保证饮食均衡。食素者要确保每日饮食中含有蛋白质、维生素 B12、钙、铁及锌等身体所必需的基本营养成分。蛋白质主要从豆类、谷类、奶类中摄取；富含铁的素食有奶制品、全麦面包、深绿色的多叶蔬菜、豆类、坚果、芝麻等。

（3）素食减肥要天然。应注意以天然素食为主，而不是我们在市场上见到的精制加工过的白面、蛋糕等易消化的食物。天然素食包括天然谷物、全麦制品、豆类、绿色或黄色的蔬菜等。

（4）避免暴露在阳光下。有些蔬菜（如芹菜、莴苣、油菜、菠菜、小白菜等）含有光敏性物质，过量食用这些蔬菜后再去晒太阳、接触紫外线，会出现红斑、丘疹、水肿等皮肤炎症，该症在医学上被称为"植物性日光性皮炎"。所以，素食者饭后应尽量避免暴露在阳光下。

选择怎样的素食方案是很有讲究的。不同年龄、体质的人应选择适合自己的素食类型。发育期的少女，由于肌肉、骨骼、大脑的生长，需要更多蛋白质等营养素，建议采用蛋奶素食。而对于中年妇女来说，在素食的过程中应该多吃豆类与深绿色的食物。因为豆类中含有丰富的异黄酮，能缓解更年期症状，而深绿色食物中的钙则能有效预防骨质疏松。

## 茶香四溢，养生美颜皆有妙处

中国茶道源远流长，从西汉时期人们就有饮茶的习惯。现在，很多资深美女都对茶叶的美容功效有一定的认知，懂得用茶水洗脸，用茶包对付黑眼圈。现在，茶类护肤品越来越多，大家更是纷纷加入"爱茶一族"的行列。在茶叶的清香里轻抚自己的脸，烦躁的心情顿时安静下来，整个人似乎也变得清澈靓丽。

茶叶的美肤养颜功效如下：

（1）抗氧化：茶叶中提取的茶多酚是最好的抗氧化剂之一，

它能够帮助人体中和、清除自由基。

（2）保润泽：茶叶中所含有的氨基酸能保持肌肤润泽。

（3）消炎杀菌：茶叶本身还具有去火、消炎、杀菌等功效，长痘痘的肌肤最欢迎茶叶的呵护。

另外，如今的人们上班对着电脑，下班回家看着电视，每天都被包围在各种辐射中。喝茶，特别是喝绿茶可以有效地防止辐射。

## 【本草应答】

《本草纲目》中记载："（茶）苦寒无毒，性冷。有驱逐五脏之邪气，镇神经、强壮精神，使人忍饥寒，防衰老之效能。"茶叶的美颜功效不容怀疑，这里我们就教大家几种自制美颜茶，以调理身体，解决各种肌肤问题。

### 1. 芍药茶——祛瘀血

有些女性经常感觉手脚冰冷，其实是因为她们的血液循环不流畅，因此提倡饮用芍药茶以促进血液循环，将体内各处积聚的瘀血排出体外。做法很简单，将15克野生晒干的芍药跟400毫升水一起煮，待剩下一半分量时，再放入生姜、枣和蜂蜜即可。

### 2. 薏米绿茶——消水毒

当滞留体内的水分变成毒素时，很容易诱发浮肿，这时应该多饮用能令身体变暖、排出身体多余水分的花草茶。薏米绿茶能祛除体内湿气，为身体排毒，是不错的选择。先将100克薏米、200克左右的绿豆和600 ~ 800毫升的水一起煮，至水剩下一半时，加入绿茶，继续加热一分钟即可熄火，每天喝三次。

### 3. 半夏茯苓茶——化痰滞

半夏和茯苓都有助于祛除痰滞和消化不良等现象，因此对于新陈代谢不畅，消化不良及头疼等慢性疲劳引起的毛病，有一定的疗效。该茶只需要6克半夏、4克茯苓，加上500毫升水一起煮10分钟左右，喝的时候还可以加少许蜂蜜。

但半夏辛散温燥，服用者要根据个人情况来决定是否适合。茯苓就平民化很多，我们常接触的茯苓膏、四神汤都以它来做原料。茯苓补脾又利尿，还有降血糖、镇静、补气等效果，有些人习惯长期食用。

4. 枸杞茶——通便秘

便秘是美容的大敌，经常便秘的人可以喝点儿没有特别苦味的枸杞茶，晚上喝一点儿，第二天上午就会大便通畅，神清气爽。

5. 何首乌茶——瘦身

绿茶、何首乌、泽泻、丹参各等量，加水共煎，去渣饮用。每日1剂，随意分次饮完，有美容、降脂、减肥等功效。

6. 葡萄茶——抗衰老

取葡萄100克，白糖适量，绿茶5克。先将绿茶用沸水冲泡，葡萄与糖加冷水60毫升，与绿茶汁混饮，可抗衰老和保持青春活力。

【养颜上工】

茶除了可以用来饮用，也可以用作外敷。我们可以用隔夜的茶擦身，茶中的氟能迅速止痒，还能防治湿疹；用隔夜茶洗头，还有生发和消除头屑的功效；皮肤被太阳晒伤，可用毛巾蘸隔夜茶轻轻擦拭，能有效缓解皮肤的晒伤；用茶水洗眼睛可以起到明目、保护视力的功效。

需要提醒大家的是，茶水外用保健，如前所说的洗眼、漱口等，要用浓茶；而以内饮的方法养生，就要冲泡得淡一些。否则，不仅达不到有益健康的目的，反而会给我们的身体造成不适。

## 食色天香——《本草纲目》中的抗衰妙方

在很多人眼里，《本草纲目》只是一部药典而已，其实不然。

《本草纲目》是药物集锦、本草荟萃，更是抗衰养颜秘籍。以《雀之灵》声名远播的杨丽萍就为我们明确地指出了这一点。

杨丽萍，年近五十，但青春依旧。在2007年12月8日播出的《鲁豫有约》中，当同样青春美丽的主持人鲁豫问及其养颜的秘诀时，杨丽萍笑着说："我经常看《本草纲目》，吃什么养发，吃什么养颜，里面什么都有，它可是我们国家非常宝贵的一笔财富。"

很多人，尤其是女性朋友，希望远离衰老，永葆青春容颜，所以经常去美容院，用高级护肤品。其实，只要多吃养颜美容的食物，平时注意和花花草草"亲密接触"，照样能让肌肤光彩照人，其效果不亚于其他方法。不信，就试试李时珍在《本草纲目》中为我们提供的这些良方：

## 【本草应答】

### 1. 脸色枯黄、贫血者可吃驴肉、黄鳝

《本草纲目》中记载，驴肉可"补血益气，治远年劳损；煮汁空心饮，疗痔引虫。"黄鳝"补中益血，补虚损；（治）妇人产后恶露淋沥，血气不调。"

制法：将500克的驴肉洗净并下沸水锅中氽透，然后捞出切片。在烧热锅中加入少许猪油，将葱段10克、姜片10克同驴肉一起下锅，煸炒至水干，再烹入约25克料酒，加入少量的盐、花椒水、味精和适量的水，烧煮至驴肉熟烂，最后拣去葱、姜即可。

将500克黄鳝肉、40克黄芪混在一起加水煮熟后以生姜、食盐调味，这样吃起来既有营养又能治"三虚"，可谓两全其美。需要注意的是黄芪一定要用纱布包起来。

### 2. 脸上长斑、月经失调者要常饮玫瑰花茶

玫瑰花性质温和，适宜天天饮用。《本草纲目》中说，玫瑰花有行气、活血、化瘀、调和脏腑的作用，经常饮用可使气血顺畅运行，面色红润。

制法：取玫瑰花 15 克泡水，气虚者可加入大枣 3 ~ 5 枚，肾虚者可加入枸杞子 15 克。可以根据个人的口味，调入冰糖或蜂蜜，以减少玫瑰花的涩味，加强功效。需要注意的是，玫瑰花最好不要与茶叶泡在一起喝，因为茶叶中有大量鞣酸，会影响玫瑰花舒肝解郁的功效。此外，由于玫瑰花活血散瘀的作用比较强，月经量过多的人在经期最好不要饮用。

### 3. 牙齿比较黄的人可以多吃甘蔗

甘蔗是冬令佳果，还是口腔的"清洁工"。因为甘蔗纤维多，反复咀嚼时像用牙刷刷牙一样，可以把残留在口腔及牙缝中的垢物通通清除，从而能提高牙齿的自洁和抗龋能力。同时，咀嚼甘蔗还可以锻炼牙齿、口腔肌肉和面部肌肉，能起到美容的作用。

此外，甘蔗还有以下妙用：

（1）甘蔗切片涂搽，可以防止皮肤燥裂、口唇干裂。

（2）用甘蔗汁漱口，可防止口臭，治疗口腔发炎疼痛。

（3）用粳米熬粥，加放甘蔗汁，食用可以生津止渴、清热润燥，还可以解酒。

（4）用蔗汁、葡萄酒各 50 克，混合服，早晚各一次，对慢性胃炎、反胃呕吐有很好的疗效。

### 4. 皮肤松弛下垂者要经常吃鱼

《本草纲目》中有很多关于鱼的记载，比如鳜鱼"补虚劳，益脾胃"，黄花鱼"开胃益气，水有积食"。实践也证明，经常吃鱼肉，能使肌肉更加紧致，皮肤紧绷而富有弹性。

制法：将鱼皮、鱼骨、鱼鳔等鱼的下脚料洗净，加入花椒、大料、少许盐，加水熬煮成鱼冻，放入冰箱冷藏，成块后切成长条，然后拌上蒜汁、醋即可食用。

### 5. 黄瓜具有防止皮肤老化、抗衰老之功效

制法：把一根鲜黄瓜洗净切成薄片，先用热毛巾在脸部仔细擦拭，接着将黄瓜逐一贴在脸部，保持 10 ~ 15 分钟，最后再用热

毛巾把面部擦拭干净。此美容法能使皮肤柔润、毛孔内不积存污物，防止皮肤衰老，使肌肤焕然一新。

## 第二节　相宜本草——本草好搭档，养出好容颜

### 柠檬加蜂蜜，细致毛孔不粗大

很多女性都面临着毛孔粗大的问题，尤其是鼻翼、脸颊两侧的毛孔，都"张牙舞爪"地向你示威。

造成毛孔粗大的原因有很多，比如污物阻塞、油脂分泌旺盛、挤压痘痘、干燥等。对于年轻女孩来说还不存在因肌肤老化而导致的毛孔粗大问题，所以只要你细心调理，收缩毛孔，细致肌肤也不是难事。

拒绝"孔"慌，首要问题就是要保证彻底的清洁。洗脸如果没能将脸上多余的油脂污垢洗干净，就容易让油脂和脏污滞留在毛孔内，造成毛孔粗大等一系列问题。不过也不能矫枉过正，过于勤快的清洗反而会让肌肤的油水失去平衡，导致外油内干的情况。

四指并拢在脸上轻轻向上打圈，尤其是T字部位一定要仔细清洁。水温要低一些，比手温稍高即可，用手捧水向脸上泼，一定要将洗面奶洗干净。洗好后不要用毛巾擦干，要用手拍干。毛孔粗大的女孩在洗脸之后最好能用冰冻后的毛巾敷一下脸，这个程序能让毛孔收缩，很有必要。之后再在脸上拍一点儿收敛水。

毛孔粗大与油脂分泌有很大的关联。所以，如果我们在日常生活中吃得太油腻也会加重问题。常吃辛辣、油炸食品，更易使皮肤燥热，皮脂分泌旺盛，所以要尽量避免。此外，多喝水，多吃新鲜蔬果，都是不错的选择，可以从内到外改善肌肤。

### 【本草应答】

据《本草纲目·虫部·蜂蜜》记载，蜂蜜可"和营卫，润脏

腑，通三焦，调脾胃"。有清热、补中、解毒、润燥、止痛功效。柠檬素来被认为是维生素 C 的"仓库"，除了具有不俗的美白效果，更可吸收多余的油脂。两者结合可帮助皮肤补水和紧致毛孔。因此，除了每日的清洁程序，毛孔粗大的女孩子还需要每周做一到两次柠檬蜂蜜面膜。

这里就为你详细介绍这款面膜的做法。

**柠檬蜂蜜面膜**

制法：将十滴新鲜柠檬汁，三茶匙蜂蜜，三茶匙酵母粉调和在一起制成面膜，均匀涂在脸部，约 15 分钟后用温水洗净，每周两到三次。经常敷用能收紧毛孔，亦能促进血液循环，使肌肤回复光亮。

## 【养颜上工】

对脸部进行按摩也可以紧致肌肤，收缩毛孔。操作方法如下：

（1）双手洗净后，稍微将手掌搓热，然后用手掌在两颊部位往外画大圆，动作一定要轻柔，做 10 次。

（2）以指腹来进行按摩，自下巴、鼻子与额头部位逐一开始轻轻地画螺旋按摩，每个部位重复 3 次。

（3）再利用指腹的力量，自下巴开始往上轻轻推向两颊边，重复 5 次。给予肌肤刺激同时带来活化效果。

## 鸡蛋搭配珍珠粉，去除黑头不留痕

黑头是很常见的皮肤问题，如果将痘痘比喻为活火山，那么黑头就好比是死火山，足以引起特别关注，它是想拥有凝脂肌肤的女性之大敌。

黑头产生的主要原因是皮脂腺分泌过度。毛孔中的油脂聚集并硬化成为楔状，毛孔就被硬化的油脂堵塞。因为毛孔是开放的，硬化的油脂接触到空气被氧化而变黑，这样就形成了我们经常见到的黑头。

我们都知道，油性皮肤更容易沾染环境中的微尘和污垢。这些污染物质会钻入皮肤的毛孔，再加上黑头的存在，会进一步使毛孔变粗，因此，很多油性皮肤慢慢地变得很粗糙，毛孔非常明显。黑头除了不美观以外，它还是粉刺产生的罪魁祸首。当皮肤的某一个毛孔被完全阻塞后，皮脂腺就会被感染而产生粉刺。因此，控制黑头的产生也是有效控制粉刺的途径。

## 【本草应答】

黑头虽然让很多女人头疼，但治起来其实并不难。生活中每天都见的鸡蛋，加上点儿珍珠粉，就可以有效去除黑头。不信的话，就来试试下面的小方法吧。

### 蛋清珍珠粉面膜

取适量珍珠粉放入小碟中，加一个蛋清调成膏状。然后将调好的珍珠粉均匀地涂在脸上与黑头区域。用脸部按摩的手法在脸上按摩，直到脸上的珍珠粉变干，再用清水将脸洗净即可。如果去得不够干净，重复做一次。

如果是极顽固的黑头，加个蒸面的程序便解决了。方法是：倒一盆沸开水，四周用毛巾围起来，仅留上部让水汽扑面，即可使皮肤湿润、黑头软化，此时再用珍珠粉面膜。

## 【养颜上工】

### 清黑头不可用"挤"法

去黑头一定要讲究方法，千万不能用手挤，那样会严重损伤皮肤的结缔组织。而且指甲内藏污纳垢，容易导致皮肤发炎，使得毛孔越变越大。你可以想象一个油棕果，当我们挤后放松，它会流出更多油脂，而且挤压也会使年轻细嫩的皮肤留下粗毛孔和疤痕。

## 胡萝卜携手橄榄油，全面保湿效果好

每个女人都希望自己的肌肤光滑水嫩，像鸡蛋清一样白、滑、亮。但天公总是不作美，总给爱美的女士带来种种烦扰，皮肤干燥就是其中之一。究竟怎样才算皮肤干燥呢？一般具有下面四种状况，我们就可以认为肌肤需要补水了。

（1）洗完脸1小时左右仍感到面部皮肤紧绷，用手掌轻触时无湿润感。

（2）身上皮肤经常呈现出干巴巴的状态，有的地方有脱皮现象。

（3）洗过澡后皮肤发痒，尤以肋下、四肢及后背为甚。

（4）面部皮肤干燥严重到一定程度，会出现"干性脂溢性皮炎"，具体表现是面部起红斑，并伴随口、鼻四周皮肤脱落现象，十分刺痒难受。

这些现象都说明，皮肤"渴"了。那么皮肤为什么会干燥呢？主要有以下几个原因：

（1）年龄增长。随着年龄增长，皮肤保存水分的能力会下降，皮脂分泌亦会减少，使皮肤中的水分加速蒸发。

（2）皮脂分泌不足。皮肤的表面是由皮脂膜形成，可帮助肌肤维持适当的水分。一旦皮脂的分泌减少，就无法满足制造皮脂膜的需要，皮肤就会变得干燥。

（3）气温下降。凛冽的寒冬下，皮脂和汗水的分泌都会急速减少，但由于空气太干了，使得皮肤的水分逐渐蒸发，皮肤的表面就变得更粗糙，抵抗力也会减弱。

（4）睡眠不足、疲劳。睡眠不足加上疲劳会使身体受到相当程度的伤害，血液循环也会变差。当健康失去平衡时，肌肤就会没有活力，容易产生干燥及粗糙的现象。

（5）减肥及偏食。极端的减肥及偏食也会使皮肤变得干燥。当皮肤无法得到充分的营养素时就会失去弹性及水分，变得干燥而脆弱。皮肤干燥症又称为干皮病。

此外，室内的暖气温度过高、使用过热的水洗澡、内分泌改变，如妇女在绝经后雌激素分泌减少等，都会引起皮肤干燥。

## 【本草应答】

肌肤干燥并不可怕，可怕的是不知道如何应对它。只要找对了方法，就能轻松解决。下面的小方法，内外结合，相信能够助你们一臂之力。

### 1. 内养

《本草纲目·菜部·胡萝卜》中说，胡萝卜味甘性平，有补中下气，调肠胃安五脏等功效，经常吃胡萝卜可使皮肤水嫩光滑。当然你也可以每天喝一杯胡萝卜汁，胡萝卜中含有丰富的维生素A原，维生素A原在体内可转化为维生素A。维生素A具有润滑、强健皮肤的作用，可防止皮肤干燥粗糙。

### 2. 外修

除了内服，充分发挥胡萝卜的养颜功效，还可将之外用。外用胡萝卜可搭配橄榄油使用，效果更佳。

胡萝卜橄榄油面膜

制法：将鲜胡萝卜研碎挤汁，取 10 ~ 30 毫升，加几滴橄榄油搅拌均匀后敷脸，约 10 分钟后用温水洗净，每天使用效果更好。

## 【养颜上工】

除了胡萝卜橄榄油面膜，能够有效保湿的面膜还有很多，这里再给大家介绍两款效果非常不错的面膜。

蛋酒面膜

制法：用蛋一个、脱脂奶粉 1/4 杯、酒一勺，混在一起搅匀。涂抹于脸上约 15 分钟，然后用温水洗净。

功效：可以保持皮肤洁净、润泽。因为含酒精，用后皮肤会有些干涩，要搽护肤品滋润肌肤。敏感性肌肤慎用此方。

**燕麦牛奶面膜**

制法：将 2 汤匙的燕麦与半杯牛奶调和，用小火煮，然后等它还是温热的时候涂抹在脸上，10 分钟后洗掉即大功告成。

功效：可以减缓肌肤因痤疮、雀斑、黑头、面疱产生的斑点，只要问题不是特别严重，只需每天使用 10 分钟的燕麦面膜即可见效。

## 葡萄爱上圆白菜，紧致肌肤葆青春

除了皱纹，肌肤的松弛也是你年龄的泄密者。很多女性很注意防范皱纹，所以她们的面盘上光滑如初。但人们还是可以看出年龄的变化，为什么呢？这其中很大的原因就是肌肤松弛。

你的面部形态因为肌肤松弛而起了变化，比如有了双下巴，也不再棱角分明。皮肤在地心引力的作用下，开始往下垂，原来面部的最高点也在往下游移。所以，即便你目前脸上还看不出皱纹，旁人仍然可以感觉到岁月的沧桑。女人过了 30 岁，就应该更加警醒。其实肌肤松弛的问题可能从二十几岁就开始了，只是你没有注意而已。

小测试：检测肌肤的紧致程度

方法：早晨起床洁面后取一面小镜子观察自己的脸，但是分成三个角度。

（1）抬头举起镜子观察面部容貌。

（2）低头镜中观察面部容貌。

（3）最后平视镜中容貌。

如果你在 1 中的样子明显比 3 中的皮肤紧致许多，而 2 中的样子则与 3 相差不多的话，说明你已经有了明显的肌肤松弛现象。而如果 1、2、3 中的皮肤状态相差比较小，说明皮肤的紧致度好。

此外，毛孔增大也是肌肤松弛的征兆。为什么这么说呢？因为女人随着年龄的增长，皮肤血液循环开始变慢，皮下组织脂肪层也开始变得松弛而欠缺弹性，从而导致毛孔之间的张力减小，使得毛孔彰显。所以当你过了 25 岁，发现自己的毛孔越来越明显的时候，还要警惕肌肤的松弛问题。

## 【本草应答】

补充水分。提升保湿度与角质层抵抗力，为肌肤补充水分，让肌肤组织结构饱满有弹性，控制肌肤衰老速度。如果有了肌肤松弛的隐患，就要在日常生活中更加注意保养皮肤。多摄取含抗氧化物的蔬菜，如胡萝卜、西红柿、葡萄等。葡萄是一种抗衰老的水果，而且由于它味道甜美，深得一些女性喜爱，多吃一些葡萄也能为你的肌肤上一道锁。这里介绍一道圆白菜葡萄汁。

### 圆白菜葡萄汁

材料：圆白菜 100 克，葡萄 80 克。

制法：将圆白菜和葡萄洗净后放入榨汁机内榨汁，葡萄最好带皮。每次饮一小杯，经常饮用，可以润泽肌肤，增加肌肤弹性，起到抗衰老的作用。

当然，肌肤松弛不仅仅是脸上的问题，全身的肌肤都有这些症状。所以，关注了脸的女性也别忘了呵护身体其他部位的肌肤。你可以考虑全身泡澡的方式，用生姜、米酒以及醋煮开后，加进洗澡水中，身体洗净后入内浸泡。水不要漫过心脏，每泡 5 分钟起来休息一下，每回泡 30 分钟，每星期泡一次即可。此法有紧肤、减肥和美白的功效。

## 【养颜上工】

### 有效缓解脸部肌肤松弛的按摩操

（1）用拇指按在两边太阳穴上，食指弯曲，用第二节侧面分推上下眼眶。上眼眶从眉头到眉梢各一次；下眼眶从内眼角到外眼角各一次。先上后下，一圈各 2 次，共做 20 次。可以消除眼睛的疲劳，预防眼部产生皱纹，预防眼袋的出现，也有助于预防颊部皮肤松弛。

（2）用两手的中指沿着嘴唇边缘动作，分别由中间向两侧嘴角轻抹。上唇由人中沟抹至嘴角，下唇由下颏中部抹至嘴角，抹至下唇外侧时，两手指略向上方轻挑。重复20次。可以预防嘴角表情皱纹，防止嘴角下垂。

（3）轻轻吸一口气含住，把面颊鼓起来，然后用两手轻轻拍打两侧颊部数次。可以使面颊肌肉结实，不易松弛。

（4）抬高下颏，用两手由下向上轻抹颈部。重复20次。可以防止颈部皱纹产生，防止因肌肉下垂而产生的双下颏。

## 猪肝配绿豆，演绎明眸养成术

在人的面貌中，眼睛给人的印象最深刻。赵薇不就是凭着一双古怪精灵的大眼睛受到人们的喜爱吗？所以，我们一定要懂得保养自己的眼睛，美丽的容颜配上动人的眼睛才够完美。

现代人的工作一般都需要长时间对着电脑，这是很伤眼睛的。中医所说的"五劳所伤"中有一伤就是"久视伤血"，这里的"血"指的就是肝血。因为眼睛与肝脏联系紧密。"肝藏血"，即肝脏具有贮藏血液和调节血量的功能。而且"肝开窍于目"，双眼受到血的给养才能视物，而过度用眼，就会使肝血亏虚，使双目得不到营养的供给，从而出现眼干涩、看东西模糊、夜盲等。另外，长期久坐用眼，除双目供血不足外，颈椎、腰椎也会产生劳损，总得不到缓解，同样会对肝脏造成损害。这种情况下，很容易出现双眼疲劳、视力下降，甚至面色萎黄，头晕眼花的症状。

而且，女性一般都比较心细，大事小事的想得特别多，容易耗损肝血。再加上女性特有的月经、怀孕、产子、哺乳等生理特征，肝血相对男性来说耗损得更多。眼睛是肝的窗户，肝血不足让很多女人过早出现人老珠黄的现象，以及眼角下垂，眼皮松弛，鱼尾纹，眼睛显得呆滞没精神等情况。

因此，女人尤其要注意养护眼睛。平时要"节约用眼"，不要过度劳累之外，还可以通过食疗、按摩等方法进行保养。

## 【本草应答】

眼疲劳者要注意饮食和营养的平衡，注意食疗和药疗相结合。日常饮食中，建议适当吃些猪肝、鸡肝等动物肝脏，同时补充牛肉、鲫鱼、菠菜、荠菜等富含维生素的食物。根据《本草纲目·草部》记载，当归、白芍等可以补血，菊花、枸杞则有明目之功效，经常用眼的人可以将其泡水代茶饮。

在这里，给女性朋友们推荐一款非常好喝的养肝护眼膳食——猪肝绿豆粥。它能补肝养血、清热明目、美容润肤，让女人容光焕发，很适合那些面色蜡黄、用眼过度、视力减退的女性。《本草纲目·兽部·畜类》中记载，猪肝可"补肝而使聪耳明目、轻身，使人肌肤润泽，精力旺盛，不易衰老。"

猪肝绿豆粥

材料：猪肝 100 克，绿豆 60 克，大米 100 克，食盐、味精各适量。

制法：先将绿豆、大米洗净同煮，大火煮沸后再改用小火慢熬，煮至八成熟之后，将切成片或条状的猪肝放入锅内同煮，最后加入调味品即可。

## 【养颜上工】

除了我们上面所推荐的食疗方法外，还可以通过一些小动作来养护眼睛，简单易操作，长期坚持，一定会收到很好的效果。

1. 转眼

经常转眼睛有提高视神经的灵活性、增强视力和减少眼疾的功效。

方法：先左右，后上下，各转十余次眼珠。

需要注意的是运转眼珠，宜不急不躁地进行。

## 2. 用冷水洗眼

眼睛干涩时，有人喜欢用热汤热水来蒸眼洗眼，觉得这样很舒服，其实这种做法是不利的。火攻眼睛，用热水洗眼睛虽然暂时感到滑润，但过一段时间就会感到发涩。眼睛用冷水洗是最好的，虽然刚开始时眼睛发涩，不舒服，但过一段时间就会变滑。

任何养护方法都需要自己的坚持和用心，只要注意饮食，合理用眼，每天坚持转眼，在感觉眼睛干涩难受时用冷水冲洗，你就能拥有一双水波流转的美目。

## 黑芝麻配花生，养护顺滑发丝的不二法则

要想拥有健康的头发，仅仅靠护发素是远远不够的。头发同样需要各种营养，因此，保持平衡饮食，合理摄取富含蛋白质、维生素和矿物质的食品十分重要。《本草纲目》中说："古以胡麻为仙药……以胡麻同米做饭，为仙家食品焉尔。"这里所说的胡麻就是黑芝麻。据《本草纲目》记载，黑芝麻"服至百日，能除一切痼疾。一年身面光泽不饥，二年白发返黑，三年齿落更生"。黑芝麻具有保健护发功效，食用时可以将其碾成粉末，用开水冲服。也可与大米一起煨煮成稠粥，每日一次，常年食用，可乌须黑发。

此外，养护秀发还需要摄取一些鱼类、牛奶、花生、大豆、胡萝卜、菠菜、杏仁、核仁、枸果等富含维生素和蛋白质的食物。

有些女性喜欢把头发弄得奇形怪状、五颜六色，认为这样很时尚。其实这是不可取的。从头发可以知道身体的健康状况，一旦破坏了头发原有的颜色、形状，那就相当于关闭了观察疾病的窗口。

## 1. 头发变白

人老了以后，身体的各项功能都不如以前，体内也没有多少元气可以消耗了，气血不足，头发逐渐变白，这属于正常的生理现象。但现在很多人不到四十头发已经白了不少，这预示着健康出现了问题，应引起重视。

前额的头发开始变白，说明胃气衰老。因为胃气走前额，所以这时颜面也会出现憔悴之相，比如长抬头纹和鱼尾纹。两鬓的头发开始变白，是胆气衰老的症状。在中医看来，胆经从人的外眼角开始，一直沿着人的头部两侧，然后顺着人体的侧面下来，一直走到脚的小趾、四趾，所以，胆气不足的时候，人两鬓的头发就慢慢地变白。这类人还有个特征就是爱挠头（挠的地方一般也是在两鬓，是胆经经过的地方）。膀胱经是一条可以走到脑部的经脉，而后脑勺的头发变白就是因为膀胱气衰老了。

当然，头发变白与心情和生活状态也有一定的关系。一个人如果把每根头发都梳得一丝不苟，那心情一定是愉快、悠闲的；倘使头发如乱草，像鸟窝一样，则很可能是生活窘迫、困顿，或心思迷茫、愁郁。

"白发三千丈，缘愁似个长"，愁生白发，人所共知。伍子胥过韶关，一夜尽白发，这与愁、忧伤、悲愤等不良心绪有关。所以，希望自己拥有乌黑秀发的年轻人，一定要调控好情绪。

## 2. 脱发

很多人都有掉头发的经历，尤其是早上起来梳头时，常发现头发脱落。头发有一个生长与衰老的周期，生理性的落发其实每天都在发生。但是，有一些掉发是由病态性因素所导致。以年轻人来说，比较常见的是秃顶，也就是俗称的"鬼剃头"。中医认为这主要有三种原因：一是血热伤阴，阴血不能上至巅顶濡养毛根，就会出现虚脱落；二是脾胃湿热，脾虚运化无力，致使湿热上蒸巅顶，侵蚀发根，发根渐被腐蚀，头发便会脱落；三是食用了过多的甜食，甘的东西是涣散的，经常吃甜食会影响肾的收敛功能，收敛气机减弱，就会造成头发脱落。

此外，秃顶与压力、情绪也密切相关。一个人如果思虑过多、心中苦闷，就会出现大把大把掉头发的现象。

## 3. 头发的生长速度

肝主生发，肝主藏血，头发的生长速度与肝气相关。如果你的头发长得比较快，说明你的肝气充足，这类人一般显得很聪明，反应很敏捷，而且还是能够运筹帷幄的人。反之，头发长得非常慢，则说明肝气不足，常见的症状还有手脚冰凉、脸色苍白等。

### 4. 头皮屑

中医认为头皮屑是阴盛阳虚导致的，当肾精敛不住虚火，虚火上炎，时间一长，头皮上的精血就会慢慢变少，头皮得不到滋润，头皮屑也就产生了。我们知道用食醋洗头可以有效去除头皮屑，这其实是利用了醋的收敛作用。酸是主收敛的，可以使虚火下降，敛阴护阳。所以，如果你正被头皮屑的问题困扰，那么不妨试用醋洗头。另外，还要注意的是，在洗头发时，要把洗发水倒在手中搓起泡后再搽在头发上，而不要将洗发水直接倒在头上，因为未起泡沫的洗发水会对头皮造成刺激，形成头皮屑或加剧头皮屑。

### 5. 头发的浓密、颜色

发为肾之华，是肾的外在表现，而肾又主黑色，所以头发黑不黑与肾的好坏密切相关。另外，头发的滋润和浓密也与肾有关。肾主收敛，一个人肾气的收敛能力比较好的话，头发就又黑又浓，反之，肾虚的话，气机不能很好地收敛，就容易掉发。

## 【本草应答】

### 1. 经常按摩头皮

提到头发的保养，很多人会想到洗发膏、护发素等，其实有个简单而且能从"根"上护发的方法——按摩头皮。

头皮上有很多经络、穴位和神经末梢，按摩头皮能刺激头皮，使头皮上的毛细血管扩张、血液循环加快，使毛囊所需的营养物质增加，有利于头发的生长，并能防止头发变白、脱落。此外，按摩头皮能够通经活络，刺激末梢神经，增强脑的功能，提高工作效率。

很多人把按摩想象得很复杂，其实按摩很简单。可以在每日的早、晚，用双手手指按摩头皮，从额骨攒竹穴位开始按摩，经神庭穴位、前顶穴位到后脑的脑户穴位。用手指各按摩数十次，直至皮肤感到微微发热、发麻为止。

## 2. 千万不要像搓衣服一样洗头发

日常生活中，很多人洗头发时像洗衣服一样反复搓洗，殊不知，这样很容易使头发纠结、摩擦而受损，甚至在拉扯中扯断发丝。

正确的洗发步骤是，洗发前先用宽齿梳将头发梳开、理顺，用温水从头皮往下冲洗头发，洗发水挤在手心中，揉出泡沫后均匀抹在头发上，然后用十指指肚轻柔地按摩头皮几分钟，再用手指轻轻捋发丝，不要将头发盘起来或搓成一团，保持发丝垂顺。

## 3. 洗头发时最好水洗

干洗头发是发廊流行的洗头方式，直接将洗发产品挤在头发上，然后喷少许水揉出泡沫，按摩十几分钟后冲洗掉。很多人觉得这既是一种享受，又能将头发洗得更干净。其实，这种想法和做法是大错特错的。干燥的头发有极强的吸水性，直接使用洗发剂会使其表面活性剂渗入发质，而这一活性剂只经过一两次简单的冲洗是不可能去除干净的，它们残留在头发中，反而会破坏头发角蛋白，使头发失去光泽。

另外，中医认为洗头发的时候做按摩很容易使寒气入侵。理发师在头发上倒上洗发水，就开始搓揉头发，再按摩头部、颈部。按摩使头部的皮肤松弛、毛孔张开，并加速血液循环，而此时头上全是冰凉的化学洗发水，按摩的直接后果就是头皮吸收化学洗发水的时间大大延长，张开的毛孔也使头皮吸收化学洗发水的能力大大增强，同时寒气、湿气也通过大开的毛孔和快速的血液循环进入头部。由此可见，洗头发还是水洗的好，同时，在洗头时不要做按摩。

## 4. "发常梳"，但一定要有个限度

唐代著名医学家孙思邈的"养生十三法"里有个"发常梳"。

经常梳头是一项利于生发、护发的保健运动，但是凡事都应有度，梳头也是如此。调查研究证明，如果连续梳刷 50 次，甚至 100 次以上，很容易会因梳头过度，增加头发负担，使头发受损。不但不能达到按摩效果，反而更加刺激皮脂腺，使发根过于油腻，发尾易于干枯、断裂。而适度合理的"发常梳"是：将手掌互搓 36 下，令掌心发热，然后由前额开始扫上去，经后脑扫到颈部。早晚做 10 次。

### 5. 睡觉时要把头发散开

人工作了一天，晚上要睡觉休息，头发也一样，扎了一整天，晚上一定要散开来。尤其春天是生发的季节，不管是晚上还是白天，都不要把头发扎成马尾辫，而要让它散开，这样才能让它生发起来。

### 6. 等头发干了再去睡觉

很多人洗完头发没等头发干就去睡觉，殊不知，经常这样会引起头痛。因为大量的水分滞留于头皮表面，遇冷空气极易凝固。残留水凝固于头部，就会导致气滞血瘀，经络阻闭，郁疾成患，特别是冬天寒湿交加，更易致病。所以，洗完头后一定不要马上睡觉，要等到头发干了再睡。

### 7. 护发素一定要在发梢重点"施肥"

洗发后使用护发素会让头发变得柔顺，所以很多女性在使用护发素时毫不吝啬，厚厚的涂满头，特别是在发根处重点"施肥"，可是久而久之，头发却出现油腻、粘贴、头屑多等"消化不良"症状。头发不比植物，更何况植物的根吸收过多营养也会发育不良，在发根使用过量的护发素只会阻塞毛孔，给头发造成负担。其实，发梢才是最易受损、需加强保护的部位，使用护发素时，应先涂抹在发梢处，然后逐渐向上均匀涂抹。

## 【养颜上工】

女人的优雅与美丽并非一蹴而就，它蕴涵在每一个细节之中。所以，生活中一些不好的小习惯也可能对美丽大工程造成影响。

比如护理秀发，以下这些坏习惯就不可取。

### 1. 频繁使用吹风机，并且将温度调得很高

头发需要一定的水分滋养，如果所含的水分降至10%以下，发丝就会变得粗糙、分叉，经常使用吹风机吹发就会导致这些后果。最好让头发自然晾干。

### 2. 只梳理头发的尾端

正确的梳发方式是从发根缓缓梳向发梢，尤其是长头发的人。如果只梳发尾，往往会出现断发或发丝缠绕的现象。

### 3. 在头发上喷洒香水

虽然头发很容易吸收气味，但在头发上洒香水，会适得其反。因为香水中的酒精成分一旦挥发，就会将头发中的水分带走，使秀发显得更干燥。

### 4. 全家共用一种洗发产品

选择洗、护发产品要考虑到发质需求。使用不合发质的洗发、护发用品，如干性发质使用油性发质的专用产品，会把头发上的油脂和水分都洗掉，结果使头发更干燥。

## 橄榄油、燕麦片祛除颈部皱纹

颈部支撑着整个头部的重量，又经常暴露在外面，是最需要保养的部位。但是很多女性却疏于颈部的保养，平时洗脸只洗面部而不洗颈部，涂化妆品也是只涂面部而不顾颈部。"要想知道女人的年龄，只需看她有多少条颈纹！"颈部是最容易泄露女人年龄的一个重要部位，看女人颈部上的皱纹有几圈，就能推算出她的年龄。所以，做好颈部保养吧，让它只彰显魅力，不泄露年龄。

### 【本草应答】

橄榄油具有祛皱功效，适合全身涂抹。洗澡时，将少许橄榄

油涂于颈部，然后轻轻按摩，5分钟后用水冲洗干净即可。好莱坞顶级影星奥黛丽·赫本喜欢把檀香精油、天竺葵精油6～8滴，滴于10毫升甜杏仁油中，在秋冬干燥的季节，每天或隔天按摩颈部，以保持颈部滋润和弹性，减少褶皱。你渴望拥有奥黛丽·赫本天使般的脸、高挑的身材、皇室贵族的优雅仪态，那为什么不学学她的美容护肤方法呢？

燕麦对祛除颈部角质，有很好的效果。将燕麦磨成粉，加蜂蜜、水搅拌成糊状涂于颈部，以螺旋的方式由下往上按摩，10分钟后以清水洗净，每周1次，你会发现暗沉的颈部肌肤渐渐有了光泽。燕麦在《本草纲目》中又称雀麦，是一种古老而又具有神奇功能的作物，富含蛋白质、氨基酸以及多种微量元素，是养颜的佳品。

## 【养颜上工】

在中医看来，颈部是人体最脆弱的部位之一，要好好保养。下面介绍几种既养颈，又可延缓颈部皮肤松弛的方法：

（1）头由左至右旋转运动50次，动作宜轻柔，以免扭伤颈部。

（2）早起或晚睡前做头左右侧屈、前后俯仰各36次。

（3）将小毛巾叠成四层蘸上冷水，轻轻挤出水。用右手抓住小毛巾角，用力拍打右下巴颏儿和右脸下部，拍打10～15次，再换左手持小毛巾拍打左脸下部和左下巴颏儿。

# 第三节　神奇本草，调出窈窕好身材

## 让S形在自己身上随时流畅——女人们的完美曲线方案

在这个讲究骨感美的时代，每个女人都想做赵飞燕，希望自己能够瘦一点儿、再瘦一点儿。为了实现自己越来越苗条的理想，很多女人尝试了各种方法：节食、运动、药物、甚至各种我们意想不到的方法，可谓"无所不用其极"，但是效果往往不尽如人意。

伴随而来的各种副作用也足以令人苦恼。减肥真的有那么难吗?

中医理论讲天人相应,人应该顺应四时变化来调养身体,调整饮食,调理五脏,调整身体的气血以保持阴阳平衡。肥胖其实是一种身体阴阳失衡的表现。人禀赋先天之精,离开母体后,依赖的是五谷等食物的摄入,维系着自己独立的生命。"脾胃为后天之本",我们后天生命的维系都要依靠脾胃对食物的消化吸收。如果脾胃的功能发生紊乱,就会影响我们整个人体的功能,导致阴阳失衡,反映到人体可能就是变瘦或者变胖,进而衍生其他疾病。

《内经》中讲到脾主四肢肌肉。如果脾气虚弱,便会四肢微软无力,所以好多节食减肥的朋友,减肥后,身上的肉摸起来瘫软没有弹性,人也没有精神。而且脾主运化,如果脾功能失调导致水湿停滞在体内,就会表现为虚胖水肿,局部(大多数下肢胖)肥胖,大便不通等。节食减肥,经常使脾在体内空运化,久而久之,脾的运化功能就会失调。当身体摄入食物时也无法运送到身体各部位,从而造成体内垃圾堆积,人就会越来越胖。所以,即使减肥也要合理膳食,节食是绝对不可取的。

## 【本草应答】

中国自古以来就把荷叶奉为瘦身的良药。《本草纲目·草部》记载:"荷叶,性温平,味辛,无毒,入心、肝、脾经。清热解暑,升发清阳,除湿祛瘀",还有利尿通便的作用。

有资料报道,荷叶中的生物碱有降血脂作用,临床上常用于肥胖症的治疗。服用荷叶后,在人体肠壁上形成一层脂肪隔离膜,能有效阻止人体对脂肪的吸收,从根本上把体重减下来,还解决了减肥反弹的问题。

荷叶茶

制法:将干荷叶10克或鲜荷叶20克放在茶壶或大茶杯里,倒上开水闷五六分钟即可饮用。这样泡出来的荷叶茶减肥效果最好，只喝第一泡的茶汤，再泡减肥的效果就差多了。最好是在饭前空腹饮用。荷叶茶中也可以放陈皮（3克），有理气化痰之功。

喝茶期间不必节食。因为喝一段时间后，对食物的喜好自然就会发生变化，很多人不太爱吃荤腥油腻的食物了。

一杯荷叶茶，祛湿减肥去心火，是最安全有效的减肥良法，让有肥胖之苦的人既不用刻意节食也不用乱吃减肥药，尤其适合年轻女孩。但有些体形适中的女孩也想减肥，其实是没有必要的，健康才是真正的美。

## 【养颜上工】

跳舞是一种主动的全身运动，有较大的运动量，有益于美体塑身。跳舞不需要非得模仿伦巴、牛仔舞那种高难度的动作，只要举起手来，跟着音乐摇摆，就能让人健康愉悦。即使想尝试某些复杂的动作，也不要苛求自己100%姿势到位，只需要全身心投入其中，音乐的氛围、舞蹈的情绪就可以让人"脱胎换骨"。在动作过程中要始终有意识地收腹，这样可以锻炼腹肌。摇摆的幅度越大越刺激腹肌，增加腰背力量；摇摆的方向变换越多，腰腹越能得到均衡的锻炼。

目前被大家津津乐道的几种舞蹈都有比较独特的锻炼价值。

迪斯科舞——胯部扭动大，臀部肌肉不断收缩，能有效地减少臀部和大腿的脂肪。据测试，迪斯科舞的运动量相当于每小时长跑8～9千米，每分钟游泳45～50米，每小时以20～25千米的速度骑自行车的运动量。这样的运动量具有明显的瘦身作用，且身心愉快，容易坚持。

拉丁舞——腰胯的8字形摆动，让小腹和腰跟着激情的音乐节奏得到充分的锻炼，使臀胯更灵活。

形体芭蕾——舞姿要求优美挺拔，能让腿、胸和颈部得到比较均衡的发展。最大的特色体现在腿部的柔韧性上。

肚皮舞——尽兴舞动腰、臀、肩、臂和腹部，于是细腰、美腹、翘臀在自己的身上开始呈现。

## 想要杨柳腰，杏仁是个好选择

　　腰和臀，在女性的"S"曲线中起着承上启下的作用，腰身臀形若恰到好处，在视觉上就能给人曲线玲珑、峰峦起伏的美感。反之，就会显得粗笨。所以，每个女人都要注意塑形美体，让自己有个细腰翘臀的玲珑身材。

　　要想拥有纤细的腰身，最简单的方法就是在饮食上注意，多吃杏仁、鸡蛋以及豆制品。杏仁中所含的矿物质镁是身体产生能量、塑造肌肉组织和维持血糖的必需品。稳定的血糖能有效防止过度饥饿引起的暴食及肥胖。杏仁最神奇的功能就是它可以阻止身体对热量的吸收。研究发现，杏仁细胞壁的成分可以降低人体对脂肪的吸收。所以，女性朋友要想让腹部平坦，可以每天吃十几粒杏仁。

　　另外，鸡蛋、豆制品也是平"腹"的佳品。鸡蛋所含的蛋白质和脂肪会让人有过饱的假象，所以经常吃鸡蛋的女性，在一整天里会较少感到饥饿。

　　大豆富含抗矿物质、纤维及蛋白质。大豆吃法多样，可以作为零食或者用来做菜、煲汤。豆制品的种类很多，如豆腐和豆浆，都是健康美味又有减肥功效的食品。

　　其次，要多吃一些新鲜的水果蔬菜。瘦腹效果最好的就是香蕉，它有润肺养阴、清热生津、润肠通便的功能。女性朋友坚持每天吃一两根，就有助于排出体内毒素，收缩腰腹，焕发由内而外的健康美丽。黄瓜、西瓜皮、冬瓜皮等也有抑制肥胖的功效。食用时将西瓜皮，冬瓜皮分别刮去外皮，然后在开水锅内焯一下，待冷却后切成条状，放入少许盐、味精即可。经常食用这些食物，可起到清热除湿减肥之效。

## 【本草应答】

　　前面我们曾说到，杏仁对温肺散寒非常有助益，其实杏仁的功效还有很多。《本草纲目》里说，杏仁可"令汝聪明，老而健壮，心力不倦"，并且可以阻止身体对热量的吸收。女性经常食用可以让腹部平坦，还能促进皮肤微循环，起到润泽面容、减少面部皱纹形成和延缓皮肤衰老的作用。另外用其制成粉霜乳膏涂于面部，可在皮肤表面形成一层皮脂膜，既能滋润皮肤，保持皮肤弹性，又能治疗色素痣等各种皮肤病。

下面介绍一款杏仁食疗方，有润滑皮肤、排毒通畅的功效。皮肤粗糙干皱的人多多食用，可使肌肤丰满、润泽、白皙。风寒咳嗽，聚痰，腹泻者忌食。

**杏仁米粥**

材料：杏仁20克，白米50克。

制法：将米煮至半熟时加入杏仁，继续煮成粥即可。当早餐服用时加一些白糖和蜂蜜调味。

## 【养颜上工】

腰部是窈窕身材的关键，但只"细"不"结实"的腰身也不符合美的标准。因此，爱美的女性除了注意饮食外，还要重视腰部锻炼，以增强腰肌张力和柔韧性。下面提供瘦腰方法两例。

1. 敲带脉

躺在床上，然后用手轻捶自己的左右腰部，100次以上即可。人体的经脉都是上下纵向而行的，只有带脉横向环绕一圈。经常敲打带脉不仅可以减掉腰部赘肉，还可以治愈很多妇科疾病。

2. 运动

（1）收腹运动：可躺在地上伸直双脚，然后提升、放回，不要接触地面。每天保持3～4次，重复做15遍。

（2）仰卧起坐：膝盖屈成60度，用枕头垫脚。右手搭左膝，同时抬起身到肩膀离地，做10次后，换手再做10次。

（3）呼吸运动：放松全身，用鼻子吸进大量空气，再用嘴慢慢吐气，吐出约 7 成后，屏住呼吸。缩起小腹，将剩余的气提升到胸口上方，再鼓起腹部，将气降到腹部。接着将气提到胸口，再降到腹部，慢慢用嘴吐气，重复做 5 次，共做两组。

（4）转身运动：左脚站立不动，提起右脚，双手握着用力扭转身体，直到左手肘碰到右膝。左右交替进行 20 次。

拥有美丽腰际线，才能更好地彰显你的窈窕身段。所以，努力按照上述方法每天坚持练习吧，只要持之以恒，就会拥有杨柳小蛮腰。

## 又见杨玉环——永不过时的丰胸秘方

是药三分毒，让自己更丰满一些这无可厚非，但一定要采用安全的方法，比如按摩和食补。

下面来学习按摩的手法：

（1）五指并拢，由乳头向四周呈放射状按摩乳房 1 分钟，力量要小。

（2）用右手掌自左锁骨下方向下，用柔和均匀的力量推摩至乳根部，再向上返回至锁骨下。做 3 个往返，然后换左手。

只是运用按摩丰胸法取得的效果可能会略逊，如果配合饮食，必会取得满意的效果。鲜奶炖燕窝是丰胸美容甜品。它既可改善胸部的线条，亦可收到美容功效。把燕窝以清水泡上两小时后，拣去绒毛，洗净备用。将红枣去核洗干净。把所有材料放入炖盅，加入鲜奶。加水炖两个小时即可饮用。

## 【本草应答】

《本草纲目》说葛根："止渴，排毒，利大小便，丰胸，解酒，去烦热。"此外橙、葡萄、核桃等具有丰胸之功效。不过，不同年龄有不同的身体条件，选用不同的食疗方可以更对症。

青春期的女性可以多吃一些富含维生素 E、B 族维生素、蛋白质以及能促进性激素分泌的食物，从而达到乳房健美的目的。此时不妨食用下面这剂药膳：

**羊肝焖黄鳝**

材料：羊肝 10 克，黄鳝 150 克，黑枣 20 克，花生 30 克，生姜片 10 克。

制法：羊肝切片，黄鳝切段，加调味料腌 20 分钟，然后用油爆羊肝及黄鳝，加入黑枣、花生、生姜片、调味酱油等，焖熟即食，每晚食一次。

有些成年女人体形偏瘦，乳房中脂肪积聚也较少，故乳房不够丰满。此时应多吃一些热量高的食物，如蛋类、肉类、豆类和含植物油的食品。此种食疗方有：

**1. 豆浆炖羊肉**

材料：淮山 150 克，羊肉 500 克，豆浆 500 克。

制法：将上述材料合炖 2 小时，加油、盐、姜各少许，每周吃两次。

**2. 人参莲子汤**

材料：人参 5 克，莲子 20 克，冰糖 10 克。

制法：将上述材料炖 1～2 小时，隔日服 1 次。

35 岁以上的女人，两侧乳房大小不均者，除了注意睡姿、采取按摩等方法纠正外，食疗方为：

**3. 海带煨鲤鱼**

材料：海带 200 克，猪蹄 1 只，花生 150 克，鲤鱼 500 克。

制法：先用姜、葱煎鲤鱼，煮后放入配料，即可服。

很多人都知道木瓜具有丰胸功效，且它适合各年龄段的女性食用。在《本草纲目》中是这样记载木瓜的，"性温味酸，平肝和胃，舒筋络，活筋骨，降血压。"可以用新鲜成熟的木瓜、鲜牛奶各适量。将木瓜切细加水适量与砂糖一同煮至木瓜烂熟，再将鲜牛奶兑入煮沸即可服用。此方有丰胸、美容护肤、乌发之功效。

**【养颜上工】**

### 丰胸食物大盘点

维生素 A 食物，如花椰菜，甘蓝菜，葵花子油等，有利于激素分泌，帮助乳房发育。B 族维生素食物，如粗粮、豆类、牛奶、猪肝、牛肉等，有助于激素的合成。

### 丰胸食物——植物类

苹果、木瓜、番茄、樱桃、葡萄干、梅子、枸杞、黄豆芽、花生、山药、马铃薯、红萝卜、玉米、南瓜、香菜、豌豆、燕麦、人参、绿豆、红豆、橄榄、松子、芝麻、葵花子、蒜、白果、红枣、扁豆、桂圆肉。

### 丰胸食物——动物类

猪脚、鸡汤、牛奶、虾、奶酪、鱼、瘦肉、蛋、小鱼干、蹄筋、鸡爪、猪尾巴、海参。

## 将健壮手臂按摩出柔美线条

夏季，当你看着别人裸露结实的臂膀，自己却只能把两臂赘肉藏在袖子里时，心里一定不是滋味。这里告诉你一些简单的瘦手臂的小妙方，只要持之以恒，坚持一两个月，就能告别"蝴蝶袖"，锻炼出结实的臂肌。

纤细匀称的双臂需要从基本的按摩开始，小臂的按摩以平直柔和为佳，上臂的按摩以手半握抓紧为佳，以促进皮下脂肪软化。你不妨每天花十几分钟为双臂进行按摩，在疏通淋巴组织之余，还可减轻浮肿现象，配合具消脂去水功效的纤手产品，效果更佳。

具体按摩步骤如下：

（1）由前臂开始，紧握前臂并用拇指之力，由下而上轻轻按摩，做热身动作。

（2）利用大拇指和食指握着手臂下方，以一紧一松的手法，慢慢向上移，直至腋下。

（3）以打圈的方式从手臂外侧由下往上轻轻按摩。

（4）再沿手臂内侧由上往下，继续以打圈的方式按至手肘位置。

（5）在手臂内侧肌肉比较松弛的部位，用指腹的力量，以揉搓的方法向上拉。

（6）用手由上而下轻抚手臂，令肌肉得以放松。

整套动作可每晚每只手臂各做一次。

## 【本草应答】

想要瘦手臂，别忘了我们神奇的本草。多吃下面这些食品，一定会有惊喜发生。

（1）海苔：海苔是维生素的集合体，含有丰富的矿物质和纤维素，是纤细玉臂的美丽武器。

（2）牛肉干：高蛋白、低脂肪。

（3）人参果：高蛋白、低糖低脂，富含多种维生素和矿物质，是营养价值极高的瘦手臂水果。

（4）石榴：含碳水化合物、脂肪、蛋白质、维生素 C，还有磷、钙等矿物质成分，营养价值比较高，经常吃让手臂更美丽。

（5）韭菜：富含纤维质，有通便作用，有助于排出肠道中过多的营养，帮助减肥。

（6）海带：脂肪含量少，富含维生素、碘、钙及微量元素，常吃海带可以减肥。

## 【养颜上工】

一些有趣的小运动，也能有效地瘦手臂，下面我们就介绍一下。

1. 毛巾妙方

辅助道具：一条小毛巾

开始做这个运动之前，最好准备一条小一点儿的毛巾做辅助工具。可以先在家里练。等到动作熟练后，就可以不用毛巾而直接让两只手相握，在工作休息时间练习。

基本动作：

（1）首先，右手握住毛巾向上伸直，手臂尽量接近头部，让毛巾垂在头后，然后从手肘部位向下弯曲，这时毛巾就会垂在你的后腰部位。

（2）将左手从身后向上弯曲，也就是从手肘部位，握住毛巾的另一端，两只手慢慢地一起移动，直到右手握住左手。

（3）这个时候两只手都在身后，而右手的手肘会刚好放在后脑勺那里，切记，不要低头，而要用力抵住右手肘，这时你会觉得右手被拉得很酸。

（4）坚持20秒，然后换左手在上右手往下，也做20秒。

（5）每天早晚各一次，每次左右手各做2遍，一天5分钟。

点评：这个妙方见效很快，但是如果长时间不练习的话，还会恢复原样。不过，如果你是边减肥边做这个动作，则不会。

2. 矿泉水妙方

辅助道具：瓶装矿泉水

基本动作：

（1）一只手握住一小瓶矿泉水，向前伸直，之后向上举，贴紧耳朵，尽量向后摆臂4 ~ 5次。

（2）缓缓往前放下，重复此动作15次。

（3）每天做45次左右。可以不同次完成。

点评：道具简单，动作也不复杂，适合居家练习或者在办公室练习。

3. 伸臂妙方

基本动作

（1）将右手臂伸高，往身后左肩胛骨弯曲。

（2）以左手压着右臂关节处，并触碰左肩胛骨，而后伸高。

（3）左右换边，如此动作每天做 20 次。

妙方点评：无须道具，动作也不复杂，适合在办公室练习。

总之还是那句话：没有丑女人，只有懒女人！只要坚持按摩、做运动，就能去掉臂膀的赘肉，使皮肤光洁圆润，手臂修长、无赘肉。但在做这些动作之前，别忘了先做暖身操，否则会有运动伤害之虞。

## 极品美女的纤腿秘籍

对于很多女人来说，一天可能会在办公室坐上 8 个小时甚至更久，慢慢地，你会发现双腿越来越粗壮。台湾著名的美女、有"美容大王"之称的大 S 也曾经烦恼自己的双腿太粗。不过，经过她自己的一番辛勤的"探索"，终于如愿以偿拥有了修长的双腿。下面我们来看看她是怎么做到的。

大腿和臀部的交接处常会出现橘皮组织，最好用收敛性强的护肤品，用抓和捏的方式让它吸收，也可以达到促进血液循环、加强新陈代谢的效果。你可能会感到很热，但这对于消除橘皮组织、消水肿都很有用。

除了抓捏法，另一种物理性塑身法，就是穿调整型的裤子，可以改善腿部的线条。

以上是大 S 提供的紧实大腿秘诀，但是对于第二种方法我们不是很提倡，因为可能会给大家带来不舒适的感觉。当然，如果有人想尝试也未尝不可。

## 【本草应答】

看了美女大 S 的纤腿法，有的人可能会觉得方法不太理想，有没有更好的方法呢？答案是肯定的，通过饮食我们一样可以达到纤腿的目的。普普通通的芹菜其实就是我们修长美腿的好拍档。

芹菜是一种能过滤体内废物的排毒蔬菜，更是让女人们拥有修长美腿的好拍档。这是因为芹菜中含有大量的胶质性碳酸钙，容易被人体吸收，补充人体特别是双腿所需的钙质。而且芹菜健胃顺肠，助于消化，对下半身浮肿、修饰腿部曲线有至关重要的作用。

用芹菜美腿可以这样吃：准备圆白菜两片、芹菜3根、米醋半勺、砂糖少许、盐少许。去除圆白菜的硬芯，切成细丝，芹菜切成小段备用。然后将切好的圆白菜和芹菜放入容器内，淋上搅拌过的米醋即可。

当然，芹菜可不是只吃一次两次就能达到目的的，要经常食用。坚持一段时间，你会发现在不知不觉中，双腿就变得纤细修长了。

## 【养颜上工】

除了饮食，我们还可以通过按摩的方法来达到纤腿的目的，只要找准腿部按摩部位，每天进行自我按摩，双腿就变得纤细修长。

### 1.膝盖与两侧按摩

膝盖周围很少累积脂肪，因为膝盖是骨骼相连的关节部位，只是这个部位很容易浮肿或出现松弛的现象，而使得腿部变粗。具体方法是：由膝盖四周开始按摩，可以改善膝盖四周皮肤松弛现象。不过，按摩的次数要频繁，否则无法达到改善曲线的功效。

### 2.紧实大腿线条

大腿内侧的皮下脂肪是很容易堆积松弛的。按摩大腿的方法是取坐位，腿部全部离开地面，臀部支撑身体平衡，双手按住膝盖上部大腿中部，轻轻按摩。这样可以消除腿部的浮肿，让双腿肌肤更加有弹性，修长腿部线条。

### 3.改善小腿微循环

（1）减小腿要由打松结实的小腿肥肉开始。双手掌心紧贴腿部，四指并拢，大拇指用力压住腿部肌肉，从脚跟的淋巴结处中速向上旋转，两手旋转的方向必须相反。每条腿各2～3分钟。

（2）睡前将腿抬高，成90度直角，放在墙壁上，休息二三十分钟再放下，将有助于腿部血液循环，减轻脚部浮肿。

或许我们很多人都无法拥有模特那样的身高，也没有那样魔鬼的身材，但是只要我们不放弃努力，在完美的道路上一直向前走，我们也能拥有纤细匀称的美腿。

## 臀部的多米诺骨牌效应

臀部是好身材的隐形敌人，如果臀部松垮、无弹性，那么腰部以下则会美感尽失，下半身的比例也会给人一种失去平衡的感觉。所以，千万别让臀部的多米诺骨牌效应拖垮了你的身材曲线。

## 【本草应答】

美丽食：黄豆、虾、花菜、香蕉等热量低、营养丰富，对瘦身美臀有良好的功效。《本草纲目·谷部·大豆》中记述："宽中下气，利大肠，消水胀肿毒。"

制法：取花生、去子的红枣、黄豆各 100 克。将花生及黄豆连皮烘干后磨成粉，红枣切碎，加少许水充分拌匀后将其揉成小球，再压成小圆饼形状（大小可自行决定），而后放入烤箱预热 10 分钟，再以摄氏 150 度烘烤 15 分钟，即可成一款既有营养又可丰胸、美臀，而且不会发胖的小甜点。

臀部圆翘会带动身材曲线。而豆腐是防止臀部下垂的最佳食品！

## 【养颜上工】

经常倒立可以防止下垂。在书桌前如果坐得过久，或坐在沙发上看电视时间太长，臀部的肌肉就会松弛下垂。所以要想使臀部肌肉结实起来，就要做到劳逸结合，经常做一些臀部运动，比如：

（1）倒立，每天坚持 5 分钟以上。

（2）后抬腿，每次坚持做 20 下左右。

（3）站立——蹲下——站立——蹲下，每天做 10 分钟。

（4）空中脚踏车，平躺在床上，双腿抬高与身体成90度角，做蹬脚踏车的动作，每晚睡前做100下。

此外，日常生活中不合理的饮食习惯也是造成臀部下垂的重要原因。要知道，若摄取了过多的动物性脂肪，就很容易在下半身囤积，进一步造成臀部下垂。既然找到了臀部下垂的原因，就让我们先从一日三餐着手，注意多吃一些植物性脂肪或含有植物性蛋白质的食物。

## 消除老虎背，演绎背部完美风情

背部肌肤几乎是全身最厚的部分，循环代谢能力较弱，脂肪及废物亦比较容易堆积在背部而形成角质、斑点、粉刺。因此，爱穿露背装的女士们一定要做好背部美容的两个关键：去斑点粉刺和角质。

明星们一向是服饰潮流的先行者，明星的露背装风情万种，让很多女孩羡慕不已。而作为一种潮流，露背装也悄悄蔓延开来，大胆的你也可以尝试这样的性感装扮。

不过，穿露背装的明星，哪个不是背部肌肤光滑如丝绸般细腻？想穿露背装的你是否也有完美的背部呢？

## 【本草应答】

背部的美容有两个关键：去斑点粉刺和角质。

背部肌肤几乎是全身最厚的部分，也正因为如此，背部的循环代谢能力通常较弱，脂肪及废物亦比较容易堆积在背部而形成斑点、粉刺。想要拥有完美的背部肤质，可利用深层洁肤品来清除毛孔中的脏污。另外，若担心洁肤品会使毛孔变粗的话，可在清除洁肤品后再涂抹芦荟汁。芦荟具有消炎杀菌、保湿、收敛毛孔的功效。

另外，后背的肌肤上分布着许多皮脂腺，天气闷热时就会出现皮脂腺分泌过剩的情况，进而堵塞毛孔，造成毛孔粗大，形成青春痘或暗疮。要避免这种情况，就要经常去角质。和脸部、颈部不同，去除背部角质我们最好用颗粒状的食盐：将食盐和蜂蜜调在一起，然后让家人帮你涂在背上并轻轻按摩一两分钟，冲洗即可。用食盐去背部角质每月只需做一次，就可抑制油脂分泌过盛，使肌肤变得清爽洁净。

## 【养颜上工】

中医很注重后背的养生，因为后背为阳，太阳寒水主之，所以很容易受寒。古语有"背者胸中之腑"的说法，这里的腑就是指阳，所以女性朋友们在生活中要注意后背的养生，睡觉时披好后背处的被子，尤其是小产、坐月子中的女性。此外，捏脊是很好的后背养生法：取俯卧位，拇指、中指和食指指腹捏起脊柱上面的皮肤，轻轻提起，从龟尾穴开始，边捻动边向上走，至大椎穴止。从下向上做，单方向进行，一般捏 3 ~ 5 遍，以皮肤微微发红为度。居家时，可以让爱人帮你完成，既巩固两人之间的感情，又可保健。

## "片甲之地"同样需要精彩

美丽健康的指甲应是粉红、光泽饱满、有月牙白，没有倒刺、断裂、分层等现象的。如果你的指甲没有达到这些标准，就需要下功夫了。

手脚都要美丽，怎能少了指甲？指甲就像一幅美图的点睛之笔，让整幅图景更添了几分灵动的色彩。所以，健康漂亮的指甲是每个精致女人追求的目标。

可是怎样的指甲才算是健康的呢？看看下面几项，你符合几个呢？

（1）颜色呈粉红，表面有光泽。

（2）指甲根部应该有月牙状的白色指甲根。

（3）没有倒刺。

（4）指甲没有断裂和增厚的现象。

（5）指甲周围皮肤没有发炎、红肿的现象。

## 【本草应答】

健康指甲的条件，你要是没有达到，在平时的养护中就要更加注意了。

一般来说，指甲颜色发白，还有些小斑点，表示缺乏铁、锌等微量元素。《本草纲目》里记载，瓜子仁、豆类等含有丰富的微量元素。所以这类女性可以把瓜子仁或南瓜仁剥好当零食吃，或将豆类和米一起煮成粥，都可以有效补充微量元素。

手指甲上的半月形应该是除了小指都有。大拇指上，半月形应占指甲面积的 1/4 ~ 1/5，其他食指、中指、无名指应不超过1/5。如果手指上没有半月形或只有大拇指上有半月形，说明人体内寒气重、循环功能差、气血不足，以致血液到不了手指的末梢。《本草纲目》中记载了很多补气血的食物，如小米、菠菜、大枣等，适合此类女性食用。如果半月形过多、过大，则易患甲亢、高血压等病，应及时就诊。

有些女性指甲根处常有倒刺，这主要是由于营养不均衡，缺乏维生素引起皮肤干燥造成的，建议多吃水果，补充维生素。出现倒刺时切不可直接用手拉掉，可以用指甲刀剪去。

如果指甲容易断裂，或出现分层，则说明人体缺乏蛋白质。《本草纲目》记载了大量的食物，如鱼、虾、奶、蛋等富含蛋白质和钙质，另外香蕉、牛肉、花生、鸡肉、海藻等富含锌、钾、铁等矿物质，能使指甲坚固。常吃这些食物能加强营养，指甲自然变得饱满光洁。

## 【养颜上工】

很多女性喜欢涂指甲油，可是忽略了在上油彩之前应该先给指甲涂一层护甲油，久而久之，指甲原本的颜色就变得黄黄的。

对于脆弱的指甲来说，护甲油可以防止指甲油造成的色素沉淀，起到防护的作用。

## 第四节　小心翼翼，绕过美容保养的雷区

### 远离面霜的四个使用误区

年轻的时候我们可以不用眼霜，但不能不用面霜。恐怕很多人从两三个月开始就使用宝宝霜之类的面霜了。和眼霜一样，面霜也需要远离一些误区，才能起到保养肌肤而无副作用的功效。

1. 用过面霜后就按摩

很多女性朋友觉得擦完面霜按摩一下，会让面霜吸收得更好。其实这个观点不完全正确。因为专为按摩而设的面霜油分较高，较容易推开，可减少面部在按摩时产生的摩擦力，不会拉伤皮肤。若使用了不合适的面霜做按摩，容易产生细纹，效果适得其反。

2. 把面霜当面膜使用

有些女性觉得把面霜涂得厚厚的就可以当面膜了，其实这样做是很不科学的。面膜的作用是补充，面霜的作用是保护。只有免洗面膜可以当面霜使用，面霜却不可以当面膜使用的，否则只会适得其反，堵塞你的毛孔。

3. 将面霜搽在眼睛周围

有些人总是有意无意地将面霜搽在眼部。殊不知，眼部周围皮肤比较薄、脆弱，面霜是比较营养的东西，长期用面霜代替眼霜，可能会使眼部周围营养过剩，长出一些白白的小颗粒。在搽面霜时最好不要接触到眼部，可以试试先搽眼霜，然后搽面霜，自己感觉一下，有眼霜的地方就不要再搽面霜了。

4. 洁面后先搽面霜

很多人搽面霜不讲究顺序，乱用一气。其实保养品的使用应

先水后霜，因为越是偏向霜状的产品，其滋润度越高，会在肌肤外层形成一层保护膜。如果你先使用滋润度高的面霜，小分子的精华液便无法渗透肌肤，也就不能发挥作用。

## 脂肪粒——错用眼霜惹的祸

现在，大多数女性都在用眼霜。眼霜可以淡化皱纹，防止眼睛衰老，但是不要忘了，这一切都是建立在正确使用的基础上的，否则，不但不会起到预期的效果，还会滋生出脂肪粒，有碍美丽。

### 1. 用量要适中

有些人用眼霜时不知道适量，以为多点儿会更好，其实眼部皮肤极其嫩薄，眼霜用得太多不但吸收不了，反而会造成负担，加速肌肤衰老。所以，每次只用绿豆大小的两粒就可以了。当然，如果你采用的是自制的黄瓜片之类的天然眼霜，就没有这些后顾之忧，只要敷完眼睛后冲洗一下就可以了。

### 2. 眼霜要涂在正确的部位

有的人用眼霜是因为眼角出现了鱼尾纹，其实下眼皮的老化比眼角更早，只是症状没有眼角的鱼尾纹明显。所以，不管是抹眼霜，还是敷黄瓜片都不能忽视对它们的保养。

### 3. 采用正确的方法涂抹

很多女性涂抹眼霜就像做眼保健操一般，以为用画圈按摩法，能够使眼霜中的营养成分更好地为肌肤所吸收。其实这是十分错误的方法。要知道，眼部肌肤比面部肌肤薄得多，而画圈按摩时的力量对娇嫩的眼周肌肤而言是一种负担，过多的压迫感甚至会影响眼周正常的血液循环，间接造成黑眼圈。并且，无论从哪一个方向画圈按摩都会扯动皮肤，导致眼部皮肤松弛，进而促使细纹更加明显。

正确涂眼霜的方法是：用无名指的指尖蘸取适量眼霜均匀点于眼周皮肤，然后用指腹由内眼角、上眼皮、眼尾至下眼皮做顺时针缓慢轻柔的点弹动作，直至眼霜被肌肤完全吸收。

4. 眼霜不能一概通用

如果你用的不是天然的食物、花草，而是在商场购买的眼霜，那么不要认为只要是眼霜，抹上就行了。其实，眼霜的种类非常丰富，分别针对不同年龄、不同的眼部问题。买眼霜之前一定要先了解自己有什么样的眼部问题，再按需购买，省得花了冤枉钱还解决不了"面子"问题。

## 【养颜上工】

自制眼膜

银耳眼膜：将银耳煮成浓汁，放入冰箱冰镇。每日一次，每次取 3 ~ 5 滴涂于眼角、眼周。

功效：润白去皱、增强皮肤弹性。

丝瓜眼膜：取未成熟的丝瓜去皮、去子，捣成泥后涂于眼部。

功效：抗过敏、增白。

## 刚洗完澡，肌肤对化妆品 Say No

沐浴可以美肤，可以给我们带来清洁和轻松，许多女性朋友更是会乘兴给自己化妆，这看似小事，实际上对肌肤的伤害却很大。

洗澡不单是一个去除皮肤外层老化表皮以及洗去灰尘的过程。它对人体的自律神经、内分泌系统、皮肤的酸碱度、皮肤温度、酸化还原能力以及皮肤的水分量和发汗量等都有影响。在洗澡的时候，水的温度和湿度会改变正常皮肤的酸碱度，同时由于人为的反复清洗使表面老化的死皮及表面保护性的油脂层消失，使皮肤几乎处于不设防的状态。

洗澡后立即化妆不仅起不到及时补充水分、滋润皮肤的效果，相反的，由于沐浴会使毛细血管扩张，化妆品中的细菌或化学物质极易侵入皮肤，造成感染。所以，女性朋友千万不要在洗澡后马上化妆。

如果洗澡后需要化妆的话，也应在 1 小时后进行。这个时候，皮肤的酸碱度恢复到原来的状态，化妆品对皮肤的伤害不会太大。

## 【养颜上工】

常用小苏打水洗澡会延缓衰老。其原理是由小苏打的化学性质决定的。小苏打的化学名字叫作碳酸氢钠，溶于水后能释放出大量的二氧化碳。水中的二氧化碳小气泡能浸透和穿过毛孔及皮肤的角质层，作用于血管细胞和神经，使毛细血管扩张，促进皮肤肌肉的血液循环，从而使细胞的新陈代谢旺盛不衰。用小苏打水洗澡的浓度以 1：5000，水温以 40℃为佳。

## 为不同肤质度身打造保湿方法

不同肤质的人保湿方法也不同，所以爱美的女士一定要注意了。

干性皮肤会使人有紧绷的感觉，易起皮屑，易过敏，还可能伴有细小的皱纹分布在眼周围。这类皮肤的抗衰老护理尤为重要，除了要以保湿精华露来补充水分之外，还要每周敷一次保湿面膜。另外，因为干性肌肤本身油脂分泌得就不多，如果频繁洗脸，会让干燥的情况更为严重。因此，每天洗脸最好不要超过两次，且最好以清水洗脸，尽量避免使用洗面皂。洗完脸后应选用含有透明质酸和植物精华等保湿配方的滋润型乳液。干性皮肤随着角质层水分的减少，皮肤易出现细小的裂痕，在给皮肤补水的同时还要适当补充油分，高度补水又不油腻的面霜也是不错的选择。

许多人认为油性皮肤不会有干燥的问题，其实不然。这样的皮肤即使有丰沛天然的油脂作为保护，也可能因留不住水分，而导致皮肤干燥和老化。因此，对于这种缺水不缺油的皮肤，彻底地清洁和保湿是延缓衰老最重要的步骤。选择保湿护肤品时，最好挑选质地清爽、不含油脂，同时兼具高度保湿效果的产品。使用亲水性强的控油乳液、保湿凝露，配合喷洒矿泉水或化妆水，水分不易蒸发，能保持长时间滋润，同时，也不会给油性的皮肤造成负担。

对于混合性的皮肤，由于出现局部出油而又经常干燥脱皮的现象，除了保湿乳液外，保湿面膜也是必不可少的。最好每周使用保湿面膜敷一次脸，或是用化妆棉蘸化妆水，直接敷在干燥部位来保湿。

中性皮肤既不干也不油，肤质细腻，恰到好处，只需选择一些与皮肤 pH 值相近的保湿护肤品，配合喷洒适度的脸部矿泉水。尽量不要在晚上睡前使用太过滋润的晚霜，以防止过多的油脂阻塞皮肤的正常呼吸而导致皮肤早衰。

## 【养颜上工】

有些人不知道自己的皮肤是属于什么类型的，就盲目地使用化妆品，这样做就有可能使皮肤受到损害。因此，下面给大家介绍一种简单的鉴定皮肤类型的方法。

取一块柔软的卫生纸巾或吸墨纸，在鼻翼两侧或前额部反复擦拭，将皮肤上分泌的皮脂尽量地取下来。如果纸巾上满是油光，说明皮脂腺的分泌功能比较旺盛，属于油性皮肤；纸巾上无油光且颜色较浅，则是干性皮肤；介于两者之间的，属于中性皮肤；如果不同部位的油脂含量不同，则属于混合性皮肤。

## 食物养颜，吃对了才有效

每个人都希望自己看上去更年轻、漂亮，尤其是女性，但结果却往往事与愿违，甚至有些人看上去比实际年龄更显老。当然，未老先衰是由多种原因造成的，其中饮食不科学也是一个重要因素。

首先，养颜就不要吃反季节瓜果蔬菜。现在，青菜水果一年四季都有卖，本应夏天才有的东西冬天也能吃到，从一定意义上讲，这给我们的生活带来了方便，但这也让很多人失去了季节感，断送了身体与自然之间的那种微妙的联系。中医理论认为，人以天地之气生四时之法成，养生要顺乎自然应时而变。俗语中的"冬吃萝卜夏吃姜"说的就是这个理。

应季的食物往往最能应对那个季节身体的变化。比如，夏天虽然热，但阳气在表而阴气在内，内脏反而是冷的，所以人很容易腹泻，要多吃暖胃的姜；而冬天就不同，冬天阳气内收，内脏反而容易燥热，所以要吃萝卜来清胃火。如果我们不分时节乱吃东西，夏天有的东西冬天吃，这很可能在需要清火时却吃下了热的东西。另外，反季节的瓜果蔬菜中大部分都含有化学成分，食用之后化学品的残余就会积累在身体里，伤害我们的肝肾。

其次，要多吃小的食物，像小豆子、小芝麻、小鱼、小虾之类的，因为它们的能量是最完整的。有时候那些被我们扔掉的东西比吃下去的更有用。比如吃玉米，玉米胚芽就是接近玉米芯那里一个小小的半圆形的东西，里面富含维生素 E，和我们花大钱去买小麦胚芽油来吃是一个效果。

此外，养颜还要多吃完整的食物。现在的食物长得特别大，好像切一小块就能吃饱了。有些人还只吃食物的一小部分，比如只吃鱼唇、鸭舌。其实一个完整的食物的能量和效用是完整的，分割开来就缺乏了。比如一个鸡蛋，蛋白是凉性的，蛋黄是温热的，加起来吃，鸡蛋是性平的，这对身体最好了。橘子吃多了会上火，可是橘皮却可以清热化痰。

所以，我们一定要多吃完整的食物，吃小小的食物，因为它们的能量是最完整的。

那么，什么食物容易让我们长皱纹呢？

牛肉罐头、鱼罐头、沙拉酱、咖啡、冷冻太久的食品、干贝、虾米干、冷冻虾球、巧克力、蛋糕、速食面、油炸物等，都是容易让你长皱纹的食物，不可常吃或吃太多。购买食物时要注意看制造日期，尤其是冷冻及油炸的食物，一旦过期便会变质，对皮肤有很大的影响。

## 果酸美容要慎之又慎

果酸美容时下很流行，各个化妆品公司也都积极开发一些含有果酸的产品，宣称使用之后会使得皮肤变得如何好，真的是这样吗？

果酸焕肤祛斑所选用的是从水果中提取的自然酸，一般低于10%的低浓度果酸配方有滋润的作用，可使皮肤细致、富有弹性，高于20%的果酸则使肌肤外层老化细胞容易脱落，同时促进真皮层内胶原纤维、黏多蛋白的增生，能达到祛斑的效果。

果酸焕肤祛斑可以祛除位于皮肤表皮浅层的斑点，但对位于皮肤表皮深层（基底层）或真皮层的色素斑点则无能为力。此外，利用果酸焕肤祛斑的要求极高。除了要严格无菌控制，由于采用高浓度果酸，在面部停留的时间也要严格监控，否则会起到适得其反的效果。利用果酸焕肤祛斑不可避免地要伤及皮肤角质层，使皮肤抵御外界侵害的能力降低，同时也令肌肤水分过度丧失，极易出现老化。因此，利用果酸美容一定要慎之又慎。

但是，如果你已决定了用果酸美容，那么建议你在焕肤前一周，停止以下行为：脸部美容；烫发和染发；刮脸和脱毛；使用磨砂膏；在脸上使用维A酸产品；游泳过度，晒伤脸部。

## 【养颜上工】

现在似乎什么都离不开维生素：为了美容，吃维生素产品；每天工作很疲乏，这是缺乏维生素，怎么办？吃维生素片；身体虚弱经常感冒，为了增强体质，服维生素；为了弥补饮食中的营养不足服用多种维生素……但是施农家肥的花才是最美的花，吃天然之食的人患病的风险才会减小。维生素毕竟是化学制品，吃多了会危害健康，给人带来意想不到的危险。所以，我们与其花冤枉钱买维生素吃，不如去买富含维生素的水果和蔬菜，因为水果蔬菜才是我们补充维生素的唯一途径。

## 水果代正餐，减肥不明智

很多女性钟情于"水果代餐减肥法"，用水果代替正餐。她们认为，水果含有糖分，又有维生素，不会使人长胖，还能给人以饱腹感，是最好的减肥食品。殊不知，这种方法也存在着不少误区。

因为水果的营养并不全面。水果中几乎不含脂肪，蛋白质含量也非常低。水果中的维生素和矿物质含量并不高，其中铁的含量比不上肉类和鱼类，钙的含量远远低于牛奶和豆制品，维生素 C 和胡萝卜素的含量不如青菜，因此，水果中所含的营养物质远远不能满足人体的需要。

如果用水果做主食，人体得不到足够的蛋白质供应，缺乏必需脂肪酸，各种矿物质含量也严重不足，长此以往，人体的内脏和肌肉会发生萎缩，体能和抵抗力下降。缺乏蛋白质使人形容枯槁，缺乏必需脂肪酸会使人皮肤和毛发质量下降，因贫血导致苍白憔悴，因缺钙导致骨密度降低。这样的状态，又怎么能美丽呢？何况，用此种方法减肥，一旦停止，非常容易反弹，而且很可能比减肥前更胖。因为内脏和肌肉萎缩之后，人体的能量消耗就会减少，即使吃和以前一样多的东西也更容易发胖。

那么，吃水果对减肥究竟有没有作用呢？如果安排得当，还是有帮助的。首先，可以用水果代替平时爱吃的各种高热量的零食，如巧克力、花生、瓜子、糕点、油炸土豆片之类的小食品。其次，利用水果来减肥的女性最好在餐前吃水果，因为水果内的粗纤维可让胃部有饱胀感，可降低食欲，防止进餐过多而导致肥胖。最后，晚餐时，可以先吃一些水果，然后喝一些粥作为主食，适量地吃一些低脂肪的菜肴，如蔬菜、豆制品、鱼、瘦肉、鸡蛋等。这样就能有效地降低晚餐的能量摄入，对减肥很有帮助。

## 【养颜上工】

水果都有药性，病人在选择进食时需谨慎。

（1）荔枝吃多了会发生口舌生疮、唇裂咽干、声音嘶哑、腹泻等症，严重者出现乏力、昏睡、血压下降、心律不齐等症。胃酸过多、内热太重的人不宜多吃。

（2）菠萝不宜空腹吃；有溃疡病的人不宜多吃，以免加重溃疡。平日饮食粗茶淡饭者宜少吃，肥甘厚味者可稍多吃，有助消化。

（3）肠胃不好的人要少吃香蕉，以免发生消化不良、腹泻。香蕉富含钾盐，高钾对人体不利。因此，肾炎、水肿患者不宜多吃香蕉，否则易发生高血钾症，威胁生命。

（4）苹果是一种大众化水果，但患心脏病、肾脏病的人宜少吃。

（5）消化不良、溃疡病患者应多注意，少吃柿子。

（6）杞果具有止血的功能，但是来月经的人不要吃，否则会产生子宫肌瘤。

（7）梨、无花果、桑葚、松子、酸角是泻下的，但慢性结肠炎患者不要吃。


## 第五节　美容问题一大堆，本草帮你来解决

### 赶走泡泡眼的本草秘方

问：我是杂志专栏的写手，戴隐形眼镜，经常晚上写稿，以前有时候会有黑眼圈但补补觉也就好了，可是最近再怎么补觉也不行，泡泡眼经常出现，怎么办呢？

答：形成泡泡眼的原因主要是眼下的皮肤很薄很松导致水分停留在那里，有一些日常小妙招可以缓解。

（1）睡前认真清洁眼周肌肤。

（2）可将冷藏的小黄瓜切片敷在眼皮上休息10分钟。

（3）用几个枕头采取高枕高睡法会自然消肿，但是有的人躺比较高的枕头睡觉会头疼，那就不要尝试了。

（4）一小包冷藏的青豆可令膨胀的血管收缩，减轻眼肿情况。

（5）早晨起来如果发现自己有"泡泡眼"，可以喝杯咖啡进行急救，因为咖啡可促进体内水分的排出。但这种方法不太健康，不适合长期使用。

（6）经常运动眼周肌肉，也是预防眼部浮肿的长效良方。教你一个最简单的方法：闭上眼睛，用手去感觉眼窝边缘的骨骼，然后用中指由眼窝外沿向内轻轻打圈，至眉头及鼻梁处稍微加压。

## 抗皱紧肤的五个小秘方

问：我今年 32 岁，眼角已经开始有皱纹了，皮肤也有松弛的迹象，有什么可以抗皱紧肤的办法吗？

答：紧致肌肤除了我们前面提到的内养的方法之外，还有一些适合日常生活中常用的小窍门，也能起到一定作用。

（1）把干净的专用小毛巾放在冰箱里，洗完脸后，把冰毛巾轻敷在脸上几秒钟，可以起到紧致肌肤的效果。

（2）取栗子的内果皮，捣成末状，与蜂蜜均匀搅拌，涂于面部，能使脸部光洁、富有弹性。

（3）鸡皮及鸡的软骨中含大量的硫酸骨素，它是弹性纤维中最重要的成分。把吃剩的鸡骨头洗净，和鸡皮放在一起煲汤，不仅营养丰富，常喝还能消除皱纹，使肌肤细腻。

（4）啤酒酒精含量少，所含鞣酸、苦味酸有刺激食欲、帮助消化及清热的作用。啤酒中还含有大量的 B 族维生素、糖和蛋白质。适量饮用啤酒，可增强体质，减少面部皱纹。

（5）每天咀嚼口香糖 5 ~ 20 分钟，可使面部皱纹减少，面色红润。这是因为咀嚼能运动面部肌肉，改变面部血液循环，增强面部细胞的代谢功能。

## 维生素 C 可以恢复晒伤的皮肤

问：去海南旅游了一段时间，很开心，但也给肌肤留下了些遗憾。那就是肌肤被阳光灼伤了，留下了难看的黑点，最恐怖的是这种状况到现在也没有改善。我该怎么去掉它们呢？

答：很多时候，肌肤的这种状况会随着时间而得到改善，但也有个别的状况。如果你的肌肤不是太敏感的话，你可以去美容院做导入维生素 C 的肌肤护理疗程。维生素 C 可以帮助肌肤恢复光泽，同时可以保护肌肤躲避自然的伤害。对于阳光晒伤后的肌肤，肌肤表面的状况很容易得到改善，但黑斑是很难完全消失的，还需要长期使用美白产品来缓解，严重的要依靠激光祛除。

## 人人都需要去角质吗

问：是不是每个人都可以去角质啊？

答：一般来说是这样的，但是有以下状况的，千万不能去角质。已出现干燥或脱皮的千万不要以为去角质可把皮去掉，这时应该做的是保湿。去角质只会减轻皮肤的自我防御力，脱皮的情形反而会更加严重。只要长痘痘都不适合去角质，尤其是具有传染性的脓包痘痘。建议可以避开长痘痘的地方，千万不要碰到痘痘。有皮肤疾病也不适合去角质，如扁平疣。

## 缩小毛孔，让肌肤"喝"黑啤

问：黑啤能护肤、缩小毛孔吗？

答：黑啤口感甘醇，护肤也有奇效。它主要能给皮肤保湿、提供养分和收缩毛孔。这是因为黑啤含有活性酶以及氨基酸、维生素等营养成分，而且与其他啤酒相比，其酒花含量更多，滋补效用更强。所以黑啤不仅能够滋养皮肤，并在皮肤表层形成一层黏黏的"保护膜"，减少水分的流失，还可以分解皮肤的油脂和角质，起到收缩毛孔的作用。

具体操作：面膜纸浸入啤酒约 3 分钟后敷在脸上 15 分钟，然后用清水洗去即可。

## 痘痘要安全无菌地挤

问：脸上长了痘痘，可以把它挤掉吗？

答：很多人看到痘痘的第一反应就是挤，很多人脸上的痘印、小坑就是挤痘痘的不良后果。所以，平常不要挤压痘痘，如果你实在想把其中的脏物挤出来，就要使用特殊工具，以免挤压伤害皮肤。打一盆热水，用洗面奶或细砂磨砂膏（敏感型肌肤不适用）净面后，用升腾的蒸汽蒸脸，而后用热毛巾包裹面部3分钟，这样可以促使毛孔打开。再用事先以75%酒精棉球消毒过的医用注射针头的针帽或粉刺器柔和地挤压粉刺边缘的皮肤，即可将粉刺挤出来。千万不要用手乱挤乱压，这样容易留疤。

## 皮肤由暗变亮小妙方

问：我身体不是很好，皮肤也一直不好，比较晦暗，没有光泽，有没有什么小偏方能让我的皮肤看起来亮一些吗？

答：身体不好，在脸色上自然会有反应，最重要的就是先把身体养好。另外，脸色晦暗的原因可能是角质层比较厚，把生鸡蛋的蛋白和蛋黄分开，将蛋白均匀地涂抹在脸上，等几分钟蛋白完全干透以后，用温水洗掉，这样厚厚的死皮就会随着蛋白一起被除去。

另外，每天早晨洗脸时，先用温水洁面，然后倒出适量蜂蜜于手掌心，双掌对搓，再在面部向上向外打圈按摩，按摩完毕，用温水清洗干净，最后搽营养护肤品。坚持一周以上就能明显感觉到面部富有光泽。使用后肌肤无紧绷感，舒适自然，长期使用，效果尤其明显。

## 眼袋大而黑的解决方法

问：我今年41岁，我的眼袋不但大还发黑是什么原因？

答：这种情况一般来讲和肾有关，加强肾的保养，黑眼圈自然有所改善。可以多吃黑芝麻之类对肾功能有帮助的食物。另外到了一定年龄，眼部皮肤就会松弛，而双眼皮的人通常比单眼皮的人更容易形成眼袋。

## 头发无生气，营养护理要常做

问：我的头发黯淡枯黄，在阳光下，就像一团毫无生气的毛球，没有光泽和生气，该怎么改善呢？

答：注意饮食，多吃黑芝麻等乌发的食物，另外要每月做一次营养护理。其中最简便而又有效的方法是：在洗发时，取一只杯子，将一个鸡蛋黄倒入杯中，并加入适量的洗发精，搅拌出泡沫，均匀地涂在头发上，过20分钟清洗干净。

## 头发爱出油，该怎么办

问：我的头发很爱出油，隔一天不洗就油腻腻地贴在头皮上，难看死了。

答：油性发质的根本原因是头皮脂腺分泌过多，倘若再加上头皮清洁不够彻底，令毛囊阻塞，便会大大增加脱发的概率。因此，掌握正确的洗头方法是改善油性发质的不二法门。

（1）先用大量的清水冲去头发上的灰尘和皮屑，以减少洗发水的用量，并降低对头皮的伤害。

（2）将洗发水倒在掌心，滴一些水，然后轻轻搓揉。

（3）洗发水起泡后，均匀涂抹在头发上，以打圈的方式轻揉，最后用清水彻底冲净。

（4）油性头发宜隔天清洗。若需每天洗发，应选择性质温和的洗发水。

第七章

分门别类识记本草，
把脉食物的神奇"天性"

# 第一节 《本草纲目》揭秘各色食物："好色"自有道理

## 红色食物——生命力量的来源

古人认为："枸杞能留得青春美色。"李时珍在《本草纲目》中记载，用枸杞子泡酒，长期饮用可以防老驻颜。可见，枸杞能滋补强壮、养颜润肤。除了泡酒，还可与桂圆肉及冰糖、蜂蜜等一起制成杞圆膏，常吃可滋阴养颜。

红色源于番茄红素、胡萝卜素、铁、部分氨基酸等。红色食物是优质蛋白质、碳水化合物、膳食纤维、B族维生素和多种无机盐的重要来源。

经常感到疲劳或感觉寒冷的人，要常吃红色食物。因为它们有抗疲劳和驱寒的作用，可以令人精神抖擞，增强自信及意志力，使人充满力量。

红色食物还有促进新陈代谢的作用，可以使藏在食品中的脂肪直接燃烧，也利于体内堆积脂肪的燃烧。因此，红色食物既能给人提供营养，又不易使人发胖，是"减肥一族"的良好伙伴。

此外，红色食物还可以促进血液循环，增强人体免疫力，让细胞变得更加有活力，起到延缓衰老的作用。

但是红色食物如果吃得过多，就会引起不安、心情暴躁、易怒，所以千万不能吃太多。

红色食物代表团：胡萝卜、番茄、红豆、红薯、红苹果、红枣、山楂、枸杞子、草莓等。

**【保健食谱】**

火烧冰山

材料：西红柿 4 个，绵白糖 100 克。

制法：先将西红柿洗净，用开水烫一下，去蒂和皮，一切两半，再切成月牙块，装入盘中，加糖，吃的时候拌匀即可。

佳肴简介：此菜因为形似而得名。具有健胃平肝、生津止渴的功效。发热、口渴的人适合吃。也是高血压患者的理想选择。

## 黄色食物——天然的维生素 C 源泉

据《本草纲目》记载，玉米，甘平无毒，主治调中开胃。现代医学认为，玉米还能利尿和降血糖，高血压和糖尿病患者可常服用玉米须煮水。

黄色源于胡萝卜素和维生素 C，两者功效广泛而强大，在抗氧化、提高免疫力、维护皮肤健康等方面更有协同作用。黄色食物是高蛋白、低脂肪食物中的佳品，最适宜患有高脂血症的中老年人食用。

黄色食物可以说是当之无愧的"黄金食物"，它们对人体有修复的作用。比如有的人因为精神压力，或者不科学的减肥，环境污染等因素使身体受到伤害，那么都可以通过多吃黄色食物来修复。

黄色食物还能保持内脏器官的正常工作，提高代谢功能，因此，它的美白效果特别显著。俗话说"一白遮百丑"，想要自己更健康美丽的人一定要多吃黄色食物。

黄色食物代表团：玉米、生姜、黄豆，橘、橙、柠檬、柑、柚以及调味类的秋郁金、小茴香、豆蔻、桂皮等。

**【保健食谱】**

金玉满堂（松子玉米）

材料：玉米粒 200 克，青豆 30 克，胡萝卜 40 克，泡开香菇 3 朵，素虾仁。精盐 1/2 小匙，味精 1/3 小匙，香油 1 小匙。

制法：

① 将主料用开水汆烫，捞出沥干水分。

② 炒锅内加入 500 克花生油（色拉油），油温升至温热时放入主料过油，捞出沥油。

③ 炒锅烧温热，加入适量底油，投入主料及调味料，炒匀，加入水淀粉勾芡，淋香油出勺装盘。

佳肴简介：从名称上来看，此菜非常适合家宴。这款甜甜的美味，非常适合老人、孩子和女性。

## 绿色食物——人体的天然"清洁工"

李时珍在《本草纲目》中称赞绿豆为："食中药物，菜中佳蔬，真济世之良谷也。"绿豆性味甘、寒，能清热解毒，生津止渴，具有清水利尿、消肿下气、祛寒除烦等功效，难怪李时珍如此推崇。

绿色食物可谓我们体内名副其实的"清洁工"。这是因为它们含有利于肝脏健康的叶绿素和多种维生素，能清理肠胃，防止便秘，减少直肠癌的发病。它们的净化能力很强，在帮助人体排出"垃圾"的同时，还能补充维生素和矿物质，激发体内的原动力，促进消化和吸收。因此，绿色食物具有抗老化的作用。

平时多吃点儿绿色食物，还能保持体内的酸碱平衡，在压力中强化体质。不仅如此，常吃绿色食品还可以舒缓精神压力，并能预防偏头疼等疾病。

绿色食物代表团：绿豆、雪里蕻、油菜、莴苣、卷心菜、贝壳菜、韭菜、豆瓣菜、菠菜、小松菜、香菜、柿子椒、萝卜、豆苗、大葱等。

## 【保健食谱】

辣椒炒苦瓜

材料：辣椒（青、尖）250 克，苦瓜 250 克，盐 4 克，味精 2 克，香油 10 克。

制法：

①将青椒去蒂、籽，洗净。将苦瓜洗净，剖成两半，挖去瓤，斜切成厚片。

②锅架火上，不放油，用小火分别将青椒和苦瓜片煸去水分，锅放油烧热，下入青椒、苦瓜片煸炒，继而下入精盐、味精炒匀，淋入麻油即成。

佳肴简介：这道菜咸辣苦香，脆嫩可口。常吃具有防癌抗癌的效果，尤其适合在夏天食用，可消暑解热，促进饮食。

## 黑色食物——滋阴养肾，非黑莫属

李时珍在《本草纲目》中记载，木耳性甘平，主治益气不饥等，有补气益智，润肺补脑，活血止血之功效。

《本草纲目》中说，"服（黑芝麻）至百日，能除一切痼疾。一年身面光泽不饥，两年白发返黑，三年齿落更生。"由此可见，黑芝麻有益肝、补肾、养血、润燥、乌发、美容作用，是美容保健佳品。

一般认为，黑色是健康的颜色。这样说，是有道理的。因为黑色食物给人带来的好处实在举不胜举。黑色食品营养成分齐全，质优量多；能在一定程度上降低动脉粥样硬化、冠心病、脑卒中等严重疾病的发生率。

黑色食物是当之无愧的滋阴养肾佳品。比如蘑菇中含有促进皮肤新陈代谢和抗衰老的抗氧化物质——硒，它有助于加速血液循环，防止皱纹产生。黑米中含有 18 种氨基酸，还含有铁、锰、钙等多种微量元素。而黑芝麻中的维生素 E 含量极丰富，具有益脾补肝的作用。

此外，黑色食物还能改善虚弱体质，增强人体的免疫力，提高人体的自愈能力，同时还可以促进荷尔蒙分泌和协调身体平衡，美肤效果出类拔萃。

黑色食物代表团：黑芝麻、黑米、海藻类（裙带菜、裙带菜叶、海苔、褐藻、羊栖菜等）、黑豆、蘑菇、黑木耳、干蘑菇、蛤蜊等。

## 【保健食谱】

### 木须肉

材料：水发木耳 30 克，鸡蛋 4 只，瘦肉 50 克，熟笋 50 克，葱 30 克，料酒、味精、酱油、精盐、素油等适量。

制法：

①将木耳、瘦肉、熟笋、葱分别切成细丝备用。

②将鸡蛋打入碗内搅匀，待炒锅放油烧热后，倒入蛋液翻炒出锅。

③原锅上火放油烧热后，投入葱丝、肉丝，煸炒，加入料酒、笋丝、木耳丝、精盐、味精、酱油翻炒数次后，再将炒好的鸡蛋下锅，一起翻炒均匀，起锅即成。

佳肴简介：这是一道北方地区广泛流传的家常菜，具有软、嫩、滑、爽的特点，香气浓郁，咸鲜可口。绿、黄、红、白、黑五色相间，不仅好看，而且营养丰富，具有防病保健的作用。

## 白色食物——生命的能量仓库

《本草纲目》中记载，羊乳可益五脏、补劳损、养心肺、利皮肤，牛奶有"返老还童"的功效。因此，奶类是生活中不可缺少的白色食物。

白色食物含有丰富的蛋白质等 10 多种营养元素，消化吸收后可维持生命和运动，但往往缺少人体所必需的氨基酸。白色食品含纤维素及一些抗氧化物质，具有提高免疫功能、预防溃疡病和胃癌、保护心脏的作用。通常说，白色食品如豆腐、奶酪等是含钙质丰富的食物。经常吃一些白色的食物能让我们的骨骼更健康。同时各种蛋类和牛奶制品还是富含蛋白质的优质食品。我们常吃的白米，则富含碳水化合物，它是饮食金字塔坚实根基的一部分，更是身体不可或缺的能量之一。

除此之外，白色食物还能活化身体功能，引导出生命的基本原动力。因此，要想健康，白色食物是万万不可少的。

白色食物代表团：米饭，土豆类，大豆，豆腐，牛乳，酸奶，白肉，酒精类，白芝麻等。

## 【保健食谱】

### 珍菌养生豆腐

材料：珍菌（超市有售，也可用金针菇替代）、鲜笋、豆腐、柠檬。

制法：

①将鲜笋放入锅中煮熟（8分钟最佳），平铺在盘子上。

②将豆腐切成10厘米左右的方形，放到锅中煎至金黄色，铺在鲜笋上。

③将珍菌放入锅中炒熟，放在豆腐上即可。

④柠檬作为点缀，也可以作为调味品，放在盘子边缘。

佳肴点评：本菜含有丰富的蛋白质、维生素、碳水化合物，低脂肪，对防治心、脑血管疾病及防止肥胖都具有保健作用。

## 蓝色食物——镇定你烦躁的情绪

《本草纲目》提到，螺旋藻具有养颜补血，促长抗病等功效。经过现代医学研究，螺旋藻已被开发成具有很高营养价值的保健品。

蓝色的食物并不常见，除了蓝莓及一些浆果类以外，一些白肉的淡水鱼原来也属于蓝色的食物。虽说蓝色的食物有镇定作用，但吃得太多也会适得其反，因为冷静过度会令人情绪低落。为避免失控，进食蓝色食物时，可以放点儿橙色的食物，如用香橙之类伴碟，便可避免以上情况的发生。

蓝色食物具有良好的抗癌作用，不仅能减慢癌细胞的生长，还能杀死癌细胞。因此，从预防疾病的角度来讲，在平时我们应增加蓝色食物的比重。

蓝色食物代表团：蓝莓、海藻类等海洋食品。

## 【保健食谱】

### 蓝莓酸奶

材料：蓝莓果酱 100 克、酸奶 200 毫升。

制法：

①酸奶倒入容器中。

②浇上蓝莓果酱，放入冰箱冷藏，食用时取出即可。

佳肴简介：蓝莓含有丰富的抗氧化成分，能够延缓人体衰老。和牛奶比起来，酸奶更容易被人体吸收。除此之外，用新鲜蓝莓自制的蓝莓果酱味道也不错。

## 紫色食物——延年益寿不可少

《本草纲目》上说"茄子味甘、性寒、无毒。主治寒热、五脏劳损及瘟病。吃茄子可散血止痛，去瘫利尿，消肿宽肠。"

紫色代表着神秘和魔幻，紫色食物也有着同颜色一样的神奇功效。对于压力很大的上班族来说，紫色食物有着非常好的减压作用。

在紫色的蔬菜水果中，含有一种特别的物质——花青素，它具备很强的抗氧化能力，还能预防高血压，保护肝脏。

紫色食物还能改善视力，对长期"用眼一族"来说是非常好的食物。

除此之外，甘蓝、茄子以及紫菜都是含碘丰富的食品。紫色食品还是男人的最爱，例如洋葱就是著名的壮阳食品。

紫色的葡萄更是为皮肤的养护和心脏的健康立下了汗马功劳，因为葡萄中富含维生素 $B_1$、维生素 $B_2$，能加速身体的血液循环。

紫色食物代表团：葡萄、紫菜、茄子、甘蓝、洋葱等。

## 【保健食谱】

葡萄干和葡萄汁

（1）有慢性胃炎或者胃口不好的人，每次饭前嚼食葡萄干6～9克，既开胃又补虚。此法同样适用于体弱胃虚的老年人。

（2）葡萄500克洗净，苹果或鲜桃1个去皮切块，置于果汁机中，依次加入适量蜂蜜和200毫升的凉开水，在果汁机中搅拌几分钟，用纱布过滤后倒入杯中，一杯美味可口的消暑美颜果汁就产生了。

# 第二节　小蔬菜大功效，强壮身体全靠它

## 卷心菜——补肾壮骨通经络之菜

卷心菜，也叫包心菜、甘蓝、蓝菜等。《本草纲目》中记载："卷心菜补骨髓，利五脏六腑，利关节，通经络，中结气，明耳目，健人，少睡，益心力，壮筋骨。"中医认为，卷心菜性平，味甘，可入脾经、胃经，有健脾养胃、行气止痛之功，可用于治疗脾胃不和、脘腹胀满冷痛等症。

卷心菜是一种天然的防癌食品，能抑制体内致癌物的形成，还能清除体内产生的过氧化物，保护正常细胞不被致癌物侵袭。从卷心菜中提取的萝卜硫素，是能活化人体组织的一种活化酶，能够抑制癌细胞的生长繁殖，对治疗乳腺癌和胃癌特别有效。

卷心菜还含有抗溃疡因子，能促进上皮黏膜组织的新陈代谢，加速创面愈合，对胃溃疡和十二指肠溃疡有较好的辅助治疗作用。

它还含有植物杀毒素，有抗微生物功能，可预防、治疗咽喉疼痛及尿路感染。

但是，卷心菜会干扰甲状腺对碘的利用。如果你生活在缺碘地区，那么最好不吃或少吃卷心菜。

那么，怎样挑选卷心菜呢？一般来讲，优质卷心菜相当坚硬结实，拿在手上很有分量，外面的叶片是绿色并且有光泽。但是，春季的新鲜卷心菜一般包得有一些松散，要选择水灵且柔软的那种。

**羊肉卷心菜汤**

**材料：**羊肉、卷心菜、调味品各适量。

**制法：**羊肉洗净后切成小块，放入锅中；用清水将羊肉煮熟，然后放入洗净且切碎的卷心菜稍煮，加入调料即可。

**功效：**温中暖胃，适合治疗脾肾阳虚所致的脘腹冷痛且胀满不适等症。

# 芹菜——降血压排毒素非芹菜莫属

芹菜是一种能过滤体内废物的排毒蔬菜。《本草纲目》中说："旱芹，其性滑利。"意思就是芹菜能清肝利水，可帮助有毒物质通过尿液排出体外。

芹菜中含有丰富的纤维，可以过滤体内的废物。经常食用芹菜可以刺激身体排毒，预防由于身体毒素累积造成疾病。不仅如此，芹菜的食疗功效也让人吃惊。

（1）降压：医生常告诉高血压病人要多吃芹菜，因为芹菜有良好的降压效果，而且芹菜生吃比熟吃降血压的效果更好。

（2）镇静安神：从芹菜籽中分离出的一种碱性成分，对动物有镇静作用，对人体能起安定作用。

（3）防癌、抗癌：芹菜是高纤维食物，它经肠内消化作用产生一种木质素或肠内脂的物质。这类物质是一种抗氧化剂，高浓度时可抑制肠内细菌产生致癌物质。它还可以加快粪便在肠内的运转,减少致癌物与结肠黏膜的接触,从而达到预防结肠癌的目的。

（4）养血补虚：芹菜含铁量较高,能补充女性经血的损失,经常食用能避免皮肤苍白、干燥、面色无华,而且可使目光有神、头发黑亮。

大多数人食用芹菜都去其叶,其实芹菜叶营养价值比芹菜茎高,芹菜叶的抗坏血酸含量远大于芹菜茎,且抗癌功效更为显著。芹菜不能和苋菜、鳖同时食用,若同食会中毒。一旦中毒,可用绿豆解毒。

### 1. 芹菜粥

**材料**：芹菜 40 克,粳米 50 克。

**制法**：把芹菜洗净去根备用；倒入花生油烧热,爆葱,添米、水、盐,煮成粥,再加入芹菜稍煮,调味精即可。

**功效**：清热利水,可作为高血压、水肿患者的辅助食疗品。

### 2. 芹菜拌干丝

**材料**：芹菜 250 克,豆干 300 克。

**制法**：芹菜洗净,切去根头,切段；豆干切细丝,备用；下锅煸炒姜、葱,加精盐,倒入豆干丝炒 5 分钟,再加入芹菜翻炒,味精调水倒入,炒熟起锅即成。

**功效**：降压平肝、通便。

## 韭菜——春菜第一美食

韭菜也叫起阳菜、壮阳菜,是我国传统蔬菜。它颜色碧绿、味道浓郁,自古就享有"春菜第一美食"的美称。这是因为,春天气候渐暖,人体内的阳气开始生发,需要保护阳气,而韭菜性温,可祛阴散寒,是养阳的佳蔬良药,所以春天一定要多吃韭菜。

韭菜的味道以春天时最美,自古以来,赞扬春韭者不计其数。"夜雨剪春韭,新炊间黄粱。"这是唐朝大诗人杜甫的名句。《山家清供》载,六朝的周颙,清贫寡欲,常年食蔬。文惠太子问他蔬食何味最胜？他答曰："春初早韭，秋末晚菘。"《本草纲目》也记载"正月葱，二月韭"，就是说，农历二月生长的韭菜最有利于人体健康。

按照中医"四季侧重"的养生原则，春季补五脏应以养肝为先，而它正是温补肝肾的首选食物。到了夏季就不宜过多食用韭菜，因为这个时期韭菜已老化，纤维多而粗糙，不易被吸收，多食易引起腹胀、腹泻。

韭菜性温，味甘、辛，具有补肾壮阳、温中开胃、活血化瘀之功效，可以治疗跌打损伤、噎嗝、反胃、肠炎、吐血、鼻出血、胸痛、阳痿、早泄、遗精、多尿等症。

韭菜有扩张血管、降低血脂、有效预防心肌梗死的作用。

韭菜中含膳食纤维较多，有预防便秘和肠癌的作用；所含 α-胡萝卜素、β-胡萝卜素可预防上皮细胞癌变；所含维生素 C 和维生素 E 均能抗氧化，帮助清除氧自由基，既可提高人体的免疫力，又可增强人体的性功能，并有抗衰老的作用。

此外，春天人体肝气易偏旺，从而影响脾胃消化吸收功能，此时多吃韭菜可增强人体的脾胃之气，对肝功能也有益处。《诗经·国风·豳风》："四之日其蚤，献羔祭韭。"说明在几千年前，我国已经有了韭菜，它还是祭品，在菜蔬中地位很高。《礼记》也说，庶人春荐韭，配以"卵"，大概是用鸡蛋炒韭黄祭祖宗之意。

需要注意的是，韭菜不要与白酒、蜂蜜、牛肉、菠菜同食。

虾仁韭菜

材料：虾仁 30 克，韭菜 250 克，鸡蛋 1 个，食盐、淀粉、植物油、麻油各适量。

制法：先将虾仁洗净水发涨，约 20 分钟后捞出沥干水分待用；韭菜择洗干净，切 3 厘米长段备用；鸡蛋打破盛入碗内，搅拌均匀，加入淀粉、麻油调成蛋糊，把虾仁倒入拌匀待用。炒锅烧热倒入植物油，待油热后下虾仁翻炒，蛋糊凝住虾仁后放入韭菜同炒，待韭菜炒熟，放食盐、淋麻油，搅拌均匀即可起锅。

功效：补肾阳、固肾气、通乳汁。

## 绿豆芽——排毒瘦身如意菜

绿豆芽清爽可口，是不少人非常喜爱的食物。但是很多人只知道绿豆芽好吃，却不知道它的营养非常丰富。

我国栽培制作绿豆芽已有近千年的历史。《本草纲目》说它"解酒毒热毒，利三焦"。绿豆芽性凉、味甘，不仅能清暑热、通经脉、解诸毒，还能调五脏、美肌肤、利湿热，适用于湿热郁滞、食少体倦、热病烦渴、大便秘结、小便不利、目赤肿痛、口鼻生疮等患者。

体质属痰火湿热的人，平日面泛油光，胸闷口苦，头昏，便秘，足肿汗黄，血压偏高或血脂偏高，而且多嗜烟、酒、肥腻者，应该常吃绿豆芽，因为它可以清肠胃、解热毒。

绿豆芽的维生素 C 含量很高。据说，第二次世界大战中，美国海军就是因为无意中吃了受潮发芽的绿豆，治愈了困扰全军多日的坏血病，这就是绿豆芽中维生素 C 的功劳。此外，绿豆芽可清肠排毒，是便秘患者的健康蔬菜。它还可以用来治疗口腔溃疡。而且绿豆芽所含热量很低，经常食用，还能起到减肥的作用。

但是，绿豆芽所含的膳食纤维较粗，不易消化，且性偏寒，所以脾胃虚寒之人不宜久食。同时，在吃绿豆芽的时候不要吃猪肝。

1. 炝绿豆芽

材料：绿豆芽 1000 克，精盐 25 克，花椒油 25 克，葱丝 5 克，姜 3 片，香菜 2 棵，醋 15 克。

制法：将绿豆芽择好，用清水漂洗干净，放入开水汆一下，捞出控干，盛入盘里；将盐、醋撒在豆芽菜上拌匀，最后放上葱、姜、香菜段，浇上花椒油即可食用。

功效：清热解毒。

2. 凉拌绿豆芽

材料：绿豆芽 400 克，糖、醋各少许。

制法：将绿豆芽洗净，用沸水焯 30 秒，沥干水分，加入糖、醋拌匀，即可食用。

功效：清热、利尿、排毒。

## 黄瓜——体内的"清道夫"

《本草纲目》中说黄瓜有清热、解渴、利水、消肿的功效。也就是说，黄瓜对肺、胃、心、肝及排泄系统都非常有益，能使人体各器官保持通畅，避免体内堆积过多的垃圾，生吃能起到排毒清肠的作用，还能化解口渴、烦躁等症。

黄瓜是难得的排毒养颜食品，黄瓜能美白肌肤，保持肌肤弹性，抑制黑色素的形成。经常食用它或贴在皮肤上可有效对抗皮肤老化，减少皱纹的产生。而且黄瓜所含的黄瓜酸能促进人体的新陈代谢，排出体内毒素。

黄瓜就像是人身体内的"清道夫"，认认真真地打扫着人体的内环境，保持它的清洁和健康。

不过，需要注意的是，黄瓜性凉，患有慢性支气管炎、结肠炎、胃溃疡的人少食为宜。如果要食用，也应先炒熟，避免生食。

香干炒黄瓜

材料：黄瓜 500 克，豆腐干 100 克。

制法：

① 将黄瓜和豆腐干洗净切片，放置一边备用。

② 锅置火上，烧热油后，下入葱末炝锅，放入黄瓜煸炒片刻后再下豆腐干，烹入料酒，加入味精、盐，淋上香油，翻炒几下即可出锅。

功效：清热、降糖。

## 红薯——排毒减肥"土人参"

红薯，通常我们叫地瓜。它味道甜美、营养丰富，又易于消化，可供给大量的热量，有的地区还将它作为主食。此外，它还有着"土人参"的美誉。

《本草纲目》中说红薯"性平，味甘，补虚益气、健脾强肾、补胃养心"，因此，红薯适宜脾胃气虚、营养不良、习惯性便秘、慢性肝病和肾病及癌症等患者食用。但胃肠疾病及糖尿病等患者忌食红薯。另外，红薯含有氧化酶，吃后有时会有胃灼热、吐酸水、肚胀排气等症状出现，但只要一次别吃得过多，而且和米、面搭配着吃，并配以咸菜或喝点儿菜汤即可避免。食用凉的红薯也可致上腹部不适。

红薯中含有大量胶原和黏多糖物质，不但有保持人体动脉血管弹性和关节腔润滑的作用，而且可预防血管系统的脂肪沉积，防止动脉粥样硬化，减少皮下脂肪。此外，红薯含有大量膳食纤维，能刺激肠道，增强肠道蠕动，通便排毒，有利于减肥。

### 1. 黄油煎红薯

材料：红薯 500 克，黄油 50 克，蜂蜜 50 克，熟芝麻 15 克。

制法：将红薯洗净去皮，放开水中煮软捞出，控去水分，切成圆片待用；在平底锅内放上适量黄油，熔化后，下入切好的红薯片，煎至两面发黄为止。盛出后放入盘中，浇上蜂蜜，撒上熟芝麻即成。

功效：补虚益气、通便。

### 2. 红薯玉米糊

材料：红薯干 250 克，玉米粉 150 克。

制法：将红薯干洗净，玉米粉用冷水浸透和成稀糊后，将红薯干放入锅内加适量水煮至烂熟。再将玉米粉糊徐徐下锅，并不断搅动煮至熟出锅即可食用。

功效：对胃癌、肠癌等癌症有治疗或辅助治疗的作用。

## 山药——益气补脾的"中国人参"

我们知道脾为后天之本，是人体存活下去的根本，只有脾好了，人的身体才能正常运转。生活中的你如果经常流口水、眼皮耷拉，说明你的脾不好，这个时候一定要好好补脾。那么，补脾最好的东西是什么呢？山药。

《本草纲目》对山药的记载是："益肾气，健脾胃，止泻痢，化痰涎，润皮毛。"因为山药作用温和、不寒不热，所以对于补养脾胃非常有好处，适合胃功能不强、脾虚食少、消化不良、腹泻的人食用。患有糖尿病、高血脂的老年人也可适当吃些山药。

山药中以淮山药为最好，是一种具有高营养价值的健康食品，外国人称其为"中国人参"。山药口味甘甜，性质滋润平和，入脾、肺、肾经。它能补益脾胃、生津益肺、补肾固精，对于平素脾胃虚弱、肺脾不足或脾肾两虚，以及病后脾虚泄泻、虚劳咳嗽、遗精、带下者非常适宜。

《红楼梦》第十一回中提到了秦可卿吃贾母赏的枣泥山药糕，其味道清香甜美，易于消化吸收。红枣、山药可以补气血、健脾胃，对于体弱多病的秦可卿而言，是不错的滋补佳品。

山药枸杞粥

材料：山药300克，白米100克，枸杞10克。

制法：将100克白米和10克枸杞洗净沥干，300克的山药洗净去皮并切成小块。将500克水倒入锅内煮开，然后放入白米、山药以及枸杞续煮至滚时稍搅拌，再改中小火熬煮30分钟即可。

功效：美容养颜、补血益气。

此粥营养丰富，体弱、容易疲劳的女士多食用，可常葆好气色，病痛不侵。

## 大枣——一天三枣，终身不老

我国民间一直有"一天三枣，终身不老"，"要使皮肤好，粥里加红枣"的说法，这是对枣的营养价值和美容功效的肯定。李时珍在《本草纲目》中说："枣味甘，性温，能补中益气、养血生津，用于治疗脾虚弱、食少便溏、气血亏虚等疾病。"常食大枣对治疗身体虚弱、神经衰弱、脾胃不和、消化不良、劳伤咳嗽、贫血消瘦及养肝防癌效果尤为突出。

古籍中曾记载过一个病例：有个病人身体非常虚弱，吃不下饭，而且每天腹泻不止，请了很多医生、吃了很多补药都不见效，后来经一个和尚指点，每日按时喝红枣粥，几个月后病就好了。

红枣是一种营养佳品，具有很强的防癌和防高血压的作用。红枣常入药，其具体功用可分为以下几种：

### 1. 健脾益胃

脾胃虚弱、腹泻、倦怠无力的人，每日吃红枣七颗，或与党参、白术共用，能补中益气、健脾胃，达到增进食欲、止泻的效果；红枣和生姜、半夏同用，可治疗饮食不慎引起的胃炎，如胃胀、呕吐等。

### 2. 补气养血

红枣为补养佳品，食疗药膳中常加入红枣补养身体、滋润气血。平时多吃红枣、黄芪、枸杞，能提升身体的元气，增强免疫力。

### 3. 养血安神

女性躁郁症、哭泣不安、心神不宁等，可服用甘草小麦大枣汤，能起到养血安神、疏肝解郁的功效。

### 4. 减少老人斑

红枣中所含的维生素C是一种活性很强的还原性抗氧化物质，参与体内的生理氧气还原过程，防止黑色素在体内慢性沉着，可有效减少老年斑的产生。

### 5. 保肝护肝

红枣中所含的糖类、脂肪、蛋白质是保护肝脏的营养剂。用红枣50克、大米90克熬成稠粥食之，对肝炎患者养脾护肝大有裨益。用红枣、花生、冰糖各 30 ~ 50 克，先煮花生，再加红枣与冰糖煮汤，每晚临睡前服用，30 天为一疗程，对急慢性肝炎和肝硬化有一定疗效。

如此说来，大枣的好处真是太多了，但是在吃枣的时候也需要注意几个问题：

（1）腐烂变质的枣忌食用。

（2）不宜与维生素同时食用。

（3）不宜和黄瓜或萝卜一起食用。

（4）不应和动物肝脏同时食用。

（5）服用退热药时忌食用。

（6）服苦味健胃药及祛风健胃药时不应食用。

（7）龋齿疼痛、下腹部胀满、大便秘结者不宜食用，忌与葱、鱼同食。

### 1. 红枣粥

材料：红枣、糯米（小米）各适量。

制法：取红枣十几个，洗净，切开去核；加糯米（小米）100 克，再加入适量清水，煮沸后改用小火煮成粥，不可加糖。

功效：养颜调经。

### 2. 红枣鸡蛋汤

材料：鸡蛋 2 个，红枣 60 克，红糖、水各适量。

制法：红枣泡软，去核，放入锅中；锅中加水 500 毫升煮沸 30 分钟；将鸡蛋轻轻打入汤中，勿搅拌，煮熟后加入红糖即成。

功效：补养气血、美容养颜。

## 胡萝卜——健脾"小人参"，常吃长精神

胡萝卜所含营养成分丰富，在蔬菜中享有盛名，民间称它为"小人参"。美国人爱吃的俄罗斯饺子，就是用胡萝卜为馅做成的，他们认为胡萝卜是最好的美容菜。胡萝卜属于舶来品，是公元 13

世纪从伊朗引进的，自此之后成了老少爱吃的蔬菜。

《本草纲目》里说胡萝卜"性平，味甘，健脾，化滞"，具有健脾消食、补血助发育、养肝明目、下气止咳的功效。

现代医学研究证明，胡萝卜的功效涉及方方面面，它是蔬菜中的"全才"。

### 1. 美容

胡萝卜可以润皮肤、抗衰老。著名演员蒋雯丽就将胡萝卜视为美容良品，把胡萝卜当成日常水果，甚至切成条随身带着。

### 2. 护眼

胡萝卜具有促进机体正常生长与繁殖、维持上皮组织、防止呼吸道感染及保持视力正常、治疗夜盲症和干眼症等功能。维吾尔族人近视率极低，有专家认为这与他们的饮食有关。因为胡萝卜是维吾尔族人经常食用的蔬菜，几乎所有菜色都会用到。经常食用胡萝卜也能减少近视发生的概率。

### 3. 抗癌

胡萝卜素能增强人体免疫力，有抗癌作用，并可减轻癌症病人的化疗反应，对多种脏器有保护作用。妇女食用胡萝卜可以降低卵巢癌的发病率。

### 4. 抗菌

胡萝卜的芳香气味是挥发油造成的，能促进消化，并有杀菌作用。

胡萝卜是有效的解毒食物，能够清除体内毒素，尤其是在排出汞离子上具有特效。胡萝卜能与体内的汞离子结合，有效降低血液中汞离子的浓度，加速体内汞离子的排出。所以，居住地周围有化工厂的人群应该在饮食中多添加胡萝卜等能促进毒素排出的食物。

在烹制胡萝卜时要多放油，最好同肉类一起炒。不要生吃胡萝卜，生吃胡萝卜不易消化吸收，且90%胡萝卜素将不被人体吸收而直接排泄掉。

烹制胡萝卜的时间要短，以减少维生素 C 的损失。

胡萝卜不宜做下酒菜。研究发现，胡萝卜中丰富的胡萝卜素和酒精一同进入人体，会在肝脏中产生毒素，引起肝病。在饮用胡萝卜汁后更不宜马上饮酒。

### 1. 胡萝卜炖羊肉

材料：胡萝卜 300 克，羊肉 180 克，水 1200 毫升，料酒 3 小匙，葱、姜、蒜、糖、盐各适量，香油半匙。

制法：

① 胡萝卜与羊肉洗净沥干，并将胡萝卜及羊肉切块备用，将羊肉放入开水中汆烫，捞起沥干。

② 将羊肉下锅，放入大火快炒至颜色转白。

③ 将胡萝卜、水及其他调味料（除香油外），一起放入锅内用大火煮开，再改用小火煮约 1 小时，加入香油即可起锅。

功效：补虚弱、益气血，长期食用可补中益气，预防手脚冰冷、帮助消化、止咳。

### 2. 白菜萝卜汤

材料：大白菜叶子 2 片，白萝卜、胡萝卜各 80 克，豆腐 200 克，香菜末、盐、味精各少许，辣椒酱适量。

制法：

① 将大白菜、白萝卜、胡萝卜与豆腐洗净，切成大小相仿的长条，在沸水中焯一下捞出待用。

② 锅置火上，放入适量油烧至五成热，炒香辣椒酱后倒入清汤，把白萝卜、胡萝卜、豆腐一起放入锅中。大火煮开后加入大白菜，再次煮开，用盐、味精调味，最后撒上香菜末盛出即可。

功效：解渴利尿、帮助消化、排毒。

## 红豆——心之谷

在《本草纲目》中，红豆被称为赤小豆，李时珍说它具有"利小便、消胀、除肿、止吐"的功效。因为它富含淀粉，所以又被人们称为"饭豆"，是人们生活中不可缺少的高营养的杂粮。李时珍称红豆为"心之谷"，可见其食疗功效。

多吃红豆可预防及治疗脚肿，有减肥的功效。红豆还可增加肠胃蠕动，减少便秘，促进排尿，消除心脏病或者肾病所引起的浮肿。

红豆虽好，却不宜多食。因为红豆含有较多的淀粉，吃得过多会导致腹胀、肠胃不适，一次吃50克左右为宜。另外，《本草纲目》中说"赤小豆，其性下行，久服则降令太过，津液渗泄，所以令肌瘦身重也"，所以尿多的人忌食。

古籍中记载，红豆与鲤鱼烂煮食用，可改善孕妇怀孕后期产生的水肿。但是鲤鱼与红豆两者均能利水消肿，正是因为利水功能太强，所以正常人应避免同时食用。

### 1. 莲子百合红豆沙

材料：红豆500克，白莲子30克，百合10克，陈皮适量，冰糖约500克。

制法：

① 把红豆、莲子、百合先洗干净，用清水浸泡2小时。

② 煮开水，把红豆、陈皮、莲子、百合放入锅中，泡豆子的水也倒入。

③ 煮开后用中慢火煲2小时，最后才用大火煲约半小时。

④ 煲至红豆起沙且还有适量水分时，就可以加糖调味。

功效：清心养神、健脾益肾、固精益气、止血、强健筋骨。

### 2. 黑米红豆粥

材料：红豆、黑米、白砂糖各适量。

制法：

① 将红豆和黑米洗净，清水浸泡5小时以上。

② 将浸泡的水倒掉，将黑米、红豆和适量冷水放入锅里，大

火煮沸，转为小火煮至熟透加糖即可。

功效：气血双补、滋阴暖肝。

## 海带——来自海洋的美容大王

全智贤、李英爱、崔智友……韩剧里每个女明星的头发都是柔顺而有光泽的，这其中的奥秘，海带应记首功。海带是韩国最常见的食物之一，韩国人从过生日、坐月子到吃早餐，顿顿都少不了它。海带在韩国常见的吃法是加醋凉拌，或者放点儿蒜末做成韩式海带汤。

海带中的碘极为丰富，此元素为人体内合成甲状腺素的主要原料，而头发的光泽是由体内甲状腺素发挥作用形成的。海带不但能美发，还能清肠排毒。中医认为：海带味甘、性温、微咸，有润肠通便、去火清热的功效。

《本草纲目》中说："海带能催生，治妇人病，及疗风下水。治水病瘿瘤，功同海藻，昆布下气，久服瘦人。"

海带具有降胆固醇、降糖、降脂、抗饥饿、减肥、通便、防毒解毒、增强抗病能力等作用。除此之外，海带中含有的褐藻胶还能清除致癌物质和放射性污染物。海带是急性肾功能衰退、脑水肿、乙型脑炎、急性青光眼患者的理想食疗菜品。

海带中含有矿物质碘，碘是人体中的重要激素——甲状腺素的主要成分。甲状腺素可调节人体的生物氧化速率，影响生长发育和各种营养素的代谢。胎儿及青少年的器官、组织分化和脑发育也都需要充足的碘。

从美容方面讲，常吃海带，对头发的生长、润泽、乌黑、光亮具有特殊功效。

海带中的矿物质也极为丰富，常食能预防骨质疏松症和贫血症，使人骨骼挺拔壮实、牙齿坚固洁白、容颜红润娇嫩，变得更健美。

但是，患有甲亢的病人不要多吃海带，因海带中碘的含量较丰富，会加重病情；孕妇和哺乳期的妇女应少吃海带，否则海带中的碘会随血液循环进入胎儿和婴儿体内，引起甲状腺功能障碍；脾虚腹泻、痰多者也不宜食用海带，会加重病情。而且，吃海带后不要马上喝茶（茶含鞣酸），也不要立刻吃酸涩的水果（酸涩水果含植物酸）。海带中富含铁，以上两种食物都会阻碍体内铁的吸收。

海带炖肉

材料：瘦猪肉300克，水发海带600克，酱油两匙，料酒、精盐、白糖、葱、姜、香油、味精各少许，大料2粒。

制法：

①将肉洗净，切成1.5厘米见方、0.5厘米厚的块；葱择洗干净，切成段；姜切片；海带择洗干净，用开水煮10分钟，切成小块待用。

②将香油放入锅内，下入白糖炒成糖色，投入肉块、大料、葱段、姜片煸炒，等肉上色，再加入酱油、精盐、料酒略炒一下，加入水（以漫过肉为度）。用大火烧开后，转微火炖至八成熟，投入海带，再炖10分钟左右，放入味精，海带入味即成。

功效：可促进儿童骨骼和牙齿的生长。

## 竹笋——苏东坡笔下的"素中仙"

竹笋又名竹肉、玉兰片，是竹的幼苗。鲜笋有冬笋和春笋之分，冬笋是在冬天笋尚未出土时挖掘的，质量最好；春笋则是在春天笋已出土时挖掘的，质量较次。

我国人民以笋入菜，历史悠久，《诗经》与《楚辞》中均有记载。北宋时期，京城的居民不兴食用鲜竹笋，认为它"刮肠饱"。但大文学家苏东坡特别喜欢食笋，他称竹笋为"玉板和尚"，赞美烧笋是"禅悦味"，将竹笋奉为"素中仙"。

《本草纲目》中记载竹笋"性寒，味甘；滋阴凉血、开胃健脾、清热化痰、解渴除烦、利尿通便、养肝明目"。中医认为，竹笋具有清热化痰、益气和胃、治消渴、利膈爽胃等功效。现代医学证实，竹笋甘寒通利，其所含有的植物纤维可以增加肠道水分的潴留量，促进胃肠蠕动，降低肠内压力，使粪便变软利排出，可用于治疗便秘、预防肠癌。竹笋具有低糖、低脂的特点，富含植物纤维，可减少体内多余脂肪，消痰化瘀滞，治疗高血压、高血脂、高血糖症，且对消化道癌肿及乳腺癌有一定的预防作用。

竹笋虽好，但并不适合所有人吃，患有胃溃疡、胃出血、肾炎、肝硬化、肠炎、尿路结石等病的人不宜多吃。

驴肉炒竹笋

材料：卤驴肉300克，竹笋150克，葱10克，盐6克，味精3克。

制法：

① 竹笋洗净切成片，驴肉洗净切成片，葱洗净切成段。

② 锅中放油。再加入竹笋片、葱段，然后下入驴肉，炒匀后，调入盐、味精炒香，炒入味即可出锅。

功效：滋阴凉血、开胃健脾。


# 第三节　瓜果是滋身养颜的天然佳品

## 苹果——全方位的健康水果

苹果是常见水果之一，但是，当你翻开《本草纲目》，为什么找不到有关苹果的记载呢？这是因为，苹果原产于欧洲、中亚、西亚和土耳其一带，19世纪才传入我国。而《本草纲目》的作者李时珍生活在明朝，所以《本草纲目》里没有有关苹果的记载是理所当然的事。

中医研究认为，苹果性平，味甘，具有补血益气、止渴生津和开胃健脾之功，对消化不良、食欲欠佳、胃部饱闷、气壅不通者，生吃或挤汁服用，可消食顺气、增加食欲。

英语国家流传一句关于苹果的谚语，大意为：每天吃一个苹果，医生也不需要了。虽然有些夸张，但由此可见苹果的神奇功效。

苹果被科学家称为"全方位的健康水果"。

现代医学研究还发现了苹果的临床药用价值。

### 1. 降血脂

日本果树研究所的人体试验表明，每天吃 2 个苹果，3 周后受试者血液中的甘油三酯水平降低了 21%，而甘油三酯水平高正是血管硬化的罪魁祸首。

### 2. 预防癌症

芬兰科学家研究发现，苹果中含有的黄酮类物质是一种高效抗氧化剂，它不但是最好的血管清理剂，而且是癌症的克星。假如人们多吃苹果，得肺癌的概率能减少 46%，得其他癌症的概率也能减少 20%。

### 3. 强化骨骼

苹果中含有能增强骨质的矿物质元素硼和锰。医学专家认为，停经妇女如果每天摄取 3 克硼，那么她们的钙质流失率就可以减少46%。绝经期妇女多吃苹果，有利于钙的吸收和利用，可防治骨质疏松。

### 4. 治疗便秘

因为苹果所含的有机酸能刺激肠道，纤维素可促进肠蠕动，故能通大便，治疗便秘。

另外，苹果也为广大热衷于减肥的人带来了福音。苹果会增加饱腹感，饭前吃一个苹果，能减少进食量，以此达到减肥的目的。

## 【保健食谱】

### 1. 苹果膏

材料：鲜苹果 1000 克，蜂蜜适量。

制法：把鲜苹果切碎捣烂、绞汁，熬成稠膏，加蜂蜜适量搅匀，每次 1 汤匙，用温开水送服。

功效：对胃阴不足、咽干口渴有效。

2. 苹果山药

材料：苹果 30 克，山药 30 克，白糖适量。

制法：把苹果和山药都研成细末，加入白糖，用温开水送服。

功效：用于脾胃失和、消化不良、少食腹泻或久泻而脾阴不足者。

## 梨子——金秋美食，百果之宗

梨子，性甘寒，微酸，无毒，有润肺、清心、止热咳、消痰水等功效，其肉脆多汁、甘甜清香、风味独特、营养丰富，故有"百果之宗"之美誉。

入秋后，人们经常会感觉皮肤燥痒、口鼻、咽喉等呼吸道干燥、干咳无痰，甚至出现大便干结、小便短赤等现象，这些皆因燥性易耗损人体肺与胃中的津液，以致产生各种秋燥症候群。而这一系列的问题，只要一筐梨子，就能全部解决。

《本草纲目》称梨具有"润肺凉心，消痰降火，解疮毒、酒毒"的功效，药用可治风热、润肺、凉心、消痰、降火、解毒。中医认为梨性寒凉，含水量多，且含糖分高，食后满口清凉，既有营养，又解热证，可止咳生津、清心润喉、降火解暑，实为秋季养生之清凉果品；梨还可润肺、止咳、化痰，对感冒、咳嗽、急慢性气管炎患者有疗效。

梨的果实、果皮以及根、皮、枝、叶均可入药。现代医学研究证明，梨性味甘凉，确有润肺清燥、止咳化痰、养血生肌的作用，因此对急性气管炎和上呼吸道感染的患者出现的咽喉干、痒、痛、音哑、痰稠、便秘、尿赤均有良好疗效。患者吃梨，可以生津解渴、润肺去燥、清热降火、止咳化痰，作为辅助治疗，对恢复健康大有裨益。但是因为梨性质寒凉，不宜一次食用过多，否则反伤脾胃，特别是脾胃虚寒的人更应少吃。

梨还有降低血压、养阴清热、镇静的作用。高血压、心肺病、肝炎、肝硬化病人出现头昏目眩、心悸耳鸣时，吃梨大有好处。肝炎病人吃梨能起到保肝、助消化、增食欲的作用。

## 【保健食谱】

1. 梨子甘蓝果菜汁

材料：梨1个，甘蓝菜200克，柠檬汁、蜂蜜各适量。

制法：

① 先削掉梨皮，挖去核，然后将梨切成几片。

② 甘蓝菜去杂洗净切成小片。

③ 把梨、甘蓝菜同时放入果汁机中榨汁，取出汁液，加入柠檬汁、蜂蜜调匀即可。

功效：助消化、利尿、提神。

2. 梨子川贝

材料：梨子1个，川贝粉8克，冰糖适量。

制法：梨子去皮，用刀从上端削盖状，再去掉核，将梨子中间掏空。然后加入川贝粉、冰糖，将梨盖盖上，放入碗中，加入适量的水。把碗放入锅中隔水煨煮即可。

功效：化痰止咳，对呼吸道感染有很好的防治作用。

## 香蕉——化解忧郁的快乐水果

香蕉又被称为"智慧之果"，传说佛祖释迦牟尼因为吃了香蕉而获得智慧。香蕉是人们喜爱的水果之一。

香蕉在减轻人的压力、清除忧郁情绪方面具有不错的效果。荷兰科学家认为，最符合营养标准，又能为人增添笑容的水果是香蕉。因为香蕉能让人减轻心理压力、减少忧郁，令人快乐开心。欧洲人因它能消除忧郁而称其为"快乐水果"。

香蕉还是女性美容减肥的最佳水果。常吃香蕉的人不仅不会发胖，皮肤还能变得细腻健康。常用香蕉汁擦脸搓手，可防止皮肤老化、脱皮、瘙痒、皲裂等。

香蕉皮中含有抑制真菌和细菌生长繁殖的蕉皮素。脚癣、手癣、体癣等引起皮肤瘙痒患者，用香蕉皮贴敷患处，能使瘙痒消除，促使疾病早愈。睡前吃香蕉有镇静作用。香蕉还有润肠通便、润肺止咳、清热解毒、助消化和滋补的作用。另外，常吃香蕉能健脑。

虽然香蕉是最佳减肥水果，但若长期以香蕉为主食，会导致身体缺乏蛋白质、矿物质等多种营养成分，从而损害健康，所以减肥人士也不能完全将香蕉当成主食。另外，在储存上，香蕉不宜放在冰箱内存放，在12～13℃即能保鲜，温度过低香蕉容易发黑。

香蕉性寒，体质偏于虚寒者最好少吃。胃酸过多者也不宜吃，胃痛、消化不良、腹泻者亦应少吃。

## 【保健食谱】

### 香蕉鲜桃奶

材料：香蕉半根，鲜桃1个，鲜奶100毫升，糖适量。

制法：将香蕉去皮，并切成数段；将鲜桃洗净、削皮，并去核，切成小块；将切好的水果放进搅拌机内搅拌约40秒；将果汁倒入杯中，加入糖和鲜奶，搅拌均匀即可。

功效：使皮肤光洁靓丽。

## 菠萝——解暑止渴、消食止泻

菠萝又称凤梨，是凤梨科草本植物菠萝的成熟果实，原产于巴西，16世纪时传入我国。它果形美观，汁多味甜，有特殊的香味，是深受人们喜爱的水果。

菠萝营养丰富，含多种维生素，其中维生素C含量可高达42毫克。此外，钙、铁、磷等矿物质含量也十分丰富。

《本草纲目》认为，菠萝味甘、微酸，性平，有补益脾胃、生津止渴、润肠通便、利尿消肿的功效，可治疗中暑烦渴、肾炎、高血压、大便秘结、支气管炎、血肿、水肿等症，并对预防血管硬化及冠状动脉性心脏病有一定的作用。

常食菠萝还可以起到溶解阻塞于组织中的纤维蛋白质和血凝块的作用，并可以改善局部的血液循环，消除炎症和水肿。

菠萝中所含糖、盐类和酶有利尿作用，适当食用对肾炎、高血压病患者有益。

菠萝丰富的果汁能有效地酸解脂肪，因而其也有很好的减肥作用；菠萝中含有的菠萝蛋白酶可以舒缓嗓子疼和咳嗽的症状，对防治感冒有很好的效果。

## 【保健食谱】

### 白菜菠萝卷

材料：胡萝卜100克，白菜300克，菠萝50克，菠萝汁100毫升，精盐、白糖、白醋适量。

制法：净锅中加水、白糖，煮沸后撇去浮沫，起锅倒进容器中，加入白醋和菠萝汁拌匀。把菠萝、胡萝卜切丝，拿开水氽一下，捞出，控干，撒精盐，用清水冲净，纱布挤干，放入制好的汤汁中泡3小时。把白菜叶铺在砧板上，码上菠萝丝和萝卜丝，卷成粗卷，用刀切成菱形，装盘即可。

功效：开胃消食。对厌食症、牙龈出血、坏血病有疗效。

## 橙子——含有丰富的维生素

橙子，又称甜橙、广柑、黄橙、黄果等，是芸香科乔木植物香橙的成熟果实，世界四大名果之一。橙子原产我国，栽培历史悠久，是我国南方的重要水果之一，也是深受人们喜爱的水果。

橙子含有多种维生素、蛋白质及矿物质等成分，还含有橙皮、柚皮酊、柠檬酸、柠檬苦素、苹果酸等。果皮中含有70多种活性物质、挥发油等营养成分。

中医认为，橙子味甘、酸，性微凉，具有生津止渴、开胃宽胸、止呕的功效。《本草纲目》中记载"香橙汤：宽中快气、消酒。用橙皮二斤切片、生姜五两切焙擂烂……沸汤入盐送下，奇效良方。"橙子皮可通气、止咳、化痰，晒干后可用来泡水喝。

《本草纲目》中记载，橙子含丰富维生素 C，具防止老化及皮肤敏感的功效。而略带油光、容易受外界物质刺激的敏感肌肤，尤其适合选用含香橙精华成分的护肤品。

橙子具再生、滋润、抗老化及调和自由基的作用，更能有效补充眼部水分。

香橙的果肉中含丰富维生素 C，具预防雀斑功效。用来泡浴可促进血液循环，防止肌肤水分流失，发挥长时间滋润效果。橙皮能磨去死皮，其香气更有舒缓及振奋作用。

每天喝三杯橙汁可以增加体内高密度脂蛋白（HDL）的含量，从而降低患心脏病的可能；橙子发出的气味有利于缓解人们的心理压力，但仅有助于女性克服紧张情绪，对男性的作用却不大；服药期间吃一些橙子或饮橙汁，可使机体对药物的吸收量增加，从而使药效更明显。

## 【保健食谱】

### 橙子草莓果汁

材料：橙子一个，草莓 250 克，蜂蜜、葡萄适量。

制法：橙子切成两半榨汁，取汁液备用。草莓洗净后去蒂，然后与橙子汁一起放入果汁机里榨汁，最后放入蜂蜜、葡萄搅拌均匀即可。

功效：增强抵抗力，提神养颜。

## 荔枝——增强人体的免疫力

荔枝，又称大荔、丹荔，是无患子科乔木植物荔枝的成熟果实，原产于我国南方地区，是我国的特产佳品。它味道鲜美甘甜，口感软韧，是人们心目中的高级果品。

荔枝含有丰富的维生素 A、B 族维生素、维生素 C、蛋白质、脂肪以及柠檬酸、苹果酸、精氨酸和色氨酸等营养成分，特别是葡萄糖的含量相当高。

《本草纲目》记载，荔枝性温，味甘、微酸，具有理气止痛、生津止渴、补脾养血的功效。

荔枝含有丰富的维生素，可促进微细血管的血液循环，防止雀斑的发生，令皮肤更加光滑。

常食荔枝能滋补元气、补脑健身、开胃健脾、可治疗失眠、贫血、心悸、口渴气喘等病症。

## 【保健食谱】

### 荔枝红糖饮

材料：荔枝干 12 个，生姜 2 片，红糖适量。

制法：将荔枝干、生姜、红糖一起放入锅中加适量的水煮，等汁液煮沸后即可。

功效：止痛益气，适合妇女体弱、腹痛者食用。

## 柚子——生津去火的良品

柚子，又称文旦、象皮果、泡果，属芸香科植物，果大皮厚肉多，肉可生食，是产于福建、广东等南方地区的水果。它味道酸甜，略带苦味，含有丰富的维生素 C 及多种其他营养素，是医学界公认的最具食疗效益的水果之一。

《本草纲目》中记载，柚子味甘酸、性寒，具有理气化痰、润肺清肠、补血健脾的功效，能治食少、口淡、消化不良等症，能帮助消化、除痰止渴、理气散结。

柚子具有健胃、润肺、补血、清肠、通便的功效，可促进伤口愈合，对败血病等有良好的辅助疗效。

由于柚子含有生理活性物质皮苷，所以可降低血液的黏滞度，减少血栓的形成，因此对脑血管疾病，如脑血栓、中风等也有较好的预防作用。

鲜柚肉由于含有类似胰岛素的成分，也是糖尿病患者的理想食品。

## 【保健食谱】

### 葡萄柚梨子汁

材料：葡萄柚 2 个、梨子 1 个。

制法：将葡萄柚去皮和膜，取出果肉备用。梨子洗净后削皮去心，然后切成块。将梨子和葡萄柚一起放入果汁机，加入适量的水榨汁即可。

功效：去火凉血，健胃消食。

## 椰子——久食能令人面部润泽，益人气力

椰子又称奶桃、可可椰子，俗称越王头，古称胥邪，是棕榈科常绿乔木椰子的果实。原产东南亚地区，我国由越南引入，已有 2000 多年历史。椰子是典型的热带水果，壳硬肉硬多汁，其果汁和果肉都含有丰富的营养成分。

椰子含有丰富的蛋白质、脂肪、生物素、维生素 A、维生素 C、叶酸、烟酸、钙、铁、磷、钾、钠、铜、镁、锌、硒等多种营养成分。

《本草纲目》中记载，椰肉具有补益脾胃、杀虫消疳的功效，椰汁有生津、强心、利尿、驱虫、止呕止泻等功能。可治顽癣、暖肠胃、发汗、消积滞、乌发。

椰肉的含油量约为 35%，油中的主要成分是癸酸、棕榈酸、

油酸、月桂酸、脂肪酸、游离脂肪酸及多种甾醇物质。这些物质具有补充机体营养、美容、防治皮肤病的作用。

在炎热的夏季，椰汁是很好的清凉消暑、生津止渴的食物。

## 【保健食谱】

### 椰子糯米蒸鸡饭

材料：椰子肉、糯米、鸡肉各等份。

制法：椰子肉（碎成小块）同糯米、鸡肉放入大盅内隔水蒸烂熟服食。或单用椰子1个，锯开顶盖，保留椰汁，加入糯米适量，盖好后隔水炖3小时即可。

功效：温中，益气，祛风，补脑。适用于脾虚倦怠、四肢无力、食欲不振、中气虚弱等患者食用。

## 哈密瓜——哈密郡王的代名词

哈密瓜，古称甜瓜、甘瓜，又叫网纹瓜，我国只有新疆和甘肃敦煌一带出产。哈密瓜含糖量在15%左右，风味独特，有的带奶油味，有的含柠檬香。但都味甘如蜜，奇香袭人，因此饮誉国内外。

哈密瓜含有丰富的营养成分，富含维生素A、维生素C、维生素E、胡萝卜素、叶酸、泛酸、烟酸、生物素等多种维生素类营养素，还有钙、铁、磷、钾、钠、铜、镁、锌、硒等多种矿物质元素。

《本草纲目》中记载，甜瓜类的果品性质偏寒，具有疗饥、利便、益气、清肺热、止咳的功效，适宜于肾病、胃病、咳嗽痰喘，贫血和便秘患者。

现代研究发现，哈密瓜含有丰富蛋白质、葡萄糖、维生素及铁、磷、钙等微量元素。它对人体的造血功能有显著的促进作用，对女性来说哈密瓜是很好的滋补水果。

哈密瓜还具有清凉消暑、除烦热、生津止渴的作用，是夏季解暑的佳品。

哈密瓜汁

材料：哈密瓜半个，柠檬汁、蜂蜜、碎冰少许。

制法：

①将哈密瓜削皮切成块状放入果汁机内。

②加入碎冰打成汁倒入杯中。

③加入柠檬汁、蜂蜜调匀后即可饮用。

功效：消暑解燥、生津止渴、美白防皱、消除浮肿、利尿，预防高血压。

## 木瓜——最天然的丰胸食品

木瓜，学名番木瓜，又名万寿果，是岭南四大名果之一。它果肉厚实、香气浓郁、甜美可口、营养丰富，有"百益之果"和"万青瓜"之雅称。它还是我国民间传统的丰胸食品。

木瓜中富含蛋白质、脂肪、糖类、纤维，以及钙、铁、维生素 A、维生素 $B_1$、维生素 $B_2$、维生素 C、胡萝卜素、木瓜碱、木瓜蛋白酶、凝乳酶等，并富含 17 种以上氨基酸及多种营养元素。

木瓜是一种营养丰富、有百益而无一害的果中珍品。现代医学证明，木瓜富含 17 种以上氨基酸及多种营养元素，对丰胸有很大帮助，是女性滋补美胸的天然果品。木瓜所具有的抗菌消炎、舒筋活络、软化血管、抗衰养颜、祛风止痛等功能，能为女性胸部的健康提供多重保护，从而防范各种胸部及乳腺疾病的发生。

木瓜有健脾消食的作用。木瓜中的木瓜蛋白酶，能消化蛋白质，有利于人体对食物进行消化和吸收。吃了太多的肉，胃肠负担加重，不易消化，而木瓜蛋白酶可帮助分解肉食，减少胃肠的工作量。

木瓜中所含的番木瓜碱具有抗肿瘤的作用，并能阻止人体致癌物质亚硝酸胺的合成，对淋巴细胞性白血病具有强烈抗癌活性。

木瓜性温，不寒不燥，其中的营养容易被皮肤直接吸收，特别是可发挥润肺的功能。当肺部得到适当的滋润后，可行气活血，使身体更易于吸收充足的营养，从而让皮肤变得光洁、柔嫩、细腻，皱纹减少，面色红润。

## 【保健食谱】

### 木瓜烧带鱼

材料：鲜带鱼350克，生木瓜400克，葱段、姜片、醋、精盐、酱油、黄酒、味精各适量。

制法：

① 将带鱼去鳃、内脏，洗净，切成3厘米长的段；生木瓜洗净，削去瓜皮，除去瓜核，切成3厘米长、2厘米厚的块。

② 砂锅置火上，加入带鱼，木瓜块，适量清水、葱段、姜片、醋、精盐、酱油、黄酒，烧至熟时，放入味精即成。

功效：养阴、补虚、通乳。适于产后乳汁缺乏者食用。

## 樱桃——百果第一枝

樱桃又名莺桃、含桃，属于蔷薇科落叶乔木果树。樱桃成熟时颜色鲜红，玲珑剔透，味美形娇，营养丰富，医疗保健价值颇高，因此受到人们青睐。

在水果家族中，一般铁的含量较低，樱桃却卓然不群，一枝独秀。每100克樱桃中含铁量多达59毫克，含铁量居水果首位；维生素A含量比葡萄、苹果、橘子多4～5倍。此外，樱桃中还含有B族维生素、维生素C、钙、磷、蛋白质等多种营养元素。

《本草纲目》中记载，樱桃性热，味甘、酸，具有益脾胃、滋肝肾、祛风湿、益气涩精的功效。

因为樱桃的含铁量特别高，而铁是合成人体血红蛋白、肌红蛋白的原料。所以常食樱桃可补充体内对铁元素的需求，促进血红蛋白再生，既可防治缺铁性贫血，又可增强体质，健脑益智。

　　樱桃营养丰富，常用樱桃汁涂搽面部及皱纹处，能使面部皮肤红润嫩白，去皱消斑。

## 【保健食谱】

　　樱桃汤

　　材料：鲜樱桃 2000 克，白糖 1000 克。

　　制法：樱桃洗净，水煮 20 分钟，放白糖熬沸后闭火。

　　功效：促进血液再生；对缺铁性贫血有疗效。

## 猕猴桃——胆固醇的克星

　　很多人以为猕猴桃引进自海外，实际上我国原本就有猕猴桃。李时珍在《本草纲目》中描绘猕猴桃的形、色时说："其形如梨，其色如桃，而猕猴喜食，故有诸名。能止暴渴，解烦热，可调中下气。"它的维生素 C 含量在水果中名列前茅，一颗猕猴桃能提供一个人一日维生素 C 需求量的两倍多，被誉为"维生素 C 之王"。

　　英国学者研究证实，新鲜的猕猴桃果实能明显提升人体淋巴细胞中脱氧核糖核酸的修复力，增强人体免疫力，降低血中低密度脂蛋白胆固醇，从而减少心血管疾患和癌肿的发生概率。猕猴桃中的纤维素、寡糖与蛋白质分解酵素，能防治便秘，使肠道内不至于长时间滞留有害物质。

　　最新的医学研究表明，猕猴桃中含有的血清促进素具有稳定情绪、镇静心情的作用。另外它所含的天然肌醇，有助于脑部活动，因此能帮助忧郁之人走出情绪低谷。

## 【保健食谱】

　　猕猴桃茶

　　材料：猕猴桃 2 个，红茶 5 克，红枣 20 克。

制法：猕猴桃洗净去皮切成小块，将枣去核备用。将猕猴桃与大枣加水煮沸，等汤汁变浓时加入红茶，煮一分钟即可。

功效：健脾开胃，解毒抗癌。

## 草莓——干咳无痰、日久不愈者的良药

草莓又名红莓、地莓、地果等，台湾地区称其为士多啤梨，是蔷薇科草莓属的成熟果实。草莓原产欧洲，后传入我国而风靡。其外观呈心形，色鲜艳粉红，果肉多汁，酸甜适口，芳香宜人，营养丰富，因此有"水果皇后"之美誉。

草莓富含蛋白质、脂肪、有机酸、糖类、钙、磷、铁、钾、锌、硒、胡萝卜素、纤维素、维生素 $B_1$、维生素 $B_2$、维生素 E、维生素 C、烟酸等营养成分。

甜草莓热量和碳水化合物的含量比生的和不甜的草莓高约 3 倍，但其他营养成分则与不甜的草莓相似。

《本草纲目》中记载，草莓性味甘酸、凉。能润肺生津、健脾和胃、补血益气、凉血解毒，可辅助治疗动脉硬化、高血压、冠心病、坏血病、结肠癌等疾病。

草莓中含的胡萝卜素是合成维生素 A 的重要物质，具有明目养肝的作用。

草莓的维生素 C 含量很高，可消除细胞间的松弛或紧张状态，使脑细胞结构坚固，皮肤细腻有弹性。

草莓是鞣酸含量丰富的水果，鞣酸可吸附和阻止人体内致癌化学物质被吸收，具有防癌作用。

草莓还含有丰富的果胶和不溶性纤维，可以帮助消化，通畅大便。

草莓除了可以预防坏血病外，对防治动脉硬化和冠心病也有较好的功效。

草莓对胃肠道和贫血均有一定的滋补调理作用。

据研究，女性常吃草莓，对皮肤、头发均有保健作用。草莓

还可以减肥，因为它含有一种叫天冬氨酸的物质，可以自然而平缓地除去体内的"矿渣"。

## 【保健食谱】

草莓酒

材料：草莓 250 克，米酒适量。

制法：先把草莓洗净并捣烂，用干净纱布过滤汁液，然后把草莓汁和米酒一起放入酒瓶中，密封浸泡一天即可。

功效：补益气血。

## 火龙果——香气四溢的吉祥物

火龙果，又称红龙果，是仙人掌科量天尺属和蛇鞭柱属植物，因其果实外表具软质鳞片如龙状外卷，所以称为火龙果，它集"水果""花卉""蔬菜""保健""医药"为一体，堪称无价之宝。

火龙果含有一般植物少有的花青素。花青素具有抗氧化、抗自由基、抗衰老的作用，还可以预防脑细胞变性，抑制痴呆症的发生。

火龙果营养丰富，味清爽，糖分含量较低，微酸，具有帮助消化、开胃之功效。火龙果中含有大量的白蛋白，对胃壁有保护作用，可以避免人体对重金属离子的吸收而中毒。

火龙果还含有美白皮肤的维生素 C 及丰富的水溶性膳食纤维，可以减肥、降低血糖、润肠、预防大肠癌。

火龙果的花同样具有很高的营养价值，热量低，具有明目、降血压之功效。可消融脂肪，有减肥的作用。

火龙果肉质中的黑芝麻种子，含有丰富的不饱和脂肪酸及抗氧化物质，对软化血管，防止血管内固醇类物质的积累有重要的作用。

## 【保健食谱】

火龙果沙拉

材料：火龙果 180 克，柠檬沙拉酱 25 克，橙汁 50 克。

制法：将火龙果去皮起肉，切成丁，盛入容器内待用，把橙汁淋入火龙果四周，最后浇上柠檬沙拉酱即可。

功效：降脂通便，对胃脘饱胀有很好的疗效。

## 杧果——热带水果之王

杧果又名檬果，是一种热带常青树产的果实。其形状各式各样，有的为鸡蛋形，也有的为圆形、肾形和心形。其果皮有多种颜色，主要分为浅绿色、黄色、深红色；果肉为黄色，有纤维。其味道酸甜不一，有香气，汁水多而果核大。杧果集热带水果精华于一身，因此享有"热带水果之王"的美誉。

生杧果的含水量较高（约为 82%），每 100 克含有 66 千卡热量，未成熟的果子含有淀粉，成熟时转为糖。

成熟的杧果果肉含糖 14%～16%，可溶性固形物 15%～24%，另含有丰富的维生素 A、B 族维生素、维生素 C 及多种人体需要的矿物质和氨基酸。

杧果性味甘、酸，性凉。具有止呕、利尿、止渴、益胃的功效。

《本草纲目》中记载，杧果含有的三萜类皂甙对癌症及心脏病有明显的疗效，并且杧果含有大量的维生素 A，因此具有防癌、抗癌的作用。

食用杧果具有清肠胃的功效，对于晕车、晕船有一定的止吐作用。

由于杧果中含有大量的维生素，因此经常食用杧果，可以起到滋润肌肤的作用。

杧果含有营养素及维生素 C、矿物质等，具有防止动脉硬化及高血压的食疗作用。

杜果中含有大量的纤维，可以促进排便，对于防治便秘具有一定的好处，并可预防结肠癌和直肠癌。

杜果叶的提取物和未成熟芒果汁能抑制化脓球菌、大肠杆菌、绿脓杆菌，同时还具有抑制流感病毒的作用。

杜果中的黄酮类物质含有类似动物雌性激素的成分，对女性更年期症状的缓解有一定作用。

## 【保健食谱】

### 杜果陈皮肉羹

材料：生杜果2个，瘦猪肉100克，陈皮适量，盐少许。

制法：洗净杜果后把其切开并晒干，猪肉洗净切片与陈皮、杜果一起放入锅中加适量水煮汤，煮三个小时后放入盐即可。

功效：清肺化痰，消炎解毒。

# 第四节　肉禽蛋水产是健康的加油站

## 鸽肉——"无鸽不成宴，一鸽胜九鸡"

鸽肉具有丰富的营养，对人的身体很有益处。清代，它已作为珍贵食品、美味佳肴进入宫廷。素有"无鸽不成宴，一鸽胜九鸡"之说。

鸽肉含有水分、蛋白质、脂肪、碳水化合物、钙、磷、铁、维生素等营养成分，其蛋白质的含量很高，还富含氨基酸，是一种脂肪含量少的肉类。

《本草纲目》中记载，鸽肉可强壮身体、开胃益气、解毒滋阴，常被视为一种壮阳的食品。鸽肉补力十分平和，易被肠胃吸收，特别适合大病初愈的人食用，作为一种滋补佳品，深受少年儿童、体弱老者、产后妇女、手术后患者的喜爱。它对老年人阳气虚弱、老年性功能衰弱、儿童发育不良、气血不足等的保健作用亦十分明显。鸽肉还有解疮毒之功效，对小儿麻疹、水痘、天花等有效。由于鸽肉含脂肪量少，通常也受到高血脂、高血压、冠心病患者的青睐。

## 【保健食谱】

五香鸽子

材料：鸽子3只，茴香、桂皮、葱、姜、酱油、酒、油适量。

制法：将鸽子去掉毛和内脏后洗净，将油放入炒锅中加热，把鸽子放入锅中油炸，等鸽肉半熟时捞出，凉后切块放入碗中，同时把茴香、桂皮、葱、姜、酱油、酒一起放入，然后放入锅中隔水蒸，等鸽酥软即可。

功效：滋阴助阳。

## 驴肉——"天上的龙肉，地下的驴肉"

俗语说得好："天上的龙肉，地下的驴肉。"这句话在中国无人不知，无人不晓。由于驴肉比牛肉更细嫩，味道更鲜美，历来为我国北方人民所喜爱。又因为它丰富的营养和鲜美的味道，现在被更多的食客所喜爱。

驴肉营养价值相当高，蛋白质含量比牛肉、猪肉都高，而脂肪含量却比牛肉、猪肉都低，是典型的高蛋白低脂肪食物。驴肉还含有碳水化合物、钙、磷、铁及人体所需的多种氨基酸，能为体弱、病后调养的人提供良好的营养。

《本草纲目》中记载，驴肉的功效一是补气养血，用于气血不足者的补益；二是养心安神，用于心虚所致心神不宁的调养。

## 【保健食谱】

驴肉粥

材料：粳米60克，驴肉150克，豆豉10克，小葱5克，姜5

克，料酒 8 克，盐 3 克。

制法：

①将驴肉洗净，切成丁。

②粳米淘洗干净，用冷水浸泡半小时，捞出，沥干水分。

③取锅放入冷水、驴肉丁、豆豉、姜末、料酒，用旺火煮沸。

④加入粳米，再煨煮至驴肉熟烂。

⑤撒上葱末，用盐调味即可。

功效：补虚养身，气血双补。

## 牛肉——"肉中骄子"

牛肉是我国的第二大肉类食品，仅次于猪肉。牛肉蛋白质含量高，脂肪含量低，所以味道鲜美，受人喜爱，享有"肉中骄子"的美称。

牛肉富含蛋白质、脂肪、碳水化合物等营养成分。牛肉中所含人体必需的氨基酸很多，营养价值颇高。

《本草纲目》中记载，牛肉性温，味甘，具有益筋骨、增体力、暖中补气，补肾壮阳，健脾补胃，滋养御寒之功效。主治筋骨不健、脾胃虚弱、水肿胀满、腰膝乏力等症。

寒冬食牛肉有温中暖胃的作用，实为冬季补益食疗佳品。

牛肉的营养丰富，所含蛋白质比猪肉高一倍，且含脂肪、胆固醇低，维生素含量高，并含有人体所需的 12 种氨基酸，因此，牛肉很适宜肥胖者、高血压、冠心病、血管硬化和糖尿病人食用，是滋养强壮的补品。

## 【保健食谱】

### 土豆烧牛肉

材料：牛肉 300 克，土豆 150 克，洋葱 25 克，葱花、绍酒、精盐、白糖、酱油、味精、植物油各适量。

制法：

① 牛肉洗净切块，氽水；土豆去皮切块，焯水；洋葱剥皮洗净，切丝。

② 锅上火放油烧热，倒入洋葱丝煸香，放入牛肉块煸炒，烹入绍酒、酱油、清水大火烧沸，转小火焖至七成熟，倒入土豆继续焖至牛肉酥烂，加精盐、白糖、味精烧入味，撒上葱花即可。

功效：消除黄疸、肝肿，适宜肝炎孕妇的食疗辅助。

## 鹌鹑肉——"动物人参"

鹌鹑，古代称"鹑鸟""宛鹑""奔鹑"。鹌鹑肉有丰富的营养价值，素有"动物人参"的美誉。

鹌鹑肉含有蛋白质、水分、脂肪、碳水化合物、磷、铁、钙以及维生素、烟酸等，其蛋白质含量高，脂肪含量低。

它的蛋白质含量远远高于其他肉类；而胆固醇的含量很少，多种维生素的含量比鸡肉高 1～3 倍，而且易于消化吸收，适宜老、弱、病、产妇食用。

祖国医学认为，鹌鹑肉可"补五脏，益精血，温肾助阳"。男子经常食鹌鹑肉可增强性功能，并增气力、壮筋骨。

鹌鹑肉还可药用。《本草纲目》中说"鹌鹑肉能补五脏、益中续气，实筋骨，耐寒暑，消结热"，"鹌鹑肉和小豆、生姜煮食，止泻痢、酥煮食、令人下焦肥"。

鹌鹑肉适用于治疗消化不良、身虚体弱、贫血萎黄、咳嗽哮喘、神经衰弱等，而且鹌鹑肉中含有卵磷脂，可生成溶血磷脂，具有抑制血小板凝聚的作用，可防止血栓形成，保护血管壁，防止动脉硬化。

## 【保健食谱】

鹌鹑粥

材料：鹌鹑一只，粳米 150 克。

制法：鹌鹑宰杀后去皮和内脏，然后洗净切块。将鹌鹑块放入锅中加入适量的水煮，等鹌鹑肉熟后把粳米淘净，放入锅中一起煮，等肉、米都熟后即可。

功效：益气健脾，养颜减肥。

## 兔肉——"荤中之素"

兔分为野兔、家兔两种。兔肉味美香浓，久食不腻，食后极易被消化吸收，其消化率可达85%，这是其他肉类达不到的。

兔肉属于高蛋白、低脂肪、少胆固醇的肉类，其所含的蛋白质高达70%，比一般肉类都高，但脂肪和胆固醇含量却低于所有的肉类，故有"荤中之素"的美称。

兔肉含有蛋白质、脂肪、水分、维生素A等营养成分，它还含有防止血栓形成的卵磷脂等。

《本草纲目》中说，常吃兔肉可强身健体，但不会增肥，是肥胖者理想的肉食品，女人食用，可保持身材苗条。

兔肉具有抑制血小板黏聚的作用，能保护血管壁，阻止血栓形成，防止动脉粥样硬化，因此，有人将兔肉称为"保健肉"。

常食兔肉还可增加细胞营养，防止有害物质沉积，促进儿童健康成长和老人延年益寿。兔肉、兔肝、兔脑、兔骨、兔血皆可入药。

兔肉有补中益气、凉血解毒的作用，可治热气湿痹，能止渴健脾、凉血、解热毒、利大肠；兔肝可泻肝热，能明目；兔脑可治冻疮，催生滑胎；兔骨，主治热中、消渴；兔血可凉血活血、解胎中热毒、催生易产。

## 【保健食谱】

红枣炖兔肉

材料：兔肉100克，红枣10枚。

制法：兔肉洗净切块，红枣（去核）洗净，一齐置炖盅内，加开水适量，调味，文火隔水炖熟，食肉饮汤。

功效：补中益气，养血强力。适用于贫血、病后身体虚弱、疲乏怠倦，四肢无力，少气懒言，食欲缺乏，心悸健忘等患者食用。

## 鸡肉——"妇科圣药"

鸡肉是雉科动物家鸡的肉。鸡又名烛夜，在《本经》中列为上品，它的种类很多，古代分为丹、黄、乌、白四种，入药又有公鸡、母鸡、药鸡和仔鸡之分，入药效能大同小异，均有温中益气、补虚、添髓之功。

鸡肉含有丰富的蛋白质、水分、脂肪、碳水化合物以及磷、铁、钙等矿物质，还含维生素 A、维生素 B、维生素 D、维生素 E 和烟酸等。脂肪含量很低，仅占 1.25%，铁的含量极为丰富。

《本草纲目》中记载，鸡肉性温，味甘，有温中益气、补虚填精、健脾胃、活血脉、强筋骨的功效。

鸡肉含有对人体生长发育有重要作用的磷脂类，是中国人膳食结构中脂肪和磷脂的重要来源之一。

鸡肉中蛋白质的含量较高，氨基酸种类多，而且消化率高，很容易被人体吸收利用，有增强体力、强壮身体的作用。

鸡胸脯肉中含有较多的 B 族维生素，具有消除疲劳、保护皮肤的作用；大腿肉中含有较多的铁质，可改善缺铁性贫血；翅膀肉中含有丰富的骨胶原蛋白，具有强化血管、肌肉、肌腱的功能。

## 【保健食谱】

三杯鸡

材料：鸡 800 克，姜、葱、香菇、冬笋各适量，酱油、酒、油各 1 杯，糖少许。

制法：鸡去杂洗净，并将其斩成块。香菇、冬笋先煮熟，姜、葱煸香。炒锅开火，放一杯油烧热，然后将鸡块放入油锅中爆炒，随后加入一杯酒和一杯酱油炒。再放入香菇、冬笋、姜、葱，并加适量水烧，约一刻钟便离火，再焖一会儿即可。

功效：补血益气、滋补身体。

## 螃蟹——"一盘蟹，顶桌菜"

螃蟹是公认的食中珍珠，自古就有"一盘蟹，顶桌菜"的民谚。它含有丰富的蛋白质、较少的脂肪和碳水化合物。蟹黄中的胆固醇含量较高。螃蟹还含有丰富的钙、磷、钾、钠、镁等微量元素。

经常食用螃蟹可防止缺钙的发生。近年来发现，螃蟹还有抗结核病的作用，吃螃蟹对结核病的康复大有裨益。

《本草纲目》中记载，螃蟹有清热解毒、补骨添髓、养筋活血、滋肝阴、充胃液之功效，对于瘀血、损伤、腰腿酸痛和风湿性关节炎等疾病有一定的食疗作用。

## 【保健食谱】

### 清蒸螃蟹

材料：螃蟹 1000 克，黄酒 15 克，姜末 30 克，酱油、白糖、味精、麻油、香醋各少许。

制法：

① 将螃蟹用清水洗净，放在盛器里。

② 将姜末放在小碗内，加熬熟的酱油、白糖、味精、黄酒、麻油搅匀。另取一小碗，放醋备用。

③ 将螃蟹上笼，用火蒸 15 ～ 20 分钟，至蟹壳变成鲜红色，蟹肉成熟时，取出。上桌时随带调味醋。

功效：螃蟹具有养筋益气、理胃消食、散诸热、通经络的作用。

## 鲤鱼——"家鱼之首"

鲤鱼别名赤鲤鱼、黄鲤、乌鲤、鲤拐子、鲤子等，为鲤科动物鲤鱼的肉。鲤鱼因鳞有十字纹理，故得鲤名，素有"家鱼之首"

的美称，《本经》列为上品。它是世界上最早养殖的鱼类，远在公元前12世纪的殷商时代便开始池塘养殖鲤鱼。

鲤鱼含有极为丰富的蛋白质，而且容易被人体吸收，利用率高达98%，可供给人体必需的氨基酸。

鲤鱼含有的脂肪主要由多不饱和脂肪酸，如EPA和DHA组成，是人体必需脂肪酸，具有重要的生理作用。

鲤鱼体内含钙、磷、钾等营养素也较多。

鲤鱼具有平肝补血、和脾养肺之作用，常食鲤鱼对肝、眼、肾、脾等病有一定疗效，还是孕妇的高级保健食品，营养价值很高。鲤鱼除食用外，还可以入药治疗疾病，有健脾开胃、利小便、消水肿、止咳镇喘及发乳之功效；肉可治疗门静脉肝硬化、慢性肾炎、咳嗽、哮喘、产妇缺奶、妇女月经不调或血崩等症；其血可治口眼歪斜；其胆汁能治赤眼痛肿和化脓性中耳炎。

鲤鱼头中含有十分丰富的卵磷脂，是人脑中神经递质乙酰胆碱的重要来源。多吃卵磷脂，可增强人的记忆、思维和分析能力，并能控制脑细胞的退化，延缓衰老。

## 【保健食谱】

### 黑豆炖鲤鱼

材料：黑豆60克，鲤鱼1尾，黄酒、精盐、蒜蓉、生姜适量。

制法：把鲤鱼去杂，洗净，下油锅炸熟，加炖烂的黑豆和水，烧沸，加入调料，再煮片刻即可。

功效：对慢性肝炎、水肿、糖尿病、肝硬化、产后恶露、慢性肾炎有疗效。

## 羊肉——"要想长寿，常吃羊肉"

羊肉是我国人民食用的主要肉类之一，其肉质细嫩，脂肪及胆固醇的含量都比猪肉和牛肉低，并且具有丰富的营养价值，因此，它历来被人们当作冬季进补的佳品。多吃羊肉还可以提高身体素质，增强抗疾病能力，所以现在人们常说"要想长寿，常吃羊肉"。

羊肉含有丰富的蛋白质、脂肪、碳水化合物、钙、磷、铁、胡萝卜素及维生素 $B_1$、维生素 $B_2$、烟酸等成分。羊肉所含蛋白质高于猪肉，所含钙和铁也高于牛肉和猪肉，而胆固醇含量却是肉类中最低的。

《本草纲目》说，羊肉性温，味甘，具有补虚祛寒、温补气血、益肾补衰、开胃健脾、补益产妇、通乳治带、助元益精之功效。主治肾虚腰疼、阳痿精衰、病后虚寒、产妇产后体虚或腹痛、产后出血、产后无乳等症。

寒冬常食羊肉可益气补虚、祛寒暖身，促进血液循环，增强御寒能力。

妇女产后无乳，可用羊肉和猪蹄一起炖吃，通乳效果很好。

体弱者、小孩、遗尿者食羊肉颇有益。

羊肉又可增加消化酶，保护胃壁，帮助消化，体虚胃寒者尤宜食用。

羊肉含钙、铁较多，对防治肺结核、气管炎、哮喘、贫血等病症很有帮助。

羊肉还有安心止惊和抗衰老作用。


## 【保健食谱】

山药羊肉汤

材料：羊肉 500 克，淮山药 150 克，姜、葱、胡椒、绍酒、食盐适量。

制法：

① 羊肉洗净切块，入沸水锅内，焯去血水。

② 姜、葱洗净，用刀拍破，备用。

③ 淮山药片清水浸透与羊肉一起置于锅中，放入适量清水，

将其他配料一同投入锅中，大火煮沸后改用文火炖至熟烂即可。

功效：补脾胃，益肺肾。

## 鹅肉——"喝鹅汤，吃鹅肉，一年四季不咳嗽"

鹅，又名舒雁、家雁，因为营养价值颇高而深受人们的喜爱。鹅肉蛋白质含量比鸭肉、鸡肉、猪肉、牛肉、羊肉都要高，而脂肪的含量又较低。除此之外，它还有很高的药用价值，不愧为一种绿色健康食品。

鹅肉含有蛋白质、脂肪、糖类、钙、磷、铁、铜、锰、维生素 A、维生素 B$_1$、维生素 B$_2$、维生素 C 等成分，营养价值很高。

据《本草纲目》载："鹅肉利五脏，解五脏热，止消渴。"常喝鹅汤，食鹅肉，可以补益五脏，止咳化痰，所以古人云："喝鹅汤，吃鹅肉，一年四季不咳嗽。"《随息居饮食谱》说："鹅肉补虚益气，暖胃生津。"因此，鹅肉特别适宜于气津不足之人，凡经常口渴、乏力、气短、食欲不振者，可常喝鹅汤、吃鹅肉，这样既可补充老年糖尿病患者的营养，又可控制病情发展，还可预防和治疗咳嗽病症，尤其对治疗感冒和急慢性气管炎有良效。

现代研究表明，鹅血中含有浓度较高的免疫球蛋白，常吃鹅血对防治癌症有较明显的作用。

## 【保健食谱】

### 烧全鹅

材料：鹅 1 只，木耳、香菇、金针菇适量，姜片、葱少量，酱油、冰糖适量。

制法：先把木耳、香菇、金针菇洗干净放到温水中浸泡。鹅去毛，用刀在其腹部开小口去除内脏，然后把鹅洗净并在全身涂上酱油。木耳、香菇、金针菇洗净后与姜片、葱段一起塞入鹅腹，将全鹅放入锅中加入适量的水和冰糖同煮，等鹅烧熟后即可。

功效：补益身体，滋润五脏。

## 鳝鱼——"小暑黄鳝赛人参"

鳝鱼，也叫黄鳝等，是我国的一种特产。它所含营养非常丰富，是一种高蛋白、低脂肪的营养保健食品。鳝鱼味鲜肉美，刺少肉厚，十分细嫩，风味独特。民间认为小暑前后一个月的鳝鱼最为滋补味美，因此有"小暑黄鳝赛人参"的说法。

鳝鱼含有蛋白质、脂肪、维生素 A、烟酸等，它还含有维生素 E、钙、磷、铁多种矿物质和微量元素，其氨基酸和特有的黄鳝素含量丰富。

《本草纲目》说，鳝鱼性温，味甘，具有补气益血、健脾益肾、益气固膜、除瘀祛湿之功效，可治劳伤气血、产后虚损、恶露淋漓、腰膝酸软、久泻脱肛、子宫脱垂、腹冷肠鸣、内痔出血、中耳炎、口疮等。

鳝鱼肉可益气利血，补五脏；鳝鱼血可祛风、活血、壮阳，用于口眼歪斜、目痛、鼻出血、疮癣等；鳝鱼头可止痢，治疗消化不良；鳝鱼皮可治疗妇女乳核肿痛。

## 【保健食谱】

### 白菜鳝鱼丝

材料：白菜帮 100 克，黄鳝 400 克，黄酒、葱花、生姜末、蒜泥、植物油、味精、酱油、精盐、胡椒粉、麻油、湿淀粉、香醋皆适量。

制法：将白菜帮切成丝。黄鳝宰杀，去杂，洗净，切成丝，放精盐、胡椒粉，拌匀。黄酒、酱油、香醋、麻油、味精、白糖、葱花、生姜末、湿淀粉，调成汁。锅上火，加油烧热，放白菜丝炒熟，铲出。锅中加油，下蒜泥炒熟，再下鳝丝炒熟，倒入白菜丝、调味汁，炒匀即可。

功效：补益脾胃、祛风湿。对风湿性关节炎、慢性前列腺炎、糖尿病有疗效。

## 鳗鱼——"鱼类软黄金"

鳗鱼又称鳗鲡，分为河鳗和海鳗。它肉质鲜美、细嫩，纤维质很少，营养价值高，属于高蛋白食用鱼类，有"水中人参""鱼类软黄金"之誉，是我国的出口创汇产品之一，产品畅销国内外市场。

鳗鱼含肉率达84%，含胆固醇比较少，富含蛋白质、钙，蛋白质含量大大高于鸡肉、猪肉。它还含有人体必需的丰富的氨基酸，维生素A的含量是一般鱼类的60倍，维生素E的含量是一般鱼类的9倍。

鳗鱼具有补虚养血、祛湿、抗结核等功效，是久病、虚弱、贫血、肺结核等病人的良好营养品。

鳗鱼体内含有一种很稀有的西河洛克蛋白，具有良好的强精壮肾的功效，是年轻夫妇、中老年人的保健食品。

鳗鱼也是富含钙质的水产品，经常食用，能使血钙值有所增加，使身体强壮。

鳗鱼的肝脏含有丰富的维生素A，是夜盲症患者的优质食品，还具有滋阴润肺、补虚祛风、杀虫等作用。

《本草纲目》中说，鳗鱼具有滋阴、润肺、补虚、祛风、杀虫等功效，故适用于防治肺结核、妇女劳损和白带过多等症。

## 【保健食谱】

丹参鳗鱼汤

材料：丹参30克，鳗鱼500克。

制法：鳗鱼洗净切段，加少许啤酒，放入丹参，共煮成浓汤饮用。

功效：滋补肝肾，活血祛瘀。

## 牡蛎——"神赐魔食"

牡蛎俗称虫毛，别名蛎黄。从冬至到次年清明是它最肥美、最好吃的时候。它有浓郁的香味，是上等水产品。在西方国家，它被称为"神赐魔食"，日本人则称它为"根之源"，还有"天上地下牡蛎独尊"的赞美诗句。

它是一种高蛋白、低脂肪、营养丰富的食品。它的甲壳主要含碳酸钙、磷酸钙及硫酸钙，并含少量镁、钼、硅等物质。

现代医学认为，牡蛎含有丰富的核酸，可以消除人面部细微的皱纹，使粗糙的皮肤变得光滑细嫩。《本草纲目》记载："牡蛎肉多食之，能细活皮肤，补肾壮阳，并能治虚，解丹毒。"现代医学认为，牡蛎肉还具有降血压和滋阴养血等功能。

牡蛎中含量丰富的肝糖原，在缓解体力不足和改善疲劳的同时，还可以增强肝脏功能。

牡蛎中与细胞的生成和防止老化关系密切的锌的含量也是食物中最高的。如果锌摄入不足，容易导致味觉障碍、生长障碍、前列腺肥大、皮肤病和因精子减少造成的不孕等疾病。

牡蛎中蛋白质和铁的含量较高，对贫血患者有一定的食疗作用。

## 【保健食谱】

牡蛎紫菜汤

材料：牡蛎50克，紫菜少许，盐、葱段、红油各适量。

制法：

① 把牡蛎洗好，入沸水锅中氽熟捞出，控干水分，氽牡蛎的水留下备用。

② 锅内加适量氽牡蛎的水烧开，放入牡蛎、紫菜，再开锅后，加入盐调味，撒上葱段，淋少许红油即成。

功效：牡蛎营养丰富，有强健骨骼的作用。紫菜中含有碘、钙、铁和膳食纤维等，能有效缓解更年期的各种不适症状。

第八章

# 草根食物，不再让我们
# 的身体"很受伤"

# 第一节 李时珍告诉你怎样"吃掉"脑部疾病

## 健康自测：怎样预知脑血管疾病

脑血管疾病是人类健康的一大杀手，那么，如何知道自己是否有患脑血管疾病的风险呢？当身体出现下列征兆时，就是在提醒你，可能会患脑血管疾病，应引起注意！

（1）眩晕。眩晕类似严重的头晕，突然发生，视外界景物有转动感、晃动感，程度不一，并且持续时间较长。不一定伴有耳鸣，有时恶心。如果同时发生视物成双、说话舌根发硬，应警惕。

（2）短时间语言困难或偏身无力。常突然发生，短者一二十秒即过，长者十几分钟至数小时而自行恢复。恢复后不留任何后遗症。这是脑缺血的征兆，可能导致半身不遂。

（3）突然发生剧烈头痛。患高血压的老年人如果突然严重头痛，伴呕吐，甚至短时神志不清，即使这些症状短时间自动消失，也应立即测量血压，检查是否有血压骤升现象。血压骤升会破坏自动调节而引起脑组织缺血。如果患有周身动脉硬化而且头痛愈演愈烈、不断呕吐、神志迷糊，更应及时检查，这时很可能已脑血管破裂出血。

（4）半身麻木。如果中老年人常左右侧半身发麻，应考虑是否脑内小血管有病变。如果麻木同时伴有一侧上下肢乏力，更应注意。

（5）突然健忘。如中老年人突然对过去数年旧事完全忘记，持续数小时后好转，在记忆遗忘期间心情常局促不安，这是急性脑血管病发作前常常出现的先兆。

《本草纲目》养生智慧

有些人在出现了上述征兆后不以为然，认为自己平时很健康，出现这种症状可能只是小毛病。如果能对这些先兆有所认识，并及时就诊，就能及早防止病情进一步恶化，即使已经发生脑血管病也能早治疗、早康复。

## 隐性脑梗死，也能测出来

在因脑卒中死亡的患者中，有60% ~ 70% 起因于脑梗死。其中，初期只表现为小块血栓的隐性脑梗死患者所占比例较多。如果能在早期发现并及时治疗，就有可能避免危重状态的发生。有关专家根据这种现象，推出一种简便的自测方法，患者可据此判断自己有无隐性脑梗死。

（1）夹豆粒。大豆30粒和2厘米大小的豆腐若干块置于小碟内，用筷子交替夹豆粒和豆腐块放到另一碟子里，反复5次。如果需时30秒以上，就要引起注意。

（2）直线前行。在地板上划一条5 ~ 10米长的直线，左右脚交替踩在上面向前走，不能准确踩线或身体摇晃者，表明小脑或脑干可能有异常。

（3）画螺旋线。在纸上以5毫米间隔画螺旋线4圈，然后用另一种颜色的笔在5毫米间隔中间加一条线，要求10秒钟完成。如果添上去的线有两处以上与螺旋线碰到一起，就有可能存在隐性脑梗死。

## 脑梗死患者的食疗方

预防脑梗死，主要在平时，从饮食上讲，葛根就是不错的选择。葛根素有"山人参"的美称，综合《本草纲目》的记载和现代医学研究证明，葛根具有滋补、扩张血管、降血压、抗癌等功能，对脑梗死等疾病具有独特疗效。下面介绍一款简单实用的葛根粥：

材料：葛根30克，粳米50克。

制法：粳米洗净浸泡一宿，与葛根同入砂锅内，加水 1000 克，用文火煮至米开粥稠即可。可当饮料，不限时间，稍温食用。

中医认为，饮食不节、脾失健运、聚郁化热、阻滞经络也会引起脑梗死，因此，患有脑梗死患者，在恢复期更应该注意饮食，以防病情加重和复发。除了上面介绍的葛根，还可以选择下列食疗方辅助治疗：

（1）黑木耳 6 克，用水泡发，加入菜肴或蒸食。可降血脂、抗血栓和抗血小板聚集。

（2）芹菜根 5 个，红枣 10 个，水煎服，食枣饮汤，可起到降低血胆固醇的作用。

（3）吃鲜山楂或用山楂泡开水，加适量蜂蜜，冷却后当茶饮。若脑梗死并发糖尿病，不宜加蜂蜜。

（4）生食大蒜或洋葱 10 ~ 15 克可降血脂，并有增强纤维蛋白活性和抗血管硬化的作用。

（5）脑梗死病人饭后饮食醋 5 ~ 10 毫升，有软化血管的作用。

## 四类食物脑梗死患者不要碰

我们常听医生在开完药方后告诉病人要忌口，比如不能吃刺激性的食物。那么，脑梗死患者在饮食上应该注意什么呢？下面我们将介绍脑梗死患者不能吃的四类食物：

### 1. 高脂肪、高热量食物

若连续长期吃高脂肪、高热量饮食，可使血脂进一步增高，血液黏稠度增加，动脉粥样硬化斑块容易形成，最终导致血栓复发。此外，肥肉、动物内脏、鱼卵等也不要吃。少食花生等含油脂多、胆固醇高的食物；忌用或少用全脂乳、奶油、蛋黄、肥猪肉、肥羊肉、肥牛肉、肝、内脏、黄油、猪油、牛油、羊油、椰子油；不宜采用油炸、煎炒、烧烤烹调。

2. 肥甘甜腻、过咸刺激助火生痰之品

少甜味饮品、奶油蛋糕的摄入；忌食过多酱、咸菜等。

3. 生、冷、辛辣刺激性食物

如白酒、麻椒、麻辣火锅等，还有热性食物如浓茶、绿豆、羊、狗肉等。

4. 嗜烟、酗酒

烟毒可损害血管内膜，并能引起小血管收缩，使管腔变窄，因而容易形成血栓；大量饮用烈性酒，对血管有害无益，因为酗酒也能引起脑血栓。

## 调整饮食——脑动脉硬化患者康复的首要任务

如果一个人患有脑动脉硬化，那么在此基础上，他很可能发生缺血性中风或者形成血栓，所以，要降低缺血性中风的发生率，就要防治脑动脉硬化。医生告诉我们，适当调整饮食可以延缓脑动脉硬化进展。如果饮食中存在较多的动物脂肪和胆固醇，那么大量脂类物质就会在血管壁中沉积，从而加速动脉硬化的发生和发展。

许多老年人十分担心自己患有脑血栓，在这里向大家推荐一种保健食物，那就是在李时珍的《本草纲目》中有着详细记载的豆豉。李时珍说"黑豆性平，作豉则温，既蒸暑，故能升能散。得葱则发汗，得盐则能吐，得酒则治风，得蒜则止血，炒熟则又能止汗，亦麻黄根节之义也。"这段话的意思是说，豆豉可以开胃消食、祛风散寒、治疗水土不服。

豆豉有黑豆豆豉和黄豆豆豉，一般为黑褐色或黄褐色，咸淡适中，味道鲜美，平时我们常用作厨房里的调味品。其实它还可以入药，历史上，中医对它十分看重，在国际上，它也有着"营养豆"的美名。不仅可以预防脑血栓，还可以预防老年痴呆症。

除了常吃豆豉，医生还建议脑动脉硬化病人在饮食上注意以下几点：

（1）多吃蔬菜，少吃动物脂肪，常用植物油。蔬菜和水果中含有大量维生素C和钾、镁元素。维生素C可调节胆固醇代谢、防止动脉硬化，同时增加血管的致密性。植物油含不饱和脂肪酸，可促使血清胆固醇降低，而动物脂肪如猪油、奶油、肥肉、动物内脏、蛋黄等含胆固醇较高。

（2）饮食清淡不过饱。因为咸食中钠含量较高，易引起血压增高。饮食过饱加重心脏负担，还会导致身体过胖。

（3）蛋白海味不能少。饮食中缺乏蛋白质同样会造成血管硬化。蛋白质包括动物蛋白和植物蛋白，能供应身体必需的氨基酸，饮去脂牛奶为佳。海产品如海带、海鱼等含有丰富的碘、铁、硒、蛋白质和不饱和脂肪酸，具有降低胆固醇、防止动脉硬化之功效。

（4）戒烟限酒常吃醋。过量饮酒会增加脑血管病变风险，但饮少量红酒对脑血管病的发生并无影响。每天吸烟超过20支，是脑血管病尤其是缺血性脑血管病的一个重要诱因。醋有降压、降脂功效，因此可以常吃醋。

## 防脑卒中，常吃富含叶酸食物

叶酸是一种水溶性B族维生素，研究发现，常吃含有叶酸的食物，可降低脑卒中的发生率。那么，哪些食物富含叶酸呢？下面我们就分类说一说。

（1）绿色蔬菜：莴苣、菠菜、西红柿、胡萝卜、青菜、龙须菜、油菜、小白菜、扁豆、豆荚、蘑菇等。

（2）新鲜水果：橘子、草莓、樱桃、香蕉、柠檬、桃子、李、杏、杨梅、海棠、酸枣、山楂、石榴、葡萄、猕猴桃、梨、胡桃等。

（3）动物食品：动物的肝脏、肾脏、禽肉及蛋类。

（4）豆类、坚果类食品：黄豆、豆制品、核桃、腰果、栗子、杏仁、松子等。

（5）谷物类：大麦、米糠、小麦胚芽、糙米等。

脑卒中是可以预防的，只要吃对了食物，疾病自然不会来敲门。

## 脑卒中患者的饮食要"高低有致"

脑卒中患者的饮食要做到"高低有致"，应在食谱中加入丰富的优质蛋白，多吃富含维生素、纤维素的食物，少吃油腻食品、糖果等，尤其要少喝含糖量高的饮料，比如脑卒中患者不宜在茶中放糖。

对于酒，脑卒中患者更不要碰。李时珍在《本草纲目》里说："痛饮则伤神耗血，损胃亡精，生痰动火。"现代医学研究认为，酗酒可引发脑卒中等疾病，因此，脑卒中患者不要喝酒。那么，脑卒中患者的饮食方案，怎样才能做到"高低有致"呢？

### 1.高蛋白

蛋白质是构成机体的根本要素，可保证机体的能量供给。蛋白质内的多种氨基酸又是人体及脑代谢的必需物质。脑卒中患者每日蛋白质摄入量，应为每千克体重1克左右。

### 2.高维生素

维生素参与营养物质的吸收和代谢过程，可预防和治疗疾病。由于脑卒中患者多伴有高血压、动脉硬化等疾病，所以维生素C占有更重要的地位，饮食中应保证足够的数量。

### 3.高纤维素

纤维素本身无营养，但可促进肠管蠕动，保持排便的规律，增加粪便体积，防止便秘，保证机体消化功能的正常运行。

### 4.低糖

糖是提供能量的，脑卒中患者的活动量减少，因此热量消耗也比较少，不需要过多的糖来提供能量。而且糖摄入过量，可能导致心血管发病，因此脑卒中患者的饮食中应少糖。

### 5. 低脂肪

脑卒中患者大多伴有动脉硬化和高血压，高脂肪饮食对心血管是有危害的，还会使体重增加，因此应选择低脂食物。

### 6. 低盐

患有心脑血管疾病的人及高血压患者是不宜吃高盐食物的，而应选择清淡的饮食。同时要控制钙盐，以免出现泌尿系结石或异位钙化。钙的摄入量最好每天 600 毫克左右。

脑卒中患者如果在饮食上做到"高低有致"，就能大大减少疾病加重和复发的机会，从而健康地生活。

## 食治脑卒中，简单又安全

脑卒中就是我们通常所说的脑中风，多见于老年人，是指突然发病的脑血液循环障碍性疾病，表现为猝然昏迷、不省人事或突然发生口眼歪斜、半身不遂、智力障碍等。冬季是此病的高发期。下面介绍一些食疗方：

### 1. 大枣粥

《本草纲目》记载，枣具有益气养肾、补血养颜、补肝降压、安神壮阳、治虚劳损之功效。

材料：去核大枣 7 枚，橄榄 5 枚，大米适量。

制法：大枣、橄榄煮水取汁，放入大米煮粥食用即可。

功效：治中风、惊恐心悸、四肢沉重。

### 2. 山楂糖水

李时珍认为，山楂具有消积食、散瘀血的作用。

材料：山楂 20 克。

制法：煎水，加糖适量服用。

功效：用于动脉硬化及中风辅助治疗。

### 3. 葛根粉饭

根据《本草纲目》的记载，现代中医认为葛根有生津止渴、清热解毒、降压退火、抗病解毒、防癌抗癌之功效。

材料：葛根粉 200 克，大米 250 克。

制法：将大米煮至半熟，加入葛根粉拌匀，用急火煮熟即可食用。

功效：治中风、心神恍惚、言语失志。

### 4.夏枯草瘦肉汤

李时珍认为，夏枯草味苦辛，性寒，有清肝火、散郁结的作用，长于明目。

材料：夏枯草 10 克，猪瘦肉 80 克。

制法：同煮汤服用。

功效：治中风、肝阳上亢。

### 5.草决明海带汤

李时珍在《本草纲目》中介绍，草决明祛风、散热、清肝明目，用草决明可治头、脑、耳、目等一切风热病症，有预防痱子之特效。

材料：草决明 10 克，海带 20 克。

制法：同煎水饮服。

功效：可作为中风辅助治疗方。

### 6.黑芝麻丸

李时珍在《本草纲目》说："服（黑芝麻）至百日，能除一切痼疾。一年身面光泽不饥，二年白发返黑，三年齿落更生。"黑芝麻作为食疗品，有益肝、补肾、养血、润燥、乌发、美容作用，是极佳的保健美容食品。

材料：黑芝麻适量。

制法：将黑芝麻淘洗干净，重复蒸 3 次，晒干，炒熟研细，用炼蜜或枣泥为丸，每丸 6 克。每次服 1 丸，每日 2 ~ 3 次，温黄酒送下。

功效：补肝肾、祛风湿、润肠和血，适用于中风偏瘫、慢性便秘。

### 7.槐花方

据《本草纲目》记载，槐花具有去火降压、清心明目的功效。

材料：槐花适量。

制法：将槐花放入锅内，以文火微炒。每次取 3 ~ 5 粒于口中嚼食，每日 3 ~ 5 次。

功效：清热泻火、凉血止血，适用于中风失声。

8. 双山茶

材料：山楂、山绿茶（冬青科海南冬青）各 15 克。

制法：上药水煎 2 次，取汁混匀，代茶饮用，每日 1 剂。

功效：清热解毒、活血通脉、消肿止痛，适用于卒中后遗症偏瘫。


# 第二节　本草妙法甩开脂肪，给肝脏减压

## 健康自测：你的肝脏是否藏了过多脂肪

由于各种不良的生活方式，很多人患有不同程度的脂肪肝，那么，怎样知道自己的肝脏是否藏有过多脂肪呢？下面介绍一个简单的方法。患有脂肪肝的危险系数随分数增高而增大，如果得分超过 6 分，就有患脂肪肝的危险，建议你去医院检查一下。

（1）用体重（千克）除以身高（米）的平方：

　　A. 大于 28（2 分）

　　B.24 ~ 28（1 分）

　　C. 小于 24（0 分）

（2）男性腰围大于 90 厘米，女性腰围大于 80 厘米：

　　A. 是（2 分）

　　B. 否（0 分）

（3）有无糖尿病史：

　　A. 自己有（2 分）

　　B. 父母或兄弟姐妹有（1 分）

　　C. 都没有（0 分）

（4）体检时发现：

　　A.血脂高（2分）

　　B.血脂不高（0分）

（5）例行检查发现转氨酶：

　　A.升高（2分）

　　B.没有升高（0分）

（6）父母等直系亲属是否有脂肪肝：

　　A.是（2分）

　　B.否（0分）

（7）饮酒情况：

　　A.饮酒超过5年以上，男性每周饮酒精量多于210克，女性多于140克（2分）

　　B.饮酒，但未达到5年及上述指标量（1分）

　　C.不饮酒（0分）

（8）经常食欲不振，恶心，呕吐：

　　A.是（1分）

　　B.否（0分）

（9）右侧上腹部感到肿胀，有隐痛：

　　A.是（1分）

　　B.否（0分）

（10）体重波动情况：

　　A.一月内体重增加或减少超过5千克（含运动或药物减肥）（2分），

　　B.一月内体重增加或减少大于2千克，小于5千克；

　　C.无波动（0分）

（11）有睡前喝牛奶或吃水果的习惯：

　　A.是（1分）

　　B.否（0分）

（12）肉类占日常所吃食品中的比例大于70%：

    A. 是（1分）

    B. 否（0分）

（13）一生病就吃药：

    A. 是（1分）

    B. 否（0分）

## 饮食有方，让脂肪肝患者不再为难

正常人在摄入结构合理的膳食时，肝脏的脂肪含量占肝脏重量的3%～5%，但在某些异常情况下，肝脏的脂肪量明显增加。当肝脏的脂肪含量超过肝脏重量10%时，就称脂肪肝。

脂肪肝多与进食不当有关，如摄取过多脂肪、胆固醇或甜食以及长期饮酒等。

控制热量会使体重逐渐下降，有利于肝功能恢复。忌用肉汤、鱼汤、鸡汤等。

高蛋白可保护肝组织并促进已损害肝细胞的再生。控制碳水化合物摄入比减少脂肪更有利于减轻体重和治疗脂肪肝。特别要控制进食蔗糖、果糖、葡萄糖和含糖多的糕点等。

脂肪肝患者的饮食不宜过分精细，主食应粗细粮搭配，多吃蔬菜、水果及菌藻类，以保证摄入足够数量的食物纤维。这样既可增加维生素、矿物质供给，又有利于代谢废物的排出，对调节血脂、稳定血糖水平有良好效果。

## 脂肪肝患者如何在饮食上去脂

近年来，随着人们生活水平的不断提高，脂肪肝发病率呈上升趋势，我们应认识到脂肪肝的危害。饮食会导致脂肪肝，同样，脂肪肝也可以通过平衡膳食来预防和控制。

李时珍在《本草纲目》中介绍了许多疏肝和气的食物，下面，我们来看看脂肪肝患者吃些什么才能有效去脂护肝。

### 1. 玉米须冬葵子赤豆汤

材料：玉米须60克，冬葵子15克，赤小豆100克，白糖适量。

制法：将玉米须、冬葵子煎水取汁，入赤小豆煮成汤，加白糖调味。分2次饮服，吃豆，饮汤。

功效：有疏和肝气、消痰化浊之功。

### 2. 鲤鱼炖豆腐

材料：豆腐100克，鲤鱼1条（约250克），姜、葱、食盐适量。

制法：豆腐切小块，鲤鱼去鳞洗净，入水煮汤，加姜、葱、食盐调味，分2次食完。

功效：疏肝和气，有利于肝脏早日康复。

### 3. 山楂茶

材料：生山楂30克。

制法：将山楂加水煎汤，代茶饮用。每日2剂。

功效：散瘀、消积化滞。

### 4. 蘑菇豆腐汤

材料：蘑菇250克，豆腐200克，调料适量。

制法：按常法煮汤服食。每日1剂。

功效：清热润燥、益气解毒。

### 5. 大枣芹菜茶

材料：大枣10枚，芹菜（连根）120克。

制法：将材料加水煎汤，代茶饮用。每日1剂。

功效：补中益气、疏肝清热、祛风利湿。

### 6. 荷叶粥

材料：鲜荷叶1大张，粳米50克，冰糖适量。

制法：将荷叶洗净切丝，加水煎汤，去渣，放入洗净的粳米煮为稀粥，调入冰糖服食。每日1剂。

功效：清热解暑、升助脾阳、散瘀止血。

除了上面介绍的食疗方，民间流传的几个方子对防治脂肪肝也十分有效，附在这里，可作为参考：

（1）白萝卜200克，切丝；鲜蒿子秆100克，切段。植物油80毫升，烧热后放花椒20粒，待炸焦后捞出，加白萝卜煸炒，烹入鸡汤少许，炒至七成熟时加蒿子秆、食盐、味精，出锅前用淀粉勾芡，淋香油少许，即可食用。适用于脂肪肝或肝病兼有胸腹胀满、痰多的患者。

（2）西瓜皮200克，刮去腊质外皮，洗净；冬瓜皮300克，刮去绒毛外皮，洗净；黄瓜400克，去瓤心，洗净。均切成条块或细丝，用盐腌12小时后，取出三皮加味精、香油食用。对脂肪肝或肝病口臭、小便不利有功效。

（3）紫菜蛋汤：紫菜10克，鸡蛋1只，按常法煮汤。

（4）冬瓜皮、西瓜皮、黄瓜皮洗净一同入锅，加入适量水，熬煮取汁当茶饮。有利水消肿之功效。

（5）金钱草砂仁鱼：金钱草、车前草各60克，砂仁10克，鲤鱼1条，盐、姜各适量。将鲤鱼去鳞、鳃及内脏，同其他三味加水同煮，鱼熟后加盐、姜调味。

（6）黄芝泽香饮：黄精、灵芝各15克，陈皮、香附各10克，泽泻6克。将以上各味加水煎煮，取汁。分2～3次饮服。

（7）当归郁金楂橘饮：当归、郁金各12克，山楂、橘饼各25克。将上述4味同加水煎煮取汁。分2～3次饮服。

（8）红花山楂橘皮饮：红花10克，山楂50克，橘皮12克。将上述三味加水煎煮，取汁分2～3次饮服。

## 脂肪肝的饮食禁忌

食疗很重要，但是脂肪肝患者还应注意，不要因为疏忽而吃错了食物，这样不仅让食疗的功效大打折扣，还会加重病情。那么，脂肪肝患者应该少吃或者不吃哪些食物呢？

（1）少食刺激性食物，如葱、姜、蒜、辣椒、胡椒等；严禁喝酒、咖啡和含酒精的饮料。

（2）少用油煎、炸等烹饪方法，多用蒸、煮、炖、熬、烩等方法。

（3）不宜食用蔗糖、果糖等纯糖食品。

（4）不宜食蛋黄、甲鱼、葵花子。

（5）低脂低糖低盐饮食：选用脱脂牛奶，少食动物内脏、肥肉、鱼子、脑髓等高脂肪、高胆固醇的食物，少食煎炸食物，少吃甜食，每天盐的摄入量控制在 5 克之内。

（6）晚餐不宜吃得过饱，睡前不要加餐。

（7）忌用动物油；植物油的总量也不能超过 20 克。

## 清肝饮食，让肝炎乖乖投降

肝炎，有急性、慢性之分。是因病毒、细菌、阿米巴等感染，毒素、药物、化学品中毒等引起肝脏发生炎性病变的一种疾病。多表现为恶心、食欲差、厌恶油腻、脘腹胀闷、大便时溏时秘、易疲劳、发热、出虚汗、睡眠差、肝区不适或疼痛、隐痛、肝功能异常、肝肿大、乏力等症状。现在已知肝炎至少可有甲、乙、丙、丁、戊等多种，具有极强的传染性，确诊后应对病人分床分食进行隔离治疗。

要预防肝炎，人们首先要注意饮食及饮水卫生，不抽烟、喝酒，少吃臭豆腐、豆豉等发酵食物，少吃油腻食物，多吃新鲜水果和蔬菜，如此就能有效维护肝脏的健康，有效抵御住肝炎的袭击。

饮食调养肝炎的目的在于减轻肝脏负担，促进肝组织和肝细胞的修复，同时可纠正营养不良的症状，预防肝性脑病的发生。但饮食调养的时候也要注意营养的适量摄入，防治能量不足和能量过剩，尤其是能量过剩可能加重肝脏负担，容易引发脂肪肝、糖尿病和肥胖等其他疾病。

病毒性肝炎患者应多进食高维生素食物如新鲜蔬菜、水果等；尽量选择低脂肪饮食，注意适当进食蛋白质食物如鸡蛋、豆浆等与糖类。但不可过分强调三高一低，不然反而对恢复不利（有的人容易发生脂肪肝）。

## 【忌吃食物】

绝对禁酒。

忌食辛辣刺激性食物，生冷、油腻、腥膻、咸寒之物也应禁忌。

蛋黄内含脂肪和胆固醇，于病不利，尽量不吃。

## 【保健食谱】

### 1. 田鸡煲鸡蛋

材料：田鸡 30 ~ 60 克，鸡蛋 2 个。

制法：将两者一起入锅同煲，饮汤吃蛋。

功效：具有清热利湿、退黄疸、滋阴润燥、扶正化邪等功效。

### 2. 枸杞蒸鸡

材料：枸杞子 15 克，母鸡 1 只（约重 1250 克）。

制法：将母鸡在鸡肛门部开膛，挖去内脏，去毛洗净。枸杞洗去浮灰，装入鸡腹内，然后放入钵内（腹部向上），摆上姜、葱，注入清汤，加盐、料酒、胡椒面，隔水蒸 2 小时取出，拣去姜、葱，调好口味即成。食用枸杞子和肉，多喝鸡汤。每日 2 次，分 4 ~ 6 次吃完。

功效：补脾益肾，养肝明目。主治慢性肝炎肝肾阴虚、脾失健运。

## 吃对食物，让你的硬肝软下来

肝硬化由一种或几种病因长期或反复作用引起，是一种常见的慢性、进行性、弥漫性的肝病。特点主要表现为肝细胞变性坏死、肝细胞结节性再生、结缔组织增生及纤维化，导致正常肝小叶结构破坏和假小叶形成，肝逐渐变形、变硬而发展为肝硬化。晚期常出现消化道出血、肝性脑病、继发感染等严重并发症。20 ~ 50 岁男性为肝硬化的高发人群，发病多与病毒性肝炎、嗜酒、某些寄生虫感染有关。传染性肝炎是形成肝硬化的重要原因。肝硬化患者常有肝去不适、疼痛、全身虚弱、倦怠和体重减轻等症状，也可以多年无症状显示。肝硬化还会引起黄疸、厌食等并发症状。

肝硬化多由肝炎等轻度肝脏疾病发展所致。要预防肝硬化，人们要注意补充蛋白质，多进食蛋、奶、鱼、瘦肉和豆制品；多吃含糖食物和水果，补充糖类物质；多食新鲜蔬菜、水果和动物肝类以便补充维生素，尤其是特别注意补充B族维生素和维生素A、维生素C。

伴随肝硬化疼痛的时常还有全身虚弱、厌食、倦怠和体重减轻症状，这些可以通过饮食来调节。以低脂肪、高蛋白、高维生素和易于消化饮食为宜。做到定时、定量、有节制。早期可多吃豆制品、水果、新鲜蔬菜，适当进食糖类、鸡蛋、鱼类、瘦肉；当肝功能显著减退并有肝昏迷先兆时，应对蛋白质摄入适当控制，提倡低盐饮食或忌盐饮食。食盐每日摄入量不超过 1 ~ 1.5 克，饮水量在 2000 毫升内，严重腹水时，食盐摄入量应控制在 500 毫克以内，水摄入量在 1000 毫升以内。

## 【忌吃食物】

禁忌进食酒、坚硬生冷和刺激性食物，也不宜进食过热食物以防并发出血。

胆汁性肝硬化应禁食肥腻多脂和高胆固醇食物。

有腹水时应忌盐或低盐饮食。

肝昏迷时，应禁蛋白质。

食道静脉曲张时应忌硬食，食用流质或半流质食物。

消化道出血时应暂时禁食，以静脉补充营养。

## 【保健食谱】

### 1. 软肝药鳖

材料：鳖一只，枸杞子 50 克，淮山药 50 克，女贞子 15 克，熟地 15 克，陈皮 15 克。

制法：将众多食材一并放入锅中，加水煎汤，鳖熟后去药渣，加调料食用即可。

2. 牛肉小豆汤

材料：牛肉 250 克，赤小豆 200 克，花生仁 50 克，大蒜 100 克。

制法：混合加水煮烂，空腹温服，分两天服完，连服 20 ~ 30 天。

功效：滋养、利水、除湿、消肿解毒，治疗早期肝硬化。

## 清胆利湿，食物是胆结石最佳的"溶解剂"

"胆绞痛，要人命"，这是对胆结石发作起来的苦痛的最佳写照。胆囊内胆固醇或胆红素结晶形成的一粒粒小团块就是胆结石，这主要是因为人体内胆固醇和血脂过高造成的。胆结石平时可能无明显症状，但当结石异位或嵌顿在胆管时开始发作，主要于晚餐后胆绞痛、胀痛，并伴有恶心呕吐、发热、黄疸等症状。

预防胆结石应注意饮食调节，膳食要多样，此外，富含维生素 A 和维生素 C 的蔬菜和水果、鱼类及海产类食物则有助于清胆利湿、溶解结石，应该多吃。每晚喝一杯牛奶或早餐进食一个煎鸡蛋，可以使胆囊定时收缩，排空，减少胆汁在胆囊中的停留时间，有效预防胆结石。坚果类食物也是预防胆结石的绝佳选择。

胆结石患者在饮食上要注意降低胆固醇和血脂，逐步溶解或引导排除结石。多补充维生素 E、维生素 A、维生素 C 和高纤维，多吃粗粮、水果蔬菜和动物内脏等食物。

## 【忌吃食物】

绝对不吃内脏、蛋黄等富含胆固醇的食物。

禁食如马铃薯、地瓜、豆类、洋葱等容易产生气体的食物。

脂肪含量多的高汤也在禁忌之列。

少吃生冷、油腻、高蛋白、刺激性食物及烈酒等易助湿生热，使胆汁淤积。

加工食品和高糖分的食物也要避免进食。

## 【保健食谱】

### 豆薯拌番茄

材料：豆薯（又称凉薯）200 克，大番茄 100 克，金橘酱 3 大匙，黑芝麻少许。

制法：将番茄、豆薯洗净切条状，放入容器里。加入金橘酱、黑芝麻拌匀，凉拌 2 小时后即可食用。

功效：不但消暑，还能预防胆结石、减少胆固醇。

## 第三节　《本草纲目》：食物是最好的"胃肠保护伞"

### 健康自测：哪些症状是胃肠疾病的征兆

如果最近三个月，你的身体出现过下述状况，就应该引起注意了。这些症状表示你的胃肠可能出了一些问题，可以根据测试结果来选择治疗办法。

测试办法很简单，根据你最近三个月的身体状况，在符合自己情况的项目上打对号，检查自己是否患了胃肠道疾病。

（1）常常感觉食物堵塞在胸口，迟迟不肯下去。

（2）吐酸水，有胃灼热的感觉。

（3）口臭明显，饭后常打嗝。

（4）经常呕吐。

（5）经常腹痛或心窝痛。

（6）大便如板油样，呈黑色。

（7）虽然没有便秘，但是大便变短变细，或扁平状。

（8）反复出现腹泻或便秘。

（9）便中混血。

以上这些症状，即使只有一项符合你也要注意，如果有 2 ～ 6 项打了对号，那就要接受胃部检查，7 ～ 9 项符合，就要做肠道检查。

## 治疗胃溃疡的"美食法"

胃溃疡是一种常见病，各个年龄段的人都可能患过本病，但是 45 ～ 55 岁最多见。胃溃疡大多是由于不注意饮食卫生、偏食、挑食、饥饱失度或过量进食冷饮冷食，或嗜好辣椒、浓茶、咖啡等刺激性食物造成的。

胃溃疡如果不能治愈，有可能反复发作，因此，治疗是一个长期过程。患者除了配合医生的治疗外，还应该在饮食上多加注意。

据《本草纲目》记载，桂花蜜能"散冷气，消瘀血，止肠风血病"，对胃溃疡有不错的疗效。因此，胃溃疡患者可以根据自己的身体状况适量食用桂花蜜。此外，下面介绍的一些食疗方对胃溃疡也有不错的疗效。

（1）新鲜猪肚 1 只，洗净，加适量花生米及粳米，放入锅内加水同煮。煮熟后加盐调味，分几次服完。数日后可重复一次，疗程不限。

（2）花生米浸泡 30 分钟后捣烂，加牛奶 200 毫升，煮开待凉，加蜂蜜 30 毫升，每晚睡前服用，常服不限。

（3）蜂蜜 100 克，隔水蒸熟，每天 2 次，饭前服，2 个月为 1 个疗程。饮食期间禁用酒精饮料及辛辣刺激食物。

（4）鲜藕洗净，切去一端藕节，注入蜂蜜仍盖上，用牙签固定，蒸熟后饮汤吃藕。另取藕一节，切碎后加适量水，煎汤服用。对溃疡病出血者有效，但宜凉服。

（5）新鲜马兰头根 30 克，水煎服，每日 1 剂。

（6）大麦芽（连种子的胚芽）、糯稻芽 33 克，水煎服。

（7）新鲜包心菜捣汁 1 杯（200 ～ 300 毫升），略加温，食前饮服，1 日 2 次，连服 10 天为 1 个疗程。

（8）鲜土豆500克，蜂蜜、白糖、糖桂花、植物油各适量。先将鲜土豆洗净去皮切小方丁；炒锅上火，放油烧热，下土豆炸至黄色，捞出沥油，放入盘中。另起锅，加水适量，放入白糖，煮沸，文火热至糖汁浓缩，加入蜂蜜，糖桂花适量，离火搅匀，浇在炸黄的土豆丁上，即成。佐餐食用。

（9）三七末3克，鸡蛋1个，鲜藕250克。先将鲜藕去皮洗净，切碎绞汁备用；再将鸡蛋打入碗中搅拌；加入藕汁和三七末，拌匀后隔水炖50分钟即可。每日清晨空腹食1剂，8～10日为一疗程。

（10）新鲜卷心菜洗净，捣烂绞汁，每天取汁200克左右，略加温，饭前饮两勺，亦可加适量麦芽糖，每天2次，10天为1个疗程。

（11）开水冲鸡蛋疗方：鸡蛋1个，打入碗中，用筷子搅匀，用滚烫的开水冲熟后即可食用。

## 胃溃疡的饮食禁区

根据《本草纲目》的记载，加上现代医学的研究，这儿再介绍一下胃溃疡患者在饮食上应注意规避的禁区。

（1）溃疡病患者不宜饮茶。因为茶作用于胃黏膜后，可促使胃酸分泌增多，尤其是对十二指肠溃疡患者，这种作用更为明显。胃酸分泌过多，便抵消了抗酸药物的疗效，不利于溃疡的愈合。因此，为了促进溃疡面的愈合，奉劝溃疡病患者最好不饮茶，特别是要禁饮浓茶。

（2）溃疡病患者不宜食用各种酒类、咖啡和辛辣食品，如辣椒、生姜、胡椒。腌制过咸和含粗纤维素较多的食物以及糯米制作的食物，亦应尽量避免食用。

（3）饥一顿饱一顿：饥饿时，胃内的胃酸、蛋白酶无食物中和，浓度较高，易造成黏膜的自我消化；暴饮暴食又易损害胃的自我保护机制，胃壁过度扩张，食物停留时间过长等都会促成胃损伤。

（4）晚餐过饱：有些人往往把一天的食物营养集中在晚餐上，或者喜欢吃夜宵或睡前吃点儿东西，这样做不仅造成睡眠不实，易导致肥胖，还可因刺激胃黏膜导致胃酸分泌过多而诱发溃疡产生。

（5）狼吞虎咽：食物进入胃内，经储纳、研磨、消化，变成乳糜状，才能排入肠内。如果咀嚼不细、狼吞虎咽，食物粗糙就会增加胃的负担，延长停留时间，可致胃黏膜损伤。另外，细嚼慢咽能增加唾液分泌，而使胃酸和胆汁分泌减少，有利于胃的保护。

（6）溃疡患者忌饮牛奶。牛奶鲜美可口、营养丰富，曾被认为是胃溃疡和十二指肠溃疡患者的理想饮料，但研究发现，溃疡患者饮牛奶会使病情加重。因为牛奶和啤酒一样，可以引起胃酸的大量分泌。牛奶刚入胃时，能稀释胃酸的浓度，缓和胃酸对胃溃疡、十二指肠溃疡刺激，可使上腹不适得到暂时缓解。但片刻之后，牛奶又成了胃黏膜的刺激因素，从而产生更多的胃酸，使病情进一步恶化。因此，溃疡病患者不宜饮牛奶。

（7）酸梨、柠檬、杨梅、青梅、李子、黑枣、未成熟的柿子、柿饼等不宜食用。

## 特效饮食让胃炎不再找麻烦

胃炎是一种常见病，即胃黏膜的炎症，分为急性胃炎和慢性胃炎。

急性胃炎主要表现为上腹疼痛、不适，食欲下降，恶心呕吐，有时伴腹泻，严重者还会引起呕血、便血等症状。

慢性胃炎为临床常见病，而其发病多与饮食习惯有密切关系，如长期饮用烈性酒、浓茶、咖啡、过量的辣椒调味品，以及摄入过咸、过酸及过粗糙的食物，反复刺激胃黏膜，更重要的还有不合理的饮食习惯、饮食不规律、暴饮暴食等而使胃黏膜变性。主要表现有上腹饱闷或疼痛、食欲不佳、恶心呕吐、胃灼热、腹胀等症状。因此，合理的饮食调理对治疗慢性胃炎有重要的意义。

《本草纲目》中记载了山药的功效，"益肾气，健脾胃，止泻痢，化痰涎，润皮"。而且，山药煮粥或者用冰糖煨熟后服用，对慢性胃炎、慢性肠炎、慢性肾炎属脾胃虚弱者均有良好的疗效。

用山药治胃炎，关键是要坚持。山药的做法很多，可以根据个人口味变换花样，当然最好选用较清淡的做法。

1. 急性胃炎应该怎么吃？

（1）桂浆粥：肉桂2～3克，粳米50～100克，红糖适量。将肉桂煎取浓汁去渣，再用粳米煮粥，等粥煮沸后，加入肉桂汁和红糖同煮。

（2）柚鸡方：柚子1个（留在树上用纸包好，等霜后摘下）切碎，童子鸡1只（去内脏），放入锅中，加入黄酒、红糖适量煮到烂熟，1～2天内吃完。适用于寒冷胃痛。

（3）炒扁豆山药粥：将炒扁豆100克、淮山药100克、大米70克一起煮粥，分次服用。有健脾益胃的功效，经常服用可以预防胃病。

（4）橘皮200克，生姜50克，川椒10克，加入2000毫升水中，煮成1000毫升，分多次服用。治疗寒证急性胃痛。

（5）白米50克，生姜粒、陈皮各5克，加水1000毫升，煮成稀粥，调味后，分次少量温服，以生津增液和胃。适用于平素脾胃亏虚而感寒邪的患者。

（6）鲜藕粥：鲜藕适量，粳米100克，红糖少许。将鲜藕洗净，切成薄片，粳米淘净。将粳米、藕片、红糖放入锅内，加清水适量，用武火烧沸后，转用文火煮至米烂成粥。每日2次，早晚餐食用。

（7）橙子蜂蜜饮：橙子1只，蜂蜜50克。将橙子用水浸泡去酸味，然后带皮切成4瓣。橙子、蜂蜜放入锅内，加清水适量，用武火烧沸后，转用文火煮20～25分钟，捞出橙子，留汁即成。代茶饮。

（8）枸杞藕粉汤：枸杞25克，藕粉50克。先将藕粉加适量水小火煮沸后，再加入枸杞，煮沸食用。每日2次，每次

100 ~ 150 克。

（9）蜂蜜桃汁饮：蜂蜜 20 克，鲜桃 1 个。先将鲜桃去皮，去核后榨成汁，再加入蜂蜜和适量温开水即成。每日 1 ~ 2 次，每次 100 毫升。

（10）白扁豆研粉，温水送服，每次服 15 克，一日 3 ~ 4 次；或扁豆 33 ~ 66 克，煎水，分 2 ~ 3 次饮服。

（11）老柚皮 15 克，细茶叶 10 克，生姜 2 片，水煎服。适用于急性胃肠炎。

2. 慢性胃炎应该怎么吃?

（1）桂花心粥：粳米 50 克，桂花心 2 克，茯苓 2 克。粳米淘净，桂花心、茯苓放入锅内，加清水适量，用武火烧沸后，转用文火煮 20 分钟，滤渣，留汁。粳米、汤汁放入锅内，加适量清水，用武火烧沸后，转用文火煮，至米烂成粥即可。每日 1 次，早晚餐服用。

（2）牡蛎火煅研细末，每次 6 ~ 15 克，以布包后煎，饭前服下。或将牡蛎研极细末，用米汤送服，每次服 1 克，日服 2 ~ 3 次，对防治胃酸过多的慢性胃炎有效。

（3）核桃绿皮，治胃炎、胃及十二指肠溃疡疼痛。在农历六月上旬，采集刚生带绿皮核桃 3 千克，打碎装入广口瓶内，加烧酒 5 千克（60%），在阳光下连晒 20 ~ 30 天，待酒与核桃由橙黄色变为黑色为止，纱布过滤，滤液加糖浆 1350 毫升，每日 1 ~ 2 次，或痛时服，10 分钟见效。

（4）鲜石斛 30 克，粳米 50 克，冰糖适量。取石斛 30 克，加水 200 毫升，用文火久煎取汁约 100 毫升，去渣；再加冰糖、粳米，同入砂锅内，加水 400 毫升左右，煎至粥稠停火。分早晚两次温热服下，7 天为一个疗程，主治胃热阴虚型慢性胃炎。

（5）姜汁适量，大米 100 克。先将大米用水浸泡后，用麻纸 5 ~ 6 层包好，烧成灰，研细末，早晚 2 次服完。饭前用姜水冲服，轻者 1 剂，重者连服 3 剂，服药后 1 周内以流食为主，勿食生冷油腻之物。本方对慢性胃炎有较好疗效，对病情轻、病程短者疗效更佳。

## 饮食战略打退肠炎的进攻

肠炎是肠黏膜的急性或慢性炎症。肠炎不是一种独立性疾病，它常涉及胃和结肠。因此，所谓的肠炎，实际上是胃炎、小肠炎和结肠炎的统称。肠炎的发病原因较多，但无论哪一种都离不开饮食的调养。

虽然说"得了肠炎，命丢了一半"，但大可不必太担心。李时珍在《本草纲目》中记载了很多保护胃肠的食物，加上现代医学对此也十分有研究，只要在医生的指导下运用下面的食疗方，就一定能打退肠炎的进攻：

（1）干荔枝肉 50 克，山药、莲子各 10 克，粳米 50 克。将前三味捣碎，加水适量煎至烂熟时，加米入锅煮成粥。每日晚餐服食，可补脾益肾。

（2）紫皮蒜 1～2 头，面粉 50 克。大蒜去皮洗净，捣成蒜泥，面粉加清水和成糊状。锅内加水 200 毫升，烧开，将面糊缓缓搅入，边倒边搅，然后放入蒜泥、食盐少许调味。

（3）石榴皮蜜膏：鲜石榴皮 1000 克、蜂蜜 300 克，石榴皮洗净切碎，加水煎煮；每 30 分钟取煎汁 1 次，再加水煎煮，共取 2 次煎汤；合并煎汤以小火煎熬至黏稠时加蜂蜜至沸停火，冷后装瓶待用。每日 2 次，每次服 1 汤匙，用沸水冲服，连服 1 周，理气舒肝为主，适用于腹部胀痛、腹泻患者。

（4）姜茶乌梅饮：生姜 10 克，洗净，切丝，乌梅肉 30 克剪碎，绿茶 5 克，以沸水冲泡，加盖并保温浸半小时，再加少量红糖趁热顿服。每日 3 次。

（5）黑木耳 50 克，加水 2 大碗，文火煮至烂熟，约存 1 碗，放少量盐及醋。食木耳，再服汁，每日 2 次。本品性甘、平，有凉血止血之功效，适用于便血伴腹痛、胸闷者。

（6）枣仁粥：酸枣仁 30 克，粳米 200 克，炒熟酸枣仁，加水适量煎煮，滤取药汁，放入洗净的粳米，加水煮成粥，分3～5次服。有养阴、补心安神之功效。适用于久病体虚、心悸失眠的患者。

## 饮食禁忌，从"肠"计议

肠炎患者要注意饮食调养和饮食卫生，避免食用刺激性和纤维多的食物，如辣椒、芥末等辛辣食物，以及白薯、芹菜等多渣食物。疾病发作时，应忌食生蔬菜、水果及带刺激性的葱、姜、蒜等调味品。

应少吃产气食物及甜食。《本草纲目》中记载，排气、肠鸣过强时，应少食蔗糖及易产气发酵的食物，如大豆、白萝卜、南瓜、黄豆、生菜、干豆、葱、蒜、红薯等。不易消化的食物、生冷食物、有强刺激性的食物也不要吃。

有些人爱吃水果，但是如果有肠炎，就不要吃香蕉、梨等偏寒、具有滑肠功能的水果。

多油及含脂肪太多的食物，除不易消化外，其滑肠作用又会使腹泻症状加重。烹调各种菜肴应尽量少油，并经常采用蒸、煮、焖、汆、炖、水滑等方法。

肠炎患者要注意蛋白质及维生素的摄入。在日常饮食中适当多选用一些易消化的优良蛋白质食品，如鱼、蛋、豆制品以及富含维生素的嫩绿叶蔬菜、鲜果汁和菜汁等。慢性肠炎病人的消化吸收功能较差，宜采用易消化饮食，一次进食量不宜过多。另外，要注意给身体提供足够的热量、蛋白质、无机盐和维生素，尽可能避免出现营养不良性低蛋白血症，以增强体质，早日康复。

## 消化不良，找"本草牌"健胃消食方

消化不良是胃肠紊乱的一组症状。一般吃东西过快的人容易发生消化不良，或者食物太油腻、吃得太多，以及精神紧张或抑郁等都会引起消化不良。

如果一个人消化不良，那么可能出现胀气、腹痛、腹胀、恶心、呕吐和饭后胃灼热，也会有胃灼热或口腔出现酸液、苦味等现象，还可能经常打嗝。

日常生活中，当我们消化不良时，老人们常让我们吃一块萝卜，说萝卜能顺气。李时珍在《本草纲目》中说，萝卜生吃可以止渴消胀气，熟食可以化瘀助消化。那么，萝卜应该怎么吃才既美味又有治疗作用呢？下面我们来介绍一款健脾养胃、消积化滞的猪肚萝卜汤。

材料：猪肚 150 克，萝卜 120 克，调料适量。

制法：按常法煮汤服食，每日 1 剂。

功效：脾胃虚弱所致的消化不良。

此外，山楂也可治疗消化不良，下面介绍 3 款山楂食疗方和另外两款健脾养胃的食疗方。

### 1. 山楂麦芽茶

材料：山楂、炒麦芽各 10 克。

制法：将材料放入杯中，用沸水冲泡，代茶饮用。每日 1 ~ 2 剂。

功效：健胃、消食。适用于肠胃虚弱、食积不化等。

### 2. 桂皮山楂汤

材料：桂皮 4 克，山楂 10 克，红糖 30 克。

制法：水煎服，每日 2 剂。

功效：温中祛寒、健脾消食。适用于过食寒凉所致的伤食、纳少等。

### 3. 山楂肉粥

材料：山楂 30 ~ 40 克，粳米 60 克，红砂糖 10 克，肉末 60 克。

制法：先将山楂煎取浓汁，去浮渣后加入粳米、肉末一同煮成粥，食用时加红糖，空腹食用效果更佳。

功效：消食降气。适用于消化不良。

### 4. 番木瓜方

材料：番木瓜鲜果适量。

制法：生吃或煮食番木瓜均可。

功效：健脾醒胃、清暑消渴、疏肝化郁。适用于消化不良、胃脘不适等。

### 5. 白术菊花胗

材料：鸭胗 200 克，白术 20 克。A 料：盐、味精、太白粉、黄酒、醋、酱油各适量。B 料：葱末、姜末、青蒜各 1 大匙，麻油适量。

制法：将鸭胗洗净，每个切成 4 块，在切口处划出交叉口，放沸水中余一下，待胗花翻开时捞起。将白术加水 1 杯煎煮 30 分钟，滤取药汁约 1 大匙，放在小碗中，加入一部分 A 料拌匀备用。炒锅下油烧热后，放入胗花翻炒至熟，再加剩余 A 料拌炒至汁稠，加入 B 料，炒匀即可。

功效：健脾和胃、补中益气。适合脘腹胀闷、消化不良等。

## 《本草纲目》中的腹泻食疗方

腹泻是指排便次数增加，每日 3 次以上，粪便质清稀，甚至大便如水样，有的还伴有脓血、黏冻。腹泻可能是一种单独的疾病，也可能是其他疾病的一种表现，一年四季都可能发生，但夏天和秋天较多见。

李时珍在《本草纲目》中记载了以下几种治疗腹泻的食疗方：

### 1. 乌骨鸡

《本草纲目》记载："治脾虚滑泄：乌骨母鸡 1 只，洗净。用豆蔻一两，草果二枚，烧存性，掺入鸡腹内，扎定煮熟，空腹食之。"可补虚劳羸弱，能治脾虚滑泄。

### 2. 胡椒方

《本草纲目》中说："胡椒，大辛热，纯阳之物，肠胃寒湿者宜之。"所以，凡因寒湿（风寒）导致腹泻的人，可以选择胡椒来治。可用白胡椒、生姜、紫苏各 3 克，水煎服，十分有效。也有用胡椒 30 枚，研成末，以黄酒饮用，适用于寒湿腹泻者。

### 3. 花椒方

李时珍在《本草纲目》中说： "花椒，纯阳之物，散寒除湿，补右肾命门，止泄泻。一妇年七十余，病泻五年，百药不效，予以感应丸五十九投之，大便二日不行，再以平胃散加椒红、茴香、枣肉为丸与服，遂瘳。"所谓椒红，是指花椒的果皮呈红色者而言，色红者为佳。可用椒红60克，炒后研末，每日服3次，每次服2～3克，浓米汤送服。花椒适宜阳虚型腹泻和寒湿（风寒）型腹泻。

此外，以下治疗腹泻的食疗方也广为流传，均有不错的效果。

### 1. 鲜藕饮

材料：鲜嫩藕1500克。

制法：新鲜嫩藕洗净，捣烂后取汁，分2次用开水冲服。

功效：清热凉血、开胃止泻。适用于肠炎泄泻、食欲不振、发热者。

### 2. 苹果方

材料：苹果。

制法：

① 苹果100克，洗净，去皮核，捣烂如泥，每日4次，每次100克。

② 苹果1只，洗净去皮，切成薄片，放入碗中加盖，隔水蒸熟，分2次饮用。

③ 苹果1只，去皮核，切碎；粳米30克，炒黄，加入煎煮，饮用。

功效：对脾虚纳呆、泄泻有很好的作用。

### 3. 榛子散

材料：榛子仁适量。

制法：将榛子仁炒至焦黄，研为细末。每次1匙，每日2次，空腹以红枣5～7枚煎汤送服。

功效：益气力、补脾胃。适用于脾虚腹泻。

### 4. 小米山药大枣粥

材料：小米30克，淮山药15克，大枣5枚。

制法：按常法煮粥服食。每日 2 剂。

功效：健脾养胃、益气止泻。适用于脾胃虚弱所致的腹泻。

5. 扁豆粥

材料：白扁豆 60 克，粳米 150 克，红糖适量。

制法：按常法煮粥服食。每日 1 剂。

功效：健脾止泻、清暑化湿。适用于脾胃虚弱所致的慢性腹泻、食欲不振等。

下面是腹泻者食物宜忌一览表。

| 食物类别 | 忌食 | 宜食 |
|---|---|---|
| 蔬菜类 | 花菜、荠菜、韭菜、芹菜、洋葱、青椒、毛豆、生菜、金针菜、四季豆、苦瓜、丝瓜 | 蔬菜嫩叶、菜泥、马铃薯、冬瓜、黄瓜、苋菜、油菜、香菜 |
| 水果类 | 番石榴、梨、凤梨、阳桃、柿饼、生冷瓜 | 香蕉、葡萄、西瓜、橘子、过滤的果汁 |
| 肉类 | 经油炸、油煎的肉类、蛋、火腿、香肠、腌肉、肥肉 | 鸡、鱼、牛肉、嫩猪肉、动物内脏，蛋 |
| 五谷、根茎类 | 油煎物、玉米、糙米饭、芋头、胚芽饼等 | 白米、米制品、面粉及其制品 |
| 其他 | 含粗纤维的核果、干果、烈酒、油煎炸食物、过甜糕点、果冻 | 盐、糖、蜂蜜、茶、豆浆、豆花、米汤 |

## 食疗帮你甩掉烦人的便秘

如果一个人排便次数减少，每 2 ~ 3 天或更长时间一次，而且无规律性，粪质干硬，常伴有排便困难感，那么，他很可能出现便秘了。一年中，秋天气候干燥，是便秘的高发期。

便秘的人要多吃一些滋阴润燥、能够促进肠蠕动的食物。据《本草纲目》记载,蜂蜜具有滋阴润燥的功能,最适合便秘者食用。那么,蜂蜜应该怎么吃呢?

### 1.蜂蜜方

材料:蜂蜜半杯。

制法:每天饭前空腹以温开水化服蜂蜜半杯。每日2次,长期坚持服用,可见疗效。

功效:清热解毒、润燥滑肠。适用于大便秘结、习惯性便秘。

### 2.蜂蜜麻油汤

材料:蜂蜜50克,麻油25克。

制法:蜂蜜放入碗内搅拌起泡沫,边搅边将麻油缓缓掺入蜂蜜中,再搅匀即可。用开水冲饮(可冲开水约1000克),代茶饮。

功效:适用于肠燥便秘者。

此外,新鲜蔬菜,加食糠皮、麦麸、粗粮等,可增加饮食中纤维的摄取量,以促进肠蠕动,减少便秘发生。大量饮水对保持肠道清洁通畅、软化粪便大有益处。

适量食用易产气蔬菜,如土豆、萝卜、洋葱、黄豆、生黄瓜等。气体在肠内鼓胀能增加肠蠕动,可下气利便。食用果胶含量多的食品,如苹果、香蕉、胡萝卜、甜菜、卷心菜、柑橘等可软化大便,减轻症状。下面推荐几款简单有效的食疗方。

### 1.香蕉粥

材料:香蕉200克,粳米50克。

制法:香蕉切成薄片,粳米淘洗干净后煮粥,粥成时加入香蕉皮,再煮约10分钟即可。

功效:适用于大便干结、小便短赤、身热、心烦、腹胀腹痛,口干口臭。不要同时吃大量的鱼、肉、蛋等高蛋白食物,以免造成胃石症。

### 2.黑芝麻丸

材料:黑芝麻适量。

制法：将黑芝麻淘洗干净，上笼蒸 3 次，晒干，炒熟，研为细末，用炼蜜或枣泥为丸，每丸约 6 克。每次服 1 丸，每日 2~3 次，温黄酒送下。

功效：润肠、和血、补肝胃、乌须发。适用于习惯性便秘。

3. 芋头粥

材料：芋头 250 克，大米 60 克。

制法：按常法煮粥服食。每日 1 剂。

功效：散结、润肠、通便。适用于大便干燥硬结者。

## 简单食疗胃痛消

胃是人体的消化器官，如果饮食不当，或者因为气候变化而让胃部受损，胃就会发出警告或者抗议，它会让我们感觉疼痛，以提醒我们它受到伤害了，赶紧采取措施保护它。

当我们胃痛的时候该怎么办呢？有的人说吃药，但是大多数药物只能治标而不能治本。那么，有什么办法能从根本上把胃养好呢？

养胃贵在平时注意饮食，除了前面讲到的一些养胃食物，比如《本草纲目》中提到的山药、小米等，这里再介绍几种专治胃疼的食疗方。

1. 佛手茶

材料：鲜佛手 12~15 克。

制法：将佛手洗净切片，放入杯中，用开水冲泡，代茶饮用。每日 2 剂。

功效：芳香理气、健胃止呕、止痛。适用于肝胃气痛（包括慢性胃炎、胃神经痛等）。

2. 大茴香酒

材料：大茴香 9 克，黄酒适量。

制法：将大茴香加酒煎服。每日 1~2 剂。

功效：行气暖胃、调中止呕。适用于胃气痛。

### 3. 萝卜生姜汁

材料：萝卜、生姜各适量（萝卜10份，生姜1份），食盐少许。

制法：将萝卜、生姜洗净捣烂，取汁，加食盐调匀。每次服150毫升，每日2～3次。

功效：宽中下气、和胃止痛。适用于胃脘部阵发剧痛、腹胀等。

### 4. 老姜红糖膏

材料：老姜、红糖各610克。

制法：将老姜洗净，捣烂取汁，隔水蒸沸，加入红糖溶解即成。每日1剂，2次分服。

功效：温中散寒、和胃止痛。适用于胃寒疼痛。

## 以食为药，赶走霍乱

霍乱是一种急性肠道传染病，轻者腹泻，重者剧烈吐泻大量米泔水样的排泄物，并引起严重脱水、酸碱失衡、周围循环衰竭及急性肾功能衰竭。夏季是霍乱的高发期，因此夏季一定要注意保护好胃肠。下面介绍几款《本草纲目》中记载的防治霍乱的食疗方。

### 1. 丁香汤

材料：丁香14枚。

制法：将丁香加水煎汤，顿服。

功效：温脾胃、止霍乱。适用于霍乱呕吐。

### 2. 扁豆散

材料：白扁豆100克，米醋适量。

制法：将白扁豆炒黄，捣碎研末，每次服10克，每日2次，以米醋送服。

功效：消炎、解毒、止泻。适用于霍乱吐泻、手足抽搐等。

### 3. 醋盐方

材料：米醋 150 毫升，精盐少许。

制法：将米醋放入瓷器内，烧沸后加入精盐即成，一次服下。

功效：解毒杀虫、止呕止泻。适用于霍乱吐泻。

## 本草食疗，提升你下垂的胃

现代人生活忙碌，工作压力大，饮食不当，长期过度劳累，很容易出现胃下垂。一旦得了胃下垂，除了要调整自己的作息时间和心态，还应在饮食上下点儿工夫。下面是《本草纲目》中提到过的几种养胃健脾的食疗方，对治疗胃下垂有不错的效果。

### 1. 胡椒猪肚汤

材料：猪肚 250 克，白胡椒粉 15 克，调料适量。

制法：按常法煮汤服食，每日 1 剂。

功效：健脾益气、温中升阳。适用于胃下垂。

### 2. 黄芪枳壳炖鲫鱼

材料：鲫鱼 500 克，黄芪 40 克，炒枳壳 15 克，调料适量。

制法：将鲫鱼宰杀，去鳞及肠杂，洗净，与黄芪、枳壳共置锅内，加水炖烂，拣出黄芪、枳壳，调味服食。每日 1 剂，2 次分服。

功效：补中益气、升阳固脱。适用于胃下垂、脱肛等。

### 3. 韭菜子蜂蜜方

材料：韭菜子 60 克，蜂蜜 120 克。

制法：将韭菜子捣烂，加蜂蜜调匀，用温开水冲服。每日 1 剂，2 次分服。

功效：温肾壮阳、固精、健胃。适用于胃下垂、阳痿、遗精等。

## 第四节 肾气十足不难，看看李时珍的肾病食疗方

### 为肾盂肾炎患者开出的食疗单

肾盂肾炎是由各种病原微生物感染直接引起的肾小管、肾间质和肾实质的炎症。在治疗上常规治疗配以食疗效果会更好。下面就介绍几种食疗的方法。

1. 黄芪鲫鱼汤

材料：黄芪7克，鲫鱼1条（200克）。

制法：将鲫鱼去鳞、鳃及内脏，洗净，与黄芪共置砂锅内，加水煮熟，不加盐，淡食。每日1剂。

功效：益气补肾、利尿消肿。适用于脾肾亏虚型肾盂肾炎。

2. 公英二草汤

材料：蒲公英、车前草、金钱草各30克。

制法：水煎服。每日1剂，2次分服。

功效：清热解毒、利湿通淋。适用于膀胱湿热型肾盂肾炎。

3. 甘蔗鲜藕饮

材料：鲜甘蔗、鲜藕各500克。

制法：将甘蔗洗净，去皮切碎，捣烂取汁；鲜藕洗净，去节，切碎，捣烂取汁。将二汁合并，调匀饮服。每日1剂，3次分服。

功效：养阴清热、止血。适用于肾阴亏虚型肾盂肾炎。

### 急性肾炎患者共享饮食疗法

说到肾炎，许多人也许不以为然，殊不知肾炎一旦演变成肾功能衰竭尿毒症，它对人类的危害程度就不亚于某些癌症。肾炎可以发生于任何年龄阶段，因此，一定要引起注意。

我国幅员辽阔，南北气候不同，因此同一种病在不同的地区，其高发期也不同。就肾炎来说，在我国北方，冬春季是咽炎、上呼吸道感染、扁桃体炎的多发季节，因此90%以上的急性肾炎都发生在这两个季节；而在南方，夏天气候湿热，蚊虫多，叮咬皮肤后搔抓容易引起皮肤感染，也容易患皮肤疖肿，所以，30%～80%的急性肾炎发生在夏季。

如果患了急性肾炎，除了配合医生的药物治疗以外，还应该在饮食上注意保养。下面是一些对急性肾炎十分有效的食疗方。

### 1.羊肺冬瓜汤

**材料**：羊肺250克，冬瓜250克。

**制法**：将羊肺洗净，切成条状，锅中放油炒熟。冬瓜切片，加水适量，文火炖煮。可放葱、姜调味，不加盐。每日1剂，随意食用，一周为1疗程，间隔3日，继进下一疗程。

**功效**：可治疗急、慢性肾炎水肿。

### 2.胡萝卜缨

**材料**：胡萝卜缨500～700克。

**制法**：蒸熟服食。连服1周。

**功效**：可消肿。

### 3.三鲜冬瓜汤

**材料**：冬瓜500克，水发冬菇100克，罐头冬笋100克，菜油50克，鲜汤1000克。

**制法**：将冬瓜削皮，去瓤洗净，切成0.5厘米厚的片；冬笋切成0.2厘米厚的片；冬菇去蒂，切成薄片。锅洗净置旺火上，倒入菜油烧至七成熟时，放入冬瓜微炒，掺入鲜汤。将冬瓜煮到快熟时，下冬笋片、冬菇片同煮至冬瓜变软，加入精盐调味起锅，入汤盆上桌即可。

**功效**：有利尿消肿之功。

### 4. 绿豆葫芦粥

材料：绿豆 50 克，葫芦壳 50 克，冬瓜皮 50 克，西瓜皮 50 克。

制法：先煮绿豆，再将后几味切成碎块推入锅内一起煎煮，成粥后随意食用。

功效：利尿消肿。

### 5. 鲤鱼冬瓜饮

材料：鲤鱼 1 条（250 克），冬瓜皮 100 克。

制法：煎汤频饮，可少加秋石，不能用盐。

功效：鲤鱼滋补脾胃又能利尿，每百克含蛋白质 15 克、脂肪 1.2 克，还有钙、磷、铁等多种营养成分，配合冬瓜皮利水作用更强，具有补养与利尿之功。

### 6. 芥菜鸡蛋

材料：鲜芥菜 60 克，鸡蛋 1 个。

制法：将芥菜切碎煮半熟后放入鸡蛋，作为芥菜蛋汤顿服。每日 2 次。

功效：此汤可补肾利水，消除肾炎引起的水肿。

### 7. 玉米须饮

材料：玉米须 100 克。

制法：玉米须加水 1000 毫升，煎煮 20 ~ 30 分钟，熬成 300 ~ 400 毫升液体，过滤后，每日 2 次分服。

功效：适宜于水肿明显兼高血压者服食，可用于急性肾炎之风热郁肺、湿毒蕴结型，或慢性肾炎之肝肾阴虚、肝阳上亢型。

### 8. 冬瓜汤

材料：冬瓜 500 克。

制法：将冬瓜煮汤 3 大碗，分 3 次服。

功效：适用于急性肾炎之风热郁肺、湿毒蕴结型和热毒内攻、灼伤阴血型。

## 给慢性肾炎患者的食疗方

上面讲了急性肾炎，那么，慢性肾炎又应该怎样食疗呢？下面这些食疗方，其原料大多选自《本草纲目》中记载的有补肾益肾功能的食物，对慢性肾炎均有良好的效果。

### 1. 冬瓜煲鸭肾

材料：鸭肾 2 只，冬瓜 900 克，江珧柱 3 粒。

制法：冬瓜洗净连皮切大块；鸭肾洗净，凉水涮过。江珧柱浸软。把适量水煲滚，放入冬瓜、江珧柱、鸭肾，煲滚以慢火煲 2 小时，下盐调味。

功效：清热、补脑。

### 2. 乌鱼汤

材料：鲜乌鱼 500 克，茶叶 200 克，茅根 500 克，冬瓜皮 500 克，生姜 50 克，红枣 300 克，冰糖 250 克，葱白 7 根。

制法：先将茶叶、茅根、冬瓜皮、生姜加水适量煎熬成汤，去渣后浓至 1000 毫升左右。放入鲜乌鱼（去肠，洗净），小火煮至鱼熟烂，加入冰糖、葱白。每日 3 次，分顿食之，喝汤食乌鱼。

### 3. 熟地山药汤

材料：熟地 60 克，山药 60 克，蜂蜜 500 克。

制法：将熟地、山药洗净倒入砂锅中，加冷水 1200 毫升，用小火煎煮约 40 分钟，滤取药液加水复煎，合并两次药液，倒入盆中，加蜂蜜，加盖不让水蒸气进入，用旺火隔水蒸 2 小时，离火，待冷装瓶，备用。日服 2 次，每次 10 克，饭后温开水送服。

功效：对慢性肾炎病人体弱者有调养作用。

### 4. 党参煲猪肾

材料：党参、黄芪、芡实各 20 克，猪肾 1 个。

制法：先将猪肾剖开去筋膜洗净，与药共煮汤食用，每日 1 次。

功效：具有补气健脾固肾之功，适用于恢复期的慢性肾炎患者。

5. 复方黄芪粥

材料：生黄芪 30 克，生薏苡仁 30 克，赤小豆 15 克，鸡内金（研末）9 克，金橘饼 2 枚，糯米 30 克。

制法：先以水 600 毫升煮黄芪 20 分钟，捞去渣，次入薏苡仁、赤小豆，煮 30 分钟再加入鸡内金与糯米，煮熟成粥，做一日量分 2 次服之，食后嚼金橘饼 1 枚，每日服 1 剂。

功效：补脾益肾，益气固涩。

6. 芡实粥

材料：芡实 50 克，粳米 50 克，白糖少许。

制法：上述材料加水适量煮粥，加白糖少许食用，也可再加莲子和桑葚各 20 克同煮食，可用于肾虚不固、遗精耳鸣的慢性肾炎。

功效：利耳明目，补肾固精。

7. 车前子粥

材料：车前子 30 克，糯米 50 克。

制法：车前子布包煎汁后，放入糯米同煮为粥。

功效：利水消炎，养肝明目，祛痰止咳。

## 以食养肾调虚，走出尿毒症这片险滩

尿毒症是由于各种疾病造成肾脏严重损害时，肾脏功能减退，应排泄的代谢物在体内潴留而引发的各种症状。引起尿毒症的原因有：慢性肾小球肾炎、慢性肾盂肾炎、肾结核、肾小动脉硬化症、泌尿道结石、前列腺肥大、膀胱癌、红斑狼疮、糖尿病等。

尿毒症最初表现于胃肠道症状，伴有恶心、呕吐和腹泻，口中有氨味，齿龈也常发炎，口腔黏膜溃烂出血等。失眠、烦躁、四肢麻木灼痛，晚期可出现嗜睡甚至抽搐、昏迷。心血管系统可出现高血压、心包炎及心力衰竭引起的心前区疼痛、心悸、心急、上腹胀痛、浮肿、不能平卧等。血液系统可出现贫血及黏膜出血现象。呼吸系统可有肺炎及胸膜炎引起的咳嗽、胸痛。

尿毒症的病因繁多，故此应注意饮食营养的均衡搭配，养成良好的饮食习惯，才能有效预防尿毒症。

对尿毒症患者应给予低蛋白饮食，以减少体内氮质代谢产物的生成和潴留。由于进食蛋白量少，因此应尽量选用营养价值较高的鸡蛋、牛奶等动物蛋白质食物，而少用豆制品等植物蛋白。根据病情供给适量的水分。选择含锌、铁、硒的食品以补充维生素及微量元素。

## 【忌吃食物】

限制摄入含镉量高的食物，如由动物肝和肾制成的食物、比目鱼、蚌类、扇贝、牡蛎以及在污泥中长成的蔬菜。

忌食含磷高的食物，如动物的内脏、脑。

避免高尿酸食物：如海鲜、小鱼干及豆类。

忌吸烟，烟对肾脏有害无益。

## 【保健食谱】

1. 桂圆粥

材料：桂圆 60 克，粳米 100 克，红糖少许。

制法：桂圆放入锅内，加清水适量，用中火煮沸后，去渣取药汁。粳米淘洗干净后放锅内，加药汁，清水适量，用武火烧混后，转用文火煮至米烂成粥。每日 2 次，早晚各 1 次。

功效：适用于老年浮肿、慢性肾炎、体质虚弱者，但舌质红者忌服。

2. 生姜大枣粥

材料：鲜生姜 12 克，大枣 6 枚，粳米 90 克。

制法：生姜洗净后切碎，用大枣、粳米煮粥。每日 2 次，做早晚餐服用，可常年服用。

功效：适用于轻度水肿，面色萎黄者。

## 第五节　养五脏之华盖，用本草祛除"肺"病

### 用食物护卫你的"娇脏"——肺

肺是我们身体内的重要器官，保护我们的肺是我们的职责，那么怎么才能更好地保护它呢？首先就要从吃开始。

1. 白果

白果别名灵眼、银杏、佛指柑、鸭脚子。《本草纲目》中记载，白果性平，味甘、苦，入肺、脾经，具有滋阴润肺、养血生肌的作用。

2. 燕窝

《本草纲目》认为，燕窝具有养阴、润燥、益气、补中、抗衰、疗病等功效。用燕窝与银耳、冰糖适量炖服，可治干咳、盗汗、肺阴虚症。

3. 白萝卜

《本草纲目》说，白萝卜含芥子油、淀粉酶和粗纤维，具有促进消化，增强食欲，加快胃肠蠕动和止咳化痰的作用。祖国医学认为本品味辛甘，性凉，入肺、胃经，为食疗佳品，可以治疗或辅助治疗多种疾病。

4. 银耳

《本草纲目》认为，银耳味甘淡，性平，归肺、胃经，具有滋阴润肺，养胃生津的功效，适用于虚劳干咳、少痰或痰中带血丝、口燥咽干、神经衰弱、失眠多梦等。

5. 梨

梨性味寒、甘、微酸，无毒。果实含有机酸（为苹果酸、柠檬酸）、糖类（葡萄糖、蔗糖等）、B族维生素、维生素C）。能润肺，清心，

止热咳，消痰水。生梨用为化痰止咳药。

### 6.玉竹

《本草纲目》记载，玉竹性味甘、平，无毒。含生物碱，强心甙、铃兰苦苷等。玉竹的铃兰甙有强心作用，小剂量可使心搏增速和加强，大剂量则相反。玉竹主治时疾寒热，内补不足，止消渴，润心肺。

### 7.杏仁

《本草纲目》认为，杏仁性味辛、苦、甘、温，有小毒。苦杏仁主咳逆上气。甜杏仁又名巴旦杏仁，为滋养缓和性止咳药，主治咽干、干咳。

此外，还可以多吃一些玉米、黄豆、大豆以及水果，有助于养肺。秋令养肺最重要，肺喜润而恶燥，燥邪会伤肺。秋天气候干燥，空气湿度小，尤其是中秋过后风大，人们常有皮肤干燥、口干鼻燥、咽痒咳嗽、大便秘结等症。因此秋季饮食应"少辛增酸""防燥护阴"，适当多吃些蜂蜜、核桃、乳品、百合、银耳、秋梨、香蕉、藕等，少吃辛辣燥热与助火的食物。

## 以食养肺益气，让支气管炎知难而退

支气管炎是由炎症所致的呼吸系统疾病，分为急性和慢性两种类型。急性支气管炎通常发生在感冒或流感之后，可有咽痛、鼻塞、低热、咳嗽和背部肌痛。慢性支气管炎往往因长期吸烟所致，可有呼吸困难、喘鸣、阵发性咳嗽和黏痰。

预防支气管炎主要依靠食物建构坚固的人体免疫系统。在感冒高发季节多吃些富含锌的食品有助于机体抵抗感冒病毒，如肉类、海产品和家禽。此外，各种豆类、坚果类以及各种种子亦是较好的含锌食品，可以取得很好的治疗效果。各类新鲜绿叶蔬菜和各种水果都是补充维生素 C 的好食品。还包括富含铁质的食物，如动物血、奶类、蛋类、菠菜、肉类等都有很好的预防效果。

《本草纲目》中说，支气管炎患者要依据病情的寒热选择不同的食物。如属寒者用生姜、芥末等；属热者用茼蒿、萝卜、竹笋、柿子、梨子等。体虚者可食用枇杷、百合、胡桃仁、蜂蜜、猪肺等。饮食宜清淡，低钠，能起到止咳平喘，化痰的功效。常见的食品有梨、莲子、柑橘、百合、核桃、蜂蜜、菠萝、白果、鲜藕、大白菜、小白菜、菠菜、油菜、胡萝卜、西红柿、白萝卜、枇杷等。要补充维生素，多吃一些新鲜蔬菜和水果。多补充蛋白质，瘦肉、豆制品、山药、鸡蛋、动物肝脏、绿叶蔬菜等食物中含优质的蛋白质，应多吃。

## 【忌吃食物】

忌食腥发及肥腻之物。腥发之物，特别是海腥类，如带鱼、黄鱼、角皮鱼、虾、蟹等。油炸排骨、烤羊肉串、肥肉、动物内脏、动物油等，多食损伤脾胃，易助湿生痰。

## 【保健食谱】

1. 南瓜大枣粥

材料：南瓜 300 克，大枣 15 枚，大米 150 克，蜂蜜 60 克。

制法：将南瓜洗净，切成小块，大枣、大米洗净备用。锅内加水适量，放入大枣、大米煮粥。五成熟时，加入南瓜，再煮至粥熟，调入蜂蜜即成。

功效：南瓜有消炎止痛，补中益气，解毒杀虫等功效。适用于慢性支气管炎咳嗽痰喘。

2. 大葱糯米粥

材料：大葱白 5 段（长 3 厘米），糯米 60 克，生姜 5 片。

制法：共煮粥，粥成后加米醋 5 毫升，趁热食用。

功效：适用于急性支气管炎。

## 以食理虚润肺，拒绝哮喘来访

哮喘属于一种慢性非特异炎症性疾病。每当发病时，患者会感到发作性胸闷、喘息、气促或咳嗽，常于夜间和清晨发作。

春季是哮喘的高发季节，老年人是哮喘的高发人群，要有效预防哮喘的滋生。要多进食红枣，饮枣茶，喝枣粥，补脾润肺，尤其适用于体弱多病及脾胃虚弱的人。还要多吃核桃，核桃油润燥化痰、温肺润肠，有效预防哮喘。全谷类和鱼类食物也能有效预防哮喘。

《本草纲目》中记载，年老体弱者，宜食补肺益肾、降气平喘的食物，如老母鸡、乌骨鸡、猪肺、甲鱼、菠菜、南瓜、栗子、白果、枇杷等。平时亦可用冬虫夏草蒸肉，白果炖猪肺，或山药、萝卜煮粥，都可减轻症状，增强体质。

## 【忌吃食物】

饮食忌过甜、过咸，甜食、咸食能生痰热，可以引发哮喘病。不喝冷饮及含气饮料，易诱发哮喘。

忌吃刺激性食物，如辣椒、花椒、茴香、芥末、咖喱粉、咖啡、浓茶等。

忌吃产气食物，如地瓜、芋头、土豆、韭菜、黄豆、面食等。

过敏性哮喘者，应忌食引起过敏的食物，如鱼、虾、鸡蛋、羊肉、巧克力等。

## 【保健食谱】

1. 薏米煮猪肺

材料：猪肺 1 个，薏米 150 克，萝卜 150 克。

制法：将猪肺洗净切块，萝卜洗净切块，和薏米一起放入砂锅，加水文火炖煮 1 小时，加调料即可食用。

功效：理虚润肺，止咳平喘，适用于支气管哮喘、慢性支气管炎。

2. 核桃杏仁蜜

材料：核桃仁 250 克，甜杏仁 250 克，蜂蜜 500 克。

制法：先将杏仁放入锅中煮 1 小时，再将核桃仁放入收汁，将开时，加蜂蜜 500 克，搅匀至沸即可。每天取适量食用。

功效：适用于老年肺肾不足，咳嗽痰多，肠枯便燥之症。

## 消气解肿，肺气肿的食疗王道

严格地讲，肺气肿不是一种病，而是慢性气管炎、支气管哮喘等的并发症。肺气肿是因肺脏充气过度，细支气管末端、肺泡管、肺泡囊和肺泡膨胀或破裂的一种病理状态。主要因为慢性气管炎、支气管哮喘、空洞型肺结核、矽肺、支气管扩张等长期反复发作，使肺泡壁损坏、弹性减弱，甚至多个肺泡融合成一个大肺泡，使肺泡内压力增大，血液供应减少而出现营养障碍，最终形成肺气肿。按病因，肺气肿可分成老年性肺气肿、代偿性肺气肿、间质性肺气肿、阻塞性肺气肿等。而以阻塞性肺气肿最常见。

预防肺气肿要戒烟，注意保暖，严防感冒入侵。《本草纲目》中记载，肺气肿患者要多吃富含维生素 A、维生素 C 及钙质的食物。含维生素 A 的食物如红薯、猪肝、蛋黄、鱼肝油、胡萝卜、韭菜、南瓜、杏等，有润肺、保护气管之功效；含维生素 C 的食物有抗炎、抗癌、防感冒的功能，如大枣、柚、番茄、青椒等；含钙食物能增强气管抗过敏能力，如猪骨、青菜、豆腐、芝麻酱等。香菇、蘑菇含香菇多糖、蘑菇多糖，可以增强人体抵抗力，减少支气管哮喘的发作，预防肺气肿。

肺气肿患者要多吃蛋白质类食品，有助于修复因病变损伤的组织，提高机体防御疾病的能力。因病人血液偏酸性，应增加食用含碱性的食物，如蔬菜和水果。供给充足的蛋白质和铁，饮食中应多吃瘦肉、动物肝脏、豆腐、豆浆等，提高抗病力，促进损伤组织的修复。还要多饮水，利于痰液稀释，保持气管通畅。每天饮水量至少 2000 毫升（其中包括食物中的水分）。

## 【忌吃食物】

忌吸烟。

避免吃容易引起过敏的食品，如鱼、虾、蛋等。

急性发作期，应禁饮酒和浓茶，忌食油腻辛辣之物。

还要予以低盐饮食。

每顿饭不宜过饱，以免增加心脏负担。

限制牛奶及其制品的摄入，奶制品可使痰液变稠，不易排出，从而加重感染。

## 【保健食谱】

### 1. 虫草炖老鸭

材料：老鸭1只，冬虫夏草15克。

制法：将老鸭去毛及杂肠，再将冬虫夏草置于鸭腹内，加水适量，隔水炖烂，加作料食之，每周1次，连服1个月。

功效：适用于肺虚症。

### 2. 核桃仁糖

材料：核桃仁30克，萝卜子6克，冰糖适量。

制法：先将冰糖熔化，掺入药末，制成糖块，每日嚼食。

功效：适用于上盛下虚，气逆喘咳症。

## 清凉素淡食物，轻轻松松为肺"消炎"

肺炎是由多种病原菌引起的肺充血，水肿，炎性细胞浸润和渗出性病变。症状表现为发热、咳嗽、胸痛、呼吸困难等。肺炎的成病原因很多。刺激性的物质，如食物、汽油等吸入下呼吸道后易引发吸入性肺炎。维生素A是呼吸道健康的必需物质，缺乏时可导致呼吸道易感染性增强，引发肺炎。

预防肺炎要注意调养饮食，补充足量优质蛋白、维生素、微量元素食物,适当多吃些滋阴润肺的食物,如梨、百合、木耳、芝麻、萝卜等。尽量多喝水,吃易消化的食物,以利湿化痰液,及时排痰。当痰多时应停进肉类、油脂,俗话说"鸡生火,肉生痰"。忌烟酒以避免过度的咳嗽。

《本草纲目》中记载,肺炎患者饮食上应注意补充矿物质,多吃新鲜蔬菜或水果,同时有助于纠正水和电解质的失调;多吃含铁丰富的食物,如动物肝脏、蛋黄等;多吃含铜量高的食物,如牛肝、麻酱、猪肉等,也可吃虾皮、奶制品等高钙食品。

高热病人宜进食清凉素淡、水分多、易吸收的食物,如果汁、米汤、绿豆汤等;退热后,体质虚弱,但无呕吐、腹泻的病人,可给予流质饮食,同时增加瘦肉、猪肝、新鲜蔬菜、水果,以加强营养;食欲渐好者,可给予半流质饮食,如粥、软面、菜泥等。

## 【忌吃食物】

戒除吸烟,避免吸入粉尘和一切有毒或刺激性气体。

肺炎高热期,患者应忌食坚硬、高纤维的食物,以免引起消化道出血。

禁食生葱、大蒜、洋葱等刺激性食品,防止咳嗽、气喘等病状的加重。

## 【保健食谱】

### 1. 绿豆荸荠粥

材料:绿豆 60 克,荸荠 100 克,大米 100 克。

制法:将荸荠洗净去皮,切成小块;绿豆、大米均去杂,洗净,备用。锅内加水适量,放入绿豆、大米煮粥,六成熟时加入荸荠块,再煮至粥熟即成。每日 1 ~ 2 次,可长期服食。

功效:绿豆有清热解毒、利尿消肿、润肤解暑等功效;荸荠有清热解毒、祛风化痰、利湿止渴等功效。适用于急、慢性肺炎。

### 2. 雪梨汁饮

材料：雪梨 250 克。

制法：将雪梨洗净，去皮，切薄片。用凉开水浸泡 2 小时。然后用洁净的纱布包裹绞汁即成。一次饮完，每日 1～3 次。

功效：生津润燥，清热化痰，对肺炎咳嗽、消渴、便秘有一定作用。

## 第六节　本草食疗为你锻造"钢筋铁骨"

### 健康自测：你的骨质疏松了吗

因为快节奏的生活和工作的压力，骨质疏松症的侵袭对象不再是老年人，许多年轻人也患有骨质疏松症，尤其是缺少户外活动的人。骨质疏松症一般没有明显的症状，早期时会出现下肢乏力，腰、背、腿酸痛，然后会出现驼背、身高降低、下肢变形等情况。大多数人对此不以为意，直到骨折后才追悔莫及。那么，怎样才能知道自己是否骨质疏松呢？做完了下面这道骨质疏松简单自测题你就知道了。

（1）父母是否曾因轻微撞击或跌倒而发生髋部骨折？

（2）自己是否曾因轻微撞击或跌倒而发生髋部骨折？

（3）自己（男）是否缺乏性欲、患有阳痿或因体内睾酮含量过低而出现过其他症状？

（4）自己（女）是否在 45 岁以前绝经？

（5）自己（女）的月经是否曾因妊娠或绝经以外的其他原因停止 1 年以上？

（6）是否曾服用类固醇药物（可的松、泼尼松等）6 个月以上？

（7）身高是否减少 5 厘米以上？

（8）是否经常过量饮酒？

（9）是否经常腹泻？

以上问题中如有任何一项回答"是"，就有患骨质疏松的可能，最好去医院做具体的检查。

## 防治骨质疏松，食物是最好的"钙源"

骨质疏松和缺钙有着密切关系，营养专家告诉我们，成年人每天需要补充1000毫克的钙，更年期或停经后的妇女每天需要补充1200～1500毫克的钙。虽然很多广告里都宣传钙片的作用，但很多用钙片来补钙的人都发现其效果并不理想。那么，这些钙从哪里来呢？

俗话说："民以食为天。"要补钙，多吃些富含钙的食物才是最佳选择。《本草纲目》中就记载了许多含钙的食物，例如红薯、虾等。下面，我们就来看看哪些食物含钙比较丰富。

（1）乳类与乳制品：牛、羊奶及其奶粉、乳酪、酸奶、炼乳。

（2）豆类与豆制品：黄豆、毛豆、扁豆、蚕豆、豆腐、豆腐干、豆腐皮、豆腐乳等。

（3）水产品：鲫鱼、鲤鱼、鲢鱼、泥鳅、虾、虾米、虾皮、螃蟹、海带、紫菜、蛤蜊、海参、田螺等。

（4）肉类与禽蛋：羊肉、猪脑、猪肉、鸡肉、鸡蛋、鸭蛋、鹌鹑蛋、松花蛋等。

（5）蔬菜类：芹菜、油菜、胡萝卜、萝卜缨、芝麻、香菜、黑木耳、蘑菇等。

（6）水果与干果类：柠檬、枇杷、苹果、黑枣、杏脯、橘饼、桃脯、杏仁、山楂、葡萄干、胡桃、西瓜子、南瓜子、桑葚干、花生、莲子等。

## 强筋健骨，还属食疗最有效

骨质疏松困扰着老年人和绝经后的妇女，其特征为骨头变得疏松脆弱，容易骨折和劈裂。这个时候，注意饮食上的营养搭配十分重要，能起到缓解骨质疏松的作用。下面的食疗方，是根据《本草纲目》所记载的一些补钙健骨的食物，加上现代医学的研究成果所组成，对骨质疏松具有十分显著的疗效。

### 1. 鱼头炖豆腐

材料：鲢鱼头 500 克，豆腐块 500 克，生姜、蒜瓣、食醋、精盐、麻油各适量。

制法：鱼头去鳃，洗净，从鱼骨中间横向剁成 2 大块，放入砂锅中，加姜片、蒜瓣、食醋和适量清水，用大火烧开，改用小火炖 45 分钟，加入豆腐块、麻油、盐，再炖 10 分钟，至豆腐入味，食用。

功效：鱼头和豆腐中均含有较高的钙质，有利于补充人体钙元素。

### 2. 牛肉粥

原料：新鲜牛肉 100 克，粳米 250 克，调料适量。

制法：新鲜牛肉洗净，切成小块，加水及调料煮熟，再放入粳米，加水煮粥，待肉烂粥熟，加作料煮沸即可。每日早餐热食。

功效：有滋养脾胃、强筋壮骨之功效，对防治骨质疏松症有良好疗效。

### 3. 首乌百合粥

材料：制首乌 30 克，百合 20 克，粳米 100 克，大枣 5 枚，冰糖适量。

制法：将制首乌加水煎汤，去渣，加入洗净的百合、粳米、大枣煮为稀粥，调入冰糖服食。每日 1 剂，2 次分服。

功效：滋补肾阴。适用于肾阴虚型骨质疏松，症见头晕耳鸣、腰腿酸痛、弯腰驼背、五心烦热、失眠盗汗、口干咽燥、足跟疼痛、男子遗精、女子月经不调或闭经，以及可发生自发性骨折等。

### 4. 桑葚枸杞粥

材料：桑葚、枸杞子各 30 克，粳米 100 克，白糖 20 克。

制法：按常法煮粥服食。每日 1 剂。

功效：滋补肝肾、强筋壮骨。适用于肝肾阴虚型骨质疏松，症状为视物昏花、筋脉拘急、爪甲枯脆、眩晕耳鸣、腰膝酸痛、形体消瘦、口干咽燥、五心烦热、潮热盗汗、虚烦不寐、女子月经不调或闭经、男子梦遗、尿黄便干等。

### 5. 甲鱼杞参汤

材料：甲鱼1只，枸杞子30克，西洋参5克，熟地10克，调料适量。

制法：将甲鱼宰杀，去肠杂、头、爪及甲壳，洗净切块，与洗净的枸杞子、西洋参、熟地共置砂锅内，加水炖1小时，调味，吃肉喝汤。每日1剂。

功效：滋补肝肾。适用于肝肾阴虚型骨质疏松。

### 6. 核桃补肾粥

材料：核桃仁、粳米各30克，莲子、怀山药、黑眉豆各15克，巴戟天10克，锁阳6克。

制法：将上述材料洗净，黑眉豆可先行泡软，莲子去心，核桃仁捣碎，巴戟天与锁阳用纱布包裹，同入砂锅中，加水煮至米烂成粥，捞出药包，调味，酌量食用。

功效：补肾壮阳、健脾益气。适用于脾肾两亏的骨质疏松症患者。

### 7. 姜附狗肉煲

材料：熟附子6克，干姜少许，狗肉250克。

制法：将狗肉洗净，切块，红烧至半熟后，加入附子、干姜煨烂，调味后食用。

功效：温肾壮阳、益气补虚。适用于肾阴虚型骨质疏松症患者。

### 8. 桑葚牛骨汤

材料：桑葚子25克，牛骨250～500克。

制法：将桑葚洗净，加酒、糖少许蒸制。另将牛骨置砂锅中，水煮，开锅后撇去浮沫，加姜、葱再煮。见牛骨发白时，表明牛骨的钙、磷、骨胶等已入汤中，随即捞出牛骨，加入已蒸制的桑葚，开锅后再去浮沫，调味后即可饮用。

功效：滋阴补血、益肾强筋。适用于骨质疏松症、更年期综合征。

9. 乌豆猪骨汤

材料：乌豆20～30克，猪骨200～300克（猪排骨150～200克）。

制法：将乌豆洗净、泡软，与猪骨同置砂锅中，加水煮沸后，改文火慢熬至烂熟，调味后饮用。

功效：补肾、活血、祛风、利湿。适用于老年骨质疏松、风湿痹痛等。

## 骨质疏松症的饮食禁忌

患骨质疏松症后，除了要配合医生治疗外，还应该忌口。那么，骨质疏松的人不宜吃哪些食物呢？

（1）忌辛辣、过咸、过甜等刺激性食品。

（2）限制饮酒：过量饮酒可影响钙的吸收，所以应限制饮酒。

（3）避免食用过量的茶、咖啡等刺激性食物。咖啡中含有的咖啡因能够减少钙的吸收，因此应防止咖啡的过多摄入。

（4）如果是老年人，应慎用药物，如利尿药、异烟肼、抗癌药、泼尼松等均可影响骨质的代谢。

（5）不要将含草酸多的食物（如菠菜、苋菜、莴笋）和鱼汤、骨头汤等高钙食物一起食用，以免草酸和钙结合成草酸钙而影响钙的吸收。

（6）少食油腻煎炸的食物。

（7）禁忌高磷酸盐食物添加剂、内脏、肝脏等。因为内脏、肝脏中往往含有极高量的磷。

第九章

# 药食同源，本草食疗是
# 击退痼疾的坚兵利器

## 第一节　治病抓根本，调理糖尿病要从日常饮食着手

### 健康自测：你已经被糖尿病盯上了吗

20 世纪 60 年代，如果医院发现了一个糖尿病患者，医生很可能把他作为此病的研究对象，但是现在，糖尿病患者大有让医院"人满为患"的趋势，这说明糖尿病已经成为人类的高发病之一。那么，怎么才能知道自己是否已经被糖尿病盯上了呢？

（1）下列几种糖尿病的易患因素，如超过两种符合情况，就应每年至少检测一次血糖，以警惕糖尿病的发生：年龄超过 40 岁；肥胖；与糖尿病患者有血缘关系；工作繁重，精神压力大；患有高血压、高血脂、冠心病、痛风；女性分娩时婴儿体重大于 4 千克，或曾反复流产；低出生体重儿。

（2）如果身体有下列几种情况同时出现，就应到医院多次检查空腹及餐后 2 小时血糖，以确定是否患有糖尿病：食欲增强，体重反而下降，全身无力；长疮长疖，反复发作，久治难愈；皮肤瘙痒或会阴部瘙痒，排除其他病因者；反复尿路感染，抗感染疗效不佳；顽固性腹泻，经久不愈；40 岁以上便患上冠心病、心肌梗死、脑梗死；不明原因的双下肢发麻灼痛。

### 警惕糖尿病的早期信号

李时珍提醒人们，要尽早发现自己身体的不适，才能尽早对症治疗。下面我们来看看糖尿病的早期信号。

糖尿病发病前有早期信号，如果发现自身有这些信号，就要提高警惕，改变不良的生活习惯，这也能帮助你早日发现并治疗。

糖尿病可引起白内障，导致视力下降，进展较快，有时也会引起急性视网膜病变，导致急性视力下降。研究证明，糖尿病有明显的遗传倾向，如果父母有一人患病，其子女的发病率比正常人高 3～4 倍。

糖尿病引起的皮肤瘙痒往往使人难以入睡，特别是女性阴部的瘙痒更为严重。

糖尿病可引起末梢神经炎，出现手足麻木、疼痛以及烧灼感等，也有人会产生走路如踩棉花的感觉。糖尿病晚期末梢神经炎的发病率更高。

糖尿病伴发胆囊炎的发病率甚高，有时胆囊会发生坏疽及穿孔。

男性糖尿病患者出现排尿困难者约为 21.7%。因此，中老年人若发生排尿困难，除前列腺肥大外，应考虑糖尿病的可能。

糖尿病可引起内脏神经病变，造成胃肠道的功能失调，从而出现顽固性的腹泻与便秘，其腹泻使用抗生素治疗无效。

糖尿病可引起神经病变和血管病变，从而导致男性性功能障碍，以阳痿最多见。据统计，糖尿病病人发生阳痿者达 60% 以上。

女性腰围与臀围之比大于 0.7～0.85（不论体重多少），糖耐量试验异常者达 60%。有人认为，这种体型可作为诊断糖尿病的一项重要指标。

糖尿病人容易发生脑梗死。在脑梗死病人中，大约有 10%～13% 是由糖尿病引起的，因此，脑梗死病人应常规化验血糖。

## 糖尿病患者日常饮食安排

《本草纲目》中记载了许多用饮食来调养身体的良方，可见李时珍特别推崇食疗。糖尿病患者的饮食调养是糖尿病治疗过程中一个很重要的方面，合理安排饮食，避免摄入过多的糖分能有效控制糖尿病的发生。

对于每一位糖尿病患者，无论 1 型还是 2 型，饮食控制永远都是治疗的基础。接受胰岛素治疗的糖尿病患者更要强调饮食、运动及胰岛素治疗三者的和谐与平衡。那么，怎样的饮食才算是健康饮食呢？糖尿病患者固然不能像正常人那样无所顾忌地饮食，但也绝对不只是少吃或不吃。不管怎样，饮食应该是每个人生活中的重要部分，健康人和病人都有权利享受饮食给生活带来的乐趣和滋味。糖尿病患者要享受健康饮食，是一件很不容易的事，这需要患者们掌握许多有关糖尿病饮食的知识。

为了能正确享受健康饮食，每一位患者都应该请教专门的营养师，在那里你能得到关于健康饮食的详细指导。

糖尿病饮食治疗绝对不只是少吃、不吃，饮食治疗的意义在于：保持健康的体重、维持营养平衡、控制血糖。

糖尿病饮食疗法的原则是"在规定的热量范围内，达到营养平衡的饮食"。为保证营养平衡，糖尿病人应在规定热量范围内做到主食粗细搭配，副食荤素搭配，不挑食，不偏食。

有些病人以为吃粮食血糖就会升高，不吃粮食就能防止患糖尿病，这种想法是不正确的。粮食是必需的，糖尿病患者的饮食应该是有足够热量的均衡饮食，根据病人的标准体重和劳动强度，制订每日所需的总热量。总热量中的50%～55%应来自碳水化合物，主要由粮食来提供；15%～20%的热量应由蛋白质提供；其余25%～30%的热量应由脂肪提供，脂肪包括烹调油。如果不吃或很少吃粮食，其热量供应仅靠蛋白质和脂肪，长此以往，病人的动脉硬化、脑血栓、脑梗死、心肌梗死及下肢血管狭窄或闭塞的发生机会就会大大增加。

目前，市场上出现了"无糖"食物，一般是指这些食品中没有加进白糖，而是采用甜味剂制成的。美国纽特健康糖是天门冬氨酸和苯丙氨酸组成的双肽糖，是较好的甜味剂。吃甜味剂与麦粉制作的各种食品时，麦粉或米粉等这些粮食应该计算在规定的主食量中，也是不能随意吃的，多吃后血糖会增高。

食用肉类等食品过多也会使患者血脂升高，增加冠心病的发生概率。肉类食品的摄取量应计算在蛋白质和脂肪的分配量中。

　　糖尿病患者宜少量多餐。每天多吃几顿饭，每顿少吃一点儿，可以减少餐后高血糖，有助于血糖的平稳控制。

　　此外，糖尿病患者的饮食宜低盐、低脂，多吃新鲜蔬菜。根据食品所含热量，我们制订了食品交换法，每份食品含 90 千卡的热量。例如 25 克大米是 1 份，200 克的苹果也是 1 份。假如某患者每日需热量 1800 千卡，就是 20 份。粮食占 10 份，吃 1 份苹果就少吃 25 克大米。吃水果也应计算在总热量内，并且不要和饭同时吃，而是作为两餐之间的加餐，这样安排比较恰当。食品交换法，患者需要掌握。

## 本草动口不动手，轻松"吃掉"糖尿病

　　糖尿病号称现代疾病中的"第二杀手"（第一杀手是癌症）。其本身并不可怕，可怕的是它的并发症，糖尿病带来的危害几乎都来自它的并发症。

　　有一位患者，患糖尿病好几年了，但是因为在饮食上一直保持着良好的习惯，并且配合医生治疗，所以从检查出糖尿病直到现在，他的病情不仅没有加重，反而比以前减轻了许多。他的精神很好，完全看不出是一个曾经患有严重糖尿病的人。这一切都归功于他在饮食上下的工夫。一本《本草纲目》都快被他翻烂了，他还把这几年从各种中医书上摘抄下来的食疗方送给别人，下面就是他提供的食疗方。

　　1. 苦瓜烧豆腐

　　材料：苦瓜 150 克，水豆腐 100 克，植物油、食盐各适量。

　　制法：苦瓜去子切薄片，入锅炒至八成熟，加入豆腐、食盐，烧至熟透食用。

　　功效：豆腐有清热利尿、降糖之功。

　　2. 玉竹猪心方

　　材料：玉竹 20 克，猪心 500 克，罐头荸荠 50 克，淀粉、葱、姜、

蒜、胡椒粉、鸡汤各适量，料酒、酱油、白糖、味精、精盐各15克。

制法：玉竹洗净切片，加水煎煮2次，去渣合并2次煎液，浓缩至20毫升。猪心切薄片，放在碗内用精盐、水淀粉抓一抓。韭黄择洗干净，切成寸段。荸荠切片，葱、姜、蒜分别切成细末。与胡椒粉、鸡汤、水淀粉、玉竹液浓缩汁调匀，备用。取锅置旺火上，倒入植物油烧热，下入猪心滑透，倒在漏勺中控油。锅内留少许油，重新上火烧热，先放蒜末，再放葱、姜末炸出香味，然后放入荸荠片煸透，倒入猪心，继而烹入芡汁，撒上韭黄段，翻炒均匀，淋醋、香油少许，离火盛装盘内。

功效：养阴生津，对因糖尿病胃阴不足所致的多食易饥、形体消瘦、小便量多、大便干结等有良好的作用。

### 3.菠菜根汤

材料：鲜菠菜根60～120克，干鸡内金15克。

制法：水煎服。每日1剂，2～3次分服。

功效：敛阴润燥、止渴。适用于糖尿病、消渴饮水无度。

### 4.豌豆方

材料：豌豆适量。

制法：每日取适量豌豆煮食，长期坚持，可见疗效。

功效：和中生津、止渴下气，适用于糖尿病。

### 5.田螺水

材料：田螺数百只。

制法：将田螺养于清水中，以吐出泥污，换置清水中浸一夜，取其水煮沸，每日饮其水，或煮熟饮汁亦可。

功效：清热利水、除烦止渴，适用于糖尿病。

### 6.茶鲫鱼

材料：鲫鱼500克，绿茶适量。

制法：将鲫鱼剖杀，去鳃及内脏，留鳞，洗净，鱼腹内填满绿茶，上笼蒸熟，不加任何调料，淡食。每日1剂。

功效：健脾益气、清热利尿。适用于糖尿病消渴、饮水不止等。

### 7. 山药粥

**材料：**生山药 60 克，粳米 60 克，酥油适量。

**制法：**粳米加水煮粥。山药去皮后用酥油炒，令凝，用匙揉碎，放入粥内拌匀，可作为早点食用。

**功效：**润肺健脾，益气固精。适用于脾肾气虚、腰酸乏力、大便溏泄、多食易饥者。

### 8. 葛根粉粥

**材料：**葛根 30 克，粳米 50 克。

**制法：**将葛根切片，粳米浸泡一宿，与葛根粉同入砂锅内，加水 500 毫升，文火煮至粥稠服用。

**功效：**清热除烦，生津止渴。有降低血糖作用，并能扩张心脑血管，具有温和的降血压作用。

除了上述食疗方外，以下几个食疗方也对糖尿病有不错的效果。

（1）醋泡黄豆：将生黄豆浸泡在醋中，三天后开始食用。可由醋中捞起直接食用，也可捞起后风干食用。风干后便于保存，注意防止发霉。每日早晚饭前各服 30 粒。

（2）消渴速溶饮：鲜冬瓜皮和西瓜皮各 1000 克，白糖适量，瓜蒌根 250 克。瓜皮切薄片，瓜蒌根捣碎，放入锅内加水适量煮 1 小时，捞去渣，再以小火继续煎煮，至黏稠停火，待温，加白糖粉，把煎液吸净、拌匀、晒干、压碎，每次 10 克，以沸水冲化，频饮代茶。适用于各型糖尿病。

（3）消渴茶：麦冬、玉竹各 15 克，黄芪、通草各 100 克，茯苓、干姜、葛根、桑白皮各 50 克，牛蒡根 150 克，干生地、枸杞根、银花藤、薏苡仁各 30 克，菝葜 24 克，共研末制成药饼，每个 15 克，每取一个放火上令香熟勿焦，研末代茶饮。

（4）枸杞子蒸鸡：枸杞子 15 克，母鸡 1 只，加料酒、姜、葱等调料，共煮熟。食枸杞子、鸡肉，饮汤。适用于糖尿病肾气虚弱者。

（5）苦瓜焖鸡翅：苦瓜 250 克，鸡翅膀 1 对，姜汁、黄酒、植物油适量。先炒鸡翅膀，后入苦瓜、调料，熟后食肉饮汤。

（6）玉米粉粥：粳米 50 ~ 100 克，加水煮至米开花后，调入玉米粉 30 克（新鲜玉米粉），稍煮片刻服用。适用于各种糖尿病人。玉米含蛋白质、脂肪、糖类、维生素和矿物质，玉米油是一种富含多不饱和脂肪酸的油脂，是一种胆固醇吸收抑制剂。

## 糖尿病患者宣言：不做水果绝缘人

人吃东西关键要吃对，吃得合适了，不仅不生病，还有强身健体的作用。然而，很多糖尿病患者出于忌口的原因，始终与水果保持距离。其实糖尿病患者也可以吃水果，关键是根据病情科学合理地选择。

水果中的糖类包括果糖、葡萄糖及蔗糖，这些糖都属于简单糖，食后血糖很快上升。其中果糖在代谢过程中不需要胰岛素的参与，所以糖尿病患者可以在营养师的指导下，根据病情选用部分水果。

不是所有的糖尿病患者都能吃甜的水果，只有病情稳定、血糖基本得到控制的患者才可以吃。一般说来，空腹血糖 7.8 毫摩尔/升以下（140 毫克/分升），餐后 2 小时血糖在 10 毫摩尔/升（180 毫克/分升）以下，以及糖化血红蛋白 75% 以下，病情稳定，不常出现高血糖或低血糖的患者，可以在营养师的指导下选用含糖量低、味道酸甜的水果。一些血糖高、病情不稳定的患者只能选用含糖量在 5% 以下的蔬菜、水果，像草莓、西红柿、黄瓜等。

糖尿病患者选择水果主要是根据水果中含糖量及淀粉的含量，以及各种水果的血糖指数而定。

推荐选用每 100 克水果中含糖量少于 10 克的水果，包括青瓜、西瓜、橙子、柚子、柠檬、桃子、李子、杏、枇杷、菠萝、草莓、樱桃等。此类水果每 100 克可提供 20 ~ 40 千卡的能量。

每 100 克水果中含糖量为 11 ~ 20 克的水果要慎重选用，包括香蕉、石榴、甜瓜、橘子、苹果、梨、荔枝、杧果等。此类水果每 100 克可提供 50 ~ 90 千卡能量。

　　每 100 克水果中含糖量高于 20 克的水果不宜选用，包括红枣、红果，特别是干枣、蜜枣、柿饼、葡萄干、杏干、桂圆等干果，应禁止食用。含糖量特别高的新鲜水果，如红富士苹果、柿子、哈密瓜、玫瑰香葡萄、冬枣、黄桃等也不宜食用，此类水果每 100 克提供的能量超过 100 千卡。

　　水果是糖尿病食谱的一部分，每 100 克新鲜水果产生的能量约为 20 ~ 100 千卡。严格来说，每天每个患者适宜吃多少水果应该由营养师进行计算。但一般情况下，血糖控制稳定的患者，每天可以吃 150 克左右含糖量低的新鲜水果。如果每天吃新鲜水果的量达到 200 ~ 250 克，就要从全天的主食中减掉 25 克，以免全天总能量超标。

　　吃水果的时间最好选在两餐之间，饥饿时或者体力活动之后，作为能量和营养素的补充。通常可选在上午 9 点半左右、下午 3 点半左右，晚饭后 1 小时，或睡前 1 小时。不提倡餐前或饭后立即吃水果，避免一次性摄入过多的碳水化合物，致使餐后血糖过高，加重胰腺的负担。

　　每个人的具体情况不同，每种水果对血糖的作用也不一样。家中有血糖仪的患者在吃水果之前，以及吃水果后 2 小时测一下血糖或尿糖，对了解自己能否吃此种水果、吃得是否过量是很有帮助的。

## 糖尿病饮食的禁忌

　　除了药物治疗和饮食控制外，建议糖尿病患者一定要牢记以下饮食禁忌，以免前功尽弃。

　　（1）减少食盐的摄入。人体不能缺食盐，否则会出现乏力、头痛、厌食、恶心、嗜睡甚至昏迷。但并不是食盐越多越好，食盐过多对身体有害，如导致高血压或对抗治疗高血压药物疗效，发生水肿，甚至心、肾功能衰竭。食盐摄入过多还可能增加食欲，不利于糖尿病的饮食控制。对于糖尿病患者来说，其本身患高血压的机会比正常人高 2 倍，因此限制食盐摄入就非常必要了。

（2）减少精制糖的摄入。不用蔗糖烹调食物，在茶、咖啡等饮料中不加蔗糖，不喝富含蔗糖的饮料，买一些无糖罐头或人工甜味剂制品代替糖制品。

（3）禁食含碳水化合物过高的甜食，如葡萄糖、蔗糖、麦芽糖、蜂蜜、甜点心、红糖、冰糖、冰淇淋、糖果、甜饼干、糕点、蜜饯、杏仁茶等含纯糖食品。

（4）糖尿病患者应少吃动物内脏、鱼子、肥肉、猪油、牛油、羊油等。少吃油炸食物，因高温可破坏不饱和脂肪酸。

（5）糖尿病患者不宜多吃水果。水果中含有较多的果糖和葡萄糖，而且能被机体迅速吸收，引起血糖增高。香蕉、葡萄、柿子、橘子等最好不吃。

（6）糖尿病患者不可饮酒。酒精对机体代谢的影响是多方面的，对于糖尿病患者来说，饮酒的后果是十分严重的。在执行糖尿病饮食控制的患者中，非饮酒者 60% 可见血糖控制改善，而饮酒者只能达到 40%；在不实行饮食治疗的患者中，病情大多会恶化，如果再加上饮酒，则后果更严重。在饮食方面多加控制，再加上一些其他治疗手段，相信你的血糖就会慢慢调整到一个比较正常的水平。


## 第二节　血压高莫惊慌，神奇本草让高血压"低头"

### 健康自测：你的血压高吗

高血压是指收缩压和（或）舒张压持续升高，一般要在数周之内非同日两次测血压均增高，方可诊断为高血压。血压处于临界水平，则需 3 ~ 6 个月的时间来肯定测定值，如果血压明显升高或病人已有心、脑、肾等脏器并发症，观察时间可缩短。1999 年 2 月，世界卫生组织规定，血压增高达到 140／90 毫米汞柱，方可诊断为高血压。血压在 130 ~ 139／85 ~ 89 毫米汞柱为血压的"正常高值"。

自测血压的方案目前并不统一，根据临床上高血压病人的情况，可采取下列方法：

（1）血压计的选择：可根据需要选购小巧、携带方便、操作简单、读数准确、使用方法容易掌握的血压计。

（2）自测血压的部位：最好在上臂肱动脉处。手腕部位因明显低于心脏水平，测量数据可能相对偏低；手指部位的动脉压力波形提前受到反射波叠加，测量数据相对偏高并且变异较大，因此在手腕和手指部位进行自测血压有待继续研究。

（3）测血压的体位：平卧或坐位，使上臂与心脏保持在同一水平。

（4）自测血压的方法：可根据病人的需要，血压平稳时每周测 1 ~ 2 次，血压波动时至少每天 1 ~ 2 次。最好是在晨起 7：00 ~ 8：00 和晚上 7：00 ~ 8：00 测量，每次测量 3 次取平均值记录。

（5）家庭用的血压计特别是电子血压计，读数可能会有偏差，建议以医院的水银柱血压计为标准调整。

对高血压患者来说，监测血压如同服降压药控制血压一样重要。监测血压是医生对病人制订降压治疗方案的重要依据，也是判断是否已将血压控制在理想目标值的标准，从而为预防心、脑、肾等器官损害及其并发症提供判断标准。

## 四个注意，高血压患者的健康套餐

高血压是一种以血压持续升高为主的全身慢性疾病，与长期精神紧张、缺少体力活动、遗传等因素有关。患者除血压升高外，还伴有头痛、头昏、眼花等症状。饮食是控制高血压最有效、最治本的办法，高血压患者在饮食上应该注意以下几点。

### 1. 无盐饮食

避免食用食品包装上含有"盐""苏打""钠"或带有"Na"标志的食品。

### 2. 脂肪限量

限制脂肪，减少动物脂肪的摄取，并减少摄取含丰富胆固醇的食物，如蛋黄、肥肉、动物内脏、鱼子及带鱼等。应多摄入不饱和脂肪，常吃新鲜水果、蔬菜。

### 3. 高镁

低镁也是高血压发病因素之一。多吃含镁的食物，如坚果、大豆、豌豆、谷物、海鲜、深绿色蔬菜和牛奶，也会降低血压。

### 4. 饮食清淡

饮食清淡有利于降低血压。《本草纲目》记载，有利于自疗的食物有豆类、胡萝卜、芹菜、海带、紫菜、冬瓜、白木耳、食用菌、花生、芝麻、核桃、香蕉等。少食一些高脂肪、高胆固醇的食品，如蛋黄、奶油、猪肝、猪脑等。

## 对症开方：不同类型高血压的食疗法

李时珍认为，对待疾病，要辨证饮食。因此，当高血压患者选用食疗方的时候，一定要先认清自己的身体状况。下面介绍几则简易食疗方供高血压患者选用。

### 1. 肝阳上亢型

表现为：眩晕、头胀痛、耳鸣、易怒、面红、目赤、口唇舌红、脉细数。

（1）绿豆粥：绿豆50克，白米50克。先煮绿豆，放入少许碱、矾，至熟，再入米煮成粥，入糖食，可常用。

（2）海蜇拌菠菜：菠菜根 100 克，海蜇皮 100 克，香油、盐、味精各适量。先将海蜇洗净切丝，再用开水烫过，然后将用开水焯过的菠菜根与海蜇加调料同拌，即可食用。每日 1 次。

（3）海蜇荸荠汤：海蜇头 60 克（漂洗去咸味），荸荠 60 克，共煮汤服。每日 1 次。

2. 肝肾阴虚型

表现为：眩晕、耳鸣、健忘、失眠多梦、腰酸腿软、舌质红、苔少、脉细数。

（1）海参粥：海参 20 克，白米 60 克，煮粥调味食用。

（2）淡菜皮蛋粥：淡菜 30 克，皮蛋 1 个，粳米 60 克，共煲粥调味服食。

（3）发菜蚝豉粥：发菜 3 克，蚝豉 60 克，猪瘦肉 50 克，大米 60 克，煲粥调味服食。

（4）淡菜紫菜汤：淡菜 50 克，紫菜 6 克，先将淡菜加水煮软煮熟，再加紫菜，稍煮片刻，调味服食。

3. 阳气虚弱型

表现为：眩晕、耳鸣、心悸、腰膝酸软、畏寒肢冷、便溏、小便清长、舌质淡红、苔白、脉沉细。

（1）杜仲炖猪腰：猪腰 2 个，杜仲 30 克，一同炖熟调味食用。

（2）桂心粥：白米 100 克，桂心末 7 克，先用白米煮粥，粥半熟入桂心末，再文火煲片刻，熟时趁热食用。

（3）韭菜煮蛤蜊肉：韭菜 100 克，蛤蜊肉 150 克，加水适量煮熟，调味服食。

4. 瘀血阻络型

表现为：眩晕、健忘、失眠、心悸，面或唇色紫暗，舌有紫斑或瘀点，脉弦涩或细涩。

（1）桃仁莲藕汤：桃仁 10 克，莲藕 250 克，将莲藕洗净切成小块，加清水适量煮汤，调味饮汤食莲藕。

（2）醋煲青蟹：青蟹 250 克，醋 50 克，煮熟，加糖调味服，每日 1 次。

## 用吃的办法把高血压拒之门外

许多人一到秋天就容易犯高血压的毛病，血压一高，就会头痛、头昏、失眠，吃许多降压药，都是当时管用，但药劲一过，血压又高了。

有一位高血压患者，在一位老中医的指点下，给自己制订了菜谱。血压竟然渐渐平稳，而且基本正常，头也不痛了，晚上睡觉也能睡得很好。

那么，老中医到底给了他什么"法宝"呢？降压药都镇不住的血压，竟然被一些菜谱给稳稳地镇住了！下面就是堪称"法宝"的降压菜谱。

1. 香蕉芝麻方

材料：香蕉 500 克，黑芝麻 25 克。

制法：将黑芝麻炒至半熟，用香蕉蘸食。每日 1 剂，2～3 次分食。

功效：滋补肝肾，润燥降压。适用于肾阴虚、肝阳上亢型高血压。

2. 醋泡花生米

材料：花生米若干。

制法：将花生米浸泡醋中，5 日后食用，每天早上吃 10～15 粒。

功效：有降压、止血及降低胆固醇的作用。

3. 凉拌菠菜

材料：鲜菠菜、精盐、味精、香油各适量。

制法：将菠菜择洗干净，置沸水中烫约 3 分钟，捞出过凉水，挤干水分，切碎，加作料拌食。每日 2 次。

功效：敛阴润燥、养血止血、下气通肠。适用于高血压、便秘、头痛、面赤、目眩等。

### 4. 荸荠海蜇汤

材料：荸荠、海蜇头各 60 ~ 120 克。

制法：将荸荠洗净，去皮切片，海蜇头漂洗干净，切碎，共置锅内，加水煮汤服食。每日 1 剂，2 ~ 3 次分服。

功效：清热降压、消积化痰。适用于肝郁化火、风阳上扰型高血压。

### 5. 松花蛋淡菜方

材料：松花蛋 1 只，淡菜 30 克，作料适量。

制法：将淡菜泡发，去杂洗净，切末，加入松花蛋、作料拌匀食用，每晚 1 剂，连服 10 ~ 15 日。

功效：滋阴降火、解热除烦。适用于高血压、耳鸣眩晕。

## 饮食怎样降血压

高血压是多种发病因素综合影响的结果，主要与情绪激动、饮食变化、生活规律改变、肥胖、运动量减少等有关。其中膳食营养因素在高血压发病中起着重要作用，比如饮食中的动物脂肪、胆固醇含量较高，钠盐过多，钾、钙过少，蛋白质质量较差，饮酒过多等。尽管原发性高血压不能治愈，但它能通过饮食被有效控制。合理的饮食结构有助于保持血压平稳。合理的饮食原则是低盐、低脂饮食，适当吃些高纤维素，多吃水果、蔬菜和谷物。

山楂、芹菜、玉米等都是不错的降压药。下面为高血压患者提供一些食疗方。

（1）山楂 30 ~ 40 克，粳米 100 克，砂糖 10 克。先将山楂入砂锅煎取浓汁，去渣，然后加入粳米、砂糖煮粥。可在两餐之间当点心服食，不宜空腹食，以 7 ~ 10 天为一疗程。有健脾胃、消食积、散瘀血之功效，适用于高血压、冠心病、心绞痛、高脂血症。

（2）鲜芹菜 500 克，洗净，以沸开水烫约 2 分钟，切细捣烂，绞汁加蜂蜜适量服用，每次服 1 小杯，一日服 2 次。可使血压下降。

（3）桃仁10～15克，粳米50～100克。先将桃仁捣烂如泥，加水研汁去渣，同粳米煮为稀粥。每日1次，5～7天为一疗程。有活血通经、去痰止痛的功效，适用于高血压、冠心病、心绞痛等。

（4）芹菜红枣汤：鲜芹菜250克，红枣4个。芹菜洗净，切碎加红枣，水适量煮汤，分次引用。或芹菜30克，杭菊花12克，共煎汤，代茶饮。或者鲜芹菜250～500克，洗净榨汁，饮服。每日分次饮用。

（5）玉米须冰红茶：玉米须100克，冰糖适量。将玉米须加水适量煎，去渣，加冰糖，再煎片刻至冰糖溶解，代茶饮。每天1剂，连服数天。

## 高血压病人的饮食禁忌

医生经常嘱咐高血压病人要少吃肉，除了这一点，《本草纲目》还记载了一些关于高血压病人在饮食上的禁忌。

（1）控制能量的摄入，提倡吃复合糖类，如淀粉、玉米。少吃葡萄糖、果糖及蔗糖，这类糖属于单糖，易导致血脂升高。

（2）限制脂肪的摄入。烹调时，动物油改为植物油，内含的亚油酸对增加微血管的弹性，防止血管破裂很有好处。

（3）忌刺激性强的蔬菜，如辣椒、大蒜、姜等。

（4）禁油炸、油煎食物和烤食。

（5)忌食富含大量胆固醇的食物,如动物肝脏、肾脏、脑、鸡蛋、猪蹄等，高蛋白食品不宜多吃。

（6）肉汤、鸡汤会促进体内尿酸过量形成，从而加重心、肾、肝的负担。所以高血压患者忌用肉汤、鸡汤。

（7)减少含钠食物的摄入。酱菜、腐乳、咸蛋、腌制品、蛤贝类、虾米、皮蛋以及茼蒿菜、草头、空心菜等蔬菜含钠均较高，应尽量少吃或不吃。

（8）多吃含钾、钙丰富而含钠低的食品，如土豆、茄子、海带、莴笋。含钙高的食品有牛奶、酸牛奶、虾皮。

（9）虽然饮酒对身体的利弊存在争议，有的说饮少量酒有益，有的说有害，但可以肯定的一点是，大量饮酒肯定有害，高浓度的酒精会导致动脉硬化，使病情加重。

## 第三节  对付冠心病，《本草纲目》食疗最有效

### 健康自测：冠心病在你身上发生的概率

冠心病是由于心脏的冠状动脉发生粥样硬化，造成动脉管腔狭窄或阻塞，导致心肌缺血缺氧而引起的心脏病。

冠心病一般比较青睐中老年人，因此，处于这个年龄段的人要特别小心。如果日常生活中出现下列症状，那么就应该及时就医，以免耽误病情。

（1）劳累或精神紧张时出现胸骨后或心前区闷痛，或紧缩样疼痛，并向左肩、左上臂放射，持续3~5分钟，休息后自行缓解。

（2）体力活动时出现胸闷、心悸、气短，休息时自行缓解。

（3）出现与运动有关的头痛、牙痛、肩痛等。

（4）饱餐、寒冷或看惊险影片时出现胸痛、心悸。

（5）夜晚睡眠枕头低时，感到胸闷憋气，需要高枕卧位方感舒适；熟睡或白天平卧时突然胸痛、心悸、呼吸困难，需立即坐起或站立方能缓解。

（6）性生活或用力排便时出现心慌、胸闷、气急或胸痛不适。

（7）听到周围的锣鼓声或其他噪声便出现心慌、胸闷。

（8）反复出现脉搏不齐、不明原因心跳过速或过缓。

### 冠心病患者的饮食妙方

在冠心病患者中，我们常常发现许多人过于肥胖，这些人在饮食上要注意减少热能的摄入，或者通过运动等增加能量的消耗，注意控制体重。

建议冠心病患者应该少吃含脂肪高的食物，通常每天的脂肪摄入量应占总热能的30%以下。胆固醇也要少吃，河鱼或海鱼含胆固醇都较低，如青鱼、草鱼、鲤鱼、黄鱼、鲳鱼等。牛奶和鸡蛋中所含胆固醇量较多，但少量食用，对冠心病患者影响不大，因此不必禁用牛奶和鸡蛋。

肥胖或高脂血症的患者应选用多糖类，如食物纤维、谷固醇、果胶等，可降低胆固醇。肥胖者应限制主食，可多吃些粗粮、蔬菜、水果等含食物纤维高的食物，对防治高脂血症、冠心病等均有益。

黄豆及其制品是冠心病患者的"朋友"。豆类含植物固醇较多，有利于胆酸排出；大豆蛋白有降低胆固醇和预防动脉粥样硬化的作用。因此冠心病患者要多和这个"朋友"保持密切联系。

矿物质和维生素也是冠心病患者必不可少的。多食用新鲜绿叶蔬菜，特别是深色蔬菜富含胡萝卜素和维生素C。水果含维生素C丰富，并含有大量果胶。山楂富含维生素C和胡萝卜素，具有显著扩张冠状动脉和镇静作用。海带、紫菜、发菜、黑木耳等富含蛋氨酸、钾、镁、钙、碘，均有利于冠心病的治疗。另外，蔬菜含大量纤维素，可减少胆固醇的吸收。

## 做冠心病父母的保健大厨

有一位患者，身高160厘米，体重80千克。进入夏季，气温升高，他因为冠心病住进了医院。医生告诉他，在炎热的夏季应注意保护好心脏，当天气闷热、空气中湿度较大时，应减少户外活动。

这位患者出院后，他的女儿回来照顾他，并从医生那取了"经"。在女儿的照料下，他的身体一天比一天好起来，而且体重也有所减轻。那么，他女儿是怎样照顾他的呢？下面我们来看看她的秘诀吧。

1. 山楂益母茶

材料：山楂30克，益母草10克，茶叶5克。

制法：将材料放入杯内，用沸水冲泡，代茶饮用。每日1剂。

功效：清热化痰、活血通脉、降脂。适用于气滞血瘀、心络受阻型冠心病。

## 2. 银杏叶茶

材料：银杏叶5克（鲜品15克）。

制法：将银杏叶放入杯内，用沸水冲泡，代茶饮用。每日2剂。

功效：益心敛肺、化湿止泻。适用于冠心病。

## 3. 山楂柿叶茶

材料：山楂12克，柿叶10克，茶叶3克。

制法：将材料放入杯内，用沸水冲泡，代茶饮用。每日1～2剂。

功效：活血化瘀、降压降脂。适用于冠心病、高脂血症。

## 4. 酸枣仁粥

材料：酸枣仁60克，粳米200克。

制法：先将酸枣仁炒熟，加水煎沸30分钟，去渣，再加入洗净的粳米煮粥食用。每日1剂。

功效：补肝益胆、宁心安神。适用于冠心病之惊悸、盗汗、虚烦不眠、多梦等。

## 5. 洋葱炒肉片

材料：洋葱150克，猪瘦肉50克。

制法：猪瘦肉洗净切薄片，洋葱洗净切片，将油锅烧热，先放瘦肉翻炒，再放洋葱与肉同炒，加作料，再炒片刻即成。

功效：滋肝益肾，化浊去瘀，利湿解毒。主治冠心病、高脂血症、高血压。

## 6. 米粉粥

材料：玉米粉50克，粳米100克。

制法：粳米洗净，玉米粉放入大碗内，加冷水调稀。粳米放入锅内，加清水适量，用武火烧沸后，转用文火煮至米九成熟。

将玉米粉糊倒入，边倒边搅，继续用文火煮至玉米烂成粥。每日2次，早晚餐食用。

功效：滋阴补血、活血化瘀，对治疗肝肾阴虚有助益。

## 饮食帮你拒绝冠心病

现在冠心病的队伍每年都在壮大。这种看似凶猛的疾病，其实只要平时在饮食上多加注意就能起到一定的预防作用。可是有些人，非得等到得了病才想起来要注意饮食，这就是现在大多数人健康观念的误区。

那么，应该怎样从饮食上保养自己呢？下面是一些防治冠心病的食疗方。

（1）红山楂5个，去核切碎，用蜂蜜1匙调匀，加在玉米面粥中服食。每日服1～2次。

（2）鲜鱼腥草根茎，每次用3～6厘米长的根茎放口中生嚼，一日2～3次。对缓解心绞痛、治疗冠心病很有帮助。

（3）黑芝麻60克，桑葚60克，白糖10克，大米30克。将黑芝麻、桑葚、大米洗净，同放入罐中捣烂。砂锅内放清水3碗，煮沸后加入白糖，待糖溶、水再沸后，徐徐加入捣烂的三味，煮成糊状食用。

（4）芹菜根5个，红枣10个，水煎服，食枣饮汤。每日2次。

（5）水发海带25克，与粳米同煮粥，加盐、味精、麻油适量，调味服食。每日早晚服食。

（6）将鲜葛根切片磨碎，加水搅拌，沉淀取粉。以葛根粉30克、粳米100克煮粥，每日早晚服食。

（7）玉米粉50克用冷水调和，煮成玉米粥，粥成后加入蜂蜜1匙服食。每日2次。

（8）荷叶、山楂叶各适量，水煎或开水冲泡，代茶随饮或每日3次。

（9）菊花、生山楂各15～20克，水煎或开水冲浸。每日1剂，代茶饮用。

（10）柠檬 1 个，切成片，用蜂蜜 3 匙浸透，每次 5 片，加入玉米面粥内服食。每日服 2 次。

## 冠心病患者的饮食禁忌

前面讲了冠心病应该吃什么，下面我们再说说冠心病患者的饮食禁忌。

（1）吃水果和蔬菜虽好，但要维持营养平衡。

（2）减少盐的摄食量。摄食盐量低可以降低血压，并且减少患冠状动脉病的危险。

（3）忌食含高脂肪的食物，如肥猪肉、肥羊肉等；忌食含高胆固醇的食物，如猪皮、猪肝、脑髓、鱼子、蟹黄、全脂奶油、腊肠等；忌食含高热能及高碳水化合物的食物，如冰淇淋、巧克力、蔗糖、油酥甜点心、蜂蜜、各种水果糖等。

（4）忌辛辣刺激之物，如辣椒、芥末、胡椒、咖喱、咖啡等。

（5）不要吃不易消化的食物。

（6）不宜食用菜籽油。

（7）不宜饮酒。


# 第四节　化敌为友，时珍食疗让你远离高脂血症

## 健康自测：简易自查高脂血症

高脂血症本来是中老年人的常见病，但是由于人们越来越不注意饮食，因此，高脂血症也开始威胁年轻人的健康。血脂增高，特别是血胆固醇增高，既是动脉硬化性心脑血管病的主要原因之一，又与缺血性心脏病的发生率有明显关系，应引起重视。而人体内的胆固醇与中性脂肪需通过血液检查才能查出，以下方法可供自我判断。

（1）胆固醇过高时，皮肤上会鼓起黄色小斑块，多长在眼皮、胳膊肘、大腿、脚后跟等部位。

（2）中性脂肪过高时，皮肤内会出现许多小指头大小的柔软小痘状物，皮色正常，主要长在背、胸、腕、臂等部位，不痛不痒。

（3）手指交叉处如果变成黄色，表示体内的胆固醇和中性脂肪都过高。

（4）肥胖者胆固醇积于肝脏内会引起肝肿大，在深呼吸时可触到肝脏下缘。

（5）睑黄疣是中年妇女血脂增高的信号。睑黄疣为淡黄色小皮疹，多发生在眼睑上。初起如米粒大，微微高出皮肤，与正常皮肤截然分开，边界不规则，甚至可布满整个眼睑。

## 高脂血症患者也要大胆地吃

在《本草纲目》中，虽然李时珍也记载了饮食的注意事项，但他从来没有要求哪种疾病的患者这不能吃，那不能吃。而现代人，尤其是高脂血症的患者，往往被医生告知，不能吃的东西多，能吃的东西少，因此经常为吃而"提心吊胆"，生怕吃得不合适，"铸成健康大错"。其实高脂血症患者大可不必如此紧张，看了本节，你就可以放心大胆地想吃就吃了。

高脂血症是指血浆脂质的一种或多种成分的浓度高于正常。一般成人的血脂正常值是：胆固醇不超过 250 毫升，甘油三酯不超过 150 毫克。

合理的饮食是治疗高脂血症的有效和必要措施。目前使用的降脂药物均有一定的副作用，所以，只有在饮食治疗无效时，才考虑药物治疗。若是单纯高胆固醇，则应限制胆固醇的摄入，每天摄入胆固醇应低于 200 毫克。一个鸡蛋中含胆固醇 250 ～ 300 毫克，故应控制食用。动物油的摄入也应减少。若是单纯高甘油三酯，则应限制食物的总量，尤其是要限制糖类食物的摄入，并适当限制动物脂肪和胆固醇的摄入。如果胆固醇与甘油三酯一并增高，则应将以上的原则结合起来考虑。

那么，高脂血症患者在饮食上应该注意哪几点呢?

（1）控制饭量。过量的碳水化合物会转化为脂肪，所以每餐的主食应定量。

（2）控制脂肪的摄入量。少吃高脂肪食物，如动物油、肉类等。

（3）控制胆固醇的摄入量。少食动物肝脏、蟹黄、鱼子等。

（4）增加不饱和脂肪酸的摄入。多吃富含不饱和脂肪酸的食物是有好处的，因为它有降低胆固醇的作用。各种植物油、深海鱼油等都含有不饱和脂肪酸。

（5）多食豆类食物。多吃含纤维素、维生素的食物，如粗粮、大蒜、芹菜、粗燕麦、苹果、洋葱、茄子、海带、香菇、山楂等食品。可以促进胆固醇的排泄，降低血脂，有预防动脉硬化的作用。

## 用食物拦住血脂的上升趋势

李时珍认为，山楂能"化饮食，消肉积"，可用于治疗肉类脂肪过多所致疾患。现代研究证明，山楂还可以扩张血管、降血压、强心、抗心律不齐等。因此，中医常用山楂来治疗高脂血症、动脉粥样硬化、冠心病等。下面我们就来看一些和山楂有关的食疗方。

### 1. 山楂大枣酒

材料：山楂片 300 克，大枣、红糖各 30 克，米酒 1000 毫升。

制法：将山楂片、大枣、红糖浸入米酒内，密封贮存，每日摇荡 1 次，5 日后即成。每次饮 30 ~ 50 毫升。每日 1 ~ 2 次。

功效：散瘀、养血活血。适用于高脂血症。

### 2. 山楂粥

材料：山楂 30 ~ 45 克（或鲜山楂 60 克），粳米 100 克，砂糖适量。

制法：将山楂煎取浓汁，去渣，与洗净的粳米同煮，粥将熟时放入砂糖，稍煮 1～2 沸即可食用。10 日为 1 个疗程。

功效：健脾胃、助消化、降血脂。适用于高血脂、高血压、冠心病，以及食积停滞、肉积不消，但不宜空腹及冷食。

### 3. 山楂消脂饮

材料：鲜山楂 30 克（干 15～20 克），荷叶 15 克，生槐花 5 克，决明子 10 克。

制法：上药洗净，放锅中煎煮，去渣去汁，加白糖少量调味，代茶频饮，可常服。

功效：降低血脂。

### 4. 山楂瓜皮饮

材料：山楂 4～5 颗，西瓜皮 50 克。

制法：山楂、西瓜皮洗净切碎，以开水泡茶饮用。

功效：降低血脂，防治"三高"。

### 5. 山楂荷叶茶

材料：山楂 30 克，荷叶 10 克。

制法：将材料洗净，水煎取汁，代茶饮用。每日 1～2 剂。

功效：清热降脂、活血化瘀。

除山楂外，下面这些食疗方对高脂血症也有明显疗效。

### 1. 枸杞泽泻汤

材料：枸杞子 30 克，泽泻、山楂各 15 克。

制法：水煎服，每日 1 剂，2 次分服。

功效：补肾养肝、清热降脂。

### 2. 素炒洋葱

材料：洋葱 150～200 克，作料适量。

制法：按常法烹制食用。每日 1 剂，常食有效。

功效：化湿祛痰、和胃下气、解毒杀虫。适用于高脂血症、高血压、糖尿病等。

### 3. 海带豆腐汤

**材料**：水发海带 150 克，豆腐 200 克，作料适量。

**制法**：按常法煮汤服食。每日 1 剂。

**功效**：清热利水、化瘀软坚。

### 4. 大蒜萝卜汁

**材料**：生大蒜 60 克，生萝卜 120 克。

**制法**：先将生大蒜剥皮，洗净、切碎，剁成大蒜糜汁，备用。将生萝卜除去根须，洗净，切碎，放入家用果汁搅绞机中绞压取汁，用洁净纱布过滤后，将大蒜与萝卜汁充分拌和均匀，也可加少许红糖调味。早晚各 1 次分服。

**功效**：杀菌消炎、降脂。适用于各种类型的高脂血症，对中老年湿热内蕴、气血瘀滞型高脂血症患者尤为适宜。

### 5. 芹菜红枣饮

**材料**：新鲜芹菜 150 克，红枣 15 枚。

**制法**：先将芹菜洗净，切碎，与红枣同入砂锅，加水浸泡片刻，中火煎煮 30 分钟，过滤取汁即成。早晚 2 次分服。

**功效**：平肝清热、补虚降脂。主治各种类型的高血脂。

### 6. 绿豆萝卜灌大藕

**材料**：大藕 4 节，绿豆 200 克，胡萝卜 125 克。

**制法**：将绿豆洗净，置温水中浸泡 30 分钟后滤干。胡萝卜洗净，切碎捣成泥，用适量白糖将绿豆和胡萝卜调匀。藕洗净，用刀切开靠近藕节的一端，切下部分留作盖。将和匀的绿豆萝卜泥塞入藕洞内，塞满为止，将切下部分盖在原处，用竹签插牢，上锅隔水蒸熟，当点心吃。

**功效**：降低血脂。

### 7. 海带绿豆汤

**材料**：海带、绿豆、红糖各 150 克。

制法：将海带浸泡，洗净，切块，绿豆洗净，共煮至豆烂，用红糖调服。每日2次，可连续食用。

功效：清热、养血。适用于高血脂、高血压等症。

8. 杜仲茶

材料：杜仲叶5克，优质乌龙茶5克。

制法：用开水冲泡，加盖5分钟后饮用，每日1次。

功效：补肝肾、强筋骨、降血压。适用于高血压、高血脂等症。

9. 泽泻粥

材料：泽泻15～30克，粳米50～100克，砂糖适量。

制法：先将泽泻洗净，煎汁去渣，与淘净的粳米共煮成稀粥，加入砂糖，稍煮即成。每日1～2次，温热服。

功效：降血脂、泻肾火、消水肿。适用于高脂血症、小便不利、水肿等。阴虚病人不宜用。

10. 菊花决明子粥

材料：菊花10克，决明子10～15克，粳米50克，冰糖适量。

制法：先把决明子放入砂锅内炒至微有香气，取出，待冷后与菊花煎汁，去渣取汁，放入粳米煮粥，粥将熟时，加入冰糖，再煮1～2沸即可食。每日1次，5～7日为1个疗程。

功效：清肝明目，降压通便。适用于高血压、高脂血症以及习惯性便秘等。大便泄泻者忌服。

## 高血脂患者的饮食禁忌

高血脂一般发生在老年人身上，由于老人肝脏分解代谢减慢，分解脂肪的脂酶活性减弱，易造成脂肪堆积，使血脂在动脉壁上沉着，造成动脉硬化，高血脂。但是高血脂患者也不必什么都不敢吃，只要牢记一些禁忌就可以。

（1）忌食含脂肪高的食物，如肥猪肉、肥羊肉、肥鸡、肥鸭、肥鹅；忌食含胆固醇高的食物，如猪皮、猪蹄、带皮蹄膀、肝脏、脑髓、鱼子、蟹黄、蛋黄等。

（2）忌食精制糖，如白砂糖、绵白糖、冰糖等。食糖宜选用含灰分高的红糖、糖蜜、玉米糖、蜂蜜等。

（3）忌食富含油脂类成分的黄油、奶油、乳酪等添加类食品。

（4）忌暴饮暴食，食物宜清淡。

（5）忌酒。饮酒可能使血中的高密度脂蛋白升高，加强防治高胆固醇血症的作用。饮葡萄酒较合适，但必须严格限制摄入量，如有高血压、糖尿病与肝胆疾病等则宜戒酒。饮酒对甘油三酯升高者不利，酒精除供给较高的热量外，还使甘油三酯在体内合成增加。因此，权衡利弊，对防治心血管病而言，专家们多主张限酒或戒酒。


## 第五节　本草食物对痛风的绝地反击

### 健康自测：你是否会成为痛风的下一个目标

大多数疾病在爆发之前都会向身体发出警告，如果你能了解并注意到这些征兆，就能尽早地采取措施，把它消灭。想知道自己是否患有痛风的危险，那么赶紧来做下面这道健康测试题吧！凡是有下列情况中任何一项的人，都应该去医院检查，以便及早发现痛风。不要等到出现典型的临床症状才想起来去医院，即便首次检查尿酸正常，也不能轻易排除痛风及高尿酸血症的可能。

（1）肥胖的中年男性及绝经期后的女性。

（2）高血压、动脉硬化、冠心病、脑血管病患者。

（3）糖尿病（主要是 2 型糖尿病）患者。

（4）原因未定的关节炎，尤其是中年以上的患者，以单关节炎发作为主要特征。

（5）肾结石，尤其是多发性肾结石及双侧肾结石患者。

（6）有痛风家族史的人。

（7）长期嗜食肉类并有饮酒习惯的中年人。

## 用饮食做健康盾牌，痛风不敢来

俗话说："兵来将挡，水来土掩。"那么，痛风来了，我们用什么来做健康的盾牌呢？当然是饮食。下面就看看药王李时珍是怎样遏制痛风的。

（1）多吃高钾质食物，例如香蕉、西蓝花、西芹等。钾质可减少尿酸沉淀，有助将尿酸排出体外。中医学认为，固肾的食物有助排泄尿酸，平日可按"六味地黄"（熟地、山茱萸、山药、泽泻、丹皮、茯苓）配方煎水饮用，以收滋阴补肾功效。

（2）多吃行气活血、舒筋活络的食物。例如可用桑寄生（一人分量为15克）煲糖水，不要放鸡蛋，可加莲子。

（3）白茅根饮。鲜竹叶、白茅根各10克。鲜竹叶和白茅根洗净后，放入保温杯中以沸水冲泡30分钟，代茶饮，有利尿功效。

（4）玉米须饮。鲜玉米须100克，加水适量，煎煮1小时滤出药汁，小火浓缩至100毫升，停火待冷，加白糖搅拌吸尽药汁，冷却后晒干压粉装瓶。每日3次，每日10克，用开水冲服，具有利尿作用。

（5）苹果醋加蜜糖。苹果醋的酸性成分具杀菌功效，有助排除关节、血管及器官的毒素。经常饮用，能调节血压、通血管、降胆固醇，亦有助于治疗关节炎及痛风症。饭后可将1匙苹果醋及1匙蜜糖加入半杯温水内，调匀饮用。

## 痛风患者的饮食禁忌

痛风患者都知道日常饮食少吃荤，多吃素，于是许多病人就单纯地理解为：少吃肉，多吃菜。但实际上，许多蔬菜对痛风病人来讲也不宜多吃，比如高嘌呤食物。豆苗、黄豆芽、绿豆芽、菜花、香菇，这几种蔬菜中每100克含嘌呤高达150～500毫克，属于高嘌呤食物，其嘌呤的含量与带鱼、鸡汤、肉汤、鸭汤、乌鱼、动物肝、肾等相仿，而高于虾、蟹、鸡肉、猪肉、牛羊肉、豆类和豆制品等。

痛风病人通常本着不吃荤，多吃素的原则，没想到恰恰把大量的嘌呤吃进体内，其后果就是加大痛风发作的风险。那么，痛风病人到底应该怎么吃呢？下面列出了各种食物的嘌呤含量，以供参考。

低嘌呤食物（每 100 克食物含嘌呤 <25 毫克）；

中等嘌呤食物（每 100 克食物含嘌呤 25 ~ 150 毫克）；

高嘌呤食物（每 100 克食物含嘌呤 150 ~ 1000 毫克）。

说明：这只是个原则估计，在临床实践中需按实际情况进行必要的调整。

含少量嘌呤食物，病人可随意选食，不必严格控制。

（1）主食类：米、麦、面类制品、淀粉、高粱、通心粉、马铃薯、甘薯、山芋等。

（2）奶类：黄油、牛奶、乳酪、冰淇淋等。

（3）荤食：蛋类以及猪、鸡、鸭血等。

（4）蔬菜类：大部分蔬菜均属于低嘌呤食物。

（5）水果类：水果基本上都属于低嘌呤食物，可以放心食用。

（6）油脂类：植物油、瓜子、黄油、奶油、杏仁、核桃、榛子、干果、糖、蜂蜜等。

（7）饮料：矿泉水、苏打水、可乐、汽水、麦乳精、茶、果汁、咖啡、巧克力、可可、果冻等。

（8）其他：酱类、蜂蜜及调味品。

含有中等量嘌呤食物，缓解期的病人可从其中选用一份动物性食品和一份蔬菜，但食用量不宜过多。

（1）豆类及豆制品：豆制品（豆腐、豆干、乳豆腐、豆奶、豆浆）、干豆类（绿豆、红豆、黑豆、蚕豆）、豆苗、豆芽等。

（2）肉类：家禽、家畜肉等。

（3）水产类：草鱼、鲤鱼、鳕鱼、比目鱼、鲈鱼、螃蟹、鳗鱼、鳝鱼、香螺、鲍鱼等。

（4）蔬菜类：菠菜、笋（冬笋、芦笋、笋干）、豆类（四季豆、青豆、菜豆、豌豆）、海带、金针、银耳、蘑菇、菜花等。

（5）其他：花生、腰果、芝麻、栗子、莲子、杏仁等。

含嘌呤较高的食物，无论处于急性期或缓解期的痛风病人均应禁食。

（1）豆类及蔬菜类：黄豆、香菇、扁豆、紫菜。

（2）肉类：家禽及家畜的肝、肠、心、肚、肺、脑、胰等内脏。

（3）水产类：鱼类（鱼皮、鱼卵、鱼干以及沙丁鱼、凤尾鱼等海鱼）、贝壳类、虾类、海参。

（4）其他：酵母粉、各类酒。

除了上面提到的这些，痛风病人还要用适当的办法减轻体重，要多喝水，以减少尿酸结石的形成，保护肾脏。


# 第六节　抗击癌症，创造奇迹的本草食疗方

## 健康自测：早期肿瘤早发现

掌握一些预防癌症的基本知识能帮助你很好地预防癌症的发生。很多人生活方式很不健康或者存在很大的隐患而不自知。为了健康，审视一下你的生活方式和习惯，看看你生活中存不存在癌症的诱因，尽量把癌症消灭在无形中。

自我检查对尽早发现肿瘤非常重要。检查可定期在每月的某天于沐浴后进行。地方只需光线充足，较为清静，不受外界骚扰便可，如设有一面大镜子则更理想。检查很简单，无须特别仪器，只需以手和眼触摸和观察所检查的部位是否正常。倘若细心行事，便可能发现一些不易看见的病症。

（1）皮肤检查：进行皮肤检查，必须仔细观察身体上下（从头到脚）、前后每一部位，包括胸部、腹部、背部、臀部和四肢，

以及乳房下方皱褶之处、下巴、毛发、指甲床等。留意这些部位是否正常，有没有出现任何变化。例如，痣、粉刺或疤痕的面积、颜色与表面有没有改变，皮肤上的溃疡是否经久不愈，是否感到刺痛、麻木、反应迟钝。把所有发现一一记录下来，然后在每次检查后比较不寻常之处有没有变大、变色或出现其他变化。

（2）脸部检查：观察脸庞是否左右对称、是否水肿，脸上的痣有没有增加或改变。

（3）眼部检查：观察眼球是否发黄、发红，眼睑是否苍白无力，眼角有没有不正常的现象。

（4）鼻子检查：用食指将鼻尖轻往上推，观察鼻孔内部是否有变化，再用手指轻摸鼻子外部，看看是否有肿胀或不正常的现象。

（5）耳朵检查：分别用左右手的拇指、食指和中指，轻捏整个耳朵凹陷的部分，留意是否有硬块或疼痛感觉。

（6）口腔检查：观察嘴唇的颜色、张合幅度和形状是否正常，触摸嘴唇和嘴角，看看是否有硬块。把口张开，观察两颊内部黏膜及牙龈部分（特别是假牙附近）有没有出现红肿、破损、斑点或裂痕，以及变硬或变厚等，还需留意有没有白色的斑痕。若咽喉部分感到异常，必须留意声音是否沙哑，进食时是否感到疼痛或难以吞咽。留意舌头伸缩运转是否灵活，有没有偏位、震颤、不对称的现象，活动是否自如。舌头的颜色和表面、舌尖及舌边是否有变化。再将舌尖向上卷缩，看舌腹的静脉是否曲张、发肿或长出任何白色的东西。

（7）颈部检查：主要是有系统地触摸所有头颈部的淋巴结，前面的包括耳前、颏下、扁桃体、锁骨等，后面包括耳后、枕骨、浅颈部等。以食指及中指轻压每一淋巴组织，留意其上皮肤的移动状况，并察觉淋巴结的大小、形状和轮廓，如发现有异常之处，便须加倍留意是否有单侧的鼻塞、流鼻血或耳塞等情况。

（8）甲状腺检查：头向后仰，以拇指轻压颈部，留意甲状腺的大小、坚实度、移动性，以及皮肤的颜色是否有改变。

（9）乳房检查：女性的乳房检查应在每次月经过后一周内进行，停经者则应自行选定一天，每月定期进行。如家族中曾有患乳癌者，检查时更应仔细留心。男性也有机会患上乳癌，只是其比例远低于女性。站在或坐在镜前，双肩自然垂下，细看两侧乳房是否大小、高低不一，形状有异；乳房皮肤是否皱缩或是凹陷；乳头表皮是否有变。轻压乳头时有没有分泌物流出。然后高举双臂，再做同样的检查。上身向前弯曲 30°～40°，看乳头是否缩陷或乳房轮廓有没有变化。身体仰卧，把浴巾或小枕头垫于左肩下，左臂枕于颈下，右手五指并拢，由外至内顺序按压整个左乳房，留意是否有硬块或厚感。还要特别注意左乳外侧上方及腋下的淋巴结是否有异样。然后再以同样方法检查右乳。

（10）腹部检查：先观察腹部的外形、皮纹、颜色、血管及毛发有没有异样。肚脐有没有变色或流出分泌物。身体平躺，两膝屈曲，放松腹部，双手五指并拢，轻轻压摸整个腹部，检查是否有硬块或感到疼痛。

（11）阴部检查：轻按睾丸及阴茎，检查是否有硬块或其他异样，并观察龟头部分是否异常。检查睾丸时，可以食指及中指按一边，另以大拇指按着另一边，然后轻轻转动睾丸，轻按每一细微之处，仔细留意是否有某部分凸起，或睾丸是否变大。

（12）分泌物检查：如有咳痰，应注意其颜色、浓度、气味，以及察看是否有血丝。小便的尿径、流速、尿量、颜色是否有变。大便的粗硬度、干稀度是否正常，是否显示食物完全消化，并要特别注意粪便的颜色。例如，是否色黑而亮、带有咖啡色或红色的血丝及血块等。

## 警惕癌变的信号

其实许多疾病发病前都有预兆，癌症也如此。警惕癌前病变能帮助你更早地发现癌症，从而为自己赢得宝贵的治疗时间。

（1）吞咽食物时有哽噎感、疼痛、胸骨后闷胀不适、食管内有异物感或上腹部疼痛，是食管癌的首发信号。

（2）上腹部疼痛。平时一向很好，逐渐发现胃部（相当于上腹部）不适或有疼痛，服止痛、止酸药物不能缓解，持续消化不好，此时应警惕胃癌的发生。

（3）刺激性咳嗽，且久咳不愈或血痰。肺癌多生长在支气管壁。由于癌细胞的生长，破坏了正常组织结构，强烈刺激支气管，引起咳嗽。经抗生素、止咳药不能很好缓解，且逐渐加重，偶有血痰和胸痛发生。此种咳嗽常被认为是肺癌的早期信号。

（4）乳房肿块。正常女性乳房质地柔软。如果触摸到肿块，且年龄是40岁以上的女性，应考虑有乳腺癌的可能。

（5）阴道异常出血。正常妇女的月经每月一次，平时不会出现阴道出血。如在性交后出血，可能是患宫颈癌的信号。性交后出血一般量不多，如果能引起注意，有可能发现早期宫颈癌。

（6）鼻涕带血。鼻涕带血主要表现为鼻涕中带有少量的血丝，特别是晨起鼻涕带血，往往是鼻咽癌的重要信号。鼻咽癌除鼻涕带血外，还常有鼻塞，这是由于鼻咽癌症块压迫所致。如果癌症压迫耳咽管，还会出现耳鸣。所以，鼻涕带血、鼻塞、耳鸣、头痛特别是一侧性偏头痛，均是鼻咽癌发生的危险信号。

（7）腹痛、下坠、便血。凡是30岁以上的人出现腹部不适、隐痛、腹胀，大便习惯发生改变，有下坠感且大便带血，继而出现贫血、乏力、腹部摸到肿块，应考虑大肠癌的可能。其中沿结肠部位呈局限性、间歇性隐痛是大肠癌的第一个报警信号。下坠感明显伴有大便带血，则常是直肠癌的信号。

（8）右肋下痛。右肋下痛常被称为肝区痛，此部位痛常见于肝炎、胆囊炎、肝硬化、肝癌等。肝癌起病隐匿，发展迅速，有些患者右肋下痛持续几个月后才被确诊为肝癌。所以右肋下疼应视肝癌的信号。

（9）头痛、呕吐。头痛等多发生在早晨或晚上，常以前额、后枕部及两侧明显。呕吐与进食无关，往往随头痛的加剧而出现。

头痛、呕吐是脑瘤的常见临床症状，应视为颅内肿瘤的危险信号。

（10）长期不明原因的发热。造血系统的癌症，如恶性淋巴瘤、白血病等，常有发热现象。恶性淋巴瘤临床表现为无痛进行性淋巴结肿大，同时，病人可出现发热、消瘦、贫血等症状。因此，长期原因不明地发热应疑是造血系统恶性肿瘤的信号。

## 十二种癌症打招呼的方式

当癌症来临的时候，它会以其方式打招呼。现在我们就来看看常见的十二种癌症是以什么形式登场的。如出现以下症状，应立刻求医，以便及早发现病症，尽早接受治疗。

（1）鼻咽癌：耳鸣、耳塞、重听、鼻塞、偏头痛、流鼻水、鼻涕带血。

（2）肺癌：原因不明的久咳、痰带血丝或血块。

（3）口腔癌：口腔出现原因不明的肿块、白斑、溃疡、流血或感觉麻痹。

（4）喉癌：声音沙哑，长期不愈。

（5）食道癌：消化不良或吞咽有困难。

（6）胃癌：胃部不适，食欲减退，对食物之喜好有变。

（7）大肠癌：大便习惯改变，有时泄泻或便秘，便中带血，或排出黑色粪便。

（8）肝癌：上腹疼痛、全身虚弱、腹部积水、肝肿大发硬、黄疸。

（9）泌尿癌：频尿量少、腹痛、尿中带血、尿径小、排尿困难。

（10）子宫颈癌：阴道有不正常出血或分泌物、有恶臭。

（11）乳癌：乳房出现肿瘤或硬块。

（12）皮肤癌：皮肤溃烂，长久不愈，痣的大小和颜色有变化。

## 食疗是对抗癌症最有力的武器

许多癌症都能被治愈，从饮食上、心理上正确调整，有益于病人的康复。

李时珍生活在明代，当然没见过现代人五花八门的癌症，更不用说放疗、化疗等治疗手段。但是不管遇到什么疾病，中医所强调的固本扶正都是最根本的手段，李时珍也强调了这一点。正确地运用食疗，不仅能为身体提供所必需的营养，而且还能遏制癌细胞生长，给生命带来希望。

医学研究证明，合理调配饮食可以改善病人营养状况，使其更好地接受手术治疗或化学、放射治疗，延长其生命，直至康复。

### 1. 饮食以病人喜好为原则

俗话说，"食无定味，适口者珍"。中医认为，胃以喜为补。所以饮食不应过分限制。这也忌口，那也不能吃，会使病人无所适从，食性索然，从而使营养摄取受到影响，对病人康复有害无益。但饮食的一些基本禁忌原则还是要遵循的，例如水肿少盐，糖尿病少糖等。

### 2. 定时定量、少食多餐

癌症病人普遍食欲不佳，所以饮食应注意增加食品花样，保证色、香、味俱全，清淡可口，这样有利于提高食欲。定时定量，少食多餐，食物易于消化，有利于胃肠道功能恢复。部分病人味觉异常，食欲很差，可进食少量的腐乳、辣酱之类以增强食欲，也可适当服些健脾胃的中药和助消化药。

### 3. 宜高蛋白低脂肪饮食

注意增加鸡、鱼、蛋、奶、瘦肉、豆制品等优质蛋白的摄入。蛋白质种类的多样化，能充分发挥互补作用，提高营养价值。

### 4. 多食新鲜蔬菜和水果

许多新鲜的水果和蔬菜不仅含有丰富的维生素、纤维素、微量元素，也有一定抗癌作用。例如，胡萝卜、白菜、青椒、菠菜、香菜、花菜、韭菜、芦笋、蘑菇、香菇、银耳、木耳、柑橘、草莓、西红柿、海参、紫菜、芹菜、薏苡仁、山楂、苹果、大枣、甘薯、无花果、猕猴桃、菠萝、蜂蜜等。

### 5. 尽量减少糖类食品的摄入

研究表明，癌细胞的能量主要来源于糖，癌细胞对糖的摄取能力是正常细胞的 10～20 倍。大量食用糖类食品，无疑会加速癌细胞的生长，促进病情发展，所以应减少糖类摄入。但不是禁用，因为糖也是人体所必需的营养物质。

### 6. 食物不宜过分精细

精米、精面系精加工食品，所含维生素损失严重且纤维含量低，对健康不利。玉米、小米、豆类可补其不足。粗细混食，平衡益人。病人饮食也不宜过分追求奇、稀、贵、缺之物。

### 7. 采用科学的烹饪方法

病人饮食的烹饪方法以蒸、煮、烩、炒、汤为主。调味应低盐清淡。不食霉变食物。热证忌姜、葱、蒜、辣椒等热性刺激性食物，寒证忌寒凉冰冻食物。对于证性不明者，安全可靠的办法是大寒大热的食品不食，或以食之舒适为宜。

### 8. 增加微量元素的摄入

可食一些干果类，例如核桃、蚕豆、瓜子、花生、杏干等。因为其中含有多种微量元素，对抗癌有益。

### 9. 保障纤维素的摄入

纤维素虽无直接营养价值，但对维护人体健康是不可缺少的。食物丰富的纤维素，能够保持大便通畅，可增加癌细胞分泌的毒素及代谢产物的排泄。所以，病人应增加富含纤维素食物的摄入，每天应有一次大便。便秘者可进食花生、核桃、芝麻、蜂蜜之类食品。

# 抗癌食谱：有癌治癌，无癌防癌

大蒜在日常生活中十分常见，我们对它再熟悉不过。可是你知道吗？就是这么普通的食物，有着十分显著的抗癌功效。《本草纲目》中把大蒜称为"葫"，又名独蒜、胡蒜，为百合科多年生草本植物大蒜的鳞茎，全国各地均产。防癌治癌可以用大蒜熬粥，具体做法如下：

材料：大蒜 5 枚，大米 100 克。

制法：将大蒜去皮，择净，捣烂备用。取大米淘净，放入锅中，加清水适量煮粥，待熟时调入蒜泥，再煮 1～2 沸即成。每日 1 剂。

功效：该粥具有温中消食，解毒杀虫的作用。适用于脾胃虚寒，脘腹冷痛的人。但应注意以下两点：

（1）《本草纲目》中记载："大蒜辛、温、有毒，久食损人目。"

（2）过食易动火，耗血，故阴虚火旺者慎用。

有人接受不了大蒜的味道，那么用猕猴桃做粥也是可以的。《本草纲目》记载："其形象梨，其色如桃，而猕猴喜食，故有其名。"现代研究发现，猕猴桃具有良好的抗癌作用。

材料：鲜猕猴桃汁、大米各 100 克。

制法：将鲜猕猴桃择洗干净，榨汁备用。取大米淘净，放入锅中，加清水适量煮粥，待熟时调入猕猴桃汁，煮至粥熟服食。每日 1 剂。

功效：该粥具有清热生津，和胃消食，利尿通淋的作用。适用于热病后烦渴口干，食欲不振，消化不良，小便淋沥涩痛，湿热黄疸等。

《本草纲目》中还记载，多吃猕猴桃会"冷脾胃，动泄癖"，故脾胃虚寒，大便溏薄者慎用。

除了这两款粥以外，下面再介绍一些防癌、抗癌的食疗方。

## 1. 菱角芋头羹

材料：菱角粉 50 克，芋头 250 克，白糖 20 克。

制法：芋头在清水中浸泡片刻，放入布袋中捶打搓揉，除去外皮及杂质，洗净，切成碎丁，放入砂锅，加清水，大火煮沸后，改小火煨煮约10分钟，撒入菱角粉和白糖，边撒边搅，待其黏稠成羹状即成。

功效：益气健脾、通络散结、防癌抗癌。适用于各期乳腺癌。

### 2. 大枣炖兔肉

材料：大枣60克，兔肉250克，料酒、葱花、姜末、盐、味精、五香粉、香油各适量。

制法：大枣洗净去核，兔肉洗净，入沸水焯透，捞出，清水过凉后，切成小块，与大枣同放砂锅内，加清水，大火煮沸，烹入料酒，改小火炖约40分钟。待兔肉酥烂，加入葱花、姜末、盐、味精、五香粉，再煮至沸腾，淋入香油即成。吃兔肉、大枣，饮汤汁。

功效：补气血、恢复体力。适用于乳腺癌术后气血两虚、神疲乏力、精神不振等症。

### 3. 红烧菜花

材料：菜花250克，胡萝卜、鲜香菇各100克，葱末、酱油、白糖、食盐、味精、植物油、高汤各适量。

制法：将菜花洗净，掰成小块；胡萝卜洗净，去皮切块；鲜菇洗净，去蒂，切块待用。炒锅上火，下油，油热后下葱花煸香，投入菜花、胡萝卜煸炒。加入酱油、白糖、盐、高汤少许，武火烧开，改文火烧；加入鲜香菇，烧至菜花入味、汤汁收尽，加入味精调匀即可。

功效：菜花具有防癌抗癌作用，与胡萝卜、鲜香菇配伍，更具抗癌作用。常食此菜不但能增强人体正气，提高抗病功能，还能明目、泽肤、抗癌长寿。

### 4. 炒扁豆

材料：扁豆400克，葱白20克，大蒜10克，生姜、植物油、食盐、白糖、味精等各适量。

制法：将扁豆折去两头，洗净，斜切成约4厘米长的条状；葱白、大蒜、生姜等各洗净，切成细丝。将炒锅用武火加热，倒入植物油烧至六成热时，加入姜丝、扁豆条、适量食盐，翻炒至熟，加入葱丝、蒜丝、白糖，撒上味精，翻炒均匀，即可装盘。

功效：能抑制肿瘤的生长，起到防癌抗癌的作用。

注意：生扁豆对人体有害，但高温可使其毒性消失，故食用前应烧熟。

### 5. 鸡蛋炒番茄

材料：番茄 400 克，鸡蛋 2 个，植物油 50 克，白糖、酱油、食盐、葱花、味精、水各适量。

制法：将番茄洗净，用开水烫一下，剥去皮，切片，待用。将鸡蛋磕入碗内，打散待用。炒锅上火，下油，热后倒入鸡蛋，摊匀，放入葱花，倒入番茄，加白糖，翻炒几下，加入酱油、食盐、水各少许，开锅后调入味精，搅匀即可。

功效：番茄含多种维生素，尤以维生素 C 较多。番茄红素属于胡萝卜素的一种，即使煮熟之后，仍保留在番茄里，有防癌作用。

### 6. 荸藕甘露汁

材料：马蹄（荸荠）20 个（大的），鲜藕 150 克，梨 2 个（大的），蜂蜜 1 匙。

制法：将马蹄洗净，去皮及蒂；莲藕洗净，去皮、去节；梨洗净，去皮、去蒂。将上述三物绞烂成汁，倒入砂锅内烧开，调入蜂蜜，搅匀即可。

功效：诸汁合饮，营养丰富。可防治咽喉癌、食管癌、肺癌、胃癌，特别对肺胃津伤、阴虚烦渴者疗效更佳。

### 7. 海参香菇猪肉汤

材料：水发海参 150 克，鲜香菇 100 克，瘦猪肉 100 克，料酒 1 匙，生姜 2 片，食盐、味精、麻油、水各适量。

制法：将海参洗净切丁；猪肉洗净，剁成肉末。将鲜香菇去蒂，洗净，撕成片。炒锅上火，加入清水，下姜片、肉末、料酒煮开后，加入海参丁和香菇一同炖汤，调入食盐、味精、麻油少许后即成。

功效：香菇含有抗癌作用的多糖化合物，与猪肉、海参同用，有一定的抗癌功效。

## 少食多餐，让胃癌渐行渐远

胃癌是源自胃黏膜上皮细胞的恶性肿瘤，占胃恶性肿瘤的95%。胃癌在我国发病率很高，死亡率占恶性肿瘤的第一位。胃癌产生原因主要是饮水及粮食中硝酸盐、亚硝酸盐含量偏高，而两者在人体胃中可能与胺类结合，形成亚硝胺这种很强的致癌物质。

预防胃癌，平时饮食要注意多吃大蒜、洋葱、菌菇类、西红柿、花椰菜，这5类食物有明显的抗癌功效。

《本草纲目》建议胃癌患者忌暴饮暴食，保持清淡的饮食原则。饮食定时定量，可少食多餐，多吃新鲜水果和蔬菜。增加维生素C、维生素E和硒的摄入，以减少亚硝胺的产生。保护胃黏膜，避免高钠、过硬、过烫饮食。保持能量平衡，蛋白质、脂肪和糖类比例合适，蛋白质摄入要量足质优。胃癌已进入晚期而不能手术者，饮食以使患者感到舒适可口即可。

## 【忌吃食物】

少吃熏烤、腌制食品，这些食物大多含有苯并芘等强致癌物质。

忌吃霉变食物，霉菌污染严重的食品容易致癌。

忌酒，酗酒可损伤胃黏膜，引起慢性胃炎。酒精可促进致癌物质的吸收，损害和减弱肝的解毒功能。

## 【保健食谱】

### 1. 冬菇鸡肉粟米羹

材料：冬菇5个，粟米片30克，葱1根。

制法：将冬菇浸软，洗净，切细粒；粟米片用清水适量调糊；

鸡肉洗净，切粒；葱去须洗净，切葱花。把粟米糊放入沸水锅内，文火煮 5 分钟后，放鸡粒、冬菇，煮 3 分钟，放葱花调味，再煮沸即可。

功效：此菜有健脾养胃，益气养血之功。适用于胃癌属气血两虚者，食欲不振，胃脘隐痛，体倦乏力等病症。

2. 大蒜鳝鱼煲

材料：鳝鱼 500 克，大蒜 30 克，三七末 15 克，生姜 2 片。

制法：将蒜头（去衣）洗净，拍碎；鳝鱼去肠脏，洗净，切段；姜洗净。起油锅，放入鳝鱼、蒜头、姜片爆过，加清水适量，转用瓦锅，放入三七末，加盖，文火焖 1 小时，水将干时，放调味料即可。

功效：此菜有健脾暖胃，消积止痛之功。适用于胃癌、胰腺癌疼痛者。

## 肝癌患者营养法则："红绿搭配""营养平衡"

肝癌是我国常见恶性肿瘤之一，死亡率高，在恶性肿瘤死亡率中仅次于胃癌、食道癌而居第三位；在农村的部分地区中则占第二位，仅次于胃癌。我国每年死于肝癌约 11 万人，占全世界肝癌死亡人数的 45%。我国沿海地区尤其长江三角洲及珠江三角洲等地发病率最高。

每天喝咖啡、绿茶能有效预防胃癌。微量元素硒对肝癌细胞具有选择性杀伤和抑制作用，鱼虾和动物内脏、蘑菇、大蒜、金花菜、西红柿、大白菜等都富含丰富的硒元素。

肝脏作为一个代谢器官，癌变后很容易出现营养问题。患者首先要保证饮食的多样化，以全方位补充患者缺失的营养，保证食物的"红绿搭配"和"营养平衡"，选择低脂肪、易消化的饮食。蔬菜之中尤属十字花科甘蓝族蔬菜具有明显的抗癌效果，其中以卷心菜（结球甘蓝）、花椰菜（菜花）、花茎甘蓝（嫩茎花椰菜）、抱子甘蓝最为显著。其他如萝卜、胡萝卜、白菜（大白菜）、青菜（小白菜）、油菜、芥菜、榨菜、大头菜、芜菁、塌棵菜等十字花科蔬菜，以及大蒜、芹菜、菠菜、苦瓜、茄子、香菇、魔芋等都有良好的抗癌功效。晚期肝癌患者服维生素 C 能适当延长寿命。

## 【忌吃食物】

忌吃霉变食物，致肝癌率高。

忌酗酒，酗酒明显损伤肝脏，致肝癌率高。

忌喝不良水质的饮水。受污染的水中含有蓝绿藻毒素、腐殖酸等致癌、促癌物质。

## 【保健食谱】

### 1.菊花茄子

材料：菊花 30 克，茄子 1 个，醋适量。

制法：将菊花入水煮后捞出，将茄子蒸熟，用香醋拌蒸熟的茄子食用。

功效：对肝癌病人发热，或在化疗、放疗后出现低热、口干、咽燥、小便黄赤、大便干结等热象，有很好的退热作用。

### 2.豆腐鸡血汤

材料：嫩豆腐 500 克，鸡血 500 克，木耳 30 克，笋片 30 克。

制法：先将豆腐、鸡血切成小块，与木耳、笋片一同放入锅内，加生姜、胡椒、盐、大蒜煮熟，放味精少许调味即可。食豆腐、鸡血、木耳、笋片，饮汤。

功效：补血、活血、健脾养胃、祛风、通络、防癌抗癌。

## 用食物增强机体免疫力，给肺癌患者"一线生机"

肺癌发生于支气管黏膜上皮，亦称支气管肺癌。肺癌一般指的是肺实质部的癌症。肺癌目前是全世界癌症死因的第一名，每年人数都在上升。而女性肺癌的发生率尤其有上升的趋势。

《本草纲目》中说，椰菜、花椰菜和芽甘蓝中的异硫氰酸盐具有预防肺癌的作用。苹果、柚子、洋葱、红酒和茶等食物蕴含丰富的黄酮类化合物，能大大减轻肺癌发生率。番茄红素是番茄所富含的一种化学物质，它也可以预防肺癌。此外，多吃黄豆也能预防肺癌。

肺癌患者要多食具有增强机体免疫、抗肺癌作用的食物，如薏米、甜杏仁、山药、大枣、乌梢蛇、四季豆、香菇、核桃、甲鱼。如果出现咳嗽多痰症状，宜吃白果、萝卜、芥菜、杏仁、橘皮、枇杷、冬瓜、丝瓜、芝麻、无花果、松子、核桃、淡菜、罗汉果、桃、橙、柚等。发热症状宜吃黄瓜、冬瓜、苦瓜、莴苣、茄子、菠萝、梨、柿、橘、柠檬、橄榄、桑葚子、荸荠、鸭、青鱼。咯血宜吃青梅、藕、甘蔗、梨、荠菜、茄子、牛奶、鲫鱼、龟、鲩鱼、乌贼、黄鱼、甲鱼、牡蛎、淡菜。减轻放疗、化疗副作用的宜吃鹅血、蘑菇、鲨鱼、桂圆、金针菜、大枣、葵花籽、苹果、鲤鱼、绿豆、黄豆、赤豆、绿茶、田螺。

## 【忌吃食物】

忌吸烟、喝酒。

忌辛辣刺激性食物，如葱、蒜、韭菜、姜、花椒、辣椒、桂皮等。

忌油煎、烧烤等热性食物。

忌油腻、黏滞生痰的食物。

## 【保健食谱】

1. 冬瓜皮蚕豆汤

材料：冬瓜皮、冬瓜子、蚕豆各60克。

制法：将上述食物放入锅内加水3碗煎至1碗，再加入适当调料即成，去渣饮用。

功效：除湿、利水、消肿。适用于肺癌有胸水者。

2. 银杏蒸鸭

材料：白果200克，白鸭1只。

制法：白果去壳，开水煮熟后去皮、蕊，再用开水焯后混入杀好去骨的鸭肉中。加清汤，笼蒸 2 小时至鸭肉熟烂后食用，可经常食用。

功效：补虚平喘，利水退肿。适宜于晚期肺癌喘息无力、全身虚弱、痰多。

## "挥别"高脂饮食，"避而不见"大肠癌

大肠癌的重要病因是饮食不当。饮食不当的突出特点是热量、动物脂肪和胆固醇等摄入过多，膳食纤维和维生素等明显缺乏，以及在高热量摄入同时伴随的运动过少等。尤其是高动物脂肪的饮食，诸多致癌物质为脂溶性，即可溶解于脂肪中易导致大肠癌。

每日补充膳食纤维 30 克，多吃富含膳食纤维的食物：魔芋、大豆及其制品、新鲜蔬菜和水果、藻类等。植物油（包括花生油、豆油、芝麻油、菜籽油等）限制在每人每日 20 ~ 30 克（合 2 ~ 3 汤匙）。适量食用含不饱和脂肪酸的食物，如橄榄油、金枪鱼等。维生素 A、维生素 C、维生素 E、微量元素硒等，在预防恶性肿瘤方面有潜在的作用。食物要多样化，单一的食物模式难以满足人体对多种营养素的需要。

## 【忌吃食物】

忌酒，多喝啤酒或既喝啤酒又喝其他酒的人群，其大肠癌发病率较高。

少吃或不吃富含饱和脂肪和胆固醇的食物，其中包括猪油、牛油、鸡油、羊油、肥肉、动物内脏、鱼子、鱿鱼、墨鱼、鸡蛋黄，以及棕榈油和椰子油等。

不吃或少吃油炸、油煎的食品。

不饮用浓咖啡和浓茶。

不吃霉变、烟熏、烘烤、腌制、过烫的食物，食物要讲究天然与新鲜。

**【保健食谱】**

1. 黄芪参枣粥

材料：生黄芪 300 克，党参 30 克，甘草 15 克，粳米 100 克，大枣 10 枚。

制法：将生黄芪、党参、甘草切片，装入纱布袋，放入锅内，加清水适量，煎成药汁，拣去药袋，留药汁备用。药汁加粳米、大枣，加适量清水，先用大火烧开，转用慢火熬煮成粥，即可食用。早晚服用，连服 10 ~ 15 天。

功效：补中益气、健脾养血。适用于心烦、消渴、气血不足、形体消瘦、神疲气短及结肠癌、直肠癌晚期患者。

2. 马齿苋绿豆汤

材料：新鲜马齿苋 180 克（或干品 90 克），绿豆 90 克。

制法：马齿苋洗净，切成 2 厘米长的小段；绿豆洗净，去杂物。绿豆放入锅内，加清水适量，大火烧开，再转慢火熬煮。然后加马齿苋，继续熬煮至绿豆熟烂，即可食用，也可放蜂蜜调味。每剂分 3 次服完，每天服 1 ~ 3 次。连服 2 ~ 3 周。

功效：清热解毒、利水消肿、生津养液。适用于湿热蕴结兼有痢疾、疮疡等症状的肠癌患者。本品不适用于脾虚泄泻的患者。

## 以食养身，阻截血癌肆意

白血病大多因热毒蕴盛、气阴两虚而出现心烦易怒、口舌生疮、出血瘀血、手足心热、汗多乏力等症状。

血癌患者在饮食上忌用温补之品，而以清凉解毒的药物和食物为主。要限制脂肪摄入量，平常人的脂肪摄入量每天 70 克左右，并以动物脂肪和植物脂肪各半为宜。过多的脂肪摄入会抑制人体的造血功能，同时可引起病人消化吸收不良。

## 【忌吃食物】

忌食热性食物，如羊肉、狗肉、麻雀肉、公鸡肉、韭菜、芥菜及胡椒、辣椒等辛辣之物，因这些食物性属温热，食之容易动血，助长邪热，故属禁忌之列。

忌吃粗、长纤维食物，如芹菜、韭菜、竹笋、冬笋等，因这些食物纤维粗长，在消化过程中与消化道黏膜过多摩擦，容易导致消化道出血。

忌烤烧、炙熏的食物，如煎饼、烤肉等，因为这类食物不容易消化，妨碍脾胃运化，会造成肠胃消化功能紊乱。

忌暴饮暴食，暴饮暴食会增加消化道的负担，并使大量食物积聚于胃肠道，而易致内脏出血。

忌酗酒，酗酒会加快机体血液循环，中医认为"酒能行血"，特别是酒醉呕吐之时，很可能导致消化道出血。

总之，以素为主，保持二便通畅，以利毒素排出。

## 【保健食谱】

1. 肉桂排骨鸡汤

材料：肉桂 3 克，当归 11 克，黄芪 11 克，白术 9 克，茯苓 9 克，熟地 16 克，党参 12 克，白芍 11 克，甘草 7 克，川芎 11 克，猪排骨 300 克或鸡 1 只。

制法：将上述中药材料一起加水煎煮，去渣，加入肉及清水，文火煮 3～4 小时，饮汤食肉，可连用五天，每天一小碗。余下的放冰箱保存。

功效：主治白血病气血不足。

2. 猪皮羹

材料：猪皮 500 克，红枣 250 克，冰糖适量。

制法：将猪皮去毛洗净，加水适量炖煮成黏稠羹汤，再加红枣煮熟，入冰糖分顿随量佐餐食用。

功效：主治白血病紫癜明显者。

## 癌痛来袭，要用食物这个"止痛药"

癌痛是癌症患者的常见症状。据统计，有50%～70%的癌症病人伴有不同程度的疼痛。疼痛包括多方面的成分，涉及生理、感觉、情感、认识、行为和社会文化等诸多方面，还具有高度的主观性和独特的个人经历。癌症病人自确诊后，惧怕疼痛等心理在其生活中起着重要作用。随着疾病的进展与身体状况的恶化，对治疗失去信心，脱离社会活动等均会进一步加重疼痛。

食物虽不能在根治癌痛上立竿见影，但可以有效缓解癌症患者的癌痛症状，减轻患者的生理疼痛和心理压力。

### 【保健食谱】

#### 1. 青木香橘皮粉

材料：青木香100克，鲜橘皮100克。

制法：将青木香、鲜橘皮分别拣杂，洗净，晒干或烘干。青木香切成极薄片并剁碎，鲜橘皮切碎，共研成细末，瓶装，防潮，备用。每日3次，每次15克，温开水送服。

功效：行气止痛，抗癌解毒。适用于大肠癌患者腹部胀痛。

#### 2. 乌药蜜饮

材料：乌药15克，元胡15克，半枝莲20克，蜂蜜30克。

制法：先将乌药、元胡、半枝莲分别拣杂，洗净，晾干或晒干。乌药、元胡切成薄片，半枝莲切成碎小段。同放入砂锅，加水浸泡片刻，煎煮20分钟，用洁净纱布过滤，去渣，收取滤汁放入容器，调入蜂蜜，拌和均匀即成。早晚2次分服。

功效：行气活血，散寒止痛。适用于大肠癌寒凝气滞引起的腹部疼痛。

3.仙人掌炒牛肉

材料：鲜仙人掌100克，牛肉100克。

制法：先将鲜仙人掌择洗干净，除去仙人掌刺，剖片后，切成丝，备用。将牛肉洗净，切成片或丝，放入碗中，加料酒、精盐、湿淀粉拌和均匀，抓匀上浆，待用。炒锅置火，加植物油烧至六成热，加葱花、姜末煸炒炝锅，出香后即放入上浆的牛肉丝（或牛肉片）熘炒，待牛肉炒至九成熟时，加入仙人掌丝，急火翻炒，加酱油、红糖、味精，拌和均匀，用湿淀粉勾兑薄芡，即成。佐餐当菜，随意服食，吃牛肉，嚼食仙人掌。

功效：抗癌止痛，补虚活血。本食疗方适用于各类型胃癌，对胃癌血瘀性刺痛者有较好的辅助治疗功效。


# 第七节　肥胖是祸不是福——胖人的饮食智慧

## 肥胖并发症：肥胖背后的"黑暗军团"

如果单独只是肥胖的危害，并不足以让人心惊胆战，它的可怕之处在于随之而来的种种并发症状，如2型糖尿病、冠心病、高血压、关节炎、胆囊炎及多种癌症。肥胖还会引起高血脂、障碍性睡眠窒息、呼吸困难、日常行为不便和心理疾病等众多问题。全球每年有300多万人死于与肥胖有关的2型糖尿病。目前患病人数已超过感染艾滋病毒的人数，且日益攀升。

1.肥胖性心肺功能不全综合征

肥胖性心肺功能不全综合征主要是因为肥胖可能损伤肺功能和结构的改变。由于腹部与胸部脂肪过度堆积，腹腔内压力增加，横膈抬高，膈肌活动幅度降低，腹式呼吸受阻，胸式呼吸也受到一定限制，造成呼吸效率降低，成为低换气状态。使肺内气体交换减少，血氧浓度降低，二氧化碳浓度增加。呼吸中枢长期处于高二氧化碳分压状态下，对二氧化碳反应性降低。这些因素均造成肺泡通气不良，换气受阻，二氧化碳潴留，血氧饱和度下降，出现呼吸性酸中毒、发绀、红细胞增多、意识不清、嗜睡及昏睡等。重度肥胖病人呼吸功能不全，使呼吸耗氧量增加，加重了缺氧。同时由于胸腔阻力增加，静脉回流受阻，静脉压升高，而出现右心功能不全综合征，如颈静脉怒张、肺动脉高压、肝肿大、浮肿等。加之肥胖者血液循环量增加、心输出量与心搏量增加，也会加重左心负荷，造成高搏出量心力衰竭，导致肥胖性心肺功能不全综合征。

### 2. 睡眠呼吸暂停综合征

肥胖病患者常常伴有气喘症状，容易导致睡眠呼吸暂停综合征，且大多发病隐匿，有时可能危及生命。如出现打鼾、睡眠质量差或低氧血症，醒后不能恢复精神等症状，就需要极为小心。此病严重时，由于较易发生低氧性心律失常，常可导致患者死亡。也可能发生低氧性痉挛。

### 3. 心血管疾病

肥胖患者一般都伴有高血压、胆固醇升高和糖耐量降低等症状，是心血管疾病发病和死亡的一个重要的独立危险因素，BMI（身高体重指数）与心血管疾病发病率呈正比。

### 4. 糖尿病

据调查分析，肥胖与 2 型糖尿病的危险度呈正比，肥胖妇女发生糖尿病的危险是正常妇女的 40 多倍。发生糖尿病的危险随BMI 增加而增加，随体重减轻而下降。

### 5. 胆囊疾病

肥胖病也容易导致胆石症的高发，肥胖者发生胆石症的概率是非肥胖者的 3 ~ 4 倍，而腹部脂肪过多者发生胆石症的概率更高。胆石症的概率随 BMI 增加而增加。肥胖者胆汁内胆固醇过饱和、胆囊收缩功能下降是胆石症形成的因素，也容易导致急性胆囊炎。

## 应对肥胖，饮食就是最佳"狙击手"

肥胖日益成为世界范围的一个主要健康问题，全世界超重人数已直线上升至 12 亿人。世界抽脂外科协会由著名肥胖症专家组成的国际委员会更是宣布：到 2010 年，整个亚洲地区将有 1.2 亿人会患上肥胖症。地球上平均每 4 个人中就有 1 个人过于肥胖。近几年来，我国有大约 2 亿人超重，9000 多万人属于肥胖人群，占到了总人口的 5.6%。而城市人口中的肥胖者更是高达 17%。

那么肥胖是由哪些因素引起的呢？首先，人体新陈代谢失调就容易导致脂肪组织过多，造成肥胖症的产生。一般来说，一个人的体重超过正常标准的 20% 即为肥胖，常见于体力劳动较少而进食较多的中年人，脂肪主要沉积于腹部、臀部、乳房、项颈等处。大多数肥胖源于不合理饮食，要拔除肥胖的病根，就要建立科学的膳食结构。

另外，摒除肥胖产生的遗传等先天因素，最主要的还是不合理的饮食结构导致的，比如不良的饮食习惯和进食行为。婴儿期的营养合理与否常常成为决定肥胖体质的前提基础。

判断自己是否肥胖有一个算法：

体重指数（BMI）＝ 体重 ÷ 身高（千克 / 平方米）

BMI 在 18.5 ～ 23.9 之间为正常，如果 BMI 超过 24 就为超重，超过 28 就是肥胖。依据现在体重与标准体重比，就可对肥胖程度进行粗略的估计。也可将现在体重与标准体重作比较，现在体重超过标准体重 10% 为超重，超过 20% 为轻度肥胖，超过 30% ～ 50% 为中度肥胖，超过 50% 者为重度肥胖，超过 100% 为病态肥胖。同时，WHO 建议肥胖的评判标准是：男性腰围大于 94 厘米、腰臀比超过 0.9、体内脂肪含量大于 25%；女性腰围大于 80 厘米、腰臀比大于 0.8、体内脂肪含量大于 30%。

合理的饮食结构是治疗肥胖的最基本方式。一般来说，在膳食疗法开始后的 1 ~ 2 个月，可减重 3 ~ 4 千克，此后可与运动疗法并用，保持每月减重 1 ~ 2 千克，这样可获得比较理想的治疗效果。膳食疗法主要分为三种类型。

### 1. 节制进食量

节制进食量是治疗肥胖最基础的方式，应保持每人每天摄入的能量在 5020 ~ 7530 千焦（1200 ~ 1800 千卡）。

### 2. 低能量疗法

轻、中度肥胖者适用低能量疗法，每天摄入的能量在 2510 ~ 4150 千焦（600 ~ 1000 千卡），脂肪小于 20%，蛋白质 20%。肥胖者要做到低热能饮食，选择脂肪含量低的肉类，如兔肉、鱼肉、家禽肉和适量的猪瘦肉、牛肉、羊肉。并多吃豆制品，以摄取足量的维生素和膳食纤维。蔬菜和水果不仅热量低，而且富含维生素和膳食纤维，是肥胖者较为理想的食物。在水果蔬菜淡季不能满足需要时，可多吃粗粮、豆类及海产品，如海带、海藻等。

### 3. 肥胖的极低能量疗法

重度和恶性肥胖患者需要住院治疗，在医生的密切关注和指导下，尝试极低能量疗法。

只有建立起定时定量、营养均衡的饮食结构，才能身处肥胖圈外，享受健康身体带来的快乐生活。应对肥胖，饮食这个"狙击手"功不可没。

## 不逞口腹之欲，吃出标准体重

肥胖症是指脂肪不正常地囤积在人体组织，使体重超过理想体重的 20% 以上的情形。所幸，肥胖并非不治之症，它可以通过改善饮食、运动等生活方式扭转局势，恢复标准体重，恢复健康。其中，饮食起着最为关键的作用。

肥胖主要是由于人们饮食无规律、暴饮暴食、脂肪摄入过多所致。预防肥胖需要人们在平时的饮食中做到营养平衡，合理安排蛋白质、脂肪和碳水化合物的摄取量，保证无机盐和维生素的充足供应。蛋白质应占总能量的 15% ~ 20%，脂肪占总能量的 20% ~ 25%，碳水化合物应限制在总能量的 40% ~ 55%。完全采用素食不利于健康。多吃新鲜蔬菜和水果，多采用蒸、煮、炖、拌、卤等烹饪方法，避免油煎、油炸和爆炒等方法。还要注意一日三餐定时定量。

针对肥胖的营养治疗，要以低热量饮食为原则。建议肥胖者应多食卷心菜、菜花、萝卜、菠菜、黄瓜、生菜、胡萝卜、芹菜、南瓜、洋葱、藻类。此外，苹果、葡萄柚、草莓、甜瓜、西瓜是很好的食物。应限食香蕉、樱桃、玉米、红薯、玉米粥、菠萝、无花果、葡萄、绿豆、梨、山芋和白米等。

饮食勿过急。进食速度过快不利健康，会增加心脏病的发病率，并且使快速减肥极易反弹，还可导致胆固醇增高，损伤重要器官。

## 【忌吃食物】

限制脂肪、辛辣及刺激性食物及调味品。
平时要少吃零食、甜食和含糖饮料以及含糖量较高的水果。
肥胖患者应限制脂肪和富含淀粉的食物。
限制食盐的用量，食盐能潴留水分，使体重增加。
烹调菜肴时要以植物油为主，少吃动物油，控制用油量。

## 【保健食谱】

1. 西红柿减肥法
早餐、午餐正常食用，晚餐用西红柿代替。
功效：西红柿水分充足，维生素 C 丰富，热量低。

2. 绿豆海带粥
材料：绿豆 50 克，海带 50 克，大米 100 克。
制法：将绿豆用清水泡软；海带反复漂洗干净，切成小块；

大米洗净，备用。锅内加水适量，放入绿豆、大米煮粥，五成熟时加入海带块，再煮至粥熟即成。每日一次，连服 20 ~ 30 天。

功效：绿豆有祛热解暑、利尿消肿等功效；海带有化瘀软坚、消痰平喘等功效。适用于肥胖症、高血压等。

# 第八节　睡眠决定生死，本草是最好的催眠大师

## 失眠无解？"饮食 18 招"帮你轻松搞定

俗话说，"民以食为天"。可见，食物在人们日常生活中的重要地位。那么，失眠患者应该如何规划自己的饮食呢？下面我们就一起来看看对付失眠的"饮食 18 招"。

（1）三餐适当。早餐要吃好，应吃体积小而富含热量、色香味美的食物，如豆浆、牛奶、鸡蛋、面包等；午餐要吃饱，因为午餐前后人体消耗能量比较大，所需热量最高；晚餐要吃少，因为晚餐后不久要睡觉，所需热量较少。

（2）食要定时。胃肠的消化也受生物钟的控制。如果每天能按时吃饭、睡觉，建立正常的生活节奏，那么将有助于睡眠。

（3）食物宜清淡、富有营养。应多吃清淡而富有营养的食物，如奶类、谷类、蛋类、鱼类、冬瓜、菠菜、苹果、橘子等。保证摄入充足的维生素 C、维生素 E 等营养素。

（4）过饱或过饥不宜入睡。睡觉前不要吃得过饱，否则会妨碍睡眠；也不应该在饥饿时上床睡觉，否则会提高人体的警觉性，从而使人难以入睡。

（5）尽量少饮用含咖啡因的饮料，如咖啡、茶、可乐类饮料，可多喝一些水果蔬菜汁。

（6）补充水分。水分可维持脏腑的正常需要，润滑肠道，利二便，促进体内有害物质的排泄。

（7）补钙。多吃富含钙的食物，如牛奶、芝麻酱、蛋类、海

藻类、小鱼、绿叶蔬菜、豆制品等。有利于大脑充分利用色氨酸，可促使胰腺、肝脏活动加速，促进胆汁、胰液的分泌，提高消化吸收的效果。

（8）补镁。镁是天然的放松剂和镇静剂。所有深色植物的叶绿素中都含有镁，未加工的谷类食物、香蕉、坚果（如无花果）、香菜、柠檬、葡萄、苹果、核桃、粗面包中也富含镁。

（9）补锌。缺锌可导致失眠。牡蛎、鲱鱼含锌量最高，瘦肉、奶制品、苹果、核桃及动物肝脏、肾脏含锌也较高。

（10）补铜。缺铜也可导致失眠。富含铜的食物有乌贼、鱿鱼、章鱼、蛤蜊、田螺、螃蟹、虾、泥鳅、黄鳝、羊肉、蘑菇、黑木耳、玉米、蚕豆、豌豆等。

（11）补充色氨酸。鱼类、蛋类、肉类、牛奶、酸奶、奶酪等富含的色氨酸，是大脑制造血清素的原料，可以让人的精神放松、心情愉悦，从而引发睡意。

（12）补充褪黑素。睡眠与大脑松果体分泌的褪黑素有关。黄瓜、西红柿、香蕉和胡萝卜中含有与褪黑素结构相似的物质。

（13）补充 B 族维生素。维生素 $B_1$、维生素 $B_2$、维生素 $B_3$、维生素 $B_6$、维生素 $B_{12}$ 等均有助睡眠的功效。富含 B 族维生素的食物有酵母、全麦制品、花生、核桃、绿叶蔬菜、牛奶、动物肝脏、牛肉、猪肉、蛋类等。

（14）补充叶酸。缺乏叶酸可以导致失眠。绿色蔬菜中叶酸含量非常丰富。

（15）补充蛋白质。失眠可消耗大量的能量，及时补充营养有利于疾病的康复，建议以高蛋白、高纤维、高热能饮食为主，并注意食用润肠的食物，以保持大便通畅。

（16）补充淀粉。淀粉类食物（如面包、空心粉、马铃薯等）有促进睡眠的作用，可以快速使大脑产生传导睡眠的神经化学物质。

（17）多吃具有养血安神、镇静催眠作用的食物，如蜂蜜、鸡蛋黄、百合、莲子、桑葚、大枣、小麦、芝麻、核桃、桂圆、猪心、苹果等。

（18）适量补充有助于改善神经功能的食物，如河鱼、海鱼、牡蛎、虾、泥鳅、猪肝、猪腰、核桃、花生、苹果、蘑菇、豌豆、蚕豆、牛奶等。

## 助眠饮食大盘点：这样吃不失眠

李时珍在他的《本草纲目》中指出："为医者，当晓病源，知其所犯，以食治治之，食疗不愈，然后命药"，体现了"药治不如食治"的原则。在人们越来越崇尚自然疗法的今天，治疗失眠也要从食疗着手，毕竟这种方法成本低、没有副作用，人们在享受美食的过程中就可以祛除失眠，何乐而不为呢？那么，失眠患者应该吃哪些食物呢？

（1）小麦。性凉，味甘。具有清热除烦、养心安神、益肾、止渴、补虚损、厚肠胃、强气力等功效。适用于失眠、躁动、骨蒸潮热、盗汗、咽干舌燥、小便不利等症。应用时宜用整粒小麦煮食，不应去皮。

（2）小米。味咸，性微寒，无毒。含有丰富的色氨酸，能使大脑思维活动受到暂时抑制，使人产生困倦感。具有消胃火、安心神、养肾气、益丹田、补虚损、开肠胃的功效。可治失眠、反胃、热痢、小便不利等症。可煮粥食用。

（3）高粱米。性微寒，味甘。营养丰富，其色氨酸含量为谷类之首。具有益脾和胃、安神等功效。适用于胃气不和所导致的失眠等症。

（4）糯米。味甘，性温，无毒。具有补气血、暖脾胃、滋润补虚、温养五脏、益气安神等功效。适用于失眠、体虚、神经衰弱者食用。尤以煮稀饭，或与红枣同煮成稀粥为最佳。

（5）燕麦。味甘，性平，无毒。含有其他谷类不含的皂甙和丰富的 B 族维生素。能促使人体产生褪黑激素。大量食用可促进睡眠。

（6）面包。多吃全麦面包，有助于促进胰岛素的分泌。胰岛素在大脑中转变成血清素，有助于色氨酸对大脑产生影响，促进睡眠。

（7）猪脑。性寒，味甘。具有益肾安神、健脑益智等功效。适用于肾虚所导致的失眠健忘、眩晕耳鸣等症。食用时可以采用蒸、煮、红烧等多种方法。

（8）猪心。性平，味甘、咸。具有安神定惊、养心补血、镇静补气等功效。适用于心气两虚和心血失养所导致的失眠、健忘、心悸、怔忪、注意力不集中、神志恍惚、自汗等症。食用方法以煮食居多。

（9）火鸡。是色氨酸的主要来源。经常食用，可促进睡眠。

（10）鸡蛋。性平，味甘，无毒。具有滋阴润燥、养血安神等功效，适用于阴血不足所导致的失眠、健忘、心烦等症。

（11）鸽蛋。性平，味甘、咸。具有补肾益气、解毒等功效。适用于失眠、肾虚、气虚、疲乏无力、心悸、头晕、腰膝酸软等症。可煮食或加冰糖炖熟服用。

（12）牛奶。性平，味甘。含有镇静作用的色氨酸、吗啡样活性肽和钙。具有补虚赢、益肺气、润皮肤、解毒热、润肠通便等功效。睡觉前饮用加入适量白糖的牛奶，催眠效果极佳。

（13）蜂蜜。具有补中益气、安五脏、解百毒等功效。对失眠者疗效显著，宜在每晚临睡前将蜂蜜用温开水冲调饮用。

## 告别失眠，还要同"粥"共济

食粥在我国有数千年的历史，是我国人民一种独特的传统饮食方法。周书有"黄帝始烹谷为粥"之说，算是最早的历史记载。古时凡粳、粟、粱、黍、麦等皆可为粥。其实粥不仅仅是聊以充饥之品，早在先秦时期已被用来治疗疾病。长期失眠的朋友不用再到处寻医问药了，最好的药就是粥。想要对付失眠，还得同"粥"共济。失眠者不妨试《本草纲目》中推荐的安眠粥。

## 1. 八宝粥

材料：大米 150 克，芡实、薏仁米、白扁豆、莲肉、山药、红枣、桂圆、百合各 6 克。

制法：先将 8 味中药煎煮 40 分钟，再加入大米煮至米熟粥稠即可。分顿调糖食用，连吃数日。

功效：健脾和胃、补气益肾、养血安神。适用于失眠等症。

## 2. 茼蒿粥

材料：粳米 100 克，茼蒿 150 克，精盐、熟猪油各适量。

制法：将茼蒿菜择洗干净，切段。粳米淘洗干净。锅置火上，注入适量清水，加入粳米煮至粥熟，再加入茼蒿、精盐、熟猪油搅匀，略煮片刻即可。

功效：健脾开胃，去痰。适合失眠者食用。

## 3. 八宝青梅粥

材料：白扁豆、薏米、莲子肉、大枣、核桃仁、桂圆肉各 15 克，糖青梅 5 个，糯米 150 克，白糖适量。

制法：白扁豆、薏米、莲子肉、大枣洗净，以温水泡发；核桃仁捣碎；糯米淘洗干净。将所有用料一起入锅，加水 1500 克，用旺火烧开后，改用小火熬煮成稀粥，适量食用。

功效：健脾养胃、补气益肾、养血安神。适用于失眠等症。

## 4. 咸鸭蛋蚝豉粥

材料：咸鸭蛋 2 个，蚝豉 100 克，大米 150 克。

制法：将咸鸭蛋去壳，与淘洗干净的大米、蚝豉一同入锅，加水 1500 克，用旺火烧开后，改用小火煮成稀粥。每日分数次食用。

功效：滋阴养血、降火宁心。适用于失眠等症。

## 5. 海参猪肉粥

材料：海参 30 克，猪瘦肉 250 克，大米 100 克，白糖适量。

制法：将猪肉洗净，切成小片，与发好的海参和淘洗干净的大米一起入锅，加水 1000 克，用旺火烧开后，改用小火熬煮成稀粥，加入调料即成。每日早晚食用，连服 7 ~ 15 天。

功效：补肾益精、养血润燥、除湿利尿。适用于失眠等症。

### 6. 红枣大米粥

材料：红枣 50 克，大米 80 克。

制法：先将大米淘洗干净后，放入锅中，再加入清水和洗净的红枣。先用大火烧开，然后改用小火熬煮至大米烂熟。可以做点心或在吃饭时食用。

功效：安心神、补气血、健脾胃、抗衰老。适用于贫血、神经衰弱引起的失眠、胃虚食少等症。

### 7. 桂圆莲子粥

材料：圆糯米 60 克，桂圆肉 10 克，去心莲子、红枣各 20 克，冰糖适量。

制法：将莲子洗净，红枣去核，圆糯米洗净，浸泡在水中。把莲子与圆糯米加入 600 毫升水中，用小火煮 40 分钟，加入桂圆肉、红枣，再熬煮 15 分钟，加适量冰糖即可。临睡前可食用 1 小碗。

功效：补血安神、健脾益胃、补中益气。适用于中老年忧郁性失眠症。

### 8. 桂圆姜汁粥

材料：大米、桂圆各 100 克，黑豆 25 克，姜、蜂蜜各适量。

制法：把桂圆、黑豆浸泡后洗净；鲜姜去皮，磨成姜汁备用。把大米浸泡 30 分钟，捞出沥干水分，放入锅中，加入清水，用旺火煮沸，转为小火，加入桂圆、黑豆、蜂蜜，搅匀，煮至软烂即可。

功效：消肿下气、润肺清热、活血利水、祛风解毒、补血安神。适用于失眠等症。

## 警惕失眠来袭，常备各种汤水

当失眠来袭的时候，你是否能够镇定自若呢？不妨给自己准备一些汤，对防治失眠也有着不错的效果。

### 1.猪心菠菜汤

材料：猪心 150 克，菠菜 150 克，料酒、盐、鸡精、胡椒粉、葱汁、姜和清汤各适量。

制法：将菠菜洗净切段。把猪心切成片，在沸水锅中焯透捞出。砂锅内加入清汤，放入猪心，加入料酒、葱汁、姜汁，炖至猪心熟透，倒入菠菜段，加入精盐、胡椒粉，待汤烧开，加适量鸡精调味即可。

功效：补血益气、养心宁神、止渴润肠、滋阴平肝、敛汗通脉。适用失眠多梦、惊悸恍惚、怔忡、心虚多汗、自汗等症。高胆固醇症患者忌食。

### 2.黄花菜汤

材料：黄花菜 100 克，精盐适量。

制法：先将黄花菜用沸水焯半分钟，捞出沥干水分。砂锅内加适量清水，再加入黄花菜，大火煮沸后，改用小火续煮 30 分钟，滤渣取汤，加入适量精盐。也可以适量加一些小芹菜、豆腐皮、香菇等，味道会更加鲜美。

功效：改善睡眠。适用于健忘、失眠、神经衰弱等症。

### 3.冬笋雪菜黄鱼汤

材料：黄花鱼 500 克，冬笋、雪里蕻各 25 克，植物油 25 克，香油、料酒、鸡精、胡椒粉、精盐、葱段、姜片各适量。

制法：将黄花鱼去鳞、鳃、内脏，洗净；冬笋洗净，切片；雪里蕻洗净，切成碎末。锅置火上，加入油烧热，放入黄花鱼，煎至两面略黄，再放入水、冬笋片、雪里蕻末、料酒、精盐、葱段、姜片，再改大火烧开，用小火炖 15 分钟，去掉葱、姜，撒上鸡精、胡椒粉，淋上香油即可。

功效：健脾开胃、安神止痢、益气填精。适用于失眠、体质虚弱、中老年健忘等症。

### 4.栗子桂圆汤

材料：栗子 80 克，枣 15 克，桂圆肉 20 克，红糖 30 克。

制法：栗子去壳洗净，切成小丁；红枣去核，洗净；桂圆肉洗净，备用。把栗子放入锅内，加入适量清水，火上烧沸，煮至栗子熟透后，加入红枣、桂圆，煮至汤浓出味，加入红糖，再煮片刻即可。

功效：补中益气、补血安神、养胃健脾、补肾强筋、健脑益智、延缓衰老。适用于失眠、健忘、脑力衰退、贫血、心悸、神经衰弱、身体虚弱等症。

### 5. 桂圆生姜汤

材料：桂圆肉50克，姜、盐各少许。

制法：把桂圆肉洗净放入锅中，加入清水浸泡，再加入生姜、精盐，约煮半小时即可。

功效：补脾、温中、止泻。适用于脾虚泄泻、脾胃虚弱所导致的失眠、精神不振、心悸等症。

### 6. 桂圆鸡蛋汤

材料：桂圆60克，鸡蛋1个，红糖适量。

制法：将桂圆去壳，放入碗内，加入温开水和适量红糖，然后将鸡蛋打在桂圆上面。将碗放入锅内蒸至蛋熟即可。

功效：补益气血、安神养心、补脾暖中、活血去瘀、益脾增智。用于心悸失眠、食少羸弱、健忘、久病体虚、气血不足等症。有痰火者，应慎食。

### 7. 红枣莲子汤

材料：莲子600克，红枣120克，白糖200克。

制法：先将红枣洗净。在锅中加入适量水，用中火煮开，放入红枣，转为小火煮30分钟，再放入莲子，继续煮30分钟，最后再加入白糖煮开即可。

功效：养心补脾、降低血压、强心安神、滋养补益。适用于失眠、多梦、健忘等症。熬夜者宜饮用。

### 8. 橘味莲子汤

材料：橘子100克，清汤600克，莲子30克，红枣20克，白糖 25 克，白醋 15 克，糖桂花适量。

制法：将橘子去皮，用刀把橘瓣都切成两片。红枣去核，莲子去皮、心，一同放入碗内，加少量水，上锅蒸熟。锅置火上，倒入清汤，放入橘瓣、莲子、红枣，用大火烧开，再加入白醋、白糖、糖桂花，待糖化开，即可出锅。

功效：降低血压、强心安神、滋养补益。适用于睡眠不安、脾虚泻痢等症。

### 9.银耳鸽蛋汤

材料：干银耳 50 克，鸽蛋 205 克，冰糖 200 克，猪油适量。

制法：将银耳用水泡发，去掉杂质，洗净，揉碎，熬成银耳羹备用。分别在 2 叶酒盅里抹上猪油，每个酒盅里打入 1 个鸽蛋，上笼用小火蒸 3 分钟左右，取出鸽蛋，放在清水中备用。将银耳羹烧开，放入冰糖，待其溶化后，撇去浮沫。把鸽蛋放入锅内，大火煮沸即可。

功效：滋阴、安神。适用于阴虚失眠、肺燥干咳、便秘、神经衰弱等。

## 只要吃得好，失眠就"歇菜"

很多人都有过失眠的经历，那种翻来覆去无法入眠的滋味的确不好受。当你失眠的时候会想起谁？是一个神奇的催眠师，还是让你欲罢不能的安眠药？不，这些都有点儿小题大做。李时珍说对抗失眠，只需要几碟小菜足矣。只要你常吃下面这几道菜，失眠就会歇"菜"。

### 1.清蒸猪脑

材料：新鲜猪脑 1 个，香菇、精盐、鸡汤、葱花、鸡精各适量。

制法：用竹签将猪脑膜、小血管除去，洗净备用；香菇泡发后洗净，切成丁。把鸡汤倒入大碗内，加入精盐、鸡精拌匀，再加入猪脑、香菇丁和葱花，上笼蒸 15 分钟即可。

功效：益肾、填髓、健脑、补肝、明目。适用于肝肾亏虚、气血不足所导致的健忘、眩晕、神经衰弱、头痛、眩晕等病症。

## 2. 猪脊骨炖藕

材料：猪脊骨1具，鲜藕250克，精盐、葱段、生姜片、黄酒、鸡精各适量。

制法：把猪脊骨洗净、剁碎，放入沸水锅中焯一下，捞出。鲜藕去节和表皮，洗净，切片。锅置火上，放入猪脊骨，加适量水，用大火煮沸，撇掉浮沫，加入精盐、葱段、生姜片、黄酒，再用小火炖到肉脱骨，捞出猪脊骨，去掉肉，捅出脊髓。把脊髓、藕片放在汤中炖熟，拣去葱段、生姜片，加入鸡精，即可食用。

功效：益肾填髓、健脑强身、补充钙质。适用于失眠、健忘、老年性痴呆、骨质疏松、神经衰弱等症。

## 3. 泡椒炒猪心

材料：猪心500克，猪油30克，泡椒20克，莴笋60克，姜、大葱、盐、鸡精、料酒、香油各适量。

制法：把猪心切成两半，去筋膜，洗净，切成薄片。泡椒去蒂、去子，洗净。莴笋切成薄片。锅置火上，加入猪油，烧至五成热，倒入猪心片，爆炒至七成熟，捞出滤油。锅中留少许油，倒入泡椒、姜末、葱末爆香，再放入猪心片、鸡精、盐、料酒、莴笋翻炒，最后淋上香油即可。

功效：补心强神。适用于失眠、心虚多汗、自汗、惊悸、恍惚、怔忡等症。

## 4. 爆心片

材料：猪心300克，猪油75克，鸡蛋清40克，玉兰片50克，香菇50克，豌豆、葱、蒜、姜、淀粉、鸡精、盐、鲜汤各适量。

制法：葱、蒜、姜均切成末，放在碗内，用盐、鸡精、鲜汤兑成汁。把猪心切成两半，去筋膜，洗净，切成薄片，放入碗内，加入蛋清、淀粉、盐少许，用手抓匀。将香菇、玉兰片均切片，同豌豆放在一起。锅置旺火上，加熟猪油，烧至七成热时下入猪心，用勺拨散，见猪心发亮时捞出，滗去余油。锅内留少许油，将香菇片、玉兰片、豌豆下锅，放入兑好的汁，翻炒几下，再将猪心下锅，至汤汁沸腾时，勾少量芡，翻炒几下即可。

功效：养心、强神、补血、温中。适用于心虚多汗、自汗、惊悸、恍惚等症。

5. 黑芝麻制鸡

材料：鸡 1 只，黑芝麻 100 克，桂圆肉 80 克，姜汁、精盐、绍酒各适量。

制法：将鸡洗净，用姜汁搽匀鸡腹内，再把洗净的黑芝麻和桂圆肉塞入鸡腹内。将鸡放入盆内，加入绍酒及清水，使水完全没过鸡，隔水炖 3 小时，放入精盐调味即可。

功效：滋阴补血、乌发健脾。适用于心肾虚弱、失眠、腰腿酸软、白发早生、食欲不佳等症。

6. 香炸核桃鸡片

材料：鸡肉 500 克，核桃 300 克，西芹 50 克，鸡蛋 60 克，植物油 500 克，姜、白酒、淀粉、盐各适量。

制法：先将姜洗净，去皮，剁成姜末。鸡肉洗净，切成薄片，放在碗中，加入白酒、姜末、盐，和匀后，腌渍 1 小时。将西芹带叶切成段。把核桃肉切成小块。把鸡蛋打入碗中，去掉蛋黄，将鸡蛋清打散，放入淀粉，搅匀成蛋糊，涂在鸡肉片及核桃肉上。锅置火上，加油烧热，放入鸡肉片、核桃肉炸至呈金黄色后捞出，沥干油，放盘中即可。

功效：健脑益智、强筋壮骨、活血通络、补肾固精、温肺定喘、补虚健胃、润肠通便。适用于健忘、失眠、虚劳瘦弱、神经衰弱、中虚食少、头晕心悸、耳聋耳鸣等症。

7. 桂圆肉蒸蛋

材料：鸡蛋 200 克，桂圆肉 15 克，白糖适量。

制法：将桂圆肉洗净，放入锅中，加入少许水煮开，取出桂圆晾凉、切碎。把鸡蛋打入碗中，加适量清水、糖及切碎的桂圆肉，搅匀。将碗置于笼屉上，用大火蒸约 10 分钟，即可食用。

功效：滋阴润燥、养血安神。适用于阴血不足所导致的失眠、健忘、心烦等症。

8. 莲子鸡蛋

材料：莲子 150 克，鸡蛋 2 个，冰糖适量。

制法：先将鸡蛋煮熟、去壳。将莲子用热水浸泡，去皮、心，锅置火上，加水煮熟，再加入冰糖、鸡蛋，继续煮 10 分钟即可食用。

功效：养心、益肾、安神。适用于心肾不交所导致的失眠、心悸、脾虚泄泻等症。

## 治疗失眠，应该学会自食其"果"

"药补不如食补"这个道理大家都懂，可未必人人都能身体力行地去做。很多失眠的朋友总是习惯去看心理医生、吃安眠药，结果花钱不少，效果却不理想。其实，失眠者应该学习李时珍自食其"果"，只要你能够长期坚持吃一些水果、干果，失眠一定会不药而愈。

1. 水果类

（1）荔枝。性温，味甘、酸。具有养肝益心、填精髓、止烦渴、益脾胃、解毒止泻、健脑益智等功效。适用于失眠、身体虚弱、病后津液不足等病症，是失眠者食用的佳品。每天早晚各吃荔枝干 15 克，可以治疗健忘、失眠等症。

（2）香蕉。味甘、涩，性寒，无毒。有清热润肺、润肠通便的功效。其富含可让肌肉松弛的镁元素，而且含糖量高，可平稳血清素和褪黑素，促进睡眠，提高睡眠质量。

（3）苹果。性平，味甘酸。含有果胶、苹果酸、蛋白质、维生素 C，以及多种微量元素。芳香成分中醇类含 92%，其浓郁的香味，对人的神经有很强的镇静作用，能催人入睡。苹果具有生津润肺、补脑养血、安眠养神、解暑除烦、开胃消食、醒酒等功效。

（4）乌梅。味酸，性温，干涩，无毒。有安神、下气、除热等功效。适用于失眠、伤寒烦热、口干少液、痰咳不止等症。

（5）桂圆。性平，味甘。含有丰富的铁、维生素 A、B 族维生素、葡萄糖、蔗糖等。具有开胃益肠、补益心脾、养血安神、壮阳益气、补虚长智等功效。适用于思虑过度及心脾血虚引起的失眠健忘、神经衰弱、心悸怔忪、食少体倦、脾虚气弱、气血不足、贫血等症。

（6）葡萄。味甘、涩，性平，无毒。具有健脑、强心、开胃、益气、增力、除湿等功效。适用于失眠、神经衰弱等症。酿酒饮用疗效也非常好。

## 2. 干果类

（1）大枣。性微温，味甘。含有糖类、蛋白质、维生素 C、有机酸、钙、磷、铁等。具有养胃健脾、益血壮身、益气生津等功效。适用于失眠多梦、胃虚食少、脾弱便溏、气血津液不足、心悸怔忪等症。每晚用适量大枣加水煮食，有助于睡眠。

（2）莲子。莲肉味涩，性平；莲心味苦，性寒，均有养生安神之功效。莲子含有莲子碱、芳香甙等起镇静作用的成分，可促进胰腺分泌胰岛素，使人快速入睡。心烦、梦多而失眠者，则可用莲子心加盐或糖少许，用水煎，每晚睡前服。

（3）核桃。性温，味甘。具有补肾固精、温肺定喘、润肠等功效。适用于失眠、健忘、多梦、神经衰弱、食欲不振、肾虚喘咳、腰痛脚软、小便频繁、大便燥结等症。每日早晚各吃些核桃仁，有利于睡眠。

（4）葵花子。性平，味甘。富含蛋白质、糖类、多种维生素、氨基酸、亚油酸及不饱和脂肪酸等。可以调节脑细胞的新陈代谢，改善脑细胞抑制功能。适用于脾胃虚弱引起的失眠多梦、气短乏力等症。睡前若吃一些葵花子，可以促进消化液的分泌，有利于消食化滞、镇静安神，从而促进睡眠。

（5）花生。花生仁味甘，性干，无毒；花生衣（红衣）味甘、涩，性平，无毒。有润肺、和胃、补脾、通乳、降压、通便之功效。适用于失眠多梦、便秘、燥咳、反胃、浮肿等症。

（6）杏仁。味酸、甘，性热，有小毒。既含有色氨酸，又含有适量的肌肉松弛剂——镁。有润肺定喘、生津止渴、祛风止痛的功效。适用于失眠多梦、风虚头痛等症。

（7）酸枣仁。性平、微温，味酸、甘，无毒。失眠者可以在每晚临睡前，用酸枣仁煮汤或泡茶喝，还可以用酸枣仁汤煮小米粥喝，进而增加催眠效果。

（8）芝麻。味甘，性平，无毒。具有补五内、益气力、填脑髓等功效。适用于失眠、健忘、肝肾不足、须发早白等症。另外，芝麻也是一种抗衰老食物，神经衰弱者宜常吃。

## "茶"话失眠：喝出来的硬道理

中国是茶的故乡，是世界上最早发现茶树、利用茶叶和栽培茶树的国家。茶被人类发现和利用，大约有四五千年的历史。"神农尝百草，日遇十二毒，得茶而解之"，这是茶叶医食合一的真实写照。茶确实有许多医疗功效，尤其是在巴蜀地区，人们"煎茶"服用以除瘴气，解热毒。那么，什么茶可以安心宁神、缓解失眠呢？

1. 安神茶

材料：龙齿 9 克，石菖蒲 3 克。

制法：将龙齿加水煎煮 10 分钟，再加入石菖蒲同煎 15 分钟，去渣取汁，代茶饮，每日 1～2 剂。

功效：宁心安神、补心益胆。适用于心神不安、失眠、心悸等症。

2. 莲心甘草茶

材料：莲子心 2 克，生甘草 3 克。

制法：将莲子心、生甘草放入茶杯中，用沸水冲泡后，加盖闷 10 分钟，代茶频饮。

功效：清心火、除烦躁。适用于心火内积所导致的烦躁不眠等症。

### 3. 莲心枣仁茶

材料：莲子心 5 克，酸枣仁 10 克。

制法：将莲子心、酸枣仁放入茶杯中，用沸水冲泡，加盖闷 10 分钟，晚饭后代茶饮。

功效：宁心安神。适用于心神不宁、失眠、健忘者。

### 4. 桑葚茶

材料：桑葚 15 克。

制法：将桑葚放入砂锅中，加水煎汤，去渣取汁，代茶饮。

功效：滋阴补肾、清心降火。适用于失眠、健忘、心悸等症。

### 5. 桂圆洋参茶

材料：桂圆肉 30 克，西洋参 6 克，白糖适量。

制法：将人参浸润切片，桂圆肉去杂质洗净，一同放入盆内，加入白糖，再加入适量水，置于沸水锅中，蒸 40 分钟，代茶饮用，每日 1 剂。

功效：养心血、宁心神。适用于失眠、健忘、心悸、气短等症。

### 6. 花生叶茶

材料：花生叶适量。

制法：将花生叶洗净、晒干，揉碎成粗末。每次取 10 克，放入茶杯中用沸水冲泡，代茶频饮。

功效：宁心安神。适用于心神不宁所导致的失眠等症。

### 7. 合欢花茶

材料：合欢花 15 克。

制法：合欢花放入茶杯中，用沸水冲泡后，加盖闷 10 分钟，代茶频饮。

功效：舒郁、理气、安神。适用于失眠、健忘等症。

### 8. 百麦安神茶

材料：小麦、百合各25克，莲子肉、首乌藤各15克，大枣20克，甘草6克。

制法：把小麦、百合、莲子肉、首乌藤、大枣、甘草分别洗净，用冷水浸泡半小时，倒入锅内，加水750毫升，用大火烧开后，改用小火煮30分钟。滤出汁，存入暖瓶内，随时饮用。

功效：益气养阴、清热安神。适用于失眠多梦、神志不宁、心烦易躁、心悸气短、多汗等症。

## 失眠患者不妨借药酒入眠

《本草纲目》中记载，药酒对于防治失眠及助眠都有一定的作用，但有的患者不能饮酒，有的药酒酒精含量较高，故心脑血管及溃疡病人不宜饮用。作为助眠用的药酒主要有以下几种。

### 1. 丹参酒

材料：丹参30克，白酒500克。

制法：丹参洗净切片，放入纱布袋内，扎紧袋口，将白酒、纱布袋同放入酒瓶内，盖上盖，封口，浸泡15天即可。

功效：通九窍，补五脏，益气养血，宁心安神，活血祛瘀，有令人不病之功。用于血瘀引起的失眠。

用法：随量饮之。

### 2. 徐国公仙酒

材料：龙眼（去壳）1～1.5千克。

制法：酿好烧酒1坛，龙眼肉入内浸泡，日久则颜色娇红，滋味香美。

功效：补心血，壮元阳，悦颜色，助精神。适用于怔忡惊悸之失眠。

用法：早晚各随量饮数杯。

### 3.长生酒

材料：枸杞子、茯神、生地、熟地、山茱萸、牛膝、远志、五加皮、石菖蒲、地骨皮各 18 克。

制法：以上药材研碎，装入细纱布袋内、放入酒坛，加米酒 2 升，密封，浸泡 15 天即成。

功效：补肝肾，益精血，强筋骨，安神。适用于腰膝无力、心悸健忘、须发早白、夜寐不安。

用法：每日晨起服 10 ~ 20 毫升，不可过饮。

禁忌：忌萝卜。

### 4.养神酒

材料：大熟地 90 克，甘枸杞、白茯苓、建莲肉、山药、当归身各 60 克，大茴香、木香各 15 克，薏苡仁、酸枣仁、续断、麦冬各 30 克，丁香 6 克，桂圆肉 240 克。

制法：将上述茯苓、山药、薏苡仁、建莲肉制成细末，余药切成片，一起装入绢袋内，以白酒 10 千克，浸于罐内封固，隔水煮至药浸透，取出静置数日后即成。

功效：安神定志，益肾通阳。适用于肾阴阳两虚所致的失眠多梦、健忘。

用法：随量饮之。

### 5.阳春酒

材料：熟地 15 克，人参、白术、当归、天冬、枸杞子各 9 克，柏子仁、远志各 7 克。

制法：上药研碎，装入绢袋内，放入瓷罐里，加酒 2.5 升，浸 10 天左右。

功效：健脾和胃，补气养血，安神定志。适用于头晕心悸、睡眠不安，或各种肿疡后期，疮口不能收敛。

用法：一日 2 次，早晚温饮 20 毫升。

6. 杞枣酒

材料：枸杞子 45 克，酸枣仁 30 克，五味子 25 克，香橼 20 克，何首乌 18 克，大枣 15 克。

制法：上方药物，加白酒 1000 毫升，共浸酒 1 周后滤出备用。

功效：补肾滋阴、安神清心。适用于失眠伴腰膝酸软、五心烦热者，对肝肾阴虚、入睡迟者效佳。

用法：每晚睡前服 20 ~ 30 毫升。

## 第九节　直面亚健康，用本草驱散健康天空的阴霾

### 健康自测：你被亚健康跟踪了吗

前一段时间，由于工作压力很大，老王感觉自己浑身难受，而且食欲不振。他身体一向很好，所以患疾病的可能性不大，但为了保险起见，还是去医院做了检查，结果显示没病。不过由于他的工作就是保健师，所以心里很清楚——自己的身体肯定被亚健康盯上了。

亚健康，对于现代人来讲并不陌生。有些人可能去医院检查，没病，但就是浑身不舒服，这就是亚健康。

那什么是亚健康呢？用颜色来打个比方，用白色代表健康，用黑色代表疾病，那么处于黑白之间的灰色地带就表示亚健康。许多人一直觉得自己有亚健康症状，却又不知道如何确定，这里教给你一个简单的自测法。请看下面的症状，如果符合你的情况，那么请记住分数，把各项所得分数加起来，就是你的身体状况。

（1）工作情绪无法高涨，无名火气很大，但又没有精力发作。（5 分）

（2）感到情绪抑郁，经常发呆。（3 分）

（3）经常是昨天想好的事，今天怎么也记不起来了。（10 分）

（4）害怕走进办公室，觉得工作令人厌倦。（5分）

（5）不想面对同事和上司，有一种自闭症式的渴望。（5分）

（6）工作效率明显下降，令上司不满。（5分）

（7）每天工作一小时后，就感到身体倦怠，胸闷气短。（10分）

（8）早上起床时，有持续的发丝掉落。（5分）

（9）性能力下降，经常感到疲惫不堪，没有什么性欲望。（10分）

（10）盼望逃离工作室，为的是回家休息。（5分）

（11）对城市的污染、噪音非常敏感，更渴望宁静的山水，休养身心。（5分）

（12）不再热衷朋友间的聚会，有勉强应酬的感觉。（2分）

（13）经常失眠，睡着了又常做梦，睡眠质量很糟糕。（10分）

（14）体重明显下降，发现眼眶深隐，下巴突出。（10分）

（15）感觉免疫力在下降，春秋流感一来就中招。（5分）

（16）很少进食，即使非常喜欢的菜，也兴趣不大。（5分）

得出总分后可对照看一下自己的身体状况。

小于等于30分，健康警钟已敲响。

大于30分小于等于50分，请从营养、运动、心理各方面改善你的生活状态。

大于50分，小于等于80分，寻求专业医生的帮助，好好休息。

## 哪些人是亚健康的"宠儿"

除健康人、病人之外，亚健康者占了人群中的大多数。那么，究竟哪些人的身体容易出现亚健康的状况呢？

（1）饮食不平衡、吸烟酗酒的人。

（2）精神负担过重的人。

（3）脑力劳动繁重的人。

（4）体力劳动负担比较重的人。

（5）人际关系紧张、造成负担比较重的人。

（6）压力大的人。

（7）生活无规律的人。

（8）长期从事简单、机械化工作的人（缺少外界的沟通和刺激）。

## 亚健康：不等亡羊才补牢，别等病了才调整

从西医上讲，亚健康是没有病的，因此西医对此束手无策。中医讲究人体的平衡，因此中医是调整亚健康最有效的办法。

我们都知道"药补不如食补"，《本草纲目》提倡"五谷为养，五果为助，五畜为益，五菜为充"的饮食原则，要求做到酸、苦、甘、辛、咸的"五味调和"。天然食物不仅为身体提供营养，而且没有毒副作用，长期服食，可达益气、养血、扶正、健脑、强身、抗衰老的目的，特别是对中医认为的各种虚损症的调养更具有实用价值。因此，食疗是亚健康人群最佳的调整选择。

因为造成亚健康的原因是不同的，所以每个人都要根据自己的症状来调整。

（1）肺气虚状态有气短、多汗、易感冒等表现——长期食用百合、蜂蜜、白木耳、红枣、橘、杏仁等食物。

（2）脾阳虚状态有便秘、腹胀、肠鸣、嗳气等表现——长期食用山药、莲子、百合、山楂、苡仁米、饴糖。

（3）肾阳虚状态有腰疼膝软、畏寒肢冷、头晕耳鸣、发须早白、性衰退等表现——长期食用羊肉、芝麻、胡桃、豆类及豆制品、坚果类食物。

（4）肥胖疲劳状态有许多身体过于肥胖者——体重过重不仅会使身体疲劳，而且会造成心理疲劳，此时应少吃淀粉类和糖类的食物，宜长期食用萝卜、卷心菜、白菜、青椒、西红柿、香菇等蔬菜和水果。

（5）神经衰弱状态有视力下降、记忆力减退、行动笨拙等表现——长期食用莲子、龙眼肉、百合、大枣、糯米等煮粥。若是血虚及紧张引起的神经衰弱，可吃桑葚，也可配合熟地、白芍煎服。

　　　　　　《本草纲目》养生智慧

（6）心烦意乱状态有失眠、头晕、心烦表现——长期食用养心安神的食品，如煎服龙眼肉、酸枣仁、柏子仁等。

## 食疗秘方，赶走亚健康

应对亚健康，食疗方真的很管用，下面介绍几个常用的方子，和大家分享健康的喜悦。

### 1. 肉苁蓉粥

材料：肉苁蓉 15 ~ 30 克，羊肉 100 克，粳米 100 克。

制法：取肉苁蓉放入砂锅煮烂，然后去渣，再放入羊肉和粳米煮粥。待粥将成时，加入葱、姜少许，再煮 1 ~ 2 分钟即可服食。

功效：此粥适用于肠燥便秘、阳痿、遗精、肾虚腰痛等。

### 2. 莲耳淮山鸡蛋汤

材料：鸡蛋 2 个，莲子 25 克，银耳 10 克，芡实 25 克，淮山药 15 克。

制法：莲子、银耳分别用水泡发、洗净。芡实、淮山药洗净，与莲子、银耳同放砂锅内，加清水适量，武火煮沸后，改用文火煲 1 小时，打入鸡蛋搅匀，加入食盐调味，煲沸即可食用。

功效：适用于肾气虚弱所致的遗精、尿频和妇女白带增多等症。

### 3. 胡萝卜芹菜粥

材料：胡萝卜 50 克，芹菜 50 克，番茄 30 克，精盐 2 克，味精 1 克，麻油 10 克，粳米 100 克。

制法：先将番茄洗净，用开水烫一下，剥皮去子瓤，切成小块；胡萝卜洗净切丝；芹菜洗净沥水切成末；再将粳米淘洗干净，放入锅中加水 1000 克，用旺火烧开后转用小火熬煮成稀粥。加入胡萝卜丝、芹菜末、番茄块，稍煮即成，加入精盐、味精、麻油调味即成。每日晚餐食用。

功效：适用于保护视力，防止维生素 A 缺乏，并可用于夜盲症、皮肤干燥、体质虚弱、大便秘结等症的辅助食疗。

亚健康已经向人类亮起了黄牌，如果我们任其发展下去，那么结果将不堪设想。因此，从现在开始，左手拿食疗方，右手拿厨具，赶紧为自己和家人烹制几道美味又健康的食疗吧。

## 远离亚健康，补钙是首选

亚健康者首先要补钙，这是因为钙是人体重要的常量元素之一。正常成年人体内含钙量占体重的 1.5% ~ 2.0%，其中约 99% 集中在骨骼和牙齿中，1% 的钙则以离子形式参与人体各种生理活动和代谢过程。人体在钙离子的调节下维持循环、呼吸、消化、神经、内分泌、免疫、泌尿、生殖和血液等系统的正常生理功能。人要想健康，就必须维持钙的正常生理水平。缺乏钙，亚健康接踵而来；没有钙，生命活动就会停止。钙缺乏对于骨骼的发育和结构影响重大，儿童的佝偻病、成年人的骨质软化症和老年人的骨质疏松症就是钙缺乏所致。钙缺乏还会导致高血压、冠心病、尿路结石、结肠癌和手足抽搐症等疾病。

正常情况下，人体内钙的含量和分布是恒定的。营养状况良好时，钙的排出量与肠道吸收量接近，正常成人每天通过汗、尿、粪等途径排出钙 150 ~ 450 毫克。人体为了维持钙的平衡，每天需要补充足够的钙，而这些钙的来源，主要就是一日三餐。在各种各样的食物中，含钙丰富的不多，有些食物如鸭肉、羊肉、猪内脏等甚至几乎不含钙，粮食中含钙量也不多。虽然奶及奶制品、豆类和豆制品含钙量比较丰富，但是由于受到饮食习惯和食品供应等条件限制，我国居民每天从饮食中获得的钙还是远远不够的。成年人（不分性别）钙的每日推荐摄入量为 800 毫克，几乎没有人能达到这个标准。可以说，钙是中国老百姓膳食中最明显缺乏的营养素之一。

从现在的情况看，最有效、最便捷的补钙方式是喝牛奶。著名营养学家于若木曾经说过，"牛奶是最接近人体天然需要的食品，是人类最好的食品"。牛奶中含有的乳糖，是除了维生素 D 以外的又一个钙吸收的因子，多喝牛奶，能极大地补充身体缺乏的钙。

## 亚健康性口腔溃疡，你该补锌了

口腔溃疡俗称"口疮"，是发生在口腔黏膜上的表浅性溃疡，可从米粒至黄豆大小，成圆形或卵圆形，溃疡面凹陷，周围充血，可因刺激性食物引发疼痛，一般一至两个星期可以自愈。本病属中医"口疳""口疮"范畴，发病与心肾不交、虚火上炎或脾胃湿热有关。治宜滋阴清火，清泄胃热。

《本草纲目》中提到过预防口腔溃疡，饮食上要清淡，适当增加蛋白质饮食，多饮水，多吃新鲜水果和蔬菜，合理作息。特别是换季时，要多吃西红柿，因为它含有大量 B 族维生素、维生素 C、胡萝卜素以及钙、铁、锌、碘等微量元素。每天吃 2 ~ 3 个，能够有效预防口腔溃疡的发生。

口腔溃疡的发生与体内缺锌有关，这时要食用含锌丰富的动物肝脏、瘦肉、鱼类、糙米、花生等。

### 【忌吃食物】

少吃粗糙的、坚硬的食物。

少吃辛辣、厚味的刺激性食物。

### 【保健食谱】

1. 蜂蜜

材料：蜂蜜适量。

制法：用蜂蜜水漱口，或将蜂蜜涂于溃疡面上。

功效：消炎、止痛，促进细胞再生。

2. 木耳汤

材料：白木耳、黑木耳、山楂各 10 克。

制法：将所有材料洗净煎汤，喝汤吃木耳，每天 1 ~ 2 次。

功效：适用于口腔溃疡。

## 给慢性疲劳综合征群体的饮食妙方

慢性疲劳综合征，是针对疲劳引起的一种长期疲乏无力、精神萎靡、手足酸软、记忆力不集中、工作效率低，却又不能通过卧床休息而缓解的全身不适等一系列症候群而言。在我国的发病率为 10% ~ 20%，在广告、公务员、演艺、出租汽车司机等行业中高达 50%。慢性疲劳虽不像疾病能瞬间损害人体，但天长日久的啃噬终将耗尽你的健康。这就需要给予身体充足的营养，提供细胞和组织的再生能力，维持肌肉力量和骨骼系统，让身体能够补充到所需要的能源，就能有效祛除慢性疲劳综合征。

预防和治疗慢性疲劳，尤须注意饮食营养的均衡摄取。这对消除疲劳，改善身体其他症状是必要的。《本草纲目》中建议，慢性疲劳者要尽量少吃那些糖分高、纤维少、含动物性油脂的食物；而要多进食大量的谷类、复合碳水化合物、深绿色新鲜蔬菜和水果等食物，如米饭、面食、燕麦、芹菜、大蒜、菠菜、葡萄等。同时，也要培养良好的就餐习惯，为就餐营造一个轻松的环境。

减轻压力、缓解疲劳综合征的关键是增强人体免疫系统功能。富含维生素 E、维生素 C、维生素 A 等抗氧化物的天然食物可以控制体内的氧自由基，保护人体免疫系统。坚果是这些抗氧化物的最佳来源。研究证实，如果每周吃 5 次坚果，就能使心肌梗死的发病率显著降低。由于坚果富含植物纤维，有助于消化和防治便秘，不会增加体重。每人每天可吃 6 克左右的坚果，比如杏仁、榛子、核桃、松仁、开心果等。

**【保健食谱】**

1. 人参糯米粥

材料：人参 10 克，山药粉、糯米各 50 克，红糖适量。

制法：先将人参切成薄片，与糯米、山药共同煮粥，待粥熟时加入红糖，趁温食服。每天 1 次。

功效：该粥具有补益元气、抗疲劳、强心等多种作用。

2. 鳗鱼山米粥

材料：取鳗鱼 1 条，剖开去内脏，山药、粳米各 50 克，各种调料适量。

制法：先将鳗鱼切片放入碗中，加入料酒、姜、葱、食盐调匀，与山药、粳米共同煮粥食服。每天 1 次。

功效：该粥具有气血双补、强筋壮骨之效，经常服用该粥，可消除疲劳。

## 合理膳食，不给"过劳死"可乘之机

英国科学家贝弗里奇说："疲劳过度的人是在追逐死亡。"过劳死是一种未老先衰、猝然死亡的生命现象。过劳死最青睐三种人：有钱人，特别是其中只知消费而不知保养身体的人；有事业心的人，特别是被称为"工作狂"的那些人；有遗传早亡血统而又自以为身体健康的人。

生活的快节奏，职场的激烈竞争，使人们与疲劳和压力持续相伴。许多人经常会感到头痛、睡眠不佳、关节不适、记忆力下降、注意力不集中，甚至情绪低落，对工作和生活失去兴趣。这就是"疲劳综合征"的表现，严重的还会引起抑郁症等心理疾患。

为了缓解疲劳，不给"过劳死"留机会，《本草纲目》建议日常饮食要多注意补充 B 族维生素和维生素 C，调节内分泌，松弛神经，比如牛奶、全麦面包、新鲜水果和蔬菜等。通过喝牛奶、酸奶，吃蛋黄、虾皮、豆类及其制品补充钙质，吃牡蛎、虾皮、紫菜、动物内脏、芝麻、黄豆、鸡蛋、粗粮、坚果等食品补充锌。同时还要补充脂肪酸，以利于增强记忆力。多吃碱性食物和顺气解郁的食物，舒缓情绪，调节压力。

**【保健食谱】**

（1）枸杞羊脑

材料：羊脑一具，枸杞 30 克。

制法：将羊脑洗净与枸杞盛在碗中，加适量葱末、姜末、料酒、盐，上锅蒸制，形状似"豆腐脑"。

功效：补脑、调养躯体疲劳。

（2）黄芪鸡

材料：黄芪 30 克，陈皮 15 克，肉桂 12 克，公鸡 1 只。

制法：将中药用纱布包好，与公鸡一起放入锅中，小火炖熟，食盐调味，吃肉喝汤。

功效：调养躯体疲劳、体力下降者。


## 过度劳累，用党参就可以修复

很多人难以相信劳累过度也会失眠，因为大家通常的经验都是劳累了一天，到了晚上倒头就睡。不过，在生活中经常有人因劳累过度而失眠。也有人说："越累越难以入睡。"这是为什么呢？

事实上，适度的劳累有助于人的入睡，但若劳累过度时，则反而会造成入睡困难。原因很简单，人体的气是遵循一定的规律运行的，当劳累过度时，气受到的耗损太多，就会使正常的气运行被打乱，从而导致入睡困难。

不过不必担心，因为劳累过度、耗气过度造成的入睡困难，中医解决起来是比较容易的。用生黄芪、党参、白术各 30 克，煎水服用，常常一剂药后就能解决。

另外，《本草纲目》中记载，草鸡是补气的佳品。用草鸡、生黄芪、党参，再按各人喜好配入煲汤材料，一起炖一锅美味的汤，晚餐时好好喝上一碗，也能帮助人快快入睡。

第十章

# 本草中的家庭疗方，男女老少
# 各有本草食疗妙方

## 第一节　让你的孩子乘本草之船，游健康之海

### 4种食疗方防治小儿麻疹

麻疹是一种急性呼吸道传染病，是儿童常见病之一。患上麻疹的孩子往往表现为发热、上呼吸道有炎症、眼结膜炎等，皮肤上会出现红色斑丘疹和颊黏膜上有麻疹黏膜斑及疹退后遗留色素沉着伴糠麸样脱屑。麻疹四季均可能发生，但在冬末春初的时候更容易流行。

据《本草纲目》记载，香菜能"内通心脾，外达四肢"。它具有芳香健胃、祛风解毒的作用，能解表治感冒，利大肠、利尿，还能促进血液循环，因此，可用香菜汤治疗小儿麻疹。具体做法如下。

**香菜汤**

材料：香菜适量。

制法：将香菜洗净切段，加水煎汤，趁热置患儿鼻旁熏，并同时蘸汤热拭颜面及颈项，可促使麻疹透发。每日1～2次。

功效：祛风通窍。

适应证：小儿麻疹初期、透发不畅、透而复发。

香菜汤适用于麻疹初期，除此之外，还可用以下几种食疗方治疗小儿麻疹。

**1. 胡萝卜荸荠菜**

材料：胡萝卜、荸荠各60克，香菜30克。

制法：将胡萝卜洗净切片，荸荠洗净去皮切片，香菜洗净切段，

共置锅内，加水煎汤，代茶饮用。每日 1 剂。

功效：祛风清热、化滞下气。

适应证：小儿麻疹。

### 2. 四味芦根茶

材料：芦根 30 克，鲜萝卜 120 克，葱白 7 个，青橄榄 7 枚。

制法：将材料加水煎汤，代茶饮用。每日 1 剂。

功效：解毒利咽、消肿化痰。

适应证：防治麻疹、白喉、流感。

### 3. 雪梨饮

材料：大甜水梨 1 个。

制法：将甜水梨洗净，去皮、核，切成薄片，用冰镇矿泉水浸泡半日，频频饮服。每日 1 剂。

功效：滋养阴液。

适应症：麻疹恢复期。

## 4 种食疗方防治小儿风疹

风疹也是儿童较常见的传染病之一，经过呼吸道飞沫传染，如果孕妇感染了风疹，就可能导致孩子出现先天性畸形。风疹多发生在冬春两季。如果孩子患上了此病，会出现发烧、厌食、流涕、打喷嚏、结膜充血、腹泻、呕吐等症状。下面推荐几种《本草纲目》中对付小儿风疹的食疗方。

### 1. 梨皮绿豆汤

材料：梨皮 15 克，绿豆 6 克。

制法：水煎服。每日 1 剂。

功效：清热解毒、透疹。

适应证：邪热内盛所致的小儿风疹。

### 2. 竹笋鲫鱼汤

材料：鲜竹笋 60 ~ 100 克，鲫鱼 1 条（200 克），调料适量。

制法：按常法煮汤服食。每日 1 剂，有促使速透早愈之功。

功效：补中益气、除热消痰。

适应证：小儿风疹、麻疹或水痘初起、发热口渴、小便不利等。

### 3. 双根香菜汤

材料：鲜芦根、鲜茅根各 30 克，香菜 10 克，白砂糖适量。

制法：将鲜芦根、鲜茅根加水煎汤，去渣，加入切碎的香菜，再煮二三沸，调入白砂糖即成。每日 1 剂。

功效：疏风清热、透疹。

适应证：外感风热所致的小儿风疹。

### 4. 银花竹叶粥

材料：银花 30 克，淡竹叶 10 克，粳米 50 克。

制法：将银花、淡竹叶加水煎取浓汁，兑入已熟的粳米粥内，再煮数沸即成。每日 1 剂，2 次分服，连服 3 ~ 5 日。

功效：清热解毒、透疹。

适应证：邪热内盛所致的小儿风疹，症见高热、口渴、心烦不宁、疹色鲜红、疹点较密、小便黄少等。

## 4 种食疗方防治水痘

水痘是一种急性传染病。呼吸道飞沫或直接接触传染是它的主要传播途径，也可由于接触污染物而间接感染。水痘多发在冬春季节，患者一般为 2 ~ 10 岁的儿童，但得过一次后，终生都不会再得。

李时珍在《本草纲目》中就有介绍："虾子作羹，托痘疮。"鸽蛋能"解痘毒"，"绿豆治痘毒。绿豆消肿治痘之功虽同赤豆，而清热解毒之力过之。"由此可见，如果孩子患了水痘，最好吃绿豆、虾子、鸽蛋等食物。此外，还可以给孩子吃青菜、白菜、苋菜、荠菜、莴笋、马兰头、黄瓜、西瓜、鲫鱼、豆腐、豆浆、木耳、菠菜、茼蒿、番茄等食物。

常用的治疗小儿水痘的方子有以下几种。

### 1. 双花绿豆茶

材料：腊梅花、金银花各 15 克，绿豆 30 克。

制法：将腊梅花和金银花加水煎汤，去渣，加入洗净的绿豆煮熟，代茶饮用。每日 1 剂。

功效：清热利湿、泻火解毒。

适应证：水痘中期。

### 2. 虾汤

材料：鲜虾、调料各适量。

制法：按常法煮汤服食。每日 1 剂。

功效：滋补强壮、托里解毒。

适应证：小儿水痘、麻疹。

### 3. 黄豆外用方

材料：黄豆、香油各适量。

制法：将黄豆以文火炒熟，研为细末，用香油调匀，涂敷患处。每日 2 次。

功效：利水消肿、润燥生肌。

适应证：水痘病后生疮。

### 4. 胡萝卜香菜

材料：胡萝卜缨 90 克，香菜 60 克。

制法：将上述 2 味洗净切段，加水煎汤，代茶饮用。每日 1 剂。

功效：祛风解毒、化滞下气。

适应证：水痘初期，症见疱疹稀疏、浆液透明、红晕色鲜。微痒不痛，伴有发热、头痛、咳嗽、喷嚏、鼻塞等。

## 5 种食疗方防治腮腺炎

5 ~ 9 岁的小孩子是腮腺炎的高发人群，10 ~ 14 岁的孩子和成人也有发病的。腮腺炎就是我们通常说的"痄腮"，俗称"大嘴巴"，发病时患儿双腮疼痛肿胀，几乎不能吃东西，因此常用汤水食疗法。

腮腺炎是一种急性的呼吸道传染病，全年均可发病，但冬天和春天尤其要注意。此病易传染，一般上小学的孩子发病后，会请假在家，与其他学生隔离，避免更多人被传染。

李时珍称红小豆为"心之谷"，他在《本草纲目》中记载了用红小豆治愈痄腮。红小豆有解毒排脓、利水消肿、健脾止泻的功用。可消热毒、散恶血、除烦满、健脾胃。将红小豆研末用醋或蜂蜜调成膏状热敷，可治疗一切疮毒之症。平常多吃些红小豆，可净化血液、解除内脏疲劳。将红小豆20克捣碎研末，用鸡蛋清一个或用醋少许调匀后敷于患处可以治腮腺炎。也可以将马铃薯洗净，去皮捣烂，加入食醋调匀，绞取汁液涂搽患处，干了再搽，不令间断。除此而外，以下几种食疗方也能帮孩子消除腮腺炎带来的痛苦。

1. 四味绿豆茶

材料：银花、芦根、鱼腥草、绿豆各30克，白糖适量。

制法：将前三味加水煎汤，去渣，加入绿豆煮熟，调入白糖，代茶饮用。每日1剂。

功效：疏风解表、清热解毒。

适应证：腮腺炎初期。

2. 大青叶茶

材料：大青叶15克。

制法：将大青叶研为粗末，放入杯中，用沸水冲泡，代茶饮用。每日1～2剂。

功效：清热去火、凉血解毒。

适应证：腮腺炎中后期。

3. 黄花菜汤

材料：黄花菜20克，精盐少许。

制法：按常法煮汤服食。每日1剂。

功效：清热、利尿、消肿。

适应证：腮腺炎。

## 7 种食疗方防治百日咳

虽然任何年龄段的人都可能发病，但 5 岁以下的孩子是百日咳威胁的主要人群。百日咳是一种急性的呼吸道传染病，冬春季多见，这种病开始时的症状和感冒差不多，几天以后热退，咳嗽加重，夜间咳嗽更明显。

《本草纲目》中记载了大蒜、胡萝卜可治疗百日咳，但大蒜气味难闻，不适合孩子，可选用胡萝卜。取胡萝卜 200 克，红枣（连核）13 枚，水煎服，每日 1 剂。除此之外，民间还流传了不少治疗百日咳的方子，以下几种比较常用。

### 1. 冬瓜子仁方

材料：冬瓜子仁、红糖各适量。

制法：将冬瓜子仁捣烂，研为细末，每取 15 克，酌加红糖，用开水冲服。每日 2 次。

功效：润肺、化痰、消痈、利水。

适应证：百日咳恢复期。

### 2. 万寿菊汤

材料：万寿菊 15 朵，红糖适量。

制法：将万寿菊水煎取汁，调入红糖服用。每日 1 剂。

功效：平肝清热、祛风止咳。

适应证：百日咳之痉咳期，症见咳嗽阵作，咳时面赤发憋、弯腰曲背、涕泪俱出，阵咳以后吸气时有哮鸣，咳甚呕吐有黏痰，或有食物，眼睑可能水肿，甚至眼结膜出血、衄血等。

### 3. 橄榄汤

材料：橄榄 20 枚，冰糖适量。

制法：水煎服。每日 1 剂，3 次分服。

功效：清热利咽、润肺去痰。

适应证：百日咳之痉咳期。

### 4. 荸荠甘蔗饮

材料：荸荠250克，甘蔗250克，雪梨1只，冰糖少许。

制法：荸荠、甘蔗去皮洗净，绞汁，雪梨洗净去核，切块，与荸荠、甘蔗汁一起隔水蒸，加冰糖调味，熟后吃梨饮汁。

功效：清热生津、凉血解毒。

适应证：适用于初咳期。

### 5. 罗汉果茶

材料：罗汉果1个，生橄榄15枚，冰糖少许。

制法：罗汉果、生橄榄洗净同蒸，熟后去渣，加冰糖调味饮用。

功效：清热解毒，润肺止咳。

适应证：适用于痉咳期。

### 6. 雪梨芹菜饮

材料：雪梨、荸荠、白萝卜、芹菜各200克。

制法：将上述材料洗净绞汁，混合后隔水蒸约10分钟，即可饮用。

功效：清火消炎，活血化瘀。

适应证：适用于咳嗽恢复期。


## 4种食疗方防治小儿消化不良

夏天的时候，孩子常会出现消化不良的现象，主要症状是粪便为绿色，一般伴有发烧、腹胀、呕吐、不吃奶及哭叫不安等现象。

《本草纲目》中记载："鸡子黄，气味俱厚，故能补形，昔人谓其与阿胶同功，正此意也。"又说它"补阴血，解热毒，治下痢"。这里所说的鸡子黄，就是鸡蛋黄。当孩子出现消化不良的时候，大人常用喂孩子鸡蛋黄的办法来治疗。除此之外，山药、山楂等食物对治疗小儿消化不良也有良好的效果。

### 1. 小米山药糊

材料：小米、山药等量，白糖适量。

制法：将小米、山药研为细末，混匀，每次取 30 ~ 50 克，加水煮糊，调入白糖哺喂。每日 1 ~ 2 次。

功效：健脾益胃。

适应证：小儿消化不良、腹泻。

### 2. 鸡内金饼

材料：鸡内金 2 个，面粉 100 克，白糖适量。

制法：将鸡内金焙干，研为细末，加面粉、白糖及清水调匀，制成薄饼烙熟后食用。每日 1 剂。

功效：补脾健胃、消积化瘀。

适应证：小儿消化不良、食欲不振。

### 3. 山楂麦芽汤

材料：山楂、炒麦芽各 9 克。

制法：水煎服。每日 1 剂，2 次分服。

功效：和中健胃、消积化滞。

适应证：小儿消化不良。

### 4. 山楂橘皮汤

材料：山楂、橘皮各 10 克，生姜 3 片。

制法：水煎服。每日 1 剂，2 次分服。

功效：健脾理气、消积化滞。

适应证：小儿消化不良。


## 7 种食疗方防治小儿夏季热

当孩子处于半岁到 3 岁之间的时候，常会出现"夏季热"，就是我们常说的"暑热症"，这是婴幼儿常见的发热性疾病。因为孩子年龄较小，身体发育不完善，体温调节功能较差，一直排汗不畅，散热慢，难以适应夏季酷暑环境。

　　李时珍在《本草纲目》中记载，蚕茧"煮汁饮，止消渴、反胃"；红枣健脾而调和营胃；扁豆健脾又化湿浊，故本方有益气清暑、健脾和中之功。适用于夏季热，且口渴多饮、尿频量多、神倦乏力、纳呆便溏者。这就是蚕茧枣豆茶，其做法是取蚕茧10个，红枣15个，扁豆10克。每日1剂，水煎代茶饮。

　　除此之外，以下几种食疗方也非常简单，家长可自行调制。

　　1. 清暑金香茶

　　材料：金银花6克，香薷3克，杏仁3克，淡竹叶5克，绿茶1克。

　　制法：沸水冲泡饮用。每日1剂。

　　功效：清热解毒、祛暑利湿、润肺止咳。

　　适应证：小儿暑热口渴、烦躁不安等。

　　2. 空心菜荸荠汤

　　材料：鲜空心菜120克，荸荠7枚，白糖适量。

　　制法：将空心菜洗净切碎，荸荠洗净，去皮切片，共置锅内，加水煎汤，调入白糖饮服。每日1剂，2～3次分服，连服7日。

　　功效：清热凉血、生津止渴、利尿。

　　适应证：小儿夏季热、口渴、尿黄。

　　3. 西瓜汁

　　材料：西瓜肉适量。

　　制法：将西瓜肉用洁净纱布绞取其汁，随量饮服。

　　功效：清热解暑、除烦止渴、利尿。

　　适应证：暑伤肺胃型小儿夏季热，症见发热持续不退，热势于午后升高，气候愈热，热度愈高，以及口渴引饮、头额热甚、皮肤干燥灼热、无汗或少汗、小便频数而清长、精神烦躁等。

　　4. 蜜饯黄瓜

　　材料：黄瓜5根，蜂蜜100克。

　　制法：将黄瓜洗净，剖开去瓤，切成条，放入铝锅内，加水少许，煮沸后即去掉多余的水，加入蜂蜜，调匀后再煮沸即成，随量食用。

功效：清热解毒、润燥除烦。

适应证：暑伤肺胃型小儿夏季热。

5. 荷叶红枣粥

材料：鲜荷叶1片（约20克，切碎），红枣5枚。

制法：水煎，代茶服用。

功效：清热除烦，增进食欲。

适应证：小儿夏季热。

6. 三汁饮

材料：丝瓜叶、苦瓜叶各2片，鲜荷叶1张。

制法：将丝瓜叶、苦瓜叶、鲜荷叶均切碎，共煎汁，代茶频饮。

功效：清热开胃。

适应证：小儿夏季热。

## 6 种食疗方防治小儿厌食症

夏季炎热，孩子容易出现不爱吃饭的情况，这是厌食的表现。厌食是指小儿长期食欲不振，甚至拒食的一种病症。长期厌食可致小儿体重减轻，甚至营养不良，使小儿免疫功能下降等，不但影响生长发育，还会影响小儿身心健康。

家长面对这种情况，不要强迫孩子进食或者任其厌食而应该合理搭配饮食，做到荤素、粗细、干稀搭配。饭菜做到细、软、烂。让孩子定时进餐，适当控制孩子吃零食，零食不能排挤正餐，更不能代替正餐。

《本草纲目》中提到了用麦芽糕治疗小儿厌食的方法。

### 麦芽糕

材料：麦芽120克，橘皮30克，炒白术30克，神曲60克，米粉150克，白糖适量。

制法：先把麦芽淘洗后晒干；再取新鲜橘皮，晒干后取30克；

然后将麦芽、橘皮、炒白术、神曲一起放入碾槽内研为粉末，与白糖、米粉和匀，加入清水调和，如常法做成 10 ~ 15 块小糕饼，放入碗内，用蒸锅蒸熟即可。每日随意食麦芽糕 2 ~ 3 块，连服 5 ~ 7 天。

功效：可以消食、和中、健脾、开胃。适用于小儿不思饮食或消化不良、脘腹胀满。

此外，以下几种办法也能让孩子摆脱厌食的困扰。

### 1. 健脾消积饼

材料：茯苓面、山药面、麦芽面各 30 克，鸡内金末、黑芝麻末各 15 克。

制法：将上述材料和匀，加水适量，和成软面，做成薄饼，用文火烙熟黄。每餐适量，每日两餐，经常食用。

功效：健脾消食。

适应证：小儿厌食、脾虚食积症。

### 2. 小儿消食粥

材料：山楂片 10 克，高粱米 50 克，奶粉、白糖各适量。

制法：将山楂片和高粱米一起置于铁锅，文火炒焦，取出压碾成粗粉，置于砂锅，加水煮成粥。不满 1 岁者，每次取 10 克消食粥，每日 3 次；2 ~ 3 岁，每次取 20 克消食粥；4 ~ 5 岁，每次取 30 ~ 40 克消食粥食用。调味可加适量的奶粉和白糖。

功效：健脾消食。

适应证：小儿厌食、小儿消化不良。

### 3. 扁豆花汤

材料：扁豆花 15 ~ 30 克，白糖适量。

制法：将扁豆花水煎取汁，调入白糖服用。每日 1 剂，2 次分服。

功效：健脾和胃、消食化湿。

适应证：脾失健运型小儿厌食症。

### 4. 萝卜子神曲汤

材料：炒萝卜子、麦芽各 10 克，神曲 30 克。

制法：水煎服。每日 1 剂，3 次分服。

功效：和脾助运。

适应证：脾失健运型小儿厌食症。

5. 山楂麦芽茶

材料：山楂、炒麦芽各 10 克，焦大白、茶叶各 4 克。

制法：将上述材料一同放入杯中，用沸水冲泡，代茶饮用。每日 1 剂。

功效：健脾和胃、消食导滞。

适应证：脾胃虚弱型厌食症。

# 5 种食疗方防治小儿痢疾

夏秋季节是小儿痢疾的高发期，因为这个时节瓜果大量上市，孩子脾胃较弱，很容易在吃上出问题。孩子发生痢疾主要表现为黏液、脓血便，伴有腹痛、里急后重等，可伴有发热、左下腹压痛，慢性痢疾可伴有脱肛。

《本草纲目》中说"小儿洞痢：柏叶煮汁，代茶饮之。"也就是说，可以用柏叶茶来治疗小儿痢疾。做法是取侧柏叶 10 克，切碎，加开水适量泡成浓汁，不拘时代茶温服。每日 1 剂。这种柏叶茶有凉血止血、涩肠止痢的作用。

除了柏叶茶，山楂、苦瓜等对小儿痢疾也有很好的疗效。

1. 山楂茶

材料：山楂 30 克，茶叶 6 克，白糖、红糖各 10 克。

制法：将山楂洗净切片，放入锅内，加水煮沸 10 分钟，加入茶叶再煮二三沸，调入白糖、红糖即成。每日 1 剂，2 ~ 3 次分服，连服 5 日。

功效：清热利湿、抗菌镇痛。

适应证：小儿急性痢疾，症见痢疾初起，发热、便稀黄绿、伴有黏液及脓血、腹痛下坠、恶心呕吐等。

### 2.苦瓜汁

材料：鲜嫩小苦瓜5根。

制法：将苦瓜洗净切碎，捣烂取汁饮服。每日1剂。

功效：清热解毒。

适应证：小儿赤白痢疾。

### 3.双豆枣泥

材料：绿豆3粒，巴豆10粒，大枣（去核）2枚。

制法：将绿豆、巴豆研为细末，然后与大枣共捣烂，贴于小儿脐眼下部。每日1次。

功效：清热解毒、止痢。

适应证：小儿痢疾。

### 4.凉拌马齿苋

材料：鲜马齿苋500克，大蒜30克，调料适量。

制法：将马齿苋择洗干净，入沸水锅中烫透，捞出沥干水分，切碎，装盘备用。将大蒜去皮捣烂，加入精盐、味精、香油、米醋调匀，浇在马齿苋上，拌匀。佐餐食用，每日1剂。

功效：清热解毒、散瘀杀虫。

适应证：小儿血痢。

## 4种食疗方防治鹅口疮

鹅口疮也叫雪口病，多见于新生儿，营养不良、腹泻、长期使用广谱抗生素或激素的患儿。新生儿多由产道感染或因哺乳时奶头不洁及污染的乳具感染。天气炎热易患此病。

据《本草纲目》记载："咽喉口舌生疮者，以吴茱萸米醋调贴两足心，移夜便愈。"对于此病，主要要用清热解毒、化滞除腐、消肿止痛的办法来治疗。家长可用以下几种食疗方来治疗孩子的鹅口疮。

## 1.蒲公英绿豆粥

材料：鲜蒲公英 40 ~ 60 克，绿豆 50 克，粳米 50 ~ 100 克。

制法：将蒲公英洗净切碎，加水煎汤，去渣，加入洗净的绿豆、粳米煮粥服食。每日 1 剂，3 次分服。

功效：清热解毒、消肿散结。

适应证：鹅口疮，症见颊黏膜有一层稍隆起粗糙灰白色物，似色块，不易拭去，口腔黏膜多干燥、不流涎等。

## 2.绿豆茶

材料：绿豆、白糖各 30 克，茶叶 2 克。

制法：将绿豆洗净，捣碎研末，与茶叶共置杯内，用沸水冲泡，候温，调入白糖饮服。每日 1 剂。

功效：清热解毒、除湿消肿。

适应证：鹅口疮。

## 3.老黄瓜汤

材料：老黄瓜 1 根，白糖适量。

制法：将老黄瓜洗净切片，加水煮沸 10 ~ 15 分钟，去渣，调入白糖服用。每日 1 剂，2 ~ 3 次分服，连服 5 ~ 7 日。

功效：清热解毒、利水消肿。

适应证：鹅口疮。

## 4.西红柿汁

材料：西红柿适量。

制法：将西红柿洗净，去皮，挤出汁液。先把西红柿汁含在嘴里 2 分钟，然后徐徐咽下。每日 6 ~ 8 次。

功效：清热解毒、凉血平肝、生津止渴。

适应证：鹅口疮。

# 2 种食疗方防治小儿多动症

小儿多动症是以注意力不集中、过分活动、冲动任性、学习困难或伴有行为障碍等为特征的一种综合征。

帮助儿童克服偏食和挑食的习惯，其膳食应粗粮与细粮结合，荤菜与蔬菜、水果搭配，减少儿童的食糖量，橘子、苹果、柿子、杏子等水果不宜多吃。

对于患有多动症的孩子，家长不妨用以下两种食疗方试试。

### 1. 酸枣莲子粥

材料：去心莲子50克，酸枣仁10克，粳米150克，冰糖适量。

制法：将莲子、酸枣用纱布包好入锅中加入粳米共煮粥，熟后将酸枣仁取出弃之，加冰糖适量，分2次服之。每日1次，连服2周以上。

功效：安定心神、清热降火。

适应证：心肾失交、神明不足型多动症。

### 2. 甘麦大枣汤

材料：小麦30克，甘草10克，红枣10枚。

制法：将材料加水煎取汁。每日2次，连服多日。

功效：养血安神、舒肝解郁。

适应证：心脾气虚症。

## 2 种食疗方防治小儿感冒

小儿感冒是由病毒或细菌等引起的鼻、鼻咽、咽部的急性炎症，以发热、咳嗽、流涕为主症。其突出症状是发热，而且常为高热，甚至出现抽风。

如果孩子患了感冒，就应该让他少吃脂肪类和糖类食物，少吃精米和精面粉，多吃粗纤维食品如蔬菜、水果。保证饮食中蛋白质的含量，可以吃瘦肉、鸡肉、鱼肉和各种豆类食品。少吃乌梅、杨梅、青梅等酸涩食品，忌食辛燥、油腻之品。

孩子感冒是很正常的事，一般的感冒不必大惊小怪，可用以下两种食疗方进行调养。当然，如果病情严重，或者高烧不退，则应及早就医。

## 1. 瓜皮茶

材料：西瓜皮 1000 克，绿茶 10 克，薄荷 15 克。

制法：西瓜皮切碎，加水适量，煮沸 20 分钟后加入茶叶、薄荷，再煮 3 分钟，滤出汁液当茶饮。

功效：祛暑解表。

适应证：小儿暑湿感冒发热等。

## 2. 葱豉粥

材料：白米 50 克，葱白 6 克，豆豉 10 克。

制法：以常法煮米成粥，熟时加入葱、豆豉。每日 1 剂，分早晚 2 次食用。

功效：疏风解表清热。

适应证：风热感冒之发热、头痛、咽痛、眼干赤。

# 2 种食疗方防治小儿腹泻

婴儿期腹泻多为水样便或蛋花汤样便，有急性及慢性肠炎之分。婴儿腹泻病因很多，可为肠道内或肠道外感染、饮食不当及气候改变等引起，但重型腹泻多为肠道内感染引起。

如果孩子出现急性腹泻，则应在短期内禁食，减轻肠道负荷，适应于较重腹泻及有频繁呕吐者。禁食时间 6 ~ 8 小时，营养不良者禁食时间短些，禁食期间给予静脉输液。禁食后，给予部分母乳及米汤。米汤含有淀粉，易于消化吸收，可供给少量热量。然后给予脱脂奶，7 天左右过渡到全脂奶，再给予胡萝卜汤。因为胡萝卜汤富有电解质及果胶，有利于大便成形。如果是慢性腹泻，可根据肠道功能逐渐增加营养素，特别是蛋白质供应。尽可能争取母乳喂养。除短期内用 5% 米汤、脱脂奶及稀释奶治疗外，争取蛋白奶喂养。

前不久，一位女士的孩子出现了腹泻，由于医生开的药比较苦，所以宝宝不肯吃。吃下去又吐出来，一点也不见效。这位女士打听到一个方子，没想到孩子吃了以后腹泻痊愈了。

这个方子是这样的：取乌梅 1 颗，用米汤煮，米汤成糊状后即可服用。日服 3 次，空腹服，服 1 次就有效果，2～3 次即痊愈。

据《本草纲目》记载："乌梅敛肺涩肠，止久咳痢。"后世研究证明，乌梅可以抗菌；而米汤具有调养肠胃的作用，很容易消化。乌梅和米汤合用，往往有比较明显的止泻效果，尤其适用于腹泻时间比较长，大便不成形，颜色淡黄，气味不臭，多于食后作泻，面色萎黄，形体消瘦的孩子。

这个方子虽然简单有效，但并不适合所有腹泻的孩子。因为乌梅收敛作用强，如果孩子的大便夹有乳凝块或食物残渣，气味酸臭，腹痛胀满，或孩子除了腹泻外，还见有高热、烦躁、口渴，小便量少色黄，舌苔比较厚腻的症状，则不要用此方。

此外，还可以用山楂神曲粥来调理孩子的腹泻症状。

### 山楂神曲粥

材料：山楂 30 克，神曲 15 克，粳米 100 克，红糖 6 克。

制法：将山楂洗净，神曲捣碎，一起放入砂锅，加水煮半小时，去渣取汁备用。将粳米洗净，放入砂锅，加少量水煮沸，改文火加入药汁煮成粥，加入红糖即可食用。

功效：健脾胃，消食积。

适应证：消化不良、小儿腹泻。

## 2 种食疗方防治小儿营养不良

营养不良是由于摄入的营养物质不能满足生长发育需要引起的。因小儿乳食不能自制，一旦长期喂养不当，或病后失于调养，摄食减少而消耗增加，或存在先天性营养不足和生活能力低下，均易发展为营养不良。

小儿营养不良主要表现为水肿，生长发育迟缓，严重者全身功能紊乱，免疫力下降，易患肺炎、腹泻等疾病。

如果孩子出现营养不良，可以采取用米汤、稀米糊等食物来提供碳水化合物，以脱脂奶供给少许脂肪，以脱脂奶或蛋白奶、鱼蛋白、豆浆供给蛋白质。补充维生素，特别要补充脂溶性维生素 A 及维生素 D。

《本草纲目》中提到白薯可适用于小儿营养不良，因此，妈妈们可以把煮熟或蒸熟的白薯喂给孩子吃。此外，猪肚大米粥和当归羊肉羹也能改善小儿营养不良的状况。

1. 猪肚大米粥

材料：猪肚 250 克，大米 100 克，盐少许。

制法：先用盐将猪肚搓洗干净，切小丁，与大米煮成烂粥，加盐调味，分次食用。

功效：具有健脾养胃之功。

适应证：小儿食欲缺乏、病后虚弱、四肢乏力。

2. 当归羊肉羹

材料：羊肉 500 克，黄芪、党参、当归各 25 克，生姜片、食盐各少许。

制法：羊肉洗净，切成小块，黄芪、党参、当归包在纱布里，用线捆扎好，共放在砂锅里，加水适量，以小火煨煮至羊肉将烂时，放入生姜片、食盐，待羊肉熟烂即可。分顿随量喝汤吃肉。

功效：补气养血。

适应证：小儿营养不良、气血虚弱所致的疲倦乏力、面黄肌瘦、多汗、纳少。


# 2 种食疗方防治小儿遗尿

如今，儿童遗尿大部分与饮食有关。饮食中牛奶、人工饮料、巧克力和柑橘类水果摄食过量，是造成儿童遗尿的重要原因。

要改变孩子尿床的情况，还要从饮食上下功夫。应常给孩子吃具有补肾缩尿功效的食物，例如羊肉、虾、雀肉、龟肉、田鸡、鸡肠、茼蒿、山药、芡实、黑豆、银杏、莲子、薏米等。饮食不宜过咸或过甜，忌食生冷，晚餐少食汤粥、饮料。

《本草纲目》中记载了白果可以治疗小儿遗尿，但白果有小毒，不宜儿童食用。另外，《本草纲目》中记载乌梅具有收敛的作用，后世研究出以下两种食疗方防治小儿遗尿。

### 1. 乌梅大枣汤

材料：乌梅 5 枚，蚕茧壳 1 个，去核大枣 5 枚。

制法：上述材料一起洗净，用清水煎服。每天 1 剂。

功效：补脾益肺。

适应证：肺脾气虚型小儿遗尿。

### 2. 干荔枝肉

材料：干荔枝肉 10 颗。

制法：直接食用，常吃可见效。

功效：补气和中、健脾止泻。

适应证：小儿遗尿。

## 2 种食疗方防治小儿盗汗

小儿出现盗汗，首先要及时查明原因，并给予适当处理。对于生理性盗汗，一般不主张药物治疗，而是采取相应的措施，去除生活中导致高热的因素。例如，孩子睡前活动量过大，或饱餐高热量的食物导致夜间出汗，就应该对小儿睡前的活动量和进食量给予控制，这样有利于小儿睡眠和控制小儿肥胖，有益于小儿的身心健康。有的小儿夜间大汗，是由于室温过高，或是盖的被子过厚所致。若小儿偶尔有一两次盗汗，不必过分担心，盗汗所丢失的主要是水分和盐分，通过每日的合理饮食是完全可以补充的。

盗汗的孩子可以多吃一些养阴清热的新鲜蔬菜和水果，如百合、大枣、核桃、莲子、蜂蜜、豆腐、小麦等，控制荤食、甜食，忌西瓜、香蕉，冷饮等寒凉性食物。

《本草纲目》说："泥鳅暖中益气"，适用于治疗小儿盗汗。家长可给孩子吃炖泥鳅来治疗盗汗。此外，蜜百合饮也是不错的盗汗食疗方。

1.炖泥鳅

材料：泥鳅 250 克，盐、菜籽油各适量。

制法：泥鳅用温水洗去黏液，去头尾、内脏，用菜籽油煎至呈黄色，然后加清水煮汤至半碗，加盐调味，喝汤吃肉。每天 1 次，年龄小者分次服食。

功效：暖中益气。

适应证：治疗因营养不良、缺钙、佝偻病等引起的盗汗。

2.蜜百合饮

材料：干百合（也可以用鲜百合）100 克，蜂蜜 150 克。

制法：将上述材料共蒸约 1 小时，冷后食用，每天 2 次。

功效：润肺止咳。

适应证：小儿盗汗。

# 1 种食疗方防治小儿肥胖症

小儿肥胖症除环境、遗传、生长发育、疾病等原因外，还与进食热量过多或营养不平衡有关。很多小孩喜欢进食甜食和油腻的肉类食物及碳酸类饮料等，这样就容易造成能量过剩，使脂肪堆积，从而导致肥胖。

肥胖的孩子除了应该注意运动以外，还应正确选择饮食。例如，可吃瘦肉、鸡肉、鱼肉和各种豆类食品。多吃粗纤维食品，如蔬菜、水果等。少吃精米、精粉、精制糖等高脂高糖食品。油炸、烧烤的食品缺乏维生素和矿物质，容易使热量聚集而引起肥胖，应限食。

在古代，没有人认为肥胖是疾病，因此医书中没有关于"减肥"的记载。但是《本草纲目》中记载了冬瓜有令人消瘦的功能。

对于肥胖的儿童，家长可用冬瓜烧香菇这个方子来改善孩子的肥胖身材。

**冬瓜烧香菇**

材料：冬瓜250克，水发香菇50克，精盐、味精、植物油各适量。

制法：将冬瓜切成小方块，香菇浸泡后切块。锅中加油烧热，倒入冬瓜、香菇及泡香菇水煸炒，加食盐、味精等调味，至熟即可。

功效：清热健脾，消积轻体。

适应证：小儿肥胖。


# 第二节　人生不老天地长，本草之花分外香

## 4 种食疗方补虚益气

气虚是某一脏腑或全身功能减退的表现，时常伴有倦怠无力、食欲不振、腹胀便溏、气短懒言、声音低微、多汗自汗、头晕耳鸣、心悸怔忡、舌淡苔白、脉弱无力等。

中国传统医学历来强调脾胃为本，所以，应以益脾补胃为主，同时兼顾其他脏腑。应该多吃一些性质平和的食物。

《本草纲目》中记载："牛乳，老人煮粥甚宜。"牛乳性平，补血脉，益心，长肌肉，令人身体康强润泽，面目光悦，志不衰。因此，非常适合老年人吃。

现代营养学认为，气虚体质者应注意摄取平衡饮食，蛋白质、脂肪和碳水化合物的摄入比例应为2：3：10。其中，动物蛋白质应占蛋白质总摄入量的35%左右；脂肪适量，但应以植物油为主；主食应粗细搭配，品种不宜单一；同时，应多吃些蔬菜、水果。以下介绍几款适合气虚者的食疗方。

（1）山药薏仁茶。以淮山药、薏苡仁各三钱熬水喝，可使中气足、精神好、脸色佳。但要注意，真正的山药是白色的，如果

是紫色或赤色，则功效仅止于当番薯吃。

（2）四神汤。莲子、薏苡仁、淮山药、芡实煮成汤是气虚之人的养生饮食。有些人习惯在四神汤中加猪小肠或排骨、鸡肉。现代人怕营养过剩、怕胖，可以去掉附着的油脂再煮。

（3）薏仁粉泡牛奶。薏苡仁可防癌、滋润皮肤，可将它略炒，磨成粉，泡牛奶喝。

（4）香菇泥鳅粥。香菇煮泥鳅对于气虚及胃肠功能差的人极其有效。将泥鳅、蒜头、香菇、大米、葱酥熬成米粥，不但味道佳，而且极具营养价值。但香菇最好要经太阳照射，产生维生素 D 后再食用较有效。

# 4 种食疗方防治五劳七伤

人们经常用"五劳七伤"来形容人身体虚弱多病。中医学上"五劳"指心、肝、脾、肺、肾五脏的劳损；"七伤"指大饱伤脾，大怒气逆伤肝，强力举重、久坐湿地伤肾，形寒饮冷伤肺，忧愁思虑伤心，风雨寒暑伤形，恐惧不节伤志。

造成"五劳七伤"的原因有很多，有的还与食品的"五味"、节令的"四时"，甚至风向有着密切关系。所以养生学认为，在养生时，要注意酸、甜、苦、辣、咸的适量，切不可偏食；在生活起居上，要按季节的交替、冷暖，适时增减衣服，适当锻炼，顺乎自然。这些都是强身健体，预防"五劳七伤"的必要措施。欧阳修曾说："以自然之道，养自然之身。"讲的就是这个道理。

《本草纲目》中说狗肉能"安五脏、轻身、益气、补胃、暖腰膝、宜肾、壮气力、补五劳七伤、补血脉"。

下面介绍几种用狗肉制作的食疗方，在品尝美味的同时还能补益身体，一举两得。

1. 双味狗排

材料：狗排650克，葱段、姜片、料酒、胡椒粉、香料粉、嫩肉粉、生抽、老抽、干细淀粉、精炼油各适量，香辣牛肉酱、番茄沙司各1小碟。

制法：

① 将鲜狗排每两根为一组顺骨缝划开，斩成6厘米长的段，用清水反复漂洗血污，入冷水锅中烧沸约3分钟，捞出洗去污沫，纳小盆内，加入葱段、姜片、料酒、胡椒粉、香料粉、嫩肉粉、生抽、老抽和干细淀粉拌匀，腌约半小时。

② 将腌好的狗排装在盘中，上笼用旺火蒸约1小时至软烂，取出，再逐段投入到烧至六七成热的精炼油锅中炸成金黄色，捞出沥油，装盘，佐食。

2. 红焖香辣狗肉

材料：鲜狗肉1000克，料酒100克，干辣椒25克，豆瓣酱50克，番茄酱35克，葱段、姜片各10克，香料（花椒、八角、香叶、桂皮、丁香、肉、草果等各1克），精盐、味精、鸡精、胡椒粉、白糖、酱油、香油、辣椒油、熟花生油、肉骨头汤、葱花、香菜各适量。

制法：

① 将鲜狗肉皮上的残毛污物刮洗干净，斩成3.5厘米见方的块，用清水浸泡数小时去除血污。然后同50克料酒入冷水锅中，沸后煮3分钟捞出，再用清水洗几遍，控干水分。

② 炒锅上火，放熟花生油烧热，下葱段、姜片、干辣椒和香料炒香，倒入狗肉块翻炒至无水气时，再下豆瓣酱、番茄酱和嫩肉粉翻炒，见色红油亮时，放料酒和肉骨头汤烧开。加精盐、味精、鸡精、胡椒粉、酱油和白糖调好口味，倒在高压锅内，加盖上火，待阀门旋转后压25分钟左右离火。

③ 将焖好的狗肉舀在汤盆内，撒上香菜、葱花，浇上烧热的辣椒油和香油即成。

3. 泡椒番茄狗肉丸

材料：净狗肉150克，肥膘肉50克，鸡蛋液50克，干细淀粉 25 克，泡椒茸 15 克，番茄酱 15 克，白糖 25 克，醋 20 克，精盐、味精、料酒、葱姜汁、胡椒粉各少许，香油 5 克，精炼油 750 克（约耗 75 克），蒜米少许。

制法：

① 将狗肉用清水反复漂洗血污，控干水分，置案板上剁成细泥；肥膘肉切成绿豆大小的粒。将两者放在小盆内，加入精盐、味精、料酒、葱姜汁、胡椒粉、鸡蛋液和干细淀粉，顺一个方向搅拌上劲成狗肉馅。

② 炒锅上火，注入精炼油烧至三四成热时，将狗肉馅做成直径 2 厘米的丸子，下入油锅中炸至色黄且肉熟时，倒出沥油。

③ 炒锅随底油上火，炸香蒜米，放泡椒茸待出红油后，下番茄酱略炒，掺清水，调入白糖、醋成酸甜味，勾芡汁，淋香油，倒入炸好的狗肉丸，颠翻均匀，出锅装盘，点缀上桌。

除了以狗肉为主的食疗方以外，还可以饮地仙酒。

4. 地仙酒

材料：肉苁蓉 35 克，炮附子 35 克，木鳖子 50 克，天南星 30 克，白附子 30 克，覆盆子 30 克，菟丝子 30 克，赤小豆 30 克，骨碎补 30 克，何首乌 30 克，炙川乌 10 克，炙甘草 10 克，川椒 35 克，地龙 50 克，防风 30 克，羊膝 35 克，草薢 30 克，羌活 30 克，狗脊 30 克，人参 20 克，黄芪 20 克，白术 10 克，茯苓 10 克，白酒 3000 毫升。

制法：将上述药材洗净一同捣成碎末，用纱布包裹；放入酒中浸泡 60 余天，过滤，去渣备用。每次 5～10 毫升，每日 1 次（晚间饮用较佳）。木鳖子有毒，饮用时宜从小剂量开始。

功效：此酒扶正祛邪，主治五劳七伤，肾气衰败，精神耗散，行步艰难，饮食无味，耳聋眼花，皮肤枯燥。妇人宫冷无子，下部秽恶，肠风痔漏，吐血泻血，诸风诸气。

## 2 种食疗方防治眼疾

眼睛是心灵的窗户，是认知外界事物的主要器官。随着年龄的增长，各种眼病症状也会出现，常见的有目干涩、目痛、目痒等。那么老年人应该怎样保护自己的眼睛呢？

《本草纲目》中记载了菊花和动物肝脏具有明目的作用，因此老年人可常吃动物肝脏。下面介绍两种养眼羹的制法。

### 1. 猪肝羹

材料：猪肝1具（细切，去筋膜），葱白1握（去须，切），鸡蛋2个。

制法：将以上材料放入豉汁中煮，做羹。快要熟时，打破鸡蛋，投在羹中，方可食用。

功效：主治营养性弱视、远视、夜盲等症。

### 2. 羊肝羹方

材料：青羊肝1具（细切，水煮熟，漉酒干）。

制法：用盐、醋调和食用。

功效：养肝明目。

除了注意饮食，老年人还可以给自己做一个菊花枕头：用黄白菊花各150克，配苦荞麦皮200克、黑豆皮100克、决明子300克，同装入枕芯中。此枕养阴清热，对肝阴不足、肝火上炎而致的目赤肿痛、干涩羞明、视物不清等症，均有良好疗效。

## 4 种食疗方防治耳聋耳鸣

老年性耳聋是指随着年龄增长逐渐发生的进行性听力减弱，重者可致全聋的一种老年性疾病。通常情况下，65～75岁的老年人发病率可高达60%。老年性耳聋的治疗方法很多，但疗效不明显。我们在日常生活中掌握合理和科学的饮食，对防治老年性耳聋具有十分重要的意义。

中医认为，肾开窍于耳。因此养好肾脏对耳朵来讲是十分重要的。李时珍认为，猪肾对老年人耳聋耳鸣有良好的效用，因此老年人可经常吃适量猪肾。下面推荐几个治疗老年人耳聋耳鸣的方子。

### 1. 莲子粥

材料：莲子肉 30 克，糯米 100 克。

制法：取莲子肉煮烂，加糯米，煮粥食用。

功效：具有益精气、强智力、聪耳目、健脾胃的作用，且可降血压。

### 2. 菊花粳米粥

材料：菊花 50 克，粳米 100 克。

制法：先将菊花煎汤，再将菊花汤与粳米同煮成粥。

功效：此粥对中老年人眩晕耳鸣、风热头痛、肝火目赤等症有良好疗效。

### 3. 莲肉红枣扁豆粥

材料：莲子肉 10 克，红枣 10 枚，白扁豆 15 克，粳米 100 克。

制法：加水常法煮粥。

功效：益精气，健脾胃，聪耳目。每日早、晚温热服食。

### 4. 木耳瘦肉汤

材料：黑木耳 30 克，瘦猪肉 100 克，生姜 3 片。

制法：上述材料加水适量，文火炖煮 30 分钟。

功效：补肾纳气。补而不滞，还可降低血黏度。对耳聋伴高血脂者更为适用。

## 2 种食疗方对付虚损羸瘦

由于老年人各种生理功能趋弱，身体稍有不适，就容易消瘦下来。如何通过食补增强体质呢？李时珍认为，老年人应该选择一些有营养且易消化的食物进补。因此，儿女们可以参考以下食疗方来孝敬爸妈。

### 1. 桑葚芝麻糕

材料：桑葚 30 克，黑芝麻 60 克，麻仁 10 克，糯米粉 700 克，白糖 30 克，粳米粉 300 克。

制法：将桑葚、麻仁洗净，放入锅内，加水适量，置武火上烧沸，再用文火煮熬 20 分钟，去渣，留汁待用；将黑芝麻置文火上炒香备用，糯米粉、粳米粉、白糖合匀，加入桑葚、麻仁汁和水适量，揉成面团，做成糕，在每块糕上撒上黑芝麻，上笼蒸 15 ~ 20 分钟即成。可供早餐或点心用。

功效：健脾胃、补肝肾。适用于老年体虚、肠燥、大便干结等病症。

### 2. 牛奶粥

材料：粳米 100 克，牛奶 250 毫升，白糖适量。

制法：粳米煮粥，加入牛奶，白糖调味食用。

功效：润五脏，补虚损，养阴生津。适用于中老年人或病后体弱，气血亏损，体瘦虚羸，反胃噎嗝，口干思饮，大便燥结等症。服用牛奶粥时，忌食酸性食物。

## 3 种食疗方防治脾胃气弱

老人脾胃虚弱是常事，注意日常保养很重要。李时珍在《本草纲目》中称藕为"灵根"，民间早有"新采嫩藕胜太医"之说。对于老年人来说，藕更是补养脾胃的好食材。

如果想让藕有养胃滋阴、健脾益气的作用，必须把它加工熟，尤其是把藕加工制成藕粉，更是老年人不可多得的食补佳品，既营养丰富，又易于消化，有养血止血、调中开胃之功效。平时脾胃不好的老年朋友，不妨趁着新鲜秋藕上市的时候多吃一些，自己在家做藕粉。制作方法非常简单：把藕连皮切成薄片，为了加快干燥速度，可以先蒸上 5 分钟；然后把藕片平铺在干净的纱布上晒干；等晒干、晒透后，放入研钵中捣成粉末即可。

早餐时，用开水冲上一小碗晶莹剔透的藕粉，淡淡的藕香特别有助于老人开胃。老年人常有喝粥的习惯，不妨偶尔换换口味，来点儿藕粉。喜欢吃甜口的，还可以适当加点儿蜂蜜、红糖或是桂花。用藕粉做下午的加餐也是不错的选择。

除了藕粉之外，还可以考虑以下食疗方来补脾胃。

### 1. 豉汁鲫鱼

材料：鲫鱼 250 克，豉汁、胡椒、莳萝、姜、橘皮各适量。

制法：将鲫鱼入豉汁中煮熟，加胡椒、莳萝、姜、橘皮，空腹食用。

功效：适用于治胃虚疼痛。

### 2. 蒸猪肚

材料：猪肚 1 个，参末 15 克，橘皮末 15 克，猪脾 2 枚（细切），葱白少许，饭半盘，椒姜等调料适量。

制法：在猪肚内放入参末、橘皮、猪脾、葱白、饭、椒姜，缝合口，蒸烂食之。

功效：可治老年人脾虚气弱。

### 3. 鸡肉馄饨

材料：黄雌鸡肉 150 克，白面 210 克，葱白少许。

制法：上述材料做成馄饨，加椒姜五味调和，煮熟空腹食之。

功效：益补脏腑和悦泽颜色。

## 5 种食疗方防治腹泻

随着年龄增长，人体的免疫能力（抗病能力）会逐渐降低，抵御细菌和病毒的能力自然也随之降低，病毒和细菌就容易乘虚而入，容易引起腹泻。因此，老人要格外注意呵护肠胃，日常生活中应做到提高身体免疫力，保证食物新鲜，少食生冷食物，坚持规律饮食，注意身体保暖。与此同时，还要掌握几招治疗腹泻的食疗方，以确保老人安全度夏。

## 1. 薏苡仁粥

材料：薏苡仁 40 克，粳米 50 克，蜂蜜适量。

制法：以上材料加水煮粥。每日分 2 次服用。

功效：健脾利湿，能治疗老年慢性腹泻。

## 2. 生姜粥

材料：党参 6 克，茯苓 6 克，生姜 5 片，粳米 50 克。

制法：党参、茯苓、生姜加水煎汁，加入粳米煮粥服用。

功效：可治疗中老年因脾胃虚寒所致的腹泻。

## 3. 山药粥

材料：炒山药 20 克，扁豆 6 克，大米 50 克。

制法：上述材料加水煮粥，每日早晚 2 次饮用。

功效：可治疗脾胃虚而大便虚泻难愈、四肢疲乏无力、脉虚等症。

## 4. 甘麦大枣粥

材料：红枣 50 克，甘草 6 克，白糖 20 克，小麦适量。

制法：上述材料加水煮粥。

功效：可益气养血，治疗中老年人腹泻腹胀。

## 5. 乌梅粥

材料：乌梅 5 枚（水煎取汁），粳米 50 克，冰糖 20 克。

制法：上述材料加水适量煮粥。

功效：可治疗中老年人久泻不止。

# 3 种食疗方防治烦渴口干

许多人都有过口干舌燥的感受，还有的人长久地受着口干的困扰，尤其是老年人。

病理性口干多见于感冒后，大量呕吐、腹泻及高热后。鼻炎、鼻窦炎患者常因鼻腔通气不良，张口呼吸致使口腔内水分蒸发而出现口干。哮喘患者因呼吸加快加深，呼吸道蒸发水分过多而产生口干。各种原因的睡眠呼吸障碍患者，因为夜间张口呼吸而在清晨起床后口干。糖尿病口干是大家最熟悉的，患者可因血糖升高引起血浆渗透压增高、多尿而出现口干。最严重的口干见于干燥综合征患者，因为免疫反应破坏了腮腺、口腔内唾液腺、泪腺及鼻腔黏膜内腺体而引起口干。

有了口干症除了到医院做全面检查，针对病情进行治疗外，平时应注意生活调理。

李时珍认为，对于老年人烦渴口干，应多吃一些生津止渴的食物。中医常用以下食疗方来解除老年人烦渴口干。

## 1. 枸杞饮方

材料：枸杞根白皮1升，小麦1升（净淘），粳米3合（研）。

制法：以上材料入锅，加水1斗，煮2味，取7升汁，下米作饮。渴即渐服之，极愈。

功效：食治老人烦渴，口干，骨节烦热。

## 2. 大麦汤方

材料：大麦2升，赤饧2合。

制法：将上材料入锅，加水7升，煎取5升，去滓。下饧调之。渴即服愈。

功效：食治老人烦渴不止，饮水不定，转渴，舌卷干焦。

## 3. 冬瓜羹方

材料：冬瓜半斤（去皮），豉心2合（绵裹），葱白半握。

制法：将上述材料入锅，加上水煮做羹，下五味调和，空心食之。常做粥尤佳。

功效：食治老人消渴、烦热，心神狂乱，躁闷不安。

# 4种食疗方防治哮喘

咳喘是老年人的常见症状，如不注意调护常常迁延难愈，影响老年人的生活质量。所以老年人咳喘在药物治疗的同时更应该注意自我调护。

《本草纲目》中记载了用冰糖白蜜汁和柚子皮治疗老年哮喘的食疗方。

1. 冰糖白蜜汁

材料：冰糖 120 克，白蜜 120 克，黑芝麻 250 克，生姜 120 克。

制法：冰糖捣碎同白蜜蒸熟，捣汁去渣。其汁与白蜜冰糖用瓷瓶收储，早晚服一茶匙。

功效：益气养阴，润肺止咳。

2. 柚子皮

材料：柚子 1 个取皮，削去内层白髓，切碎放于有盖碗中。

制法：加适量饴糖或蜂蜜，隔水蒸至料熟，每日早晚各一匙，加少许黄酒内服。

功效：活气、化痰、止咳、平喘。

除了上述两种食疗方，以下两种方子对老年哮喘也十分有效。

1. 杏仁粥

材料：杏仁 10 克，加粳米 50 克，冰糖适量。

制法：将杏仁研细，水煎去渣留汁，加粳米、冰糖适量，加水煮粥，每日两次温热食。

功效：化痰、止咳定喘。

2. 糖水白果

材料：白果仁 50 克，白糖 50 克，糖桂花少许。

制法：将白果仁小火炒熟。锅洗净，入清水一碗，投入白果，上旺火，烧沸后转小火焖煮片刻，加入白糖，烧至沸滚，加糖桂花少许，即可食用。

功效：止咳化痰。

# 3 种食疗方防治畏寒

不少老年人在冬季特别畏寒，常被人说是"火力差"。畏寒是指肢体怕冷的一种临床症，常伴手脚发凉、腰感觉凉、难以入眠等。畏寒的程度因人而异，严重者夏季也需要穿厚袜子，并且腰部常有一种被水浸湿的不适症状。如何消除这种难受的感觉呢？

畏寒的人应该多吃一些温和的食物。《本草纲目》中记载，人参味甘微苦，生者性平，熟者偏温。人参的作用在于补五脏，益六腑，安精神，健脾补肺，益气生津，大补人体之元气，能增强大脑皮质兴奋过程的强度和灵活性，有强壮作用，使身体对多种致病因子的抗病力增强，改善食欲和睡眠，增强性功能，并能降低血糖、抗毒、抗癌，提高人体对缺氧的耐受能力等作用。

用人参和白酒配制的药酒能治虚劳羸瘦，气短懒言，脉软而无力，四肢倦怠，脾胃不健，面色萎黄，喜暖畏寒，自汗乏力。那么，这种药酒是如何配制的呢？

### 人参酒

材料：人参 30 克，白酒 1200 毫升。

制法：

① 用纱布缝一个与人参大小相当的袋子，将人参装入，缝口。

② 放入酒中浸泡数日。

③ 倒入砂锅内，在微火上煮，将酒煮至 500 ~ 700 毫升时，将酒倒入瓶内。

④ 将其密封，冷却，存放备用。

用法：每次 10 ~ 30 毫升，每日 1 次（上午服用为佳）。

研究发现，老年人在寒冷环境中调节体温或保持体温的能力，与他们每日从饮食中摄取铁元素的多少有关。在试验期间，研究人员让参加试验组的老年人每人只摄取 6 毫克铁，相当于医生规定的三分之一，然后测量他们的体温，结果，他们的体温比试验前降低了。因此，他们提醒老年人在冬季适量多吃些含铁丰富的食品，例如黑木耳、海带、紫菜、豆制品和猪肝、瘦肉、蛋类等。但需要注意的是，人体摄铁，重在适量。除缺铁性贫血患者外，不必额外补铁。

除了上面说到的药酒和注意铁的摄入，以下两种食疗方对老年畏寒也有显著的疗效。

### 1. 赤豆黑枣粥

材料：赤豆 50 克，黑枣 1 枚（去核），糯米适量。

制法：先将赤豆煮软，再加入黑枣、糯米煮成粥。食用时加适量白糖，每天吃一小碗，可长期服食。

功效：可治疗老年畏寒。

### 2. 参芪清蒸鸡

材料：人参 10 克，黄芪 15 克，童子鸡一只。

制法：将鸡宰杀洗净，去内脏，再将人参、黄芪放入鸡内缝合。入锅加葱、姜、料酒、盐及少量清水清蒸。以饮鸡汁为主，可连续蒸 2～3 次。

功效：具有滋补之功效，提高人体免疫力。

## 2 种食疗方防治便秘

便秘是常见的症状，是引发多种疾病的重要原因。因此，对于老人便秘的防治，千万不可掉以轻心。

对于长期便秘的病人，可以清晨空腹时喝温淡盐水 260～450 毫升，这样可促进胃肠蠕动，有利于排便顺畅。

除此之外，还应根据个人情况，采用以下食疗方。

### 1. 素炒绿豆芽

材料：绿豆芽 500 克，花生油 50 克，精盐 10 克，米醋 10 克，料酒 5 克，葱 10 克，姜 5 克，花椒 10 克。

制法：将豆芽掐掉两头，洗净，捞出沥干水，葱切成 3 厘米长段，姜切成末。炒锅置于旺火上，倒入花生油 40 克，烧至七成熟，放入花椒炸出香味，再放葱段、豆芽、姜末，烹入米醋、料酒、精盐翻炒几下，出锅装盘，将剩下的 10 克花生油烧熟后，浇在炒好的豆芽菜上即可。

功效：清热解毒，消肿通便。

2. 牛奶粥

材料：牛奶 100 克，粳米 150 克，白糖适量。

制法：将粳米淘洗干净，下入锅内，用旺火烧开，再用小火煮至半熟，倒去米汤，加入牛奶、白糖，成粥即可。

功效：促进肠蠕动，润肠通便，可防治便秘。

# 3 种食疗方防治老年痴呆症

老年痴呆症指的是一种持续性高级神经功能活动障碍，即在没有意识障碍的状态下，记忆、思维、分析判断、视空间辨认、情绪等方面的障碍。

那么，如何有效预防老年痴呆症呢？要预防老年痴呆症，就要活化大脑，在饮食上多吃一些补脑益智的食物。李时珍认为，核桃具有健脑作用。因此老年人可常吃核桃。下面推荐三款食疗方。

1. 核桃大枣粥

材料：核桃仁 30 克，大枣 10 枚，粳米 150 克。

制法：按常法煮粥服食。每日 1 剂。

功效：温补肺肾、益气健脑。

2. 枸杞猪肉小米粥

材料：枸杞子 20 克，瘦猪肉末 30 克，小米 100 克，精盐少许。

制法：按常法煮粥服食。每日 1 剂。

功效：滋补肝肾、填髓健脑。

3. 胡麻叶粥

材料：鲜胡麻叶 30 克，大米 100 克。

制法：将胡麻叶洗净切碎，加入八成熟的大米粥内，再煮至粥熟即成。每日1剂。

功效：益气、补脑髓、坚筋骨。

## 第三节　呵护女性健康，本草也有"怜香惜玉"之功

### 6种食疗方防治缺乳

有些女性生完孩子后会面临缺奶的问题，老辈人经常用小米粥为产妇调养身体。《本草纲目》中则记载小米"治反胃热痢，煮粥食，益丹田，补虚损，开肠胃"。小米其实也是能催奶的食物，不要觉得吃多么贵重的食物才能催奶，吃点儿小米粥是最好的。

此外，《本草纲目》里还介绍了一种红苕粥，能解决产后缺乳的问题。民间也有几个常用偏方，也十分有效。

1. 红苕粥

材料：红苕200克，粳米100克。

制法：将红苕洗净，去皮，切成块，粳米淘洗净。同入锅内加水煮成稀粥。

用法：温热服食。

功效：红苕粥具有健脾养胃，益气通乳，润肠通便的作用。适用于脾胃虚弱，产后乳汁不通。但是一定要注意，糖尿病、胃溃疡及胃酸多者不宜多食。

2. 乌鱼通草汤

材料：乌鱼1条，通草3克，葱、盐、黄酒等调料适量。

制法：将乌鱼去鳞及内脏后，洗净，将通草加葱、盐、黄酒、水适量共炖熟即可。

用法：吃鱼喝汤，每日1次。

功效：清热利湿，疏通乳腺，促进乳汁分泌。乌鱼富含优质

蛋白质，还有促进产妇伤口愈合的功效。

### 3. 蛋花羹

材料：新鲜鸡蛋4个，芝麻酱100克，海米5克，小葱、食盐、味精适量。

制法：取温水适量，将芝麻酱和成稀水，然后打入鸡蛋搅匀，再加入适当的调料，入锅内蒸熟即可。

用法：将蒸熟后的蛋花羹1次吃完。每天2次，一般3天见效。

功效：此偏方特别适用于产后气血虚弱所致乳汁不足、无乳汁等症状。

### 4. 酒酿蛋花

材料：酒酿1块，鸡蛋1个。

制法：将酒酿加水煮开，再打入鸡蛋，煮成蛋花状即可。

用法：每天1次，趁热服用。

功效：益气生津，活血止血，促进泌乳。

### 5. 猪蹄汤

材料：猪蹄1只，通草10克，水1500毫升，葱、盐、黄酒等调料适量。

制法：将所有食材放在一起，先用大火煮，水开后用小火煮，煮1～2小时，直至猪蹄熟烂为止。

用法：待汤稍凉后，喝汤吃肉，每天1次，连服3～5天即可见效。

功效：猪蹄含丰富的蛋白质、脂肪，有较强的活血、补血作用，而通草有利水、通乳汁功能。

### 6. 牛奶鲫鱼汤

材料：鲫鱼1条，牛奶50毫升，葱、盐、黄酒等调料适量。

制法：将鲫鱼去鳞及内脏，洗净，下油锅略煎，再加葱、盐、黄酒、水适量共炖，汤至乳白色将好时，放入牛奶，煮开即可。

用法：吃鱼喝汤，每日1次。

功效：补益气血，健脾开胃，促进乳汁分泌。鲫鱼有利尿消肿的作用，可促进产妇体内多余水分的排出。

## 5 种食疗方防治乳腺炎

乳腺炎是产后哺乳期妇女的常见疾病，是乳管不畅通，乳汁淤积后乳腺的急性化脓性感染。哺乳期的任何时间均可发生，而哺乳刚开始最为常见。

《本草纲目》中记载了将蒲公英捣碎敷于患处的办法来治疗乳腺炎。蒲公英性平，味甘微苦，有清热解毒、消肿散结及催乳作用，对治疗乳腺炎十分有效。可以煎汁口服，也可以捣泥外敷，都十分有效。煎汁的做法是：单味蒲公英 60 ~ 90 克，水煎服，每日 1 剂。

此外，防治乳腺炎还可以考虑以下食疗方。

（1）用橘核泡水代茶饮，可预防急性乳腺炎。

（2）将橘核 25 克略炒，置于砂锅内，加入黄酒 100 毫升煎至 50 毫升，去渣，顿服。每日 1 剂。

（3）将半斤羊肉洗净切成小块。黄芪、当归各 25 克包在纱布里，用线捆扎好，与羊肉共放砂锅里，加水适量，以文火煨煮至羊肉将烂时，放入生姜片 25 克，食盐少许，待羊肉煮烂即可分顿食用。

（4）取嫩豌豆 250 克，加水适量，煮熟，淡食并饮汤。

（5）大飞扬草 15 ~ 30 克（鲜者 30 ~ 60 克），豆腐 2 ~ 3 块，同入锅内，加水两碗半煎至一碗，放少许食盐调味，饮汤食豆腐。

需要注意的是，女性患乳腺炎后，患侧乳房应停止哺乳，要托起乳房以改善血液循环，乳罩不要过紧。

## 6 种食疗方防治月经不调

月经不调表现为月经周期或出血量的异常，或是月经前、经期时的腹痛及全身症状，为妇科常见病。中医一般将月经失调称为月经不调，又将月经不调归纳为月经先期、月经后期、月经过多或月经过少。

月经不调与肝郁、脾虚、气滞血瘀等有关。肝郁引起的内分泌紊乱，脾虚造成的营养不良等都会引起月经不调。因此，对月经不调应该以调养为主。

李时珍认为乌骨鸡对妇科病的疗效十分理想。他在《本草纲目》中记载："乌骨鸡味甘、微温，治女人崩中带下，一切虚损诸病。"现代研究发现，乌骨鸡具有强壮机体、提高生理功能的作用，特别是对各种妇科疾病有疗效。常与枸杞子、当归配伍。能够调补肝肾，养血调经。适用于肾气不足，精血亏虚所致的月经后期、月经过少者。

当归炖乌鸡

材料：当归片 20 克，枸杞子 20 克，雌乌骨鸡 1 只。

制法：乌骨鸡宰后去毛皮及内脏，当归片及枸杞子洗净后放入鸡腹内，用炖盅盛好，加冷开水 1 碗，炖 3 小时即成，食盐调味。食鸡饮汤，每日 1 次服完。

《本草纲目》还记载了荸荠和白茅根适用于血热所致的月经先期、月经过多等症。荸荠味甘、性寒，能滋阴清热，凉血止血。《本草纲目》中记载："治妇女血崩不止。"白茅根味甘、性寒，能清热利尿，凉血止血。荸荠、茅根两味甘而不腻，性寒而不伤胃，利水而不伤阴。

有些女性在月经周期内，一天要换 5 次以上的卫生巾，而且每片都是湿透的，这就属于月经量过多，这类女性多半是气虚。月经量过多的女性一定要注意补气。

1. 山药薏仁茶

材料：淮山药、薏苡仁各 9 克。

制法：水煎代茶饮用。

功效：常饮山药薏仁茶可使中气足、精神好、脸色佳。

### 2.香菇泥鳅粥

材料：泥鳅、大蒜、香菇、大米、葱各适量。

制法：将泥鳅、大蒜、香菇、大米、葱共熬成粥。

功效：香菇泥鳅粥对于气虚及胃肠功能差的人极具功效。

### 3.玉珍鸡

材料：母鸡1只，桂圆、荔枝干、黑枣、莲子、枸杞各30克。

制法：将母鸡洗净，鸡肚内放入桂圆、荔枝干、黑枣、莲子、枸杞，加调味蒸食。

功效：补气养精。

月经量少的女士一般是血虚，也就是我们所说的贫血。血虚的女性，生下来的孩子也会体弱多病，因此女性平时一定要多吃菠菜，因为菠菜可以有效治疗缺铁性贫血。另外，猪血也是补血的好食品。

此外，月经不调还可以根据情况选择以下食疗方。

### 1.芹菜益母煮鸡蛋

材料：芹菜250克，益母草50克，鸡蛋1只，调料适量。

制法：将芹菜、益母草洗净切碎，鸡蛋洗净，共置锅内，加水同煮，鸡蛋熟后去壳再入锅煮10分钟，调味。吃蛋喝汤。每日1剂。

功效：平肝祛风，养血调经。适用于女性月经先后不定期。

### 2.月季花汤

材料：月季花15克，红糖100克，甜酒2匙。

制法：将月季花加水煎汤，去渣，调入红糖、甜酒服用。每日1剂。

功效：活血，养血，调经。适用于女性月经先后不定期。

## 9种食疗方防治闭经

闭经是指女孩子年过18尚未来潮，或者妇女在建立了正常的月经周期后，停经6个月以上。中医认为，闭经是由以下原因引起的：肝肾不足、气血虚弱、阴虚血燥、气滞血瘀、痰湿阻滞。

《本草纲目》里介绍的关于防治闭经的食物有很多，如芝麻、莲子、龙眼肉、荔枝、桑葚、蜂蜜、菠菜、金针菜、黑木耳、芦笋、番茄、牛奶、乌鸡、羊肉、猪蹄、猪血、驴肉、鹌鹑蛋、甲鱼、海参、当归、阿胶、何首乌、枸杞子、白芍、熟地黄等。

下面给大家介绍几个常用闭经食疗方。

### 1. 姜蒜炒羊肉丝

材料：净羊肉250克，嫩生姜50克，甜椒2个，青蒜苗50克。

制法：上述各味洗净置油锅煸炒，兑入芡汁，佐餐当菜，随意食用，当日吃完。

功效：滋补肾阳。

适应证：闭经，属肾阳虚弱者，见月经后期量少逐渐至经闭，腰酸腿软，头晕耳鸣，肢冷畏寒。

### 2. 桂圆粥

材料：桂圆25克，粳米100克，白糖少许。

制法：将桂圆同粳米共入锅中，加适量的水，熬煮成粥，调入白糖即成。

功效：补益心脾，养血安神。

适应证：尤其适用于劳伤心脾，思虑过度，身体瘦弱，健忘失虑，月经不调等症。

注意：喝桂圆粥忌饮酒、浓茶、咖啡等物。

### 3. 红花黑豆糖煎

材料：红花15克，黑豆250克，红糖120克。

制法：上三味水煎服，去红花后，食豆饮汤。每日1剂。

功效：活血，散瘀，通经。

适应证：闭经，属气滞血瘀型偏重血瘀者，见月经数月不行，小腹疼痛拒按，舌边瘀点，脉沉弦或涩。

注意：红花煎剂对子宫有显著兴奋作用，大剂量服用可使子宫收缩率增加。

4. 蒸柏子仁猪肝

材料：柏子仁 10 克，猪肝 150 克。

制法：将猪肝洗净，切口装入柏子仁，上锅蒸熟。每次以 25 毫升黄酒温服。每日 1 剂，分 2 次服。

功效：补气，养血，通经。

适应证：闭经，属气血虚弱型，面色少华，心悸气短，发色不泽易脱落，食欲不振，舌红苔少。

注意：对于血虚引起闭经的患者，服用本品效果极佳。

5. 清炖鳖甲白鸽

材料：鳖甲 50 克，白鸽 1 只。

制法：将白鸽洗净，鳖甲打碎，装入白鸽腹内，放入砂锅内，加水适量，炖熟后调味服用。隔 1 天服 1 次，连服 1 周为一疗程。

功效：养阴清热调经。

适应证：闭经，属阴虚血燥型，月经量少、色淡，五心烦热，两颧潮红，夜间盗汗，舌红苔少，脉细数。

6. 桃仁牛血汤

材料：桃仁 10 ~ 12 克，鲜牛血（血已凝固）200 克。

制法：将牛血切块，与桃仁加清水适量煲汤，食时加食盐少许调味。

功效：破瘀，行血，通经。

适应证：闭经，属气血瘀滞型，月经数月不行，小腹疼痛，舌紫暗，脉涩。

7. 香茶菜汤

材料：香茶菜（产于江南，又名蛇通管、铁菱角）全草及根 30 克。

制法：将香茶菜洗净切碎，加水、酒各半煎汤服用。每日 1 剂。

功效：活血，散瘀，通经。

适应证：气滞血瘀型闭经。

### 8. 山楂汤

材料：生山楂肉 30 克，红糖适量。

制法：水煎服。每日 1 剂，连服 5 ~ 7 剂。

功效：破气行瘀，消积化滞。

适应证：气滞血瘀型闭经。

### 9. 二子红花茶

材料：枸杞子 30 克，女贞子 24 克，红花 10 克。

制法：将上述 3 味放入茶壶中，用沸水冲泡，代茶饮用。每日 1 剂。

功效：补肾益肝，活血通经。

适应证：肝肾阴亏型闭经。

## 9 种食疗方防治痛经

很多女性朋友有痛经的毛病。痛经就是在经期前后或行经期间，会感觉全身不适，尤其是小腹会有疼痛感。轻者伴腰部酸痛，不影响正常的工作生活，严重者小腹疼痛难忍，坐卧不宁，会影响到工作学习和日常生活，必须卧床休息。

《本草纲目》中说益母草能消火行血，祛瘀生新，调经解毒。现代研究表明，益母草具有兴奋子宫，改善微循环障碍，改善血液流动性，抗血栓形成，调经活血，散瘀止痛，利水消肿等作用。因此可用益母草糖水来防治痛经。

### 益母草糖水

材料：益母草 20 克，红糖 20 克。

制法：益母草洗净，放入砂锅内，加清水 2 碗煮至 1 碗，去渣，加红糖，煮沸即成。经前 1 ~ 2 天开始，每日 1 次，连服 2 ~ 3 日。

还有两个方子，一个是用益母草 20 克，香附 0.2 克，水煎服。另一个是将 30 克益母草、15 克山楂、5 克红花、2 个鸡蛋放入锅中，加水适量同煮，煮至蛋熟后，将蛋及药渣捞出留汁；蛋剥去壳后，与适量红糖一起放入上述药汁中，再煮10分钟即可。吃蛋饮汤，每天1次。

除了以上介绍的三种办法之外，以下几个食疗方简单实用，也是痛经女性不错的选择。

（1）生姜25克，大枣30克，花椒100克。将生姜去皮洗净切片，大枣洗净去核，与花椒一起装入砂锅，加水1碗半，用文火煎剩大半碗，去渣留汤。饮用，每日1剂。

（2）鲜韭菜300克，红糖100克。将鲜韭菜洗净，沥干水分，切碎后捣烂取汁备用。红糖放铝锅内，加清水少许煮沸，至糖溶后兑入韭菜汁内即可饮用。

（3）山楂30克，向日葵子15克，红糖60克。将山楂、向日葵子烤焦后研末，加红糖冲服。分2次服，每日早、晚各1次。于经前1~2日开始服或经来即服。每次月经周期服2剂，连用1~2个月。

（4）每晚睡前喝一杯加一勺蜂蜜的热牛奶，即可缓解甚至消除痛经之苦。

（5）山楂50克，生姜15克，红枣15枚，水煎服。每日1剂，分2次服。

（6）夏秋季节摘月季花不散瓣、气味清香的半放花蕾，以紫红色为佳品。开水冲泡，代茶饮可有效治疗痛经。

此外，有痛经的女性还要注意以下几点。

（1）经期不要吃冷饮，不吃刺激性食物。

（2）不要过多饮用酒或咖啡。

（3）补充营养，多吃蛋黄、豆类、坚果、绿叶菜、花生油、香油等维生素E含量高的食物。

# 3种食疗方防治流产

流产为妇产科常见疾病，如果处理不当或处理不及时，可能遗留生殖器官炎症，或因大出血而危害孕妇健康，甚至威胁生命。此外，流产还易与妇科某些疾病混淆。妊娠于 20 周前终止，胎儿体重小于 500 克，称为流产。流产发生于怀孕 12 周前者，称为早期流产；发生于怀孕 12 周后者，称为晚期流产。

《本草纲目》中记载："大枣气味甘平，安中养脾气、平胃气、通九窍、助十二经，补少气……久服轻身延年。"李时珍认为，大枣对预防流产以及因流产引起的身体虚弱有非常好的效果。下面就介绍几个和大枣有关的食疗方。

### 1. 鸡蛋枣汤

材料：鸡蛋 2 个，红枣 10 颗，红糖适量。

制法：锅内放水煮沸后打入鸡蛋，水再沸后下红枣及红糖，文火煮 20 分钟即可。

功效：具有补中益气和养血作用。适用于贫血及病后、产后气血不足的调养。

### 2. 荔枝大枣汤

材料：干荔枝、干大枣各 7 枚。

制法：将干荔枝、干大枣洗净，入锅、加水煎服。每日 1 剂。

功效：适用于妇女贫血及流产后体虚的调养。

### 3. 糖饯红枣

材料：干红枣 50 克，花生米 100 克，红糖 50 克。

制法：将干红枣洗净后用温水浸泡；花生米略煮，去皮备用。枣与花生米同入小铝锅内，加水适量，以文火煮 30 分钟，捞出花生米，加红糖，待红糖溶化收汁即成。

功效：具有养血、理虚作用。适用于流产后贫血或血象偏低者。

## 2 种食疗方防治经前期综合征

经前期综合征又称为"经前期紧张综合征"，是一些妇女在月经来潮前出现的一组症状。主要有两类表现，一类为精神症状，患者于月经来潮前会出现精神紧张，情绪不稳定，注意力不集中，烦躁易怒或抑郁焦虑，甚至失眠、全身乏力等。另一类表现为手足颜面水肿、腹胀等。这些均因人而异，不尽相同。

有经前期综合征的女性应尝试食用低糖饮食，多吃杏、桃、甜薯、绿花椰菜、甜瓜、南瓜、胡萝卜、杧果和菠菜等食物。

针对经前期综合征，主要是让自己镇定下来，多吃具有安神作用的食物。《本草纲目》中介绍了许多具有安神效用的食物，牛奶、小米、百合、灵芝、酸枣仁、莴苣汁、糯米、黑木耳等，下面推荐两种家常菜肴，对经前期综合征有不错的效果。

### 1. 黑木耳炖豆腐

材料：木耳30克，豆腐3块，核桃（去皮）7个。

制法：将木耳、豆腐、核桃加水共炖汤服之。

功效：有镇静、安神、定志的功效。适用于经前烦躁、易怒、情绪激动等精神症状。

### 2. 银耳参

材料：银耳15克，太子参25克，冰糖适量。

制法：水煮饮用。每日1次。

功效：适用于经前期心烦不寐、心悸不宁、头晕目眩等症者。

## 2种食疗方防治子宫肌瘤

子宫肌瘤是一种良性肿瘤，也是女性生殖器官中最常见的肿瘤之一。此病常见的现象是子宫出血、乳房胀痛、小腹部有隐痛、邻近器官的压迫症状、白带增多、不孕、肛门有下坠感、月经量增多或淋漓不尽、腰部酸痛、面部有色素沉着或黄褐斑、眼圈发黑、面黄肌瘦、贫血、心脏功能障碍、盆腔检查可扪到子宫体增大和质硬。

患有子宫肌瘤的妇女应注意饮食宜清淡，要多吃新鲜蔬菜及高蛋白、低脂肪的食物，坚持每天吃一定量的水果。多吃谷类、豆类及豆制品、瘦肉、动物肝脏、鸡蛋、鹌鹑蛋、海带、白菜、香菇、苹果等。

不要吃虾、蟹等海鲜发物。忌食辣椒、白酒等辛辣刺激性食物。禁食桂圆、大枣、蜂王浆等热性、凝血性和含激素成分的食物。下面是常见的对付子宫肌瘤的食疗方。

### 1. 桃红鳝鱼汤

材料：桃仁 12 克，红花 6 克，鳝鱼丝 250 克，料酒、姜片、葱段、盐、味精、高汤各适量。

制法：桃仁、红花加清水煎约 30 分钟，去渣取汁。姜片、葱段入热油锅中爆香，加鳝鱼丝和料酒略爆炒后，加高汤及桃仁、红花煎汁同煮，熟后加盐和味精调味即可。

功效：活血散瘀，补肾养血。适用于子宫肌瘤、月经不畅者。

### 2. 核桃仁粥

材料：核桃仁 15 克，鸡内金 12 克，粳米 100 克。

制法：将核桃仁、鸡内金捣成粉，加清水研汁去渣，同淘洗净的粳米煮粥食用。分顿食用，连服 10 天。

功效：破瘀行血，通络消瘀。适用于子宫肌瘤，证属气滞血瘀，腹中瘀滞疼痛，月经量不多者。

## 4 种食疗方防治女性性冷淡

有些女性随着年龄增长，加上家务劳累、哺乳、感情转移到子女身上等原因，性兴趣会减弱；有的因性激素水平下降，影响了性欲；也有些女性体弱多病，全身乏力，性爱肌肉衰退而导致性冷淡。

女性性欲冷淡，除了心理治疗外，配以适当的食疗法对改善性功能、提高性欲有较好的效果。据《本草纲目》中记载，猪腰、未生蛋的小母鸡、乌鸡、鸽肉、甲鱼、乌梅、葡萄、大枣、桑葚、枸杞子、桂圆、蜂王浆、油菜籽等都是有助于提高女性性兴奋的食物。

下面是几道既美味又能让你"性福"的可口菜肴。

1. 拌羊肉

材料：羊瘦肉 500 克，蒜末、姜末、葱花、豆豉、茴香、盐、酱油、香油各适量。

制法：羊肉洗净，煮熟切片，加蒜末、姜末、葱花、豆豉、茴香、盐、酱油、香油拌食。

功效：益气补虚。

2. 鲜虾炖豆腐

材料：鲜虾 50 克，豆腐 250 克，葱白、姜片、盐各适量。

制法：鲜虾洗净，豆腐切块，葱白切段。虾、豆腐块、葱白段、姜片一起入砂锅，加清水炖约 30 分钟至熟，加盐调味即可。

功效：补肾壮阳。

3. 枸杞炖鸽子

材料：枸杞子 30 克，鸽子 1 只，盐适量。

制法：鸽子去毛及内脏，洗净，将枸杞子塞入鸽肚内，放入炖盅，加清水隔水炖熟，加盐调味，吃肉喝汤。

功效：补气，滋补肝肾。

4. 虫草鸡汤

材料：冬虫夏草 4 ~ 5 个，鸡肉 300 克，盐适量。

制法：鸡肉洗净，切块，与冬虫夏草一起入砂锅，加清水炖至鸡肉熟烂，加盐调味，吃肉喝汤。

功效：补虚，平补阴阳。

# 6 种食疗方防治阴道炎

妇科最常见的疾病莫过于阴道炎。各年龄层次的女性皆可感染此病。女性阴道对病原体的侵入有自然防御功能，但当阴道的自然防御功能遭到破坏，病原体就易于侵入，从而导致阴道炎症。

阴道炎主要表现为阴道分泌物增多以及外阴瘙痒灼痛，性交痛也较为常见，当感染累及尿道时，还会有尿痛、尿急等症状。

患有阴道炎的女性，宜食用清淡而有营养的食物，如牛奶、豆类、鱼类、蔬菜、水果类。饮食宜稀软清淡。

据《本草纲目》记载，粳米、糯米、山药、扁豆、莲子、薏米、百合、大枣、动物肝脏等食物都具有补脾益肾的作用，因此这些食物可作为阴道炎患者的饮食选择。

此外，阴道炎患者不要吃葱、姜、蒜、辣椒等辛辣刺激性食物。油腻食物和甜食、海鲜发物、腥膻的食物也不要碰。

中医常用以下食疗方为女性解除阴道炎带来的烦恼。

1. 银杏莲子冬瓜子饮

材料：银杏 8 粒，去心莲子 30 克，冬瓜子 40 克，白糖 15 克。

制法：莲子先浸泡 10 小时左右。将银杏去壳，与洗净的莲子、冬瓜子同入锅中，加清水，用小火炖约 30 分钟，至莲子熟烂后加入白糖即成。

功效：健脾益气，利湿止带。适用于阴道炎，证属脾虚者。

2. 熟地黄芪芡实羹

材料：熟地黄、黄芪各 20 克，芡实粉 100 克，蜂王浆 20 克。

制法：将熟地黄、黄芪洗净，晒干，切片，放入砂锅，加清水浸泡约 30 分钟，以小火煎煮约 1 小时，去渣取汁。将芡实粉逐渐加入锅中，边加热边搅拌成羹，离火后调入蜂王浆即成。早晚各 2 次。

功效：益肾补脾，收涩止带。主治老年性阴道炎，证属肝肾阴虚者。

除了上面两个方子外，民间的一些疗法也值得借鉴。

（1）服用蜂蜜对阴道感染伴有的水肿及外阴部的红肿酸痛有效。

（2）500 克的乌鸡 1 只，莲子肉 30 克，糯米 15 克，胡椒少许。

将白果 10 枚，莲子肉、糯米、胡椒装入鸡腹腔内，封口后，放至炖盅内并加盖，隔水用文火炖 2 ～ 3 小时，至鸡熟烂，调味供用。饮汤，食肉、白果等。

（3）鲤鱼 1 条，去内脏、洗净，放大蒜 50 克，同煮食。

（4）白扁豆、白术、冰糖适量。白术用袋装与扁豆煎汤后去袋，加入冰糖，喝汤吃豆。

## 13 种食疗方防治女性更年期综合征

更年期是女性生殖功能由旺盛到衰退的一个过渡阶段。这是个雌激素水平下降的阶段，是生育期向老年期的过渡阶段。更年期妇女由于卵巢功能减退，垂体功能亢进，分泌过多的促性腺激素，引起自主神经功能紊乱，会出现月经变化、生殖器官萎缩、骨质疏松、心悸、失眠、乏力、抑郁、多虑、情绪不稳定、易激动等症状，称为"更年期综合征"。更年期综合征虽然是由于生理变化所致，但发病率高低与个人经历和心理负担有直接关系。因此，更年期妇女的心理调适十分重要。

在李时珍时代，没有更年期综合征这个说法，但是并不说明女性到了这个时期就不会出现更年期综合征的这些状况。因此，李时珍虽然没有直接提出怎样来解决更年期综合征，但是在《本草纲目》中记载了一些对中老年女性身体有调节作用的食物，都是非常有用的。

根据李时珍的记载，加上后世的研究，我们认为，处于更年期的女性应多吃糙米、豆类等食物。白菜、油菜、芹菜、西红柿、柑橘、山楂、动物肝脏、奶类、蛋类等食物都是不错的选择。

对水肿的更年期妇女，要限制主食，适量饮用绿茶，以利消肿降压。对发胖的更年期妇女，要选食茄子、菠菜、瘦肉、鱼虾、豆类及植物油。

下面推荐几种适合更年期女性的饮食方。

### 1. 人参猪腰子

材料：人参 15 克，猪腰子 1 只，当归 15 克。

制法：将猪腰子洗净，用水 750 毫升煮至 500 毫升。将腰子切细，与参、归同煎，用文火炖至腰熟烂即可。吃腰子，以汤汁送下，连用数日。

功效：对妇女更年期综合征心脾两虚、气血不足，症状为心悸怔忡、自汗频出者有效。

### 2. 胡桃莲肉猪骨粥

材料：猪骨 200 克，胡桃肉 50 克，莲肉 50 克，大米 100 克。

制法：将胡桃肉、莲肉、大米洗净，猪骨洗净斩成小块。先把胡桃肉、猪骨、莲肉一起入锅内，加水用武火煮开，后改用文火煮 30 分钟，再加大米煮至粥成，调味温热服食。

功效：适用于更年期综合征脾肾两虚所致的头昏耳鸣、腰膝酸软、夜尿频数、面浮肢肿、月经紊乱等。

### 3. 百合大枣汤

材料：百合 30 克，大枣 15 枚，冰糖适量。

制法：按常法煮汤服食。每日 1 剂。

功效：润肺清心，养血安神。适用于更年期综合征之失眠多梦、虚烦惊悸等。

### 4. 龙眼核桃汤

材料：龙眼干 50 克，核桃仁 30 克，白糖适量。

制法：按常法煮汤服食。每日 1 剂，连服 7 ~ 10 日。

功效：补心益肾、养血安神。适用于更年期综合征之头晕心悸、失眠健忘等。

### 5. 羊肉栗子汤

材料：精羊肉 150 克，栗子肉 30 克，枸杞子 20 克，精盐适量。

制法：按常法煮汤服食。每日 1 剂，连服 5 ~ 7 日。

功效：补肝益肾、益气养血。适用于肝肾不足型更年期综合征，症见眩晕心悸、腰膝酸软、失眠健忘等。

### 6. 银耳大枣汤

材料：银耳 20 克，大枣 15 枚，白糖适量。

制法：按常法煮汤服食。每日 1 剂，连服 10 ~ 15 日。

功效：滋阴润燥，养血安神。适用于更年期综合征之阴虚火旺、心烦内躁、潮热盗汗、心悸失眠等。

此外，根据食物的属性，民间也流传着一些调整中老年女性身体的食疗方。

（1）芹菜 500 克，切段，放入旺火沸水内焯一下，捞出沥净水。另取虾皮 20 克，植物油 20 克，油烧热，将虾皮略炒，即盛入芹菜中，加精盐、白糖、味精适量拌匀。

（2）黑木耳 10 克，猪肉皮 50 克，共蒸熟烂饮服，早晚各一次。

（3）小麦 30 克，红枣 10 枚，甘草 10 克，水煎。每日早晚各服 1 次。

（4）枸杞、冬笋各 30 克，瘦猪肉 100 克，猪油、食盐、味精、酱油、淀粉各适量。炒锅放入猪油烧热，投入肉丝和笋丝炒至熟，放入其他作料即成。每日 1 次。

（5）莲子、百合、粳米各 30 克同煮粥。每日早晚各服 1 次。

（6）猪蹄 2 只，放入锅中煮至半熟。大豆 100 克，提前用温水浸泡 12 小时，泡胀后，再淘净，文火煮至七成熟。将半熟猪蹄、大豆相合，再放入熟蛋 5 只，加水、加作料，旺火烧开后转文火，直至蹄豆酥烂。分两天连汤食用。每 7 ~ 10 天服用 1 方。本方高蛋白，含钙质高，猪蹄之胶原纤维也有益健康。

（7）菠菜 250 克，粳米 250 克，食盐、味精适量。将菠菜洗净，在沸水中烫一下，切段；粳米淘净，置铝锅内，加水适量，煎熬至粳米熟时，将菠菜放入粥中，继续煎熬至成粥时，停火。放入食盐、味精即成。食用时，当饭吃，吃饱。

## 第四节　本草男人：一夫当关，百病莫侵

### 5种食疗方防治阳痿

　　阳痿是指性交时阴茎不能有效地勃起致性交不能满足。中医学则认为：阴茎不能勃起、勃起不坚或坚而不持久（含已进入阴道内旋即疲软），以致不能性交者，称为阳痿。

　　阳痿是很常见的男性病。从病理上来说，阳痿一方面是因为肝血虚，另一方面是阳气不足，膀胱经气不足导致的。现在很多人都长期吃六味地黄丸，这是纯阴的药，如果是用来治疗阳痿，不一定管用。如果从食物的角度出发，平时多吃些温阳补肾、益精壮阳的食物，则会收到很好的效果。

　　据《本草纲目》记载，如果是由于湿热引起的阳痿，则可用丝瓜汁调五倍子末敷于阴部，加柴胡、黄连水煎服。如果是由于虚弱造成的阳痿，则可用鲤鱼胆加雄鸡肝制成丸服，或者用虾米加蛤蚧、茴香及盐煮食。

　　此外，李时珍认为阳痿者应该多吃一些补肾壮阳的食物，而不宜吃油腻的食物。那么，哪些食物符合这个标准呢？常见的有狗肉、羊肉、驴肉、猪腰、甲鱼、鹌鹑、大枣、芝麻、花生等。此外，虾、海参、泥鳅、黄瓜、豆腐等食物都有利于防治男子性功能早衰。

　　那么，怎样用食疗来对付阳痿呢？

　　1.甲鱼炖鸡

　　材料：甲鱼1只，母鸡1只，料酒、葱段、姜片、盐、清水各适量。

　　制法：甲鱼活杀，去内脏，洗净，切成小块。母鸡去毛及内脏，洗净，切块。甲鱼块、鸡块同置锅中，加清水500克，加料酒、葱段、姜片、盐，隔水清炖约1小时至熟即可。

　　功效：滋阴降火。

适应证：阳痿，属阴虚火旺，伴五心烦热、小便短赤、大便干结、耳鸣腰酸者。

### 2. 莲子桂圆饮

材料：莲子、桂圆各 30 克。

制法：莲子、桂圆分别洗净，置锅中，加清水，大火煮沸约 3 分钟，改小火煨约 30 分钟即可。

功效：益肾宁神。

适应证：阳痿。

### 3. 麻雀方

材料：麻雀 3 ~ 5 只。

制法：将麻雀去内脏，洗净，加水煮食，或煮食麻雀蛋 10 只。每日 1 剂。

功效：壮阳益精。

适应证：肾阳不足型阳痿。

### 4. 枸杞山药茶

材料：枸杞子 30 克，生山药 200 克。

制法：将枸杞子、生山药加水煎汤，代茶饮用。每日 1 剂。

功效：滋补肾阴，益气补脾。

适应证：阳痿。

### 5. 虾酒

材料：鲜活河虾 60 克，黄酒半杯。

制法：将河虾洗净，以滚热黄酒烫死，吃虾、喝酒。每日 1 剂。

功效：补肾壮阳。

适应证：肾阳不足型阳痿。

## 7 种食疗方防治遗精滑精

《黄帝内经》中说："男子二八，肾气盛，天癸至，精气溢泻。"

意思是成年男子在无正常性生活时偶尔出现遗精，属于正常现象，但次数过多过频就要治疗了。

那么，《本草纲目》中是怎么说的呢？据《本草纲目》记载，莲子有"交心肾，厚肠胃，固精气，强筋骨，补虚损，利耳目，除寒湿"的功能。这说明莲子甘涩性平，有补脾止泻，清心养神益肾的作用，因此可用于治疗男子遗精滑精。

韭菜，民间也叫壮阳草、起阳草。顾名思义，它是一种补肾良药。韭菜粥是《本草纲目》中所记载的治疗男子遗精滑精的食疗方。韭菜粥是以新鲜韭菜 60 克、粳米 100 克入锅，加清水做成。韭菜粥可以补肾壮阳，固精止遗，因此对男子阳痿、早泄、遗精、滑精都有非常好的效果。

羊肉是常用的补肾壮阳的食物，而苁蓉是中医最常用的壮肾的药物。《本草纲目》里的苁蓉羊肉粥，具有增强性功能的作用。它以苁蓉 15 克，羊肉 100 克，大米 150 克，葱白 2 根，生姜 3 片，细盐少许组成。做法如下：先将苁蓉、羊肉洗净后切细，再用砂锅煎苁蓉取汁，去渣，放入羊肉和适量水，与大米同煮，待煮沸后，再加细盐、生姜、葱白即为稀粥。苁蓉羊肉粥对男子遗精滑精也有不错疗效。

遗精滑精的男子，宜吃补肾温阳、收涩止遗的食物。肝胆火盛、湿热内蕴者，宜吃清热利湿的食物，如山药、豇豆、黑豆、大枣、莲子、狗肉、羊骨、鸡肉、泥鳅、甲鱼、蚕蛹、韭菜、银耳等。

还应注意不要吃辛辣香燥、温热助火的食物，如葱、姜、蒜、辣椒、胡椒等。肾虚不固者，忌生冷滑利、性属寒凉之物，如冷饮、田螺、柿子、绿豆等。

除了上面介绍的几种办法，以下食疗方也是不错的选择。

## 1. 甲鱼枸杞百合汤

材料：甲鱼 500 克，莲子 60 克，芡实 60 克，枸杞子 20 克，百合 30 克，米酒 15 克，盐、味精、香菜各适量。

制法：莲子、芡实、枸杞子、百合洗净；甲鱼生宰，去肠杂洗净，切成小块。将上述材料共入锅中，加清水，大火煮沸，加入米酒和盐，改小火煮约 3 小时，至甲鱼肉熟烂，调入味精、香菜即可。

功效：补脾益肾，滋阴祛湿。

适应证：遗精滑精、脾虚腹泻等。

2. 桃仁炒腰花

材料：核桃仁 20 克，猪腰 1 只，料酒、姜片、葱段、盐各适量。

制法：核桃仁洗净，猪腰去筋膜洗净，切片，开水浸泡约 2 小时，去浮沫。锅中放油烧热，放入核桃仁、猪腰片同炒，加料酒、姜片、葱段、盐煸炒片刻至熟即可。

功效：补肾益气，涩精。

适应证：遗精，属肾气虚损、精关不固、遗精频作、耳鸣腰酸者。

3. 黑豆青蒿汤

材料：黑豆、青蒿各 30 克。

制法：将黑豆、青蒿加水煎服。每日 1 剂，2 次分服。

功效：清热利湿，滋补肝肾。

适应证：湿热下注型遗精，症见梦遗，有时伴有热刺痛，小便赤涩不爽，或见混浊、口干口苦等。

4. 核桃仁蒸蚕蛹

材料：核桃仁、蚕蛹各 50 克。

制法：将核桃仁捣碎，蚕蛹洗净，共置碗内，加水少许，上笼蒸熟食用。每日 1 剂。

功效：补气益血，滋肾涩精。

适应证：阳虚不固型遗精，症见患者常滑精繁作、精液清冷、阴茎寒凉、腰腿酸软、背寒肢冷、精神萎靡、面色苍白、夜尿频繁、余沥不尽、大便溏薄等。

5. 蚕豆汤

材料：鲜蚕豆粒 250 ~ 300 克，调料适量。

制法：按常法煮汤食用。每日1剂。

功效：清热利湿，健脾涩精。

适应证：湿热下注型遗精。

## 5种食疗方防治早泄

恣情纵欲、房事过度而使精气损伤、命门大衰，会导致早泄。早泄的治疗要注重两方面：一是节制性欲，二是益肾补精。在日常饮食中应合理选择有温肾壮阳作用的食物。

《本草纲目》中记载了以下几种治疗早泄的常用食物。

（1）芡实。《本草纲目》中说，芡实"益肾，治遗精"。芡实性平，味甘涩，具有固肾涩精、补脾止泄之功效。可用芡实与山药并用，研末，日日米饭调服。

（2）莲子。李时珍认为："莲肉清心固精，安靖上下君相火邪，使心肾交而成既济之妙。"莲子性平，味甘涩，具有养心、益肾、补脾、固涩的作用，体虚、遗精、早泄的人都可使用，尤其是心肾不交而遗精者，更适合吃莲子。

（3）豇豆。《本草纲目》中说："豇豆理中益气，补肾健胃，和五脏，生精髓。"可见，豇豆具有补肾健脾之功效，凡是肾虚遗精的人都可以选择豇豆。

（4）羊骨。《本草纲目》是这样说羊骨的："胫骨，主脾弱，肾虚不能摄精。"因此，医生常用羊骨来治疗早泄，一般是用羊骨熬粥。羊骨对身体羸弱早泄之人最适合。

（5）韭菜子。《本草纲目》中说："韭子之治遗精漏泄者，补下焦肝及命门之不足，命门者藏精之府。"韭菜子有补益肝肾、壮阳固精的作用。

早泄之人可多吃韭菜、核桃、蜂蜜、蜂王浆、狗肉、羊肉、羊肾、猪腰、鹿肉、牛鞭等食物，多吃新鲜的蔬菜和水果。像遗精滑精的患者一样，早泄的人不能吃辛辣香燥、温热助火的食物，也不能吃生冷滑利、性属寒凉之物，例如冷饮、苦瓜等。

下面给大家介绍一些治疗早泄的食疗方。

## 1. 枸杞炖鹌鹑

材料：枸杞子20克，鹌鹑2只，料酒、葱段、姜片、盐各适量。

制法：枸杞子洗净；鹌鹑去毛、头爪，内脏洗净。枸杞子、鹌鹑同置炖盅里，加料酒、葱段、姜片、盐、少量清水，隔水清炖约30分钟至熟即可。

功效：温补中气。适用于早泄，属心脾两虚型，伴失眠多梦、身倦乏力者。

## 2. 山药羊肉羹

材料：山药50克，羊腿肉50克，料酒、姜末、葱花、盐、味精、菱粉（或淀粉）各适量。

制法：山药去皮洗净，切丝；羊腿肉洗净，开水浸泡约2小时，去浮沫，切丝。山药丝、羊肉丝同置锅中，加料酒、姜末、葱花、盐、味精，大火煮沸约10分钟至熟，加菱粉或淀粉调成羹即成。

功效：适用于早泄，属肝经湿热型，伴胁痛烦闷、小便赤黄、淋浊尿痛者。

除了上述两种食疗方外，根据食物的属性，民间还流传着以下治疗早泄的食疗方。

（1）取韭菜子50克，米酒2500毫升浸泡7天后服用。每次饮2匙，每日2次。

（2）鲜虾250克，清爽韭菜100克，醋、植物油、黄酒、酱油、生姜丝各适量。虾洗净取仁，韭菜洗净切段。先用热油锅煸炒虾仁，然后放入醋等余下调味品，将韭菜煸炒至嫩熟为度，烩入虾仁即成。每日1剂，经常食用。

（3）取金樱子500克，党参、续断、淫羊藿、蛇床子各50克，白酒2500毫升。将上述材料浸泡在酒中，半个月后服用。

## 2 种食疗方防治性欲低下

男子性欲低下，表现为对性生活的要求减少或缺乏。一个没有"性趣"的人，自己和妻子都会感到缺少"性福"，长此以往，很可能影响夫妻感情。要改善这种情况，最好的办法就是美食。

如前面几节所述，要让男性"性趣盎然"，就要多吃补肾壮阳的食物。这些食物具有提高精子活性，增加精子数量的作用。例如，《本草纲目》中记载的牛肉、羊肉、兔肉、海螺、韭菜等提高男性的性欲。当然，人参、枸杞子、杜仲等补药也是提升男性性欲的食物。

羊肾粥和公鸡糯米酒对提高性欲有很好的作用。

### 1.羊肾粥

材料：羊肾 100 克，粳米 200 克，盐适量。

制法：粳米淘洗干净。羊肾剖开，剔去白色筋膜，洗净，放入锅内，加清水煮沸。再将粳米倒入汤内，大火煮沸，改小火熬约 30 分钟，米化汤稠即可。

功效：补肾益气，养精填髓。适用于肾虚劳损型性欲低下。

### 2.公鸡糯米酒

材料：公鸡 1 只，糯米酒 500 克，盐适量。

制法：公鸡去毛、去内脏，洗净剁块。锅中放油烧热，放鸡块大火炒熟，加盐调味，盛入大碗内加糯米酒，隔水蒸熟即可。

功效：补肾益精。适用于肾虚精亏型性欲低下。

## 2 种食疗方防治前列腺肥大

前列腺肥大也叫前列腺增生，常见于老年人。这种病的初期症状是尿频，尤其是夜间症状更明显，严重时会有排尿困难的情况出现。

据《本草纲目》记载，胡麻油可"润燥、解毒、止痛、消肿"。现代研究发现，胡麻油对前列腺肥大的预防有十分显著的效果。

那么胡麻油怎么吃呢？像其他食用油一样，可以用来炒菜、做汤、拌凉菜，可以和香油、花椒油、辣椒油等油混配。不过，胡麻油吃多了也不好，每人每天不要超过 25 克。

此外，前列腺肥大患者还应多吃栗子、干贝、草莓、胡桃等食物，能缓解尿频、夜间尿失禁等症。注意补充具有补肾助阳和利尿作用的食物，如狗肉、鹿肉、羊肉、虾、冬瓜、赤豆、银耳等食物。尽量少吃高脂肪食物，以避免诱发老年人的心血管疾病。

黄酒糯米饼和葵菜葱白粥是常用的治疗前列腺肥大的食疗方。下面我们就来看看它们是怎么做的。

### 1. 黄酒糯米饼

材料：黄酒、糯米粉适量。

制法：糯米粉用温水和成面团，按常法烙饼，临睡之前以黄酒送服，连吃数日。

功效：补中益气。主治前列腺增生、尿频。

### 2. 葵菜葱白粥

材料：葵菜 500 克，葱白 1 把（去须、切细），粳米 100 克，浓豉汁适量。

制法：葵菜择其叶及嫩心，切细，加水煮 5 ~ 10 分钟，取其浓汁。然后下米及葱白煮熟，加入少许浓豉汁为粥。每天空腹食用，3 次分食。

功效：此方可温肾去湿。

## 6 种食疗方防治前列腺炎

不少成年男性被前列腺炎所困扰，会出现尿频、尿急、尿痛、尿不尽、尿等待、血尿等症状。早期的前列腺炎会伴有少许白色液体滴出，腹部、会阴部或直肠内出现疼痛。中医认为，前列腺炎是肾虚、膀胱气化不利所致。在饮食上应选择具有补气益肾功效，营养丰富、清补的食物，例如荸荠、甘蔗、葡萄、杨梅、猕猴桃、绿豆、猪瘦肉、乌鸡等。对于煎炒油炸、辛辣燥热之物，如咖啡、可可、烈酒等应该不食或少食。

李时珍认为常吃荞麦对前列腺炎有好处。他在《本草纲目》中说："荞麦，降气宽肠，磨积滞，消热肿风热痛，除白浊白带，脾积泄泻。"因此，现代人常用荞麦鸡蛋清来治疗前列腺炎。具体做法如下所述。

材料：荞麦、鸡蛋清各适量。

制法：将荞麦炒焦，研为末，与鸡蛋清和丸如梧桐子大。每服50丸，盐汤下，每日3次。

功效：荞麦开胃宽肠，下气消积，鸡蛋清可清热止泻，补阴润燥，对前列腺炎十分有效。

此外，还有以下几个方子对前列腺炎具有疗效：

### 1. 车前绿豆高粱米粥

材料：车前子60克，橘皮15克，通草10克，绿豆50克，高粱米100克。

制法：绿豆、高粱米用清水浸泡4～5小时，车前子、橘皮、通草洗净，用纱布袋装好，煎汁去渣，加入泡好的绿豆和高粱米，煮粥食用。空腹喝，连服数日。

功效：利尿通淋。

适应证：老年人前列腺炎，小便淋痛。

### 2. 双根赤豆粥

材料：白茅根、芦根各50克，赤小豆30克，粳米100克。

制法：将白茅根、芦根加水煎取浓汁，兑入赤小豆、粳米粥内，再煮一二沸即成。每日1剂，2次分服。

功效：清热解毒，利尿消肿。

适应证：湿热型前列腺炎。

### 3. 参芪枸杞粥

材料：党参、黄芪各30克，枸杞子10克，粳米100克。

制法：将前 3 味加水煎取浓汁，兑入粳米粥内，再煮一二沸即成。每日 1 剂，2 次分服。

功效：健脾补肾。

适应证：脾肾亏虚型前列腺炎，症见小便有余沥、量少而不畅，以及排尿乏力、神疲、纳呆、腰膝酸凉等。

### 4. 南瓜子方

材料：生南瓜子 30 克。

制法：将南瓜子去壳后嚼食。每日 1 剂。

功效：驱虫，消肿。

适应证：慢性前列腺炎。

### 5. 板栗炖乌鸡

材料：乌鸡 1 只，板栗 100 克，海马 2 只，盐、姜片各适量。

制法：乌鸡去毛及肠杂，洗净切块，与板栗、海马、姜片、盐同放碗内，隔水蒸熟。

功效：补益脾肾。

适应证：前列腺炎。

第十一章

# 辨证施治，本草食疗要对症

# 第一节　因人而异，总有一种本草食疗适合你

## 补血养血治血虚：血虚体质的食疗原则

血对身体有营养和滋润的作用，如果营养摄取不足，就会造成身体气血虚弱，形成血虚体质。

有些人面色苍白无华或萎黄、肌肤干燥、唇色及指甲颜色淡白、头昏眼花、心悸失眠、多梦、肢端发麻、舌质淡、脉细无力。女性还伴随月经颜色淡且量少。这都是血虚体质的特征。血虚体质的人养生应当补血养血，因心主血脉，肝藏血，脾统血，故心、肝、脾皆当补之。

李时珍在《本草纲目》中给我们留下了补血四宝——当归、熟地、川芎、白芍。当归补血和血；熟地滋阴养血；川芎活血行气；白芍敛阴和血。四物合用，就是补血养血的四物汤。

那么，血虚的人在饮食上应该怎样调养呢？据《本草纲目》记载，桑葚、桂圆、何首乌、熟地、黑木耳、菠菜、胡萝卜、牛肝、乌鸡、甲鱼、海参等食物具有补血、养血的作用。

对于血虚的人，医生常告诉他们用中药搭配食物做成可口的药膳，例如当归羊肉汤、四物鸡汤、十全排骨汤等，养血效果十分不错。此外，单从食物方面看，补血的菜肴也不少。例如，凉拌菠菜含有较多对补血有益的铁质，牛奶含有对补血有益的钙质，动物肝脏的铁质含量也很多。

血是健康的根本，如果你属于血虚体质，那就要更加注意饮食的调理。除此以外，久视伤血，血虚的人应注意调摄，不可劳心。

血虚的人不要吃荸荠、大蒜，也应不吃或少吃海藻、草豆蔻、

荷叶、白酒、薄荷、菊花、槟榔、生萝卜等。

当归羊肉汤

材料：羊肉 400 克，黄芪 25 克，党参 25 克，当归 25 克，姜 6 片，盐少许。

制法：

① 羊肉洗净，切成块；将黄芪、党参和当归用纱布扎紧，姜切成片。

② 烧热 1 汤匙油，爆香姜片，放入羊肉块爆炒至血水干，盛入砂锅内。

③ 往砂锅内注入适量清水，放入黄芪、党参、当归和姜片，大火煮沸后改小火炖煮 2 小时，加盐调味即可。

血虚之人忌吃下列食物。

（1）荸荠。《中经逢原》中指出："荸荠兼耗营血，故孕妇血竭忌之。"可见，血虚者忌食之。

（2）大蒜。大蒜是一种辛辣刺激性食物，多吃常吃，易动火耗血。《本草经疏》中告诫："气虚血虚之人，切勿沾唇。"所以，凡血虚之人不宜食之。

## 补气养气疗气虚：气虚体质的食疗原则

有些人在形体上消瘦或偏胖、体倦乏力、少气懒言、语声低怯、面色苍白、常自汗出、动则尤甚、心悸食少、舌淡苔白、脉虚弱、女子白带清稀，这些症状说明此人气虚。气虚体质者应该补气养气，因为肺主一身之气，肾藏元气，脾为"气血生化之源"，因此脾、肺、肾都要补。

《本草纲目》中记载，大枣、鲢鱼、葡萄、南瓜等具有益气养精之功效。

气虚体质的人最好吃一些甘温补气的食物。例如，粳米、糯米、小米等谷物都有养胃补气的功效。山药、莲子、黄豆、薏仁、胡萝卜、香菇、鸡肉、牛肉等食物也有补气、健脾胃的功效。人参、党参、黄芪、白扁豆等补气中药和具有补气的食物做成的药膳，可以促进人体正气的生长。

中年女性是较为常见的出现气虚症状的人群，平时可常吃大枣、南瓜，多喝一些山药粥、鱼汤等补气的食物，注意摄入各种优质蛋白对补气都大有好处。气虚往往和血虚同时出现，因此在注重补血的时候，更要注重补气，以达到气血平衡。

气虚的人最好不要吃山楂、佛手柑、槟榔、大蒜、苤蓝、萝卜缨、香菜、大头菜、胡椒、荜拨、紫苏叶、薄荷、荷叶；不吃或少吃荞麦、柚子、柑、金橘、金橘饼、橙子、荸荠、生萝卜、芥菜、砂仁、菊花。

南瓜粥

材料：大米 100 克，南瓜 300 克，水 600 克，花生油 25 克，盐 8 克，葱花 10 克。

制法：

① 大米淘洗干净。南瓜洗净刮皮去瓤，切成小块。

② 锅置火上，放油烧至七成热，下葱花炝锅，炒出香味后，放入南瓜块，煸炒 1 ~ 2 分钟盛出。

③ 锅上火，放水烧开，下大米、南瓜块，旺火煮开，改用小火熬煮 40 ~ 50 分钟，至米粒开花，南瓜酥烂，汤汁浓稠，加盐搅匀即可。

凡气虚之人，忌吃下列食物。

（1）山楂。山楂虽有开胃消食的作用，但同时又有耗气破气之害。正气不足，气虚下陷之人，切忌多食。正如《随息居饮食谱》中所言："多食耗气，羸弱人或虚病后忌之。"

（2）槟榔。槟榔虽有消食之功，但气虚者忌食，因为槟榔有破气、耗气之弊。《本草蒙筌》中有："槟榔，久服则损真气。"

（3）胡椒。胡椒味辛辣，多吃有动火耗气之害。元代名医朱丹溪曾指出："胡椒，大伤脾胃气，久则气大伤，凡病气疾人，益大其祸也。"所以，无论是脾气虚还是肺气虚皆不宜食。

（4）薄荷。薄荷性凉，味甘辛，有疏散风热之用，亦有耗作正气之害。如《本草从新》指出，薄荷"茎香伐气，虚香远气"。可见，凡体虚体弱者切勿食用。

## 滋养肝肾调阴虚：阴虚体质的食疗原则

如果一个人先天禀赋不足，后天调养不当，久病不愈就会造成阴虚体质，阴虚体质的人大多比较瘦。主要表现为：身体消瘦、脸色暗淡无光或潮红、有时会有烘热感、口舌容易干燥、口渴时喜欢喝冷饮、四肢怕热、易烦易怒、容易失眠、大便偏干、小便短少、舌红少苔、脉象细数。

阴虚体质的进补关键在于补阴，阴虚体质的人要遵循滋阴清热、滋养肝、肾的养生原则。五脏之中肝藏血，肾藏精，同居下焦，所以，以滋养肝、肾二脏为要。此体质之人性情较急躁，常常心烦易怒，这是阴虚火旺、火扰神明之故。

味甘、性凉寒平的食物是阴虚者的好伴侣。《本草纲目》中记载的下列食物，适合阴虚者选用：麦苗、醋、绿豆、豌豆、菠菜、竹笋、空心菜、冬瓜、莲藕、百合、丝瓜、番茄、胡瓜、苦瓜、紫菜、梨、柳橙、柚子、西瓜、白萝卜、椰子、豆腐、豆浆、茭白等。

阴虚体质的人不要吃大蒜、辣椒、胡椒、榴梿、荔枝、龙眼、樱桃、核桃、红豆、韭菜、生姜等食物。

## 温补脾肾补阳虚：阳虚体质的食疗原则

有些人由于先天禀赋不足或后天调养不当，虽然看起来白白胖胖，但脸色淡白无光，口淡不渴，体寒喜暖，四肢欠温，不耐寒冷，精神不振，懒言，大便稀溏，小便清长或短少，舌淡胖嫩苔浅，脉象沉细无力。这种人属于阳虚体质，也就是阳气偏衰、功能减退、热量不足、抗寒能力低弱的体质。

既然阳虚，就要补阳，那么如何来补阳呢？阳虚体质的人要遵循温补脾肾以祛寒的养生原则。五脏之中，肾为一身的阳气之根本，脾为阳气生化之源，故当着重补之。中医认为，阳虚是气虚的进一步发展，阳气不足者常表现出情绪不佳，易悲哀，故必须加强精神调养。要善于调节自己的情感，消除不良情绪的影响。此种体质多形寒肢冷、喜暖怕凉、不耐秋冬，故阳虚体质者尤应重环境调摄，提高人体抵抗力。

既然如此，那么阳虚者在饮食上就应该多吃一些养阳的食物。《本草纲目》中说羊肉、狗肉、鹿肉等具有养阳之功效。

羊肉性温，味甘，是温补佳品，有温中暖下、益气补虚的作用。阳虚之人宜在秋冬以后常食之，可以收到助元阳、补精血、益虚劳的温补强壮效果。

狗肉性温，味咸，能温补阳气，无论脾阳虚或是肾阳虚，都可食用。民间早有"阳虚怕冷，常吃狗肉"的习俗。对平时四肢欠温、腰膝冷痛者，每年入冬以后，经常食狗肉，可以改善这种情况。

阳虚的人可以在夏日三伏，每伏食羊肉附子汤一次，配合天地阳旺之时，以壮人体之阳。

阳虚体质的人宜食味辛、性温热平之食物，如薏苡仁、大蒜、葱、莲藕、甘薯、红豆、豌豆、黑豆、山药、南瓜、韭菜等。

阳虚者不要吃空心菜、菠菜、茼蒿、茭白、白萝卜、百合、冬瓜、苦瓜、茄子、绿豆、绿豆芽等食物。

### 温阳祛湿消暑汤

材料：白扁豆、莲子、生薏苡仁、菟丝子、巴戟天各 30～40 克。

制法：将菟丝子、巴戟天入净布包起，与其他材料一起加入锅内，加开水 10 碗慢火煲约 2 小时，加适量瘦肉煲亦宜，食时用盐调味。

## 强健脾脏化痰湿：痰湿体质的食疗原则

有许多人形体肥胖，且喜好甜食、精神疲倦、嗜睡、头脑昏沉、身体常觉千斤重、睡觉易打鼾、代谢能力不佳等。这种人如果缺少运动，则很容易发生关节酸痛、肠胃不适、高血压、糖尿病、痛风等病症。这是因为他们身体内的水分代谢功能减退，痰湿停滞在体内导致一系列症状。通常称为痰湿体质。

痰湿体质的人应当注意环境调摄，不宜居住在潮湿的环境里。在阴雨季节，要注意湿邪的侵袭。饮食调理方面少食肥甘厚味，酒类也不宜多饮，且勿过饱。多吃些蔬菜、水果。《本草纲目》中记载了一些具有健脾利湿、化痰祛痰的食物，如荸荠、紫菜、海蜇、枇杷、白果、大枣、扁豆、红小豆、蚕豆等。

痰湿体质的人宜食味淡、性温平的食物，如薏苡仁、茼蒿、洋葱、白萝卜、薤白、香菜、生姜等，不要吃豌豆、南瓜等食物。

菊花苡仁粥

材料：枇杷叶 9 克，菊花 6 克，薏苡仁 30 克，大米 50 克。

制法：将枇杷叶和菊花加水 3 碗煎至 2 碗，去渣取汁，加入薏苡仁、大米和适量水，煮粥服用。

## 活血化瘀祛瘀血：瘀血体质的食疗原则

有些人身体较瘦、头发易脱落、肤色暗沉、唇色暗紫、舌呈紫色或有瘀斑、眼眶黯黑、脉象细弱。这种类型的人，有些明明年纪未到就已出现老人斑，有些则身上某部分常感到疼痛，如女性生理期时容易痛经，此种疼痛在夜晚会更加严重。

这种人属于瘀血体质，主要原因是血行迟缓不畅，多半因情志长期抑郁，或久居寒冷地区，以及脏腑功能失调所造成。

瘀血体质的人，可常食桃仁、油菜、慈姑、黑大豆等具有活血化瘀作用的食物，酒可少量常饮，醋可多吃。不要吃过度寒凉的食物，如冰品、西瓜、冬瓜、丝瓜、大白菜等。

此外，保持好心情和适当的运动也是不可少的。

《本草纲目》中记载的破血散血方。

（1）赤小豆、米醋、黄麻根水煎服。

（2）韭汁饮服。

（3）葱汁、莱菔、生姜、干姜水煎服。

（4）山楂、荷叶、藕、蜀椒水煎服。

（5）使用鱼鳞或鳖甲。

## 滋阴降火平阳盛：阳盛体质的食疗原则

有些人形体壮实、面赤烦躁、声高气粗、喜凉怕热、口渴喜冷饮、小便短赤、大便熏臭。如果病了则易出现高热、脉洪数有力、口渴、喜冷饮等症。这种人属于阳盛体质。

李时珍认为，阳盛体质的人，应多吃滋阴降火、清淡的食物，平时应忌辣椒、姜、葱等辛辣食物，适宜食用芹菜、菠菜、油菜、黄花菜、生菜、丝瓜、黄瓜、芦笋、百合、荸荠、番茄、苜蓿、葫芦、苦瓜、莲藕；适宜吃的肉食有鸭肉、兔肉、牡蛎、蟹、蚌等；适宜吃的水果有梨、李子、枇杷、柿子、香蕉、西瓜、柚子、柑、橙子、甜瓜、罗汉果、阳桃、杧果、草莓。

由于酒性辛热上行，因此阳盛之人切勿酗酒。阳盛体质的人多见于男士，但如果女性发现自己有上述特征，也应引起注意。

银叶红枣绿豆汤

材料：干银杏叶 15 克，红枣 10 个，绿豆 100 克，白糖适量。

制法：

① 将银杏叶洗净切碎，红枣用温水浸泡片刻洗净，绿豆除去杂质洗净滤干。

② 将银杏叶倒入砂锅内，加水适量，用文火烧开，等 20 分钟后，将银杏叶捞出，留汤。

③ 将红枣、绿豆一起倒入砂锅内煮，如果水不够可中途加水。

④ 等红枣、绿豆滚热后，加糖后即可服。

## 通血行气解气郁：气郁体质的食疗原则

前面我们讲了几种体质的食疗调养方法，现在我们介绍一下气郁体质。这种体质的人形体消瘦或偏胖、面色苍暗或萎黄、平素性情急躁易怒、易于激动，或忧郁寡欢、胸闷不舒、喜叹息、舌淡红、苔白、脉弦。如果生病了则胸胁胀痛或窜痛；或乳房、小腹胀痛，月经不调，痛经；或胃脘胀痛，泛吐酸水，呃逆嗳气；或腹痛肠鸣，大便泻痢不爽；或气上冲逆，头痛眩晕。

气郁体质的人一般性格内向，神情常处于抑郁状态，因此这种人应主动"找乐"。在饮食调理方面可少量饮酒，以通利血脉，提高情绪。李时珍认为，气郁的人应多吃一些行气的食物，如佛手、橙子、柑皮、香橼、荞麦、韭菜、大蒜、高粱、豌豆等，以及一些活气的食物，如桃仁、油菜、黑大豆等，醋也可多吃一些，山楂粥、花生粥也颇为相宜。忌食辛辣、咖啡、浓茶等刺激品，少食肥甘厚味的食物。

1. 小麦大枣粥

材料：小麦 50 克，大枣 10 枚，甘草 15 克。

制法：先煎甘草，去渣，后入小麦及大枣，煮粥。空腹服用。

2. 百合莲子汤

材料：干百合 100 克，干莲子 75 克，冰糖 75 克。

制法：将百合浸泡一夜后，冲洗干净。莲子浸泡 4 小时，冲洗干净。将百合、莲子置入清水锅内，武火煮沸后，加入冰糖，改用文火继续煮 40 分钟即可。

# 第二节　血型里藏着健康的密码——本草解读不同血型的营养需求

## 血液的密码——血型食疗提高免疫力

人类依靠着血液世代繁衍，一股血液组成了一个家族，在中国古代就有"滴血认亲"的传统。同身体的其他器官相比，一滴血液渺小而普通，但是它却包含着人类发展史上最神秘的基因密码。不断地复制那些古老的传统和文明，以及优秀的祖先的品质。

血液含有数以万计的基因记忆组，在这些基因组中有这样一组密码，生活中它们以鲜红的均匀同质的液体形式存在。然而将他们放在显微镜底下时发现，它们是由淡黄色液体，和一些鲜红的细胞构成的。鲜红的细胞含有一种特殊的铁质，这种铁质能够携带氧气，并且使血液呈现锈红的颜色，保卫身体免受感染，就是神秘的抗原。

抗原以一种特殊的化学模式在体内存在，每种生命形式都有抗原。在医学上，抗原也被称为血凝原，而与之对应的抗体则被称为血凝素。

血细胞中数量仅次于红细胞的白细胞，就像个永远保持警戒的护卫小组，在血管里来回巡逻，保护身体免受感染。流动着的血液里也含有负责运送养分的蛋白质、帮助凝结的血小板以及能够捍卫免疫系统的血浆。这些物质构成了人类身体最原始的免疫系统。

每一种血型都有不同的抗原，而且抗原都很敏感。当你的体内一旦出现"异徒"，如来自细菌的外来抗原，或者外力运输血液抗原等，你的抗原立刻就会对其进行判断，并采取或融合或凝集的方式，进行裁决，从而坚强有效地捍卫自身免疫系统。

血型与抗原有着非常密切的关联。血型的结构，就像一只被称为"海藻糖"的链状糖类所组成的触角，从细胞表面向外伸出来。单独的海藻糖结构构成了人体最原始的血型——O型，由于O型海藻糖的原始性和包容性，它成就了其他血型形成的基础。

O血型在发展过程中，适应了新的气候、环境和食物资源，结合不同的糖类，从而产生了新的血型——A血型、B血型、AB血型。

大部分的人认为血型并不重要，只有在医护急救时才能派上用场。事实上，血型对于整个人体的免疫系统来说非常重要。免疫系统本身是一种自我防御集合，当有病毒或其他外来抗原侵入时，它通过本身血液中的抗体，控制着病毒、细菌、传染病、化学物质、压力等对身体的影响，而且由于不同血型中所含有的抗体不同，血液应付各种可能危及免疫系统的入侵者或情况也略有差异。

血液中的抗原非常重要的原因，就是因为它的敏感性。当外来抗原一入侵，它立刻就判别出哪些是自己的，哪些是外来的。因为血液有这种特殊的功能，免疫系统才不会攻击自己的细胞组织，保护自己的有机体不让危险靠近重要器官，从而维护身体的健康安全。

## 精力充沛的实干家——O 血型本草疗养之道

O 血型有理智，思维判断逻辑性强，喜欢向着目标努力，耐性很强，但不做无谓的忍耐，发现不行则迅速作罢。金钱观念灵活，善于周转资金，创造财富。浪漫、富有诗意但又讲究实际。

从人类史上看，O 血型是一种非常古老的血型，具有远古时代狩猎者的体质。O 血型人的体质与原始人比较接近，他们可以适应并消化大量的动物性蛋白质，但对植物性食物吸收则显得有些不大适应。可以说，O 血型的人具有狩猎者的特征，是高蛋白肉食的良好吸收者。

O 血型的人新陈代谢快，效率高。在免疫系统方面，由于 O 血型液中，既不含 A 型抗原，也没有 B 型抗原，所以在面临细菌以及其他血凝素时，O 血型的人不得不通过一种新的融合方式来减少这些物质对自己的伤害。在长期的进化过程中，就形成了 O 血型的强悍的自身免疫功能和抵抗力，保护自己不受各种疾病和病毒的侵袭。

O 血型同其他血型一样也有易缺乏的营养。由于 O 血型人的消化系统具有易消化动物高蛋白，不易吸收植物营养素的特点。因此，对植物营养素的缺乏就成为其必然。

（1）维生素 K。O 血型具有红细胞没有 A、B 抗原的特点，而且某些对血液有凝固功用的元素含量也偏低，维生素 K 就是其中一种。O血型的人经常出现血液不能凝固而流血不止的情况，这就是因为缺乏维生素 K 的缘故。维生素 K 具有帮助血液凝固的特殊功能，所以，O血型的人必须保证进食一定量的含有足够维生素 K 的食物，是非常重要的。

（2）矿物质钙、碘、锰。在 O 血型人的饮食中，奶制品是他们应该避免的一类食品。因为奶制品中包含一种血凝素，易与 O 型血液中某些物质发生凝集反应，不利于其消化。所以 O 血型的人易缺乏奶制品补充的钙质。

适于 O 血型人群的食物有：

主食：大麦、荞麦、小米、年糕、黑面包、大米、糙米玉米、小麦、麦芽、小麦制品、高蛋白面包。

肉类：牛肉、肝脏、羊肉、鹿肉、鸡、鸭、兔、猪、鹌鹑、咸肉、熏肉、鹅、火腿、玉米油、花生油、棉花籽油。

蔬菜：西红柿、甘蓝、韭菜、大蒜、生菜、洋葱、花椰菜、萝卜、南瓜、西芹、红薯、菠菜、豆类和大豆食品、笋、香菜、芹菜、胡萝卜、黄瓜、姜、辣椒、葱、荸荠、山药、蘑菇、菜豆、蚕豆、鹰嘴豆、青豆、豌豆、包菜、嫩玉米、茄子、花菜、芥菜、土豆、四季豆、小扁豆。

水果：无花果、李子、梅子、苹果、杏、樱桃、香蕉、葡萄、柚子、番石榴、猕猴桃、柠檬、杞果、菠萝、荔枝、西瓜、桃子、木瓜、金橘、酸橙、红枣、黑莓、椰子、香瓜、橘子、橙子、柿子、蜜瓜、草莓。

奶制品：羊乳酪、黄油全脂奶、脱脂奶、各种酸奶、山羊奶、冰淇淋。

坚果：南瓜子、核桃、杏仁、栗子、榛子、小核桃、葵花子、腰果、开心果、花生。

海产品：鳕鱼、比目鱼、鲭鱼、鲈鱼、姆鱼、梭子鱼、鳟鱼、鲱鱼、鳎鱼、三文鱼、沙丁鱼、金枪鱼、旗鱼、鲑鱼、鲍鱼、鱿鱼、凤尾鱼、鲤鱼、蛤、螃蟹、龙虾、鳗鱼、田鸡、淡菜、蜗牛、扇贝、鲨鱼、鱼子酱、梭鱼、海螺、章鱼、鲶鱼。

饮料：绿茶、啤酒、葡萄酒、咖啡、白酒、可乐。

## 温淑娴静的艺术家——A 血型本草疗养之道

A 血型的人崇尚完美主义者，有牺牲奉献的精神，具协调性，积极服务别人。重视周遭气氛，喜爱孤独，易掩饰自己的真心，无法信任别人。善于照顾他人、个性老实的 A 血型，其实是个老顽固。

A 血型是指在血液中红细胞上带有 A 型抗原，血浆中含有 B 型凝集素的血型。此类血型在免疫系统、消化系统，以及人物性格方面，体现出与众不同的特征。

A 血型的人自身的免疫功能和抵抗力都相对弱一些，因此就比较容易受到多种疾病和病毒的侵袭。A 血型的人消化系统的功能也不是很强，而且胃酸的含量比较低，胃中缺少消化酶，这会影响人体对某些营养物质的消化吸收，特别是动物蛋白质。但是对于植物类食物，A 血型的人却消化效率较高，而且新陈代谢快。因此在日常饮食中，大多数 A 血型的人都有以素食为主的进餐特点。

据专家发现，A 血型患癌的概率要比其他血型高很多。对于易患癌症的 A 血型人群来说，要想杜绝疾病，平日应该坚持适合自己血型的饮食和体育运动，以增强自身免疫系统的功能。另一方面，要以提高人体抵抗力为目标，定期进行身体检查，并且要保持健康的心态和良好的生活方式，这对预防癌症具有非常重要的作用。因此，血型饮食研究者对 A 血型的人提出了以下建议。

（1）专家认为，A 血型的人保健的第一原则是多吃高纤维的植物食品，也就是素食。不要吃太多动物性食物或去除了纤维、矿物质、维生素的加工食品，如白糖、白米和白面包等。

（2）多吃绿色蔬菜和豆制品，增强免疫系统功能，提高自身的抵抗力。最好每餐都进食一些新鲜、没有烹煮过的水果、蔬菜和芽菜。它们的维生素对预防胃癌很有帮助。

（3）多吃蚕豆和蘑菇，它们所含的血凝素对 A 血型的人很有帮助，可预防结肠癌。

（4）保持和控制你的体重。尽量不要抽烟、喝酒、超负荷工作，注意多休息。

（5）保持愉快的心情，排除压力的影响。

此外，A 血型的人最容易缺乏的就是维生素和矿物质类营养，其中维生素包括维生素 $B_{12}$、维生素 C 和维生素 E，而矿物质主要是钙，以及一些微量元素的缺乏。因此 A 血型的人在饮食中需要通过特别方式来补充这些营养素。

适于 A 血型人群的食物有：

主食：荞麦、燕麦、黑麦、玉米、年糕、大豆饼、米粉、大米、小米、糙米、小麦及小麦制品。

肉类：鸡肉、经过处理的肉制品、动物肝脏、兔、鹿、鹌鹑、野鸡等野味。

蔬菜：豆制品、花椰菜、胡萝卜、菠菜、大蒜、大头菜、韭菜、生菜、南瓜、西芹、洋葱、甘蓝、笋类、黄瓜、萝卜、玉米、西红柿、蘑菇、大葱、荸荠、甜菜、包菜、茄子、辣椒、土豆、山药、四季豆、青豆、菜豆，以及各种腌制的蔬菜。

水果：杏、黑莓、无花果、樱桃、柚子、李子、柠檬、菠萝、梅子、苹果、葡萄、枣、石榴、桃子、草莓、西瓜、梨、柿子、香蕉、椰子、杧果、蜜瓜、香瓜、木瓜、橙子、橘子。

奶制品：豆奶、羊乳酪、山羊奶、酸奶、乳酪、黄油、牛奶、冰淇淋。

坚果类：花生、南瓜子、杏仁、栗子、榛子、核桃、松子、葵花子、腰果、开心果。

海产品：鲤鱼、鳕鱼、鲶鱼、鲭鱼、梭鱼、鳟鱼、三文鱼、沙丁鱼、带鱼、蜗牛、鲈鱼、鲑鱼、蛤、龙虾、田鸡、鲸鱼、比目鱼、海螺、螃蟹、青鱼、鱼子酱、鳗鱼、鳎鱼、杖鱼、凤尾鱼。

饮料：啤酒、白酒、碳酸饮料、西红柿汁。

## 充满感情的行动家——B 血型本草疗养之道

B 血型人大都有一个天真烂漫的幼年期，随着年龄的增长，逐渐分成心直口快和不擅交际应酬两种倾向。B 血型人由于性格自幼到老变化不大，相对来说会让人感到他们越活越年轻。

B 血型人也有其自身的特点。B 型血液是指红细胞表面有 B 抗原，血清中会产生对抗 A 型抗原的抗体的血液类型。按照 B 血型来说，红细胞上的 B 型抗原，与血清中的抗 A 型抗原的抗体能够很好地结合，形成一个很强的自身免疫系统。可以说 B 血型在四种血型中是最健康、免疫力最强的血型。B 血型的强健的免疫系统，能够快速地保护人体不受各种疾病和病毒的侵袭。

在饮食上，B 血型的人所摄取的食物，要远比 A 血型的人广泛。所有的食物似乎都适合 B 血型的身体特点，都能被 B 血型身体吸收利用。如果一个 B 血型的人能够认真地坚持和遵循 B 血型的饮食计划，他天生强健的免疫系统和抵抗力，会得到进一步的增强，从而防止各种严重疾病的发生。

再完美的机体也有缺憾的地方。对于 B 血型的人来说，各类细菌好像对 B 血型的人特别钟爱，而且较其他三种血型，毒素也容易在 B 血型的人体内积累。B 血型不得不通过提高新陈代谢的效率来加快排毒速度。因此 B 血型唯一需要补充的营养物质，便是矿物质镁。当身体内镁物质缺乏时，强健的 B 血型的人会发现自己很容易罹患病毒感染、疲倦、忧郁沮丧以及神经系统失调，对生活、学习都可产生不小的影响。因此，B 血型的人需要补充一些富含矿物质镁元素的食物。尤其是患有湿疹的 B 血型儿童，补充镁质对其缓解病情有良好疗效。富含矿物质镁的食物有谷类、豆类、绿色蔬菜、蛋黄、牛肉、河鲜产品、花生、芝麻、香蕉等。豆腐中也含有较高的镁成分，经常吃些卤水豆腐，可解决由于缺镁引起的"抽搐病"。

适于 B 血型人群的食物有：

主食：米饼、小米饼、年糕、米粉、糙米粉、大米、小米、燕麦大豆饼、燕麦、非小麦做的高蛋白面包、玉米、黑麦、小麦、荞麦、大麦。

肉类：羊肉、兔肉、鹿肉、牛肉、水牛肉、肝、火鸡、野鸡、咸肉、熏肉、鸡肉、鸭、鹅、心脏、火腿、鹌鹑、猪肉。

蔬菜：大豆制品、青豆、四季豆、菜豆、甜菜、花椰菜、胡萝卜、包菜、大蒜、甘蓝、欧芹、土豆、山药、茄子、辣椒、蘑菇、蚕豆、绿豆、豌豆、芦笋、黄瓜、萝卜、茴香、南瓜、竹笋、生姜、生菜、洋葱、大头菜、菠菜、大葱、西红柿、芹菜、红豆、黑豆、小扁豆、鹰嘴豆、斑豆。

水果：香蕉、菠萝、木瓜、李子、葡萄、苹果、杏、无花果、黑莓、猕猴桃、草莓、蜜瓜、橙子、橘子、西瓜、桃子、椰子、柿子、仙人掌果、石榴。

奶制品：羊乳酪、山羊奶、山羊乳酪、酸奶、脱脂奶、全脂奶、黄油、大部分的乳酪冰淇淋。

坚果：杏仁、栗子、核桃、腰果、开心果、榛子、松子、花生、南瓜子、葵花子。

海产品：鳕鱼、比目鱼、鲶鱼、鲭鱼、海鲈鱼、小梭鱼、鳟鱼、鲱鱼、鳎鱼、三文鱼、沙丁鱼、鲟鱼、鲍鱼、金枪鱼、鲤鱼、旗鱼、鲨鱼、扇贝、胡瓜鱼、鱿鱼、凤尾鱼、梭鱼、鲸鱼、螃蟹、海螺、鳗鱼、田鸡、虾、蛤、贝类、蚌类、牡蛎、章鱼、海龟、蜗牛。

饮料：绿茶、啤酒、咖啡、茶、葡萄酒、白酒、汽水、可乐。

## 矛盾重重的自信家——AB血型本草疗养之道

AB血型人的长处是思想敏锐、观察仔细、热心、认真、富于同情心和自我牺牲精神、善于反省。性情急躁、反复无常、忧郁、爱发牢骚等是AB血型人的缺点。

由于AB型血液中同时含有A血型抗原和B血型抗原两种血型抗原，本该具有A型血或者B血型的特性。然而，在生理特征方面，AB血型的人与A血型的人非常相似，却很少有B血型的特性。

在免疫系统方面，AB血型的人承袭了A血型人的特点，自身的免疫功能和抵抗力都不是很强，而且极易受到多种疾病和病毒的侵袭，而A血型人易患的疾病，大部分AB血型人也容易罹患，特别是癌症和心血管疾病，AB血型的人发病率相对较高，要特别注意预防。

AB血型的这种复合特性的表现，主要视情况而定，但饮食可以影响AB血型人的这种复合表现。基本上，大部分对A型或B型人不利的食物，可能都不适合AB型人，但还是有一些例外，如含有泛血球凝素的食物。泛血球凝素是一种能胶凝所有血型的血凝素，但似乎更适合AB型人，可能是因为血凝素的反应被双效的A型与B型抗体抵消了，而西红柿就是一种含有泛血球凝素的食物。然而，任何看似完美的事物，都有其缺憾。AB血型的人不易缺乏营养物质，但是由于其本身生理特点，维生素C和矿物质硒依然是AB血型的人应注意补充的食物。适合AB型人的富含维生素C食物有：浆果类、樱桃、葡萄柚、柠檬、菠萝、硬花甘蓝。

适于AB血型人群的食物有：

主食：燕麦、大米、小米、豆饼、黑麦、年糕、糙米、大麦、小麦、荞麦、玉米。

肉类：羊肉、兔肉、火鸡肉、野鸡、咸肉、熏肉、鸡肉、鸭、鹅、火腿、心脏、牛肉、鹿肉、猪肉、鹌鹑。

蔬菜：甜菜、西红柿、甘蓝、韭菜、大蒜、茄子、西洋芹、芹菜、黄瓜、土豆、山药、豆腐、花椰菜、小扁豆、大豆、菜豆笋、香菜、包菜、胡萝卜、茴香、姜、洋葱、大头菜、菠菜、蘑菇、南瓜、蚕豆、绿豆、豌豆、辣椒、萝卜、红豆、黑豆、四季豆、青豆。

水果：无花果、李子、柚子、樱桃、葡萄、猕猴桃、柠檬、菠萝、苹果、杏、黑莓、枣、蜜瓜、香瓜、西瓜、桃子、梨、橘子、木瓜、草莓、椰子、橙子、柿子、香蕉、石榴、仙人掌果、杧果。

奶制品：羊乳酪、山羊奶、山羊乳酪、酸奶、豆奶、脱脂奶冰淇淋、全脂奶、黄油。

坚果：花生、栗子、核桃、杏仁、腰果、小核桃、榛子、南瓜子、葵花子。

海产品：鳕鱼、鲶鱼、鲭鱼、海鲈鱼、鲟鱼、小梭鱼、鳟鱼、鲱鱼、甲鱼、三文鱼、沙丁鱼、金枪鱼、旗鱼、蜗牛、鲍鱼、鱼子酱、青鱼、鱿鱼、鲤鱼、鲨鱼、贝类、干贝、胡瓜鱼、凤尾鱼、梭鱼、白鲸、蛤、螃蟹、海螺、小龙虾、鳗鱼、田鸡、龙虾、牡蛎、章鱼、小虾、海龟、比目鱼、鳎鱼。

饮料：绿茶、咖啡、红葡萄酒、啤酒、白葡萄酒、白酒、汽水、可乐。

# 第三节　善用本草，为不同人群量身打造食疗方案

## "夜猫"岂能不吃"草"

在这里，我们把那些上夜班和夜校的人统称为"夜猫族"。夜猫族经常会出现食欲下降、头昏、乏力等症状。他们除了在上夜班时有轻重不同的不适反应外，白天在家亦难以安睡。因此，有不少人对上夜班顾虑颇多。其实这些担心是多余的，只要合理安排营养饮食和自我调节，头昏体乏、精神不振等不适表现就会缓解。

在饮食上要注意调整花样，并注意菜肴的色、香、味和配些酸味及其他调味品，以促进食欲。进食时间要有规律，不可吃饱一顿沉睡一天，更不能一点儿不吃倒头就睡。

上夜班者，中途要加餐一次，以补充所消耗的能量。应多吃富含蛋白质的食物，上夜班后应以易消化的流质食物和碳水化合物为主，如豆浆、菜汤、糖点之类。这样，既可满足白天睡眠时的热能和体液代谢之需，又不会因进食脂肪、蛋白过多，出现饱胀现象而影响睡眠。

李时珍认为，海参能补元气，滋益五脏六腑。同鸭肉烹食，

可治愈劳怯虚损等疾。而红枣能养脾气、平胃气，通九窍助十二经，长期服食能轻身延年。山药是一味性味平和的滋补肝、肺、肾的食物。这些食物都是"夜猫族"的最佳伴侣。

### 海参粥

材料：海参30克，粳米100克。

制法：

① 将初加工好的海参切碎，加水煮烂。

② 粳米淘洗干净，与海参一并放在砂锅内。

③ 加入清水，先用武火煮沸，再用文火煎熬20～30分钟，以米熟烂为度。

## 体力劳动者的饮食方案

体力劳动者的特点是消耗能量多，需氧量高，体内物质代谢旺盛，代谢率高。体力劳动者应多吃一些粮食，适当增加蛋白质和脂肪，吃一些动物性食物，如肉类、蛋类等。

在主食上，体力劳动者可多吃些大米、小米、玉米面等。要适当加大饭量以满足热量需求。主食应粗细粮搭配，采用不同的花样以增进食欲，满足机体需要。

多吃些富含蛋白质的食物对体力劳动者是十分重要的。蛋白质除了满足人体需要外，还能增强对各种毒物的抵抗力。根据《本草纲目》的记载，豆腐或者豆制品配合肉类、鱼类、牛奶、豆浆等，大体可满足需要。此外，体力劳动者还应该多吃些新鲜蔬菜、水果以及咸蛋等。

如果你是一位体力劳动者，那么不妨走进食草堂，品尝下面的美食。

### 牛肉豆腐

材料：牛肉250克，豆腐1盒，辣椒1根，葱、生抽、料酒、淀粉、白糖少许，高汤（或鸡精）适量。

制法：

① 将牛肉按纹路的垂直方向切成片。

② 用生抽、料酒、白糖、干淀粉与切好的牛肉片拌匀，并往同一方向快速搅拌3分钟，然后在牛肉上倒一层生油，腌30分钟以上。

③ 辣椒切成末，葱切细。豆腐切成薄片，铺在碗里，加高汤（或鸡精和水），没过豆腐即可。放沸水锅里蒸3分钟。

④ 锅内放油，烧至5成热，倒入腌好的牛肉、辣椒末迅速翻炒，待牛肉变色，加入葱花就可以起锅了。腌牛肉已经放了调料，炒牛肉的时候就不用放了。

⑤ 把炒好的牛肉装到蒸好的豆腐上。

## 运动员的20种"强力剂"

为了获得强健突起的肌肉，运动员需要食用含丰富蛋白质、较多碳水化合物及适量脂肪的食物。

下面网罗了20种食品，可提供大强度训练、恢复及增长肌肉所需的营养。

### 1. 鸡蛋

鸡蛋是蛋白质的丰富来源。如果你的胆固醇指标正常，一天一个鸡蛋足够了。蛋清几乎全部为蛋白质，蛋黄中含有胆固醇，应尽量少吃。食时，烤、煎或煮皆可。

### 2. 瘦牛肉

含有铁、锌、烟酸及维生素 $B_6$ 和 $B_{12}$，还富含长肌肉的蛋白质。但是要注意尽量吃低脂肪的牛腰部周围的肉，并要去掉看得见的肥肉。100克上等的牛腰部肉约含8326千焦热量、28克蛋白质、9克脂肪。

### 3. 燕麦粥

《本草纲目》中记载燕麦"性味甘凉，有祛烦养心，降糖补阴，强肾增能"的功效。现代研究表明燕麦片可提供碳水化合物、蛋白质及可溶性纤维。你可在其中添加蛋白粉、调料、水果或蛋清，调出自己想要的味道。

### 4. 通心粉

面条应成为训练食谱中的主要食品，因为它能更好地摄取碳水化合物及蛋白质。每碗面条约含 836.8 千焦热量的复合碳水化合物，再加上精瘦牛肉和果酱，营养又美味，对健康大有益处。

### 5. 葡萄干

此种干果可提供使你体力充沛的大量碳水化合物。半杯葡萄干约含 878.6 千焦热量、6 克蛋白质、47 克碳水化合物、1 克脂肪、5 克纤维。

### 6. 三明治巨无霸

巨大的三明治不但可满足人体对复合碳水化合物、蛋白质及蔬菜的需要，而且美味无比，可满足你的口腹之欲。要想自己动手做，就先准备好：面包卷、60 克火鸡肉（或其他瘦肉）、两片低脂肪乳酪、绿莴苣、番茄、洋葱、绿椒条、芥末及微量醋。自己做出的"巨无霸"将含有更多的蛋白质、碳水化合物和较少的脂肪。

### 7. 鸡胸肉

富含蛋白质。但不要吃蘸面包粉油炸的鸡胸肉，如果吃要去掉鸡皮。100 克鸡胸肉约含 690 千焦热量、31 克蛋白质、4 克脂肪。

### 8. 杏

味道酸甜，营养丰富，被公认为最有营养的水果之一。果肉含糖、蛋白质、钙、磷、胡萝卜素、硫胺素及维生素 C。钙在杏干中的含量更多，而维生素 C 的含量较少，杏干的营养价值最高，其次为鲜杏，再次为罐装杏。罐装杏则是类胡萝卜素和维生素 C 的很好来源，但失去了一些钾和纤维。

### 9. 甘薯

甘薯又香又甜且营养丰富，因为它富含 β—胡萝卜素、钾、维生素 C、维生素 B₆ 及纤维。

### 10. 金枪鱼罐头

可以直接吃罐头，也可用低脂肪烹调，比如做沙拉或三明治。100 克带汁金枪鱼约含 485 千焦热量、26 克蛋白质，1 克脂肪。这是健美运动员的必备食品。

### 11. 蛋白粉

从牛奶中提取的蛋白质，是简单快捷地补充营养的最好方法。如乳浆和干酪素相当不错，优质大豆中的蛋白质含有异黄酮，对降低胆固醇有好处，并有防癌作用。有的粉剂是纯蛋白质，有的是蛋白质、碳水化合物的混合物。两种粉剂都很有营养价值。

### 12. 苹果

不但含有可提供能量的简单碳水化合物，还含有利于心脏健康的纤维、钾、维生素 C 等。一个中等大小的苹果约含 338.9 千焦热量、微量蛋白、21 克碳水化合物、微量脂肪、约 4 克纤维。

### 13. 酸奶

酸奶含蛋白质、碳水化合物和钙，还有活性菌，对消化系统大有裨益。最好选择添加了新鲜水果的无脂肪纯酸奶。

### 14. 猕猴桃

含有大量的维生素 C、类胡萝卜素、钾及纤维。食用猕猴桃的一个好方法是将猕猴桃一分为二，用勺子将果肉挖出。一只猕猴桃果肉约含 192 千焦热量、微量蛋白质、11 克碳水化合物、微量脂肪、26 克纤维。

### 15. 比萨饼

想要比萨饼变成一种强力食品，就要尽量减少油腻厚重的胡椒、香肠和高脂肪乳酪的分量。注意选择那些用低脂肪、清淡的原料制成的馅饼，番茄酱也是上选。原料不同，营养成分也各不相同。138 克比萨饼约含 1129.6 千焦热量、25 克蛋白质、30 克碳水化合物、9 克脂肪。

### 16. 橙汁

这种极富营养的果汁富含碳水化合物、胡萝卜素、钾和叶酸。整只橙子的纤维含量更高。橙汁可以快速补充碳水化合物，是最有营养的果汁。

### 17. 乌饭树浆果

生长于北美的浆果。研究表明，在 40 种水果蔬菜中，它的抗氧化能力最强。它含有钾、锌、镁，维生素 C 及纤维。一杯浆果约含 334.7 千焦热量、1 克蛋白质、19 克碳水化合物、1 克脂肪、4克纤维。

### 18. 碳、蛋饮料

碳水化合物与蛋白质混合在一起与纯碳水化合物相比，对训练后肌糖原的恢复更有效。可以在饮料中加入牛奶、水果、蛋白粉，是训练后快速恢复的最有营养的饮料。

### 19. 花生

坚果营养丰富，以花生为例，它含有蛋白质、纤维、镁、维生素 E、铜、磷、钾、锌。但由于担心坚果中的脂肪，许多运动员放弃了这种食品。实际上，脂肪一般只对心脏产生影响，它有利于制造饱腹感。坚果应在强力食品中占有一席之地。

### 20. 水

普通人需要水，运动员更需要。一般运动员一天大约需要 3 ~ 4升水，以补充高强度训练所失去的水分。即使是轻度脱水，也会影响运动成绩。因此，对水的摄入要倍加注意。

## 电脑族：一品菊花，辐射全散

对于操作电脑的人来说，饮食营养更为重要，除了正常的饮食习惯和食物摄入外，更要增加各类营养物质的摄取。这里为电脑族开一剂营养良方，让你在轻松的饮食中，获得更多的营养。

《本草纲目》记载菊花"性甘、味寒，具有散风热、平肝明目之功效"，因此电脑族可用菊花来保护眼睛。可以在上班时给自己泡一杯菊花茶，另外，如果早上起床发现眼睛肿了，可以用棉花沾上菊花茶的茶汁，涂在眼睛四周，很快就能消除这种水肿现象。

菊花又称"延寿花"，市面上菊花的种类很多，许多人可能会选择花朵白且大朵的菊花。其实又小又丑且颜色泛黄的菊花才是上选。因此，绝对不可以以貌取"菊"。菊花茶就是将干燥后的菊花泡水或者煮水来喝，并不需要加入其他茶叶，冬天做热饮，夏天做冷饮。

《本草纲目》中说，绿豆有解毒的作用，民间也素有"绿豆汤解百毒"之说。电脑族常喝绿豆汤，可以减少电脑辐射带来的危害。绿豆汤不仅对电脑族有效，所有工作在辐射环境中的人们都可以选用。

除此之外，对眼睛有好处的食物还有：动物肝脏、河鳗、胡萝卜等黄绿色蔬菜，甘薯（红）、杧果、蛋、鱼肝油等。

对于主食，电脑族最好选择糙米、胚芽米、全麦面包等全谷类食物，副食中蛋、奶、肉也是不可少的。

电脑族还应该吃含维生素丰富的食物。维生素 C 富含于蔬菜、橘子、杧果、木瓜等新鲜水果及果汁中。维生素 E 富含于全谷类、植物油、绿叶蔬菜、甘薯、豆制品、蛋类食物中。硒在海产类食物中的含量较高，肝肾及其他肉类中也有。

电脑族们还应注意矿物质中的钙、锌等的充分摄取，以防止眼睛的弹性近视。乳品是最好的钙质来源，锌则存在于海产品、肝脏、蛋黄、乳品等食物中。

有些食物如汽水、可乐、酒、零食及过度精致加工食物、西式快餐等是电脑族们经常吃的东西。其实，这些食物的摄取对身体本身而言，就是一种无形的压力，它们会增加以上所说的营养素的消耗，因此最好不吃或少吃。

### 菊花枸杞蜂蜜茶

**材料：**枸杞子、菊花，蜂蜜适量。

**一般制法：**将枸杞子和菊花同放入玻璃杯中，加开水冲泡10分钟，加适量蜂蜜调味。

**加精制法：**枸杞子加水煮沸，改小火煮10分钟，再加入菊花煮沸（菊花不宜久煮）。熄火冷却后加入蜂蜜调味。

## 白领族：美味三餐，营养全面

每个白领都希望自己有充沛的精力和健康的身体，但要实现这一美好愿望，其中一个不可忽视的重要因素便是一日三餐的科学饮食。那么，怎样才能做到科学饮食呢？这就牵涉到饮食的合理安排和饮食营养方面需要注意的一些问题。

### 1. 早餐

"一日之计在于晨。"早餐的作用在于唤醒大脑活力，令你精力充沛地迎接一天的紧张生活。

**餐单示例：**

鲜牛奶（1杯）+全麦面包（1片）+火腿炒蛋（1根火腿和1个鸡蛋）+炝拌黄瓜（1根）

红豆粥（1小碗）+西芹豆干（100克）

### 2. 午餐

中午12点，白领们开始苦思：今天该吃点儿什么？

**餐单示例：**

焖大虾（100克）+香菇菜心（50克）+紫菜豆腐汤（1小碗）+米饭（1小碗）

胡萝卜炖牛肉（100克）+清炒豌豆苗（50克）+麻酱花卷（1～2个）

### 3. 晚餐

忙碌了一天，相信你已没有力气亲自做晚餐了，各式各样的餐厅，哪儿才是理想的选择呢？其实，只要掌握在外饮食的技巧，不管在哪儿，你都能吃饱、吃好。

晚餐原则：偏素，以富含碳水化合物的食物为主，蛋白质和脂肪类食物越少越好。

（1）中式自助餐

食物特点：三高一少，即高油、高盐、高味精，青菜少。

专家建议：适宜选择蒸、煮、烤、炖、熏、凉拌的食物。蘸粉或勾芡等黏稠的食物不宜吃，适宜用清汤替代浓汤。吃汤面时可要求将高汤换成清汤。

（2）日式料理

食物特点：煮类食品多，较清淡。

专家建议：料理类火锅和生鱼片适量选择，饭、寿司或拉面的量也要适中。多吃凉拌青菜和日式生菜，汤类可选味噌汤或蔬菜汤。

（3）西餐

食物特点：高油、肉多、青菜少。

专家建议：喝清汤。小餐包、玉米及土豆都宜选用。海鲜或鸡肉的烹调方式以烤为佳，甜点选择新鲜水果或无糖果冻。饮料选茶或咖啡加袋糖。

（4）快餐

食物特点：高油、肉多、青菜少。

专家建议：选用烤制的汉堡，喝健怡可乐，鸡肉吃时去皮，尽量不吃鸡块，沙拉不加酱。

（5）火锅

食物特点：煮的烹调方式很健康，且可自行决定吃多少。

专家建议：调料忌用沙茶酱，用清汤代替高汤，多选用新鲜肉类、鱼类以及海鲜，多吃蔬菜，喝汤时把上面的浮油捞出。

4.餐间小点

芝麻饼干（1～2块）

阿胶贡枣（6～8个）

蜂蜜核桃仁（3个）

香蕉（1根）

草莓（150克）

以上所列食物任选两项。

《本草纲目》中记载了一款美味，把北芪与乌鸡一起炖食，气血双补。因工作繁忙，生活饮食不规律的白领可经常喝此汤补气养身。

北芪炖乌鸡汤

材料：北芪30克，乌鸡1只，姜、油、盐适量。

制法：将去毛、去内脏的乌鸡切块，与北芪、生姜一起炖熟，油盐调味服用。

## 司机师傅：以车当步，饮食要注意

驾车族在享受现代交通方式带来的方便快捷与自由的同时，神经系统始终处于高度兴奋、紧张状态，势必影响消化液的分泌。长时间屈膝而坐的工作姿势，容易使全身血液循环缓慢，导致肝脏、胃肠等消化器官血流不畅或供血不足，影响消化功能。加之工作匆忙，忽略正常的进食时间，就餐无规律，易引起食欲下降、消化不良等。所以，驾车族一定要注意合理调配营养，养成良好的饮食习惯。

1.避免高脂肪，补充蛋白质和维生素A

主食以馒头和豆类食品为主，可适量吃点儿米饭。副食提倡多吃水果、蔬菜、花生、核桃等，增加体内的维生素和矿物质。应避免高脂肪膳食，但蛋类、瘦肉、鱼虾、猪肝、牛肉等不妨多吃一些，以补充蛋白质和维生素 A。

### 2. 外出时，选择容易消化的食物

外出时，适量饮用一些果汁、牛奶、酸奶等饮料，便于消化。回家后，可适当喝点儿低度酒，可以促进血液循环，消除疲劳。

### 3. 要想视力好，就要少吸烟

长期大量吸烟，可引起血管狭窄，血液循环发生障碍，影响胃肠功能。另外，吸烟还可造成视功能减退。

### 4. 饿了千万别开车

在饥饿状态下，人体内血糖降低到一定程度，人就会头昏眼花，疲劳乏力，注意力不集中，直接影响到反应能力，成为交通意外的隐患。

为了缓解驾车族的疲劳以及保证营养，建议驾车族的主食最好选择馒头和豆类食品，可适量吃点儿米饭。副食要多吃水果、蔬菜、花生、核桃等，最好别吃高脂肪膳食，但蛋类、瘦肉、鱼虾、猪肝、牛肉等不妨多吃一些。

由于驾车族长时间保持一个姿势，缺少运动，因此应尽量选择容易消化的食物。外出时，适量饮用一些果汁、牛奶、酸奶等饮料，便于消化。回家后，可适当喝点低度酒，这样可以促进血液循环，消除疲劳。

此外，如果你感到自己已经饿了，那么千万别开车，因为饿到一定程度就会头昏眼花、疲劳乏力、注意力不集中，直接影响反应能力，成为交通意外的隐患。

### 益智鳝段

材料：干地黄 12 克，菟丝子 12 克，净鳝鱼肉 250 克，净笋 10 克，黄瓜 10 克，木耳 3 克，酱油、味精、盐、淀粉、料酒、胡椒面、姜末、蒜末、香油、白糖各适量，蛋清 1 个，高汤少许。

制法：

①将菟丝子、干地黄煎两次，取汁过滤。

②水发木耳，调水淀粉。

③鳝鱼肉切成鱼片，笋切片，黄瓜切方片。

④将鳝鱼片放入碗内加水淀粉、蛋清、盐、药汁煨好，放温油中划开，待鱼片泛起，滗入笊篱。

⑤原勺留油，炸蒜末、姜末，下笋片、黄瓜片、木耳、鱼片，加盐、味精、白糖，烹料酒、高汤，淋香油出勺装盘，撒上胡椒面即成。

## 噪声环境下的工作者：食疗帮你解围

对于接触噪声的工作人员，在平衡膳食的基础上，还应供给足够的能量、丰富的优质蛋白。

由于长期接触噪声可导致体内水溶性维生素，特别是维生素C 的大量损耗。因此，在膳食中应补充富含这些维生素的食物，如瘦肉、蔬菜、新鲜水果等。应加强富含铜、锌、铁等微量元素食物的供给，如黑芝麻、核桃等。同时还应该注意减轻噪声对听力的损害，多吃些对耳朵有益的食物，例如菠菜等。

下面是为噪声环境下的工作者提供的一天饮食参考。当然，并不是说每天都要按照这个食谱吃饭，而是以此为参考，可以每天变换不同花样，只要营养基本平衡即可。

早餐：馄饨 150 克，鸡蛋饼 100 克，花生米拌菠菜 100 克。

加餐：蛋糕 100 克，杏仁露 250 毫升。

午餐：米饭 150 克，青椒炒番茄 150 克，酱爆牛肉 150 克，菊花鱼 100 克，拌黄瓜条 100 克，油菜口蘑汤 50 克。

加餐：红薯饼 50 克，枸杞苹果汁 250 毫升。

晚餐：馒头 100 克，蒜蓉西蓝花 200 克，尖椒炒肉丝 150 克，玉米面糊 50 克。

加餐：苏打饼 50 克，豆奶 200 毫升。

**菠菜拌藕片**

材料：菠菜、鲜藕各 200 克。

制法：将菠菜拣翠嫩者，洗净，入沸水中稍焯；鲜藕去皮切片，入开水汆断生。以上二物加入盐、麻油、味精拌匀即可。

## 教师：如何吃掉从头到脚的职业病

我们常说孩子是祖国的花朵，教师是辛勤的园丁。园丁几十年如一日地辛勤耕耘，自然难免受到各种疾病的侵害，那该怎么办呢？

针对可能侵害教师健康的各种疾病，我们可以从饮食上进行防治。

### 1. 脑部疾患

包括神经衰弱、失眠、偏头痛、脑血管病等。教师每天要备课、上课、批改作业，还要负责对学生进行教育。若晚上熬夜备课，用脑过度，难以按时睡觉，久而久之，会造成失眠。应多选择一些具有安神宁心功效的食物，如小米、小麦、莲子、桂圆、百合、芝麻等。

### 2. 呼吸道疾患

包括嗓音病、慢性咽炎、声带小结、支气管炎等。要保护好嗓音，除了要注意正确的发音方法和适当的发音量外，平时还应注意多食一些具有润肺清音功效的食物，如梨、罗汉果、白萝卜、橄榄、杭菊花、百合等。

### 3. 胃肠病

包括胃炎、消化性溃疡、慢性肠炎等。有些教师由于三餐不能定时，尤其是经常不吃早餐，日久易患胃炎、胃溃疡、食欲不振等疾病。思伤脾，教师经常思考问题，因此容易罹患紧张性腹泻、消化不良、慢性肠炎等疾患。应注意选择一些具有健脾和胃的食品，如扁豆、山药、莲子、芡实、萝卜、薏苡仁、山楂等。

### 4. 视力损害

视力损害包括视力疲劳、近视眼、老花眼等。教师经常看书、备课，因此视力容易受到损害。上课时受粉笔灰尘的影响，教师易患结膜炎等感染性眼疾，经常目干、目涩、目痒。要防止视力损害，除正确用眼外，可多食具有养肝作用的食物，如羊蹄筋、羊肝、胡萝卜、菠菜、阿胶、乌骨鸡、桑葚、甲鱼、黑木耳等。

### 5. 颈椎病

教师由于经常伏案备课、批改作业，因此患颈椎病概率较高。要预防颈椎病，平时要注意保持颈部良好的姿势，避免颈部过度疲劳，防止颈部受凉，伏案工作一段时间要活动颈部或做颈部操等。

### 6. 心理疾病

有些教师经常出现两胁肋胀痛、情绪不佳、头晕目眩等症状，甚至患神经官能症、忧郁症等。这种情况可选择一些具有疏肝利胆、安神悦志作用的食物，如黄花菜、马兰头、西红柿、白梅花、黄芽菜等。

### 7. 腰腿痛

教师经常伏案备课，批改作业，或站立讲课，使腰部的肌肉、韧带等因长时间牵拉而疲劳，形成腰肌劳损、腰椎退变、腰椎间盘突出等，出现腰酸、腰痛等不适症状。教师长时间站着上课，又易患腿痛、膝痛等。可经常吃一些具有补肾壮骨作用的食物，如栗子、猪肾、羊肾、龟肉、乌骨鸡、鳖肉、黑大豆、黑芝麻、龟板等。

#### 当归鲫鱼汤

材料：鲫鱼1条，当归1支，枸杞2汤匙，黄芪10片，姜5片，盐、料酒各适量。

制法：

① 鲫鱼洗净拭干水，在鱼背处横切一刀，将 1 汤匙盐均匀地抹在鱼身上，腌 15 分钟。

② 当归洗净切成片，姜切成丝，枸杞子和黄芪洗净沥干水。

③ 将当归、黄芪、枸杞子、1 汤匙料酒和 4 碗清水大火煮沸，改小火焖煮 25 分钟。

④ 往鱼腹塞入少许姜丝，将鲫鱼放入瓦煲内，倒入熬好的当归汤搅匀，大火煮沸改小火煮 35 分钟。

⑤ 加 1/4 汤匙盐调味，一道美味的当归鲫鱼汤就可以上桌了。

## 学生人群：补脑健脑明星食品荟萃

青少年正处在勤奋学习的时期，大部分时间是用脑力劳动。怎样才能使学习的效率高，收到的效果好呢？那就需要有一个好脑子。

人的脑子是世界上最复杂、最灵敏的一个器官。人每天要接受成千上万的各种各样刺激（信息），有些刺激对人是有害的，有些是对人有利的。人能准确地避开有害的，及时利用有利的来保卫自己，发展自己。不仅这样，人还能学习前人的经验，预见将来的发展，规划自己的工作，进行发明创造。

常用脑的人，大脑的活动就比较频繁和紧张，活动的时间也比较长。如果脑的营养不足，人就会出现注意力不集中，想问题不深入。严重的时候，还会发生头昏脑涨，不能再继续学习和思考问题了。那么什么才是对大脑最好的食品呢？

### 1. 牛奶

牛奶是一种近乎完美的营养品。它含有丰富的蛋白质和钙，尤其是大脑所必需的氨基酸。牛奶中的钙最易被人吸收，是脑代谢不可缺少的重要物质。它还含对神经细胞十分有益的维生素 $B_1$。如果用脑过度而失眠，睡前喝一杯热牛奶有助尽快入睡。

### 2. 大蒜

大脑活动的能量来源主要依靠葡萄糖，要想使葡萄糖发挥应有的作用，就需要有足够量的维生素 $B_1$ 存在。大蒜本身并不含大量的维生素 $B_1$，但它能增强维生素 $B_1$ 的作用。因为大蒜可以和维生素 $B_1$ 产生一种叫"蒜胺"的物质，而蒜胺的作用要远比维生素 $B_1$ 强得多。因此，适当吃些大蒜，可促进葡萄糖转变为大脑能量。

### 3. 鸡蛋

鸡蛋中所含的蛋白质是天然食物中最优良的蛋白质之一，它富含人体所需要的氨基酸，而蛋黄除富含卵磷脂外，还含有丰富的钙、磷、铁以及维生素等，适于脑力工作者食用。

### 4. 豆类及其制品

豆类含有优质蛋白和 8 种必需氨基酸，这些物质都有助于增强脑血管的功能。另外，大豆还含有卵磷脂、丰富的维生素及其他矿物质，特别适合于脑力工作者。大豆脂肪中含有 85.5% 的不饱和脂肪酸，其中又以亚麻酸和亚油酸含量最多。它们具有降低人体胆固醇的作用，对中老年脑力劳动者预防和控制心脑血管疾病尤为有益。

### 5. 核桃和芝麻

核桃和芝麻的营养非常丰富，特别是不饱和脂肪酸含量很高。因此，常吃它们，可为大脑提供充足的亚油酸、亚麻酸等分子较小的不饱和脂肪酸，以排除血管中的杂质，提高脑的功能。另外，核桃中含有大量的维生素，对于治疗神经衰弱、失眠症，松弛脑神经的紧张状态，消除大脑疲劳效果很好。

### 6. 水果

菠萝中富含维生素 C 和重要的微量元素锰，对提高人的记忆力有帮助；柠檬可提高人的接受能力；香蕉可向大脑提供重要的物质酪氨酸，而酪氨酸可使人精力充沛、注意力集中，并能提高人的创造能力。

### 7. 深色绿叶菜

蛋白质食物的新陈代谢会产生一种名为类半胱氨酸的物质，这种物质本身对身体无害，但含量过高会引起认知障碍和心脏病。而且类半胱氨酸一旦氧化，会对动脉血管壁产生毒副作用。维生素 $B_6$ 或维生素 $B_{12}$ 可以防止类半胱氨酸氧化，而深色绿叶菜中维生素含量最高。

### 8. 鱼类

鱼肉脂肪中含有对神经系统具备保护作用的 $\Omega-3$ 脂肪酸，有助于健脑。研究表明，每周至少吃一顿鱼特别是三文鱼、沙丁鱼和青鱼的人，与很少吃鱼的人相比较，老年痴呆症的发病率要低很多。吃鱼还有助于加强神经细胞的活动，从而提高学习和记忆能力。

### 9. 全麦制品和糙米

增强机体营养吸收能力的最佳途径是食用糙米。糙米中含有各种维生素，对于保持认知能力至关重要。其中维生素 $B_6$ 对于降低类半胱氨酸水平最有作用。

### 10. 生姜

《本草纲目》中记载，常吃生姜能使人思路开阔。因为生姜中含有姜辣素和挥发油，能够使体内血液得到稀释，血液更加通畅，这样会给大脑提供更多的营养物质和氧气，从而有助于激发人的想象力和创造力。脑力工作者常吃姜也可提高工作效率。

此外，新鲜的蔬菜及深绿色的水果一般都含有丰富的维生素C，能减少大脑神经元受到伤害。含碘的紫色食物，如紫菜及海带、海苔，也能强化脑功能，宜常给孩子吃。

## 第四节　本草助你早日康复——各类手术病人的本草疗养处方

### 重视手术病人营养，事半功倍

营养对于人体至关重要，营养的来源是多方面的，人体对于营养的吸收和利用也是多方面的。生命功能的维持、生理功能的运作、器官和自身的健康等都需要有足量的营养素来供给，一旦出现不足，身体的健康状况就会出现问题。对于病人而言，机体对营养的需求大大增加，在满足生理指标需求的同时，还必须满足人体在病理状态下的营养需求。只有供给了足够的、合理的营养素，治疗才能起到更好的作用。

### 术前补充营养也很重要

我们通常比较注重手术后的营养补充，但专家提醒，术前补充营养也很重要。手术前哪些病人需要补充营养呢？

营养专家认为，营养与健康的关系非常密切，对于手术前后的外科病人更为重要。术前有足够的营养贮备，可增加患者对手术和麻醉的耐受力，使治疗能顺利进行。如果患者营养缺乏，特别是长期处于较差的营养状况，手术后会因抵抗力下降而引起感染、创伤愈合延迟等并发症。

### 手术后的患者都该进补吗

其实并非每一位手术后的病患都需要进补，应当视病患的疾病种类和手术前后的身体状况而定。例如，癌症病患在手术后，通常需要给予适度的营养支持，如增加热量和蛋白质的摄取，以帮助他们恢复体力。若是需要继续做化学治疗或放射线治疗（电疗），则更需要积极补充营养来建立基础，以加强各类治疗的效果，同时减少化疗和电疗副作用的产生。

骨折的病患，若是只有骨折的问题而无其他外（创）伤，则只需适度补充营养与热量。若是热量增加太多，可能会造成肥胖问题，反而使病患的负担增加，不利于日后的康复。

## 手术后不能盲目进补

很多人都知道做手术是件大事，也知道手术后需要补充营养，尤其是家人或朋友做完手术。但是如何补充却没有"主见"，只是跟着广告走，或者"只买贵的，不买对的"。

给患者术后补充营养应根据患者的具体情况来进行。一般来说，术后机体能量、蛋白、维生素等需求增加，应供给患者充足的能量，适当补充富含蛋白质、维生素及矿物质的食物。但具体到个体上则需综合考虑患者的病情，即基础疾病、手术类型、有无并发症、能否进食等。例如，肝胆术后应控制脂肪的摄入量，合并肾脏疾病患者应控制蛋白质的摄入量。

因此，术后患者的营养补充绝非简单地给予高能、高蛋白的食物，而是应在营养医师的指导下进行，不能盲目进补。现在市面上很流行的高档补品如各种蛋白粉和鱼油，就不是人人都适宜的。若听信广告宣传随意增加保健品，反而对健康不利。

## 手术患者进补高蛋白奶粉好吗

现在有许多标榜高营养的高蛋白奶粉，在手术病患的床边几乎从不缺席，它们真的符合病患的需要吗？

由于国人营养状况已有过剩的现象，许多人罹患内科慢性疾病或是有潜在性的慢性疾病问题。若是在手术后只加强补充营养，不论其身体状况，一味都给予高蛋白奶粉，反而会增加身体的负担，不利于手术后的复原。因为蛋白质在体内的利用同时需要充足热量的支持，若是热量不足，会使蛋白质被燃烧产生热量，不但达不到补充蛋白质的目的，反而因为要排除蛋白质所产生的废物而使肝肾的负担增加，不利于慢性疾病的控制与治疗。

当然，确实有一些人需要用高蛋白奶粉来补充营养的。例如，原本就过瘦或是食欲不佳而无法借一般饮食来获得足够营养的病患，营养师也会建议病患使用这类营养补充品。不过营养补充品并非只有高蛋白奶粉而已，目前可以利用的口服营养补充品种类繁多，可以针对不同状况加以选用。

## 手术患者该服哪类口服营养补充品

口服营养补充品大致上可以分为完全营养品、单类营养品和特殊营养品。

所谓的完全营养品，其中的各类营养素量足而均衡，可以替代正餐食用。例如，完全无法自行进食而需要插管喂食的病患就需要使用这类营养品。若是可以自行进食，但无法摄取足量的营养时，也可以酌量搭配，当点心食用。

单类营养品，诸如只提供热量的葡萄糖聚合物、提供蛋白质的高蛋白奶粉，都是属于此类补充品。有时病患饭量小或食欲差，无法食用太多米饭等主食，以致热量摄取不足，这时就可以在流体的食物中添加葡萄糖聚合物，以增加热量的摄取。它最大的好处是可以溶于水，又没有异味（量多时略带甜味），不会增加食物的体积，因此可以大量添加在开水、汤、稀饭等富含水分的食物中食用。而高蛋白奶粉适用的对象则是蛋白质摄取不足或蛋白质需求量大的人，如癌症、重大创伤、烫伤的病患。

目前已有一些针对患有慢性疾病病患所设计的特殊营养品，例如肾脏病配方、糖尿病配方或增强免疫力配方等。但是因为此类营养品的性质特殊，对于病况复杂的病人不一定适合，一定要与营养师或医师讨论后才能使用。

### 外科手术前要注意的营养饮食原则

一般外科手术都会出现失血，术后则有发热、感染、代谢紊乱、食欲减退、消化吸收功能下降、大便干燥等症状，甚至发生严重的并发症。因术中的失血和蛋白质丢失以及术后分解代谢增加，机体很容易出现营养缺乏。因此，在术前改善机体营养状况和储存营养是关系病人康复的一个重要环节。

术前理想的营养方式是给予全面均衡的营养素补充，下面几点营养饮食原则必须要注意。

1. 高蛋白饮食

外科病人必须摄取足够的蛋白质。如果饮食中缺乏蛋白质，就会引起营养不良性水肿，对术后伤口愈合及病情恢复不利。高蛋白饮食，就可以纠正因某些疾病引起的蛋白质过度消耗，减少术后并发症，使病人尽快康复。

2. 高碳水化合物饮食

高碳水化合物饮食可供给足够的热能，减少蛋白质消耗，防止低血糖，还可以保护肝细胞免受麻醉剂的损害。此外，还可增强机体抵抗力，增加热量，以弥补术后因进食热能不足造成的消耗。

3. 补充足够的维生素

维生素C可降低毛细血管的通透性，减少出血，促进组织再生及伤口愈合。维生素K主要参与凝血过程，可减少术中及术后出血。B族维生素缺乏时，会引起代谢障碍，伤口愈合和耐受力均受到影响。维生素A可促进组织再生，加速伤口愈合。因此，术前一定要多吃富含维生素的水果、蔬菜。

### 各种心脏手术前的营养摄入和调理

各种心脏术后病人的手术创伤降低了免疫功能，增加了机体对病原微生物的易感性，因此，心脏病人在术前的膳食营养问题直接关系到病人对手术的耐受性和恢复性。

对于一些肥胖者来说，在术前"大补"只会影响伤口的愈合。而一些心脏病人还会存在一些其他疾病，糖尿病、消化道疾病和体质消瘦者，都要在术前进行充分的均衡的营养摄入和调理。

几种心脏病人术前饮食注意事项。

### 1. 风心病人

如果患者营养状况良好，蛋白质可按每千克体重给予 11 ~ 12 克的摄入量（即：50 千克重的人每天蛋白质的摄入量为 50 克左右）。如果营养不良可增至每千克体重 15 ~ 20 克。

### 2. 先心病人

此类病人因属于先天性心脏畸形，一般情况下需要摄取充足的营养。

### 3. 冠心病人

应严格控制胆固醇的摄入，蛋黄、鱼卵、奶油、动物内脏、海鲜类含胆固醇较高的食物应该适量控制。糖类物质应严格控制。

### 4. 体外循环瓣膜替换术的病人

此类病人由于手术带来的创伤及体外循环过程中，低温、血液稀释等降低了病人的免疫机制，术前需要摄入充足、合理的营养。

## 胃切除手术后病人的饮食调治

胃肿瘤、胃溃疡大出血以及幽门梗阻时，因治疗的需要，常采取胃切除手术。手术后，胃腔变小，胃的结构发生了变化，胃的正常生理功能受到影响，往往出现胃纳不佳，饭后饱胀，导致消化吸收功能紊乱。这时的饮食调治就显得格外重要。

做胃切除术后，病人一般在 1 ~ 3 天内逐渐恢复肠道功能。当肠内气体从肛门排出后，就可进食少量清流食，如米汁、稀藕粉、蜂蜜水、面汤、青菜汤等。每次饮用 100 ~ 150 毫升，每日饮服 6 ~ 7

次。3～5天后应改为流食，如大米粥、小米粥、鸡蛋汤、蒸蛋羹、鸡蛋面糊等。每日吃5～6次。

术后1周可吃半流饮食，如面条、馄饨、小米红枣粥、小笼包子、面包、苏打饼干、烩豆腐、清蒸鱼、烩鲜嫩菜末等。

伤口愈合、精神好转、消化功能良好、大便正常之时，可吃容易消化的软饭，如馒头、包子、软米饭、炒肉末青菜等，宜少食多餐。总之，胃切除术后，病人在6～12个月内，仍要坚持饮食调治，不能掉以轻心。一般应遵循以下饮食原则。

（1）要坚持少食多餐，每顿少吃一点儿，一天4～5餐，以适应胃容纳不足的特点。千万不可暴饮暴食。

（2）要细嚼慢咽，促进消化。患者手术后，胃的研磨功能缺乏，所以牙齿的咀嚼功能应扮演更重要的角色，对于较粗糙不易消化的食物，更应细嚼慢咽。如要进食汤类或饮料，应注意干稀分开，并尽量在餐前或餐后30分钟进汤类，以预防食物过快排出影响消化吸收。进食时可采取平卧位，或进餐后侧卧位休息，以延长食物的排空时间，使其完全消化吸收。

（3）防止贫血。胃切除术后，由于胃酸减少，小肠上端蠕动加快，扰乱了消化生理功能，从而影响了蛋白质与铁质的吸收，因而易发生缺铁性贫血。因此，病人可适当多吃些瘦肉、鱼虾、动物血、肝、肾、蛋黄、豆制品以及大枣、绿叶菜、芝麻酱等富含蛋白及铁质的食品。

（4）由于胃的生理功能减弱，平时勿食生冷、坚硬及粗纤维多的食物。忌吃辛辣刺激性强的调味品，如胡椒、芥末等。严禁饮烈性酒。

## 胆结石手术后的营养调理原则

术后24小时完全禁食，由静脉注射葡萄糖、电解质和维生素等以维持营养。当肠蠕动恢复，不腹胀，并有食欲时，可进些低脂肪清淡流食，而后逐步过渡到易于消化的低脂肪半流质饮食和低脂肪（少渣）软饭。

营养调理原则如下：

（1）热能供应要能满足生理需要，但要防止热能供应过多，一般为7560～8400千焦。不过要根据病人身体的具体情况区别对待。

（2）限制脂肪，避免刺激胆囊收缩以缓解疼痛。手术前后饮食中脂肪应限制在20～30克。随病情好转，如病人对油脂尚能耐受，可略为增多40～50克，以改善菜肴色、香、味，刺激食欲。烹调用植物油，既能供给必需的脂肪酸，又有利胆作用。忌用油腻、煎、炸以及含脂肪多的食物，如肥猪肉、羊肉、填鸭、肥鹅、黄油、奶油、油酥点心、奶油蛋糕等。

（3）控制含胆固醇高的食物以减轻胆固醇代谢障碍，防止结石形成。对于动物内脏、蛋黄、咸鸭蛋、松花蛋、鱼子、蟹黄等胆固醇高的食物应该少用或限量食用。

（4）充足的蛋白质。胆囊炎在静止期，肝脏功能并未完全恢复，或有不同程度的病理损害。供应充足的蛋白质可以补偿损耗，维持氮平衡，增强机体免疫力，对修复肝细胞损伤，恢复其正常功能有利。鱼、虾、瘦肉、兔肉、鸡肉、豆腐及少油的豆制品(大豆卵磷脂，有较好的消食作用)都是高蛋白质和低脂肪食物，每日蛋白质供给量为80～100克。

（5）适量的碳水化合物以增加糖原贮备，节省蛋白质，维护肝脏功能。它易于消化、吸收，但不可过量，以免引起腹胀。每日供给量为300～350克。肥胖病人应适当限制主食、甜食和糖类。

（6）维生素和矿物质须充裕。选择富含维生素、钙、铁、钾等的食物，并补充维生素制剂和相应缺乏的矿物质。B族维生素、维生素C和脂溶性维生素都很重要。特别是维生素K，对内脏平滑肌有解痉镇痛作用，对缓解胆管痉挛和胆石症引起的酸痛有良好效果。

（7）不可忽视膳食中的食物纤维和水分。多食纤维饮食可减少胆石的形成，如嫩菜心、西红柿、土豆、胡萝卜、紫菜头、菜花、瓜类、茄子等鲜嫩蔬菜以及熟香蕉、软柿子和去皮水果。可选用质地软、刺激性小的食物纤维，如古柯豆胶、藻胶、果胶等做成风味食品或加入主食，都可增加食物纤维的供应量，有利于防止便秘，减少胆石形成（便秘是胆结石、胆囊炎发作的诱因）。同时要多饮水，以利胆汁稀释。

## 痔疮手术前后病人的饮食调理

痔疮是一种常见的肛肠疾病，是直肠下端黏膜下和肛管皮下静脉丛发生扩张、屈曲所形成的静脉团块。主要病因有解剖因素、腹内压增高或长期饮酒及食辛辣食物等。根据其所在部位可分为内痔、外痔、混合痔。痔疮患者通过手术治疗和合理的饮食营养调理，可以取得满意的效果。

### 1. 术前饮食调理

病人手术前1天进食少渣饮食如面条、稀饭等。手术当日进流质饮食如蛋汤、米汤、稀饭等。切记不宜食牛奶及含油脂较多的汤汁，可使病人在术后1~2天内不排便，利于伤口愈合。

### 2. 术后饮食调理

术后第1天进流质食物，第2~3天可进一般食物。为了保持大便通畅和营养补偿，病人应多吃新鲜水果、蔬菜，如香蕉、菠菜、鱼汤等易消化少脂食物，但不能饱餐。术后5~7天，正值切口处线头脱落期，病人不宜多吃含纤维素多的食物，以精、细、软为主，忌食生冷、辛辣等刺激性食物，如辣椒、胡椒、蒜、牛羊肉等，以免粪便过多、次数频繁或过硬而导致切口继发出血、感染，影响伤口愈合。

术后3日尚无便意者应适当增加一些含植物油脂的食物，如芝麻、肉汤等，也可在睡前用开水冲服少量麻油或蜂蜜。经上述食疗后，一般能排出大便。若不能排出，可用开塞露小灌肠。若术后出现腹泻，则应进食清淡、易消化的食物，注意饮食卫生，禁食生冷食物。

3. 术后排便困难病人的饮食调理

术后当日或第二日，多因麻醉影响、手术刺激、伤口疼痛或敷料压迫，引起反射性膀胱颈部括约肌疼痛、痉挛致术后排尿困难。此类患者应饮浓茶或糖开水使尿量增多，刺激膀胱，增强尿意，也可放松压迫伤口的敷料，促使排尿。仍不能排尿者，遵医嘱给予导尿。

## 前列腺癌病人术后饮食指导

前列腺癌是男性生殖系统最常见的恶性肿瘤之一，发病率随年龄而增长。随着我国社会逐渐老龄化，近年来发生率有所增加，治疗方面一般采取前列腺根治术。前列腺癌病人手术后的饮食注意事项如下：

1. 适宜饮食

（1）鸡肉。一块鸡胸肉就足以提供给你一日所需的硒。有资料显示，连续41年补充摄入足量硒的男性死于前列腺癌的可能性比少量摄入硒的男性要低63%。

（2）全麦玉米饼。全麦玉米饼含有硒和大量纤维。加拿大研究人员发现，含有充分可溶性纤维素的食物可降低体内的 PSA 水平（PSA 是患上前列腺癌的标志）。

（3）麦芽菌。麦芽菌含有大量的维生素 E 和锌。如果补充维生素 E 和每日摄入锌，患有前列腺癌的概率会分别降低20%和45%。

2. 禁忌饮食

（1）忌烟、酒、咖啡等。

（2）忌辛辣刺激性食物，如葱、蒜、姜、桂皮、花椒、辣椒等。

（3）忌霉变、油煎、肥腻食物。

（4）忌壮阳食物，如羊肉、沙虫、狗肉、动物肾、鞭、茸等。

## 用了抗生素，一定要喝鲫鱼汤

如果用中医药性理论来描述的话，抗生素属于寒凉性药品。寒凉性药品直接静脉滴注到血液之中，使用过多会导致人脸色苍白、出现阳虚之象。由于滥用抗生素，目前此种情况颇多。

抗生素使血液寒凉，而鱼是水中游动的生物，性暖，所以，可以选择鱼汤来除抗生素之寒。半斤重的鲜活鲫鱼1条，去鳞和肠肚，洗干净，加生姜50克、小葱50克（全葱，不去根须），放入锅中，加适量的水煮（与平常烧鱼汤放水的量一样），煮到鱼肉离骨（大约一小时即可），只取鱼汤，加适量的盐，稍凉即可喝汤。每日1次，连续1周，抗生素引起的症状自会除去。抗生素寒凉伤脾，而鲫鱼对脾很有好处。

# 第十二章

# 长寿无须寻仙丹，
# 本草自有长寿药

## 第一节　源自于本草中的养生长寿方案

### 日啖白果七八颗，何愁今生不长寿

　　银杏树的果实又叫白果，它是种子植物中最古老的物种之一，因此又被人誉为"活化石"。李时珍的《本草纲目》中就记载，白果能止咳平喘、补肺益肾、敛肺气、止带浊、缩小便。如皋人的身体力行又告诉我们，常吃白果还可以活到天年。

　　科学家用仪器分析后发现，白果中含有蛋白质、脂肪、糖类、钙、铁、磷、胡萝卜素及多种氨基酸等人体所需的营养成分，能改善血液循环，修复人受损的血管，让大脑、心脏获得充足的营养，防止血栓的发生，更能增强老年人的记忆力和机体免疫力，减缓细胞老化，预防老年痴呆症。因此，如皋人吃白果能够长寿绝不是一个神话。

　　如皋人吃白果可谓是花样百出，炒、蒸、煨、炖、焖、烩、烧、熘等各种方法齐齐上阵，做出形形色色的美味佳肴。爱吃甜食的，就用白果肉煮水，加少许糖；也可以与栗子、莲心等一起煮成甜羹。爱吃咸味的，就将白果红烧或与蹄筋等共煮，非常美味。爱吃素的人，把白果和蘑菇、竹笋等一起炒，或者一起煮汤，味道也相当不错。

　　白果的银杏叶，您千万不要扔掉，如皋人会拿它们来做枕头芯。因为，用 3 年以上银杏叶做成的枕头芯，会在您养神睡觉时发出一股股淡淡的幽香，枕着它，您不仅心里平和无忧、一觉睡到自然醒，长期使用还可以防止高血压、脑中风、糖尿病等疾患的发生。

## 晨吃三片姜，赛过人参汤

"早晨起床的第一件事就是要吃一小匙生姜末"，这是百岁老人郑桂英坚持了几十年的习惯，也是她的养生之道。

每天早晨一匙生姜末，不仅是百岁老人郑桂英长寿的经验之谈，更是中国古代养生家的重要发现。我国北宋著名文学家、美食家苏东坡在《东坡杂记》中曾记载了一则常年食生姜而延年益寿的故事。

苏东坡在任杭州太守时，有一天他到净慈寺去游玩，拜见了寺内住持。这位住持年逾80，仍鹤发童颜，精神矍铄。苏东坡感到惊奇，便问他有何妙方可以求得延年益寿。住持微笑着对苏东坡说："老衲每天用连皮嫩姜切片，温开水送服，已食四十余年矣。"

生姜可以延年益寿，颐养天年，并不是这位住持的首创，儒家大师孔子早在春秋战国时期就已认识到食用生姜具有抗衰老的功能。他一年四季食不离姜，但不多食，每次饭后食姜数片而已。在那个饱尝战祸，颠沛流离的年代，孔子活到了73岁，恐怕和他重视食用生姜有着密切的联系。

在日常生活中，人们都把生姜当作调味品。因为生姜具有独特的辛辣芳香气味，可以去鱼肉腥味。此外，生姜还含有挥发油、姜辣素（老姜成分较高）、树脂、纤维、淀粉等成分。生姜在我国已有两三千年的历史，长沙马王堆一号汉墓的陪葬物中就有生姜。

生姜可以祛病养生。生姜不仅是调味佳品，还是宝贵的中药材。《本草纲目》认为，生姜"可蔬、可和、可果、可药，其利博矣"。据《神农本草经》记载，生姜性味辛温，入肺、脾、胃经，有解表散寒、温中止呕、化痰止咳功能。常用来治风寒感冒、胃寒呕吐、寒痰咳嗽等。据现代药理研究，生姜含有姜醇、姜烯、姜辣素等多种成分，具有解热、镇痛、抗炎、镇静、催眠、抗惊厥、兴奋心脏等作用。

生姜含有的辛辣姜油和姜烯酮，对伤寒、沙门氏菌等病菌有强大的杀灭作用。"上床萝卜下床姜，不劳医生开药方"，民间广泛流传的这一俗语，对生姜虽有誉美之嫌，但它的确道出了生姜祛病养生的中药保健功效。

生姜可以防止动脉血管硬化。生姜可以降低胆固醇，抑制前列腺素的合成，减少血小板的聚集。美国学者认为，在生姜提取物中含有与阿司匹林作用相似的抗凝血成分，其抗凝作用甚至超过阿司匹林。服用生姜可以防止血小板集聚，防止血栓形成，还不产生任何副作用，对维护血管的弹性，防止动脉硬化，预防心肌梗死有特殊的功效。

生姜可以治疗胃溃疡、类风湿性关节炎等病症。在对老鼠的动物实验中，让老鼠口服盐酸和乙醇，使之发生胃溃疡，然后再喂以生姜提取物，结果老鼠的胃溃疡受到了明显的抑制。每天口服鲜姜 5 克或生姜粉 0.5 ~ 1.5 克，可以治疗类风湿性关节炎，不仅可减轻疼痛、肿胀，而且还能改善关节的活动。

生姜还有美容作用。生姜中含有一种"姜辣素"，对心脏和血管有一定的刺激作用，可使心跳加快、血管扩张、血液循环加快、流动到皮肤的血液增加。这可能与中医所说的生姜能"宣诸络脉"有关。络脉布于体表，受经脉的营养，以滋养肌肤，皮肤暗黑在很大程度上是络脉不通畅引起的。生姜能使络脉通畅，供给正常，容光自然会焕发。生姜泡澡可以通过发汗、排汗达到消耗热量、燃烧脂肪、瘦身健美的目的。

生姜具有抗衰老的功能。现代医学研究证明，生姜含有比维生素 E 作用大得多的抗氧化成分。这种成分能减轻人体自由基活跃所产生的被科学家比喻成"体锈"的有害产物，老年斑就是这种"体锈"的外部表现。常吃生姜有助于使老年斑推迟发生或逐渐消失。

生姜可以预防胆结石。生姜中所含的姜酚，能抑制前列腺素的合成，并有较强的利胆作用。因此胆囊炎患者常食生姜，可防止胆结石的形成，预防胆结石症的发生和发展。

民间早就流传着"晨吃三片姜，赛过人参汤"的说法。郑桂英老人的长寿经为这种说法提供了新的佐证。

## 胡萝卜，小人参；经常吃，长精神

胡萝卜是张骞通西域引进的，在我国有数千年栽培史。中医认为，胡萝卜性甘平，归肺脾，具有健脾化滞、清凉降热、润肠通便、增进食欲等功效。

现代科学研究发现，胡萝卜含丰富的胡萝卜素，在人体内能够转化为维生素 A 和膳食纤维。中国人的膳食结构缺钙和维生素 A，胡萝卜正好填补这一空白。维生素 A 有保护黏膜的作用，缺乏维生素 A，免疫力会下降。不同年龄段的人如果缺乏维生素 A，会有不同反应。孩子缺乏维生素 A，容易感冒发烧，患扁桃体炎；中年人缺乏维生素 A，容易出现癌细胞、动脉硬化；老年人缺乏维生素 A，就会眼睛发花，视力模糊。

古代就有人说，胡萝卜是养眼的蔬菜，对夜盲症有很好的效果。

健康谚语"胡萝卜，小人参；经常吃，长精神"，可算一语中的。因此，我们郑重向大家推荐胡萝卜，因为胡萝卜具有多种营养，可以养眼、润肤、美容、护发等，并且还是价廉物美的蔬菜。

胡萝卜不怕高温，温度再高也不会破坏营养，而其他的蔬菜就不行。

补充维生素 A，能够促进婴幼儿的生长发育及维持正常视觉功能，增加儿童抵抗力，防治老人眼睛发花，保护视网膜。

胡萝卜还被广泛用于防治高血压及癌症。经常吃胡萝卜、不容易患感冒，也不容易得胃肠炎。此外，胡萝卜还含有较多的维生素 C、B 族维生素等营养素。因此，胡萝卜被誉为"大众人参"，也就是所谓的"小人参"。

在欧洲，胡萝卜被制成糕点出售；俄罗斯人喜欢用胡萝卜做饺子馅。

胡萝卜是喂养婴儿的价廉物美的辅食。从婴儿 4 个月开始，便可给婴儿喂食胡萝卜泥，一方面能补充婴儿成长所需的营养素，另一方面又可以让婴儿尝试并适应新的食物，为今后顺利过渡到成人膳食打好基础。

　　值得注意的是，胡萝卜不能当下酒菜。胡萝卜与酒同食，胡萝卜素与酒精一同进入人体，会在肝脏中产生毒素，引发肝病。

　　《本草纲目》介绍过这样一种"抗衰老胡萝卜粥"。

　　材料：胡萝卜 100 克、粳米 50 克、猪油 10 克。

　　制法：将新鲜胡萝卜洗净，切成碎粒，与粳米一道放到锅里，加水煮粥，粥近熟时加猪油，再煮 5 ~ 10 分钟，即可。

　　功效：胡萝卜含有多种有美容效果的维生素。粥中以胡萝卜为主，少佐猪油，可以增加有益美容物质的吸收。

　　用法：早晚服食，可加少许食盐调味。

## 小小花生是名副其实的"长生果"

　　花生又名长生果、落花生，被誉为"田园之肉""素中之荤"。花生的营养价值非常高，其中含有的优质蛋白质易为人体所吸收。花生仁中还含有十几种氨基酸，其赖氨酸含量比粳米、面粉高出 4 ~ 7 倍。赖氨酸可提高智力，促进生长和抗衰老。花生仁中的某些物质还能润肤，延缓机体细胞衰老和预防动脉硬化。

　　关于花生的主要功效，《本草纲目》中记载："花生悦脾和胃润肺化痰、滋养补气、清咽止痒"。而中医认为，脾胃是人的后天之本，脾胃功能非常重要。花生可以调理脾胃，增强脾胃功能，对人体健康非常有利，能延缓衰老，益寿延年。所以，民间把花生称为长生果。具体说来，花生的功效主要有以下几种：

　　1. 淡化色斑

　　花生富含维生素 $B_6$，维生素 $B_6$ 具有褪除黑色素斑痕的作用。

## 2. 健齿

食用花生不产生腐蚀酸，有利牙齿健康。

## 3. 减肥

花生是高脂高热量食物，但是并不会增加体重。因为花生高蛋白、高纤维、质地易碎，容易增加饱腹感并持续较长时间，花生饱腹感长于高碳水化合物食物五倍时间，可抑制饥饿，从而减少对其他食物的需要量，降低总能量摄入，避免吃过量。花生吸收效率不高，也是避免增加体重的一个原因。

另据《中国医药报》报道，花生中的 β-谷固醇可抑制口腔细菌的生长，并具有一定的抗癌作用。中医临床有时也会用花生治疗慢性胃炎、支气管炎等消化和呼吸道疾病。因此，口气不好的人可以每天少量、反复咀嚼花生一次，能有效抑制口臭。

很多人都喜欢吃油炸花生米或爆炒花生米，其实这种方式对花生米中的维生素 E 和其他营养成分破坏非常大。而且花生本身就含有大量的植物油，高温烹制后，花生的甘平之性就会变成燥热之性，经常食用容易上火。所以，吃花生的最好方式是煮着吃，这样既能保住营养又好吸收。还有些人经常把花生仁（油炸的、椒盐及带壳的花生果）和拌黄瓜作为下酒菜，其实这种吃法是错误的，会造成腹泻，甚至食物中毒。

此外，还有四种人不适合吃花生。

## 1. 高脂血症患者

花生含有大量脂肪，高脂血症患者食用花生后，会使血液中的脂质水平升高，而血脂升高往往又是动脉硬化、高血压、冠心病等病疾的重要致病原因之一。

## 2. 胆囊切除者

花生里的脂肪需要胆汁去消化。胆囊切除后，贮存胆汁的功能丧失。这类病人如果食用花生，没有大量的胆汁来帮助消化，常可引起消化不良。

### 3. 消化不良者

花生含有大量脂肪，肠炎、痢疾、脾胃功能不良者食用后，会加重病情。

### 4. 跌打瘀肿者

花生含有一种促凝血因子。跌打损伤、血脉瘀滞者食用花生后，可能会使血瘀不散，加重肿痛症状。

此外，花生含油脂特别多，患有肠胃疾病或皮肤油脂分泌旺盛、易长青春痘的人，不宜大量食用。

### 1. 花生养胃益智粥

材料：花生米、山药、粳米、冰糖。

制法：山药切丁，花生米开水烫泡1～2分钟，去皮晾干，捣碎粳米与花生，山药加水熬煮，快熟时放入冰糖即可。

功效：益气养胃，健脑益智。

### 2. 花生小豆鲫鱼汤

材料：花生米200克，赤小豆120克，鲫鱼一条。

制法：将花生米、赤小豆分别洗净，离去水分；鲫鱼剖腹去鳞和肚肠；将花生米、赤小豆及洗净的鲫鱼同放一个大碗中加入料酒、精盐少许，用大火炖，等沸腾后，改用小火炖到花生烂熟即可。

功效：健脾和胃、利水消肿。

## 延年益寿话保健，茯苓全方位保护您

茯苓的功效十分多：健脾、安神、镇静、利尿，可以说能全方位地增强人体的免疫能力，被誉为中药"四君八珍"之一。

茯苓生长在哪里呢？一般的大树枯死或被砍伐后，往往会从枯死的躯干或残留的根上生出新的小枝叶来，中医认为这是大树未绝的精气要向外生发。如果大树枯死后，上面不长小的枝叶，就意味着附近的土壤下有茯苓，是茯苓吸取了大树的精气，使它没有能力再生发小的枝叶。

茯苓生长在土壤中，而且是在大树根部附近，它的生长位置告诉我们，它能收敛巽木之气，让其趋向收藏。

"人过四十，阴气减半"。如果人的肝木之气得不到足够的阴精制约，就会渐渐偏离常道在体内妄行，导致头晕、手足摇动等肝风太过的症状出现。而茯苓，色白，应坎水之精，恰好能够收敛巽木的外发之气，使它潜藏于坎水之中。所以，茯苓对于中老年人绝对是延年益寿的良药。

在古代，人们对茯苓推崇备至，因为他们认为那是大树之精化生的奇物，有十分好的养生功效。相传慈禧太后一日患病，不思饮食。厨师们绞尽脑汁，以松仁、桃仁、桂花、蜜糖等为原料，加以茯苓霜，再用淀粉摊烙外皮，精心制成夹心薄饼。慈禧吃后十分满意，让这种饼身价倍增。后来此法传入民间，茯苓饼就成了北京名小吃，名扬四方了。

《本草纲目》说茯苓能补脾利湿，栗子补脾止泻，大枣益脾胃。这三者同煮，就可以用于脾胃虚弱，饮食减少，便溏腹泻。

白茯苓有多种食用方法，最简单的是把茯苓切成块之后煮着吃，还可以在煮粥的时候放进去。另外，可以把茯苓打成粉，在粥快好的时候放进去，这样人体更容易吸收。

1. 茯苓栗子粥

材料：茯苓15克，栗子25克，大枣10个，粳米100克。

制法：加水先煮栗子、大枣、粳米；茯苓研末，待米半熟时徐徐加入，搅匀，煮至栗子熟透。可加糖调味食。

另外，茯苓可以宁心安神，麦冬养阴清心，粟米除烦热。这三者同煮就可以用于心阴不足，心胸烦热，惊悸失眠，口干舌燥。

2. 茯苓麦冬粥

材料：茯苓、麦冬各15克，粟米100克。

制法：粟米加水煮粥；二药水煎取浓汁，待米半熟时加入，一同煮熟食。

对于中老年人，茯苓具有补益功效，但对于正处在生长发育期的儿童与青少年就不太适合。孩子处在发育阶段，生机盎然，正需要肝木之气的生发之性，而茯苓趋向收敛，会阻碍孩子的生长。给未成年人吃茯苓，就等于在扼杀他们的生发之机，给健康带来不利的影响。未成年人只有在生病等特殊的情况下，经过医生的准确辨证后才能服用茯苓，家长千万不要自作主张煎煮茯苓给孩子吃。

## 经常吃可爱的草莓，健体、寿累积

古今中外的营养专家都认为，常吃草莓对人体健康大有益处。

熟透的草莓红似玛瑙，不仅果肉细嫩多汁，酸甜爽口，而且营养价值很高。其外观呈心形，鲜美红嫩，果肉多汁，酸甜可口，香味浓郁，具有一般水果所没有的宜人的芳香，是水果中难得的色、香、味俱佳者，因此常被人们誉为"果中皇后"。

草莓易于被人体吸收利用，食用时无任何禁忌，吃多了既不会受"凉"也不会上"火"，是婴儿、老人、体弱者理想的营养健美果品。草莓除鲜食外，还可加工制成果汁、果酱、果酒、罐头和速冻食品。

草莓是一种营养价值高，且为人们喜爱的低糖、低热量水果。其主要营养成分有糖、维生素、矿物质、有机酸和果胶等。早在李时珍的《本草纲目》中对草莓就有明确的记载，味甘酸、性凉，有清暑、解热、生津止渴、消炎、止痛、润肺、健脾、补血、通经、利尿、助消化、促进伤口愈合等功效。

现代医学研究证明，草莓有降血压、抗衰老作用，对防治动脉粥样硬化、高胆固醇、冠心病、脑溢血、贫血症、痔疮等都有一定的疗效，对胃肠病也有良好疗效。草莓还具有抗癌作用。美国华盛顿农业研究中心水果实验室的专家说，草莓中有一种物质能抗癌。意大利的医学家指出，新鲜草莓里含有一种化学物质可以阻止癌细胞的形成。

据测定，草莓果肉中含有糖、蛋白质、脂肪、维生素、钙、磷、铁等，其中维生素 C 的含量比梨、苹果、葡萄等高出 7 ~ 10 倍，磷和铁等人体所必需的矿物质元素也比上述水果高 3 ~ 5 倍。草莓中含有少量的胡萝卜素，是合成维生素 A 的重要物质，具有明目等作用。草莓还含有一定的膳食纤维，有帮助消化、通畅大便之功效。

草莓不仅能有效地预防感冒，而且对防治皮肤黑色素沉着、痣和雀斑有特效；牙龈出血者常吃草莓可健全牙龈，预防牙周病的发生；草莓汁与牛奶混合后涂于皮肤表面，能清除油腻，使皮肤洁白。

草莓又是良好的园林和庭院花草，近年来普遍引种。它的生长期长，季节变化明显。早春二三月，新叶破土而出，形成翠绿的"地毯"；三四月白花朵朵镶嵌在绿叶层里，如同白玉嵌入翡翠，繁星点点，一派春天气息；五六月红果累累，使绿色草层生机盎然；深秋红叶铺满大地，观赏价值很高。此外，草莓还可以盆栽观赏，赏绿叶、白花、红果，最后还可尝果，既饱眼福，又饱口福。

选购草莓应以色泽鲜亮、颗粒大、清香浓郁、蒂头叶片鲜绿、表面无损伤者为优。颜色过白或过青都表示尚未成熟。

市场上有些草莓看上去个头很大、颜色漂亮，可买回来一吃却索然无味。原来这些个头异常的草莓，是由于在种植过程中喷施了膨大剂造成的。膨大剂是一种植物生长调节剂，通过促进果实中的细胞分裂和体积增大达到增产的目的。它一般在草莓生长的特定时期使用，除了能促进草莓果实增大，还能较好地保证草莓的质量。可是，有些果农为使草莓提前上市，获得更高的经济效益，违反技术操作规程，在种植过程中滥用膨大剂，不仅使草莓口感和质量下降，还可能对人体造成潜在的危害。要辨认出哪些草莓经过膨大剂、催红剂等处理，并非很难。只要看它的大小是否均匀、果实形状是否正常、色泽是否自然就可以了。另外很重要的一点是，最好吃应季草莓，不要为尝鲜过早购买提前上市的草莓。

还应注意的是，草莓属于低矮的草茎植物，且表面凹凸不平，在栽培施肥时易受到污染，表面可能带有一些细菌、病毒和农药残留。加之草莓在采摘、运输过程中，往往会沾上污物、尘埃。所以，人们在食用草莓时，必须进行彻底清洗。否则草莓表面的病菌便会乘虚而入，侵袭人体，危害健康。

清洗时，应将草莓放在流水下边冲边洗，随后放入清洁的容器内，将高锰酸钾按 1：5000 的比例稀释，将草莓放入消毒液中浸泡 5 ~ 10 分钟（若无高锰酸钾，用食盐溶液也可），最后再用凉开水浸泡 1 ~ 2 分钟后即可食用。

专家指出，因为草莓含糖量低，糖尿病患者也可以吃，但是每次最多宜吃 5 ~ 6 颗。

当草莓上市的季节，广大中老年人不要忘记"经常吃草莓，健体寿积累"这条长寿俗语。

## 预防老年人疾病，黑木耳显身手

黑木耳，生长在朽木上，古人称之为"树的鸡冠"，而且其形似人耳，色黑或褐黑，故名黑木耳。黑木耳营养极为丰富，据史料记载，它是古代帝王独享之佳品。由于其营养丰富，滋味鲜美，被人们誉为"素中之荤"。

黑木耳味甘气平，有滋养脾胃、补血润燥、活血通络的功效，适用于痔疮出血、便血、痢疾、贫血、高血压、便秘等症。《本草纲目》中记载，有补气益智、润肺补脑、活血止血之功效。现代医学研究表明，如果每人每天食用 5 ~ 10 克黑木耳，它所具有的抗血小板凝集作用与每天服用小剂量阿司匹林的功效相当，因此人们称黑木耳为"食品阿司匹林"。阿司匹林有副作用，经常吃会造成眼底出血，而黑木耳没有副作用，更受人们青睐。同时，黑木耳具有显著的抗凝作用，它能阻止血液中的胆固醇在血管上的沉积和凝结，不仅对冠心病，对其他心脑血管疾病以及动脉硬化症也具有较好的防治和保健作用。

黑木耳中含有两种物质：丰富的纤维素和一种特殊的植物胶原，这使得它具有促进胃肠蠕动，促进肠道脂肪食物的排泄、减少对食物中脂肪的吸收，从而防止肥胖的作用；还能防止便秘，有利于体内大便中有毒物质的及时清除和排出，从而起到预防直肠癌及其他消化系统癌症的作用。老年人特别是有便秘习惯的老年人，如果能坚持食用黑木耳，常食木耳粥，对预防多种老年疾病、防癌、抗癌、延缓衰老都有良好的效果。

黑木耳中的含铁量非常高，比菠菜高出 20 倍，比猪肝高出约7 倍，是各种荤素食品中含铁量最高的。中医认为，黑木耳味甘性平，有凉血、止血作用，主治咯血、吐血、衄血、血痢、崩漏、痔疮出血、便秘带血等。其含铁量高，可以及时为人体补充足够的铁质，是一种天然补血食品。

黑木耳对胆结石、肾结石、膀胱结石等内源性异物也有比较显著的化解功能。黑木耳所含的发酵素和植物碱，具有促进消化道与泌尿道各种腺体分泌的特性，并协同这些分泌物催化结石，滑润管道，使结石排出。同时，黑木耳还含有多种矿物质，能对各种结石产生强烈的化学反应，剥脱、分化、侵蚀结石，使结石缩小、排出。

对于初发结石，每天吃 1～2 次黑木耳，疼痛、恶呕等症状可在 2～4 天内缓解，结石能在 10 天左右消失。对于较大、较坚固的结石，其效果较差，如长期食用黑木耳，亦可使有些人的结石逐渐变小、变碎，排出体外。

## 艾草——长寿之乡如皋的救命神草

艾草，草本植物，芳香且有益健康。在我国，采艾治病迄今已有 3000 多年的历史。艾，性温，无毒。据《本草纲目》载："服之则走三阴，逐一切寒湿，灸之则透诸经而治百种病邪，起沉疴之人为康泰。"

如皋艾草久负盛名，被认为是驱邪、治病、延年益寿的神草。

艾草生长在广袤的山野之间，生命力极强，在长寿之乡如皋遍地栽种。坊间，特别是端午节前后，如皋多有鲜艾出售，人们买回家去，呈放于供神的中堂两边，或房间妆台之旁，奇香可数月不减，蚊蝇嗅之即逃。

传说东汉方士费长房在海边眺望远方时，发现江海之滨的风水宝地如皋有恶鬼病魔作祟，即指派徒儿桓景带上驱邪之草——艾草前往，为江海大地的子民消灾降福，延年益寿。桓景身背神剑乘仙鹤来到如皋，把艾草分送给那里的渔民、农民，人们拿到药草，果然治好了各种各样的疾病。

史载，以返老还童而闻名的古代仙人老莱子平常就很喜欢艾草的香味，所以他的小屋中经常放有艾草，地上也铺满晒干的艾草。他是一位非常孝顺和顽劣的仙人，即使已经70岁了，还会穿上小孩子的花衣服来取悦父母，有时就躺在地上，模仿小婴儿啼哭的样子。传说老莱子就是因为常常把艾草用水煎来服用，才慢慢出现返老还童迹象的，所以艾草也被叫作仙人草。

艾草中含有丰富的促人长寿物质。每100克艾草中含有7.2毫克的胡萝卜素，它被认为具有抗癌、防止老化的作用。除了胡萝卜素外，艾草还含有维生素A、维生素$B_1$、维生素C和8%的蛋白质，同时铁元素和纤维素含量也很丰富。

艾草中所含的叶绿素成分，除了可以预防癌症外，还具有净血、杀菌、畅通血路的功效。而艾草中所含的腺嘌呤，可以使心脏强壮，防止功能退化，对预防脑部疾病等有很强的效果。

艾草很早就走进人们的生活。早在《诗经》时代，艾草即被用于灸术。因为艾草性温、味苦、无毒，能通十二经、理气血、逐湿寒、止血下痢，所以人们一般是把艾草点燃之后去薰、烫穴道，使穴道受热而经络疏通。现在台湾流行的"药草浴"大多就是选用艾草做药材。如皋民间常用艾草枯叶卷成长条，点燃轻薰关节，治疗筋内关节疼痛。早年间妇女生产，必用艾草煮汤煎服，排瘀血和补中气。

艾草除了被用作药材外，还可以做成各种美味食物，吃了让人延年益寿。在长寿之乡如皋，赋闲在家的老人们喜欢以艾草为原料，做成各种传统的长寿食物。食用艾草的方法很多，最简单的是将艾草的嫩芽摘下来，直接放入口中咀嚼，或者是将艾草的嫩芽做成糕点，也可以跟蔬菜一起煮成艾草汤。

## "海菜"海中长，多吃寿命长

海菜是在海洋中生长的各种可食性植物的统称。海菜被誉为海洋中的"黑色食品"，营养丰富，含有人体需要的多种物质。人们最为常见的当然属于海带。海带是大叶藻类植物，又名海草、昆布等，生活在海水中，柔韧而长如带子，故得其名。海带是一种褐藻，藻体褐色，一般长2～4米，最长可达7米，其成品褐绿色，表面略有白霜。海带是一种营养丰富、价格低廉且常年可食的海产蔬菜，其风味独特，色调别致，凉拌、荤炒、煨汤均可，是家庭佐膳佳品。

海带具有较高的营养保健价值，被誉为"海上蔬菜""长寿菜""含碘冠军"。早在1500多年前的晋朝，我国的医学家就知道海带可治"瘿病"（甲状腺肿）。明朝李时珍的《本草纲目》说，海带主治12种水肿、瘿瘤聚结气、瘘疮。唐宋以来，海带被誉为延年益寿的补品，这是有一定道理的。

常吃海带可抗癌。美国一放射矿区甲状腺肿和白血病发病率较高，为了防治甲状腺肿，该矿区居民掀起了吃海带热。结果不仅大部分甲状腺肿得以治愈，而且还出人意料地对治疗白血病产生良好的疗效。近年来，专家发现癌症病人的血液多呈酸性，血液趋于酸性可能是癌症预兆之一。随着生活水平的提高，大量缺乏钙的酸性食品、肉类涌上了餐桌，使血液趋于酸性，因而可导致癌症发生。而海带素有"碱性食物之王"的美誉，如果多食海带，就可以防止血液酸化，防治癌症。

常吃海带可防高血压。海带中含有一种海带多糖，能降低人体血清中胆固醇、甘油三酯的浓度。此外，海带多糖还具有抗凝血的作用，可阻止血管内血栓的形成。海带中还富含纤维素，可以和胆酸结合排出体外，减少胆固醇合成，防止动脉硬化。近年来，医学家们发现缺钙是发生高血压的重要原因，而海带含钙量极为丰富，对高血压的防治无疑会大有好处。

常吃海带可以治疗糖尿病。海藻中的活性多肽，其功能同胰岛素相似，对糖尿病患者有较好的治疗和保健功能。糖尿病人食用海带后，能延缓胃排空与通过小肠的时间，可减免胃的饥饿感，又能从中吸收多种氨基酸与矿物质，因此是理想的饱腹剂，可以帮助糖尿病患者控制饮食，有利于控制血糖水平。

吃海带可以治便秘。海带中 1/4 的成分是藻朊酸，藻朊酸与食物纤维素同样不被身体消化就进入大肠，可刺激肠蠕动，有促进排便的作用。因此，海带可以扫除肠道中的食物残渣，起到清洁作用，又预防便秘。

肾脏有病的人应多吃海带。据《中国食品报》报道，海带表面有一种白色粉末，略带甜味，叫甘露醇。海带含有较高的甘露醇，具有良好的利尿作用，可治疗肾功能衰竭、药物中毒、浮肿等。另外，海带中还含有一种叫藻酸的物质，这种物质能使人体中过多的盐排出体外，不仅对高血压患者有好处，对肾病也有独特的预防作用。

常吃海带可以美发。近年来研究发现，黄头发的产生主要是由于酸毒症的存在，而白头发的产生主要是由于酸毒症的发展所致。海带属碱性食品，可改善酸毒症，所含的营养物对美发也大有裨益。因此，常吃海带，对头发的生长、润泽、乌黑、光亮都具有特殊的功效。

多吃海带还能御寒。在冬天，有一些人很怕冷，这与每个人体内甲状腺分泌的甲状腺素多少有很大关系。碘是分泌甲状腺素的主要原料，而海带中含有大量的碘。因此冬天怕冷的人如果常吃些海带，有利于体内分泌更多的甲状腺素，可有效地提高身体的御寒能力。

我国的海带资源尤为丰富，漫长的海岸线，众多的浅海生态区和滩涂都为海带等藻类的养殖提供了有利的条件。我国海带的年产量最保守地估算也在 300 万吨左右。其中，黄海和渤海沿岸的海带和紫菜不但产量大，而且质量优良。

海菜海中长，多吃寿命长。由于海产品生产的快速发展，无论是海边还是内地，都能买到各种海产品，特别是海带，不但供应充足而且价格便宜。只要我们充分认识海菜在延缓衰老、抗御疾病中的作用，就会自觉、科学地食用海菜。

## 一年四季不离蒜，不用急着去医院

很多人非常讨厌大蒜，因为吃过蒜后人的口腔内会有一股强烈刺鼻的味道，会在日常交际中遭人厌烦。其实，大蒜的刺鼻味道有很多方法可以驱除，这并不能成为我们拒绝大蒜的理由。相反，大蒜有很好的保健作用，对于老年人来讲更应该成为经常食用的食物。

大蒜是人们烹饪中不可缺少的调味品，它既可调味，又能防病健身，被人们誉为"天然抗生素"。大蒜是人体循环及神经系统的天然强健剂，没有任何副作用。数千年来，中国、埃及、印度等国将大蒜既作为食物也作为传统药物应用。在美国，大蒜素制剂已排在人参、银杏等保健药物中的首位，它的保健功能可谓妇孺皆知。

大蒜能保护肝脏，诱导肝细胞脱毒酶的活性，可以阻断亚硝胺致癌物质的合成，从而预防癌症的发生。同时大蒜中的锗和硒等元素还有良好的抑制癌瘤或抗癌作用。大蒜有效成分具有明显的降血脂及预防冠心病和动脉硬化的作用，并可防止血栓的形成。

紫皮大蒜挥发油中所含的大蒜辣素等具有明显的抗炎灭菌作用，尤其对上呼吸道和消化道感染、霉菌性角膜炎、隐孢子菌感染有显著的功效。另据研究表明，大蒜中含有一种叫"硫化丙烯"的辣素，其杀菌能力可达到青霉素的十分之一，对病原菌和寄生虫都有良好的杀灭作用，可以起到预防流感、防止伤口感染、治疗感染性疾病和驱虫的功效。

从大蒜的诸多功效可以看出，长期食用大蒜对身体的保健是有很多益处的。所以民间才会有"四季不离蒜，不用去医院"的说法。

当然大蒜也不是绝无坏处的。《本草纲目》云，大蒜味辛性温，辛能散气，热能助火，伤肺、损目、昏神、伐性，久食伤肝。《本草经疏》告诫人们，凡脾胃有热，肝肾有火，气虚血虚之人，切勿沾唇。《本经逢原》也指出，凡阴虚火旺及目疾、口齿、喉、舌诸患及时行病后也应忌食。至于食用大蒜后产生的强烈的蒜臭味，虽属大蒜一弊，但不难克服。吃大蒜后只要嚼些茶叶或橘皮，口臭马上就可消失。

总之，大蒜对人体健康的利远远大于害。春天吃蒜祛风寒；夏季食蒜解暑气；秋天吃蒜避时疫；冬天食蒜可以暖胃肠。长期坚持食蒜会增强人体免疫力，减少生病机会，自然就可以少去医院了。

## 老年人长寿的密码藏在食物里

人人都想长寿，所以从古代就开始研究长寿秘方。可以说，我国医学典籍在这方面的知识和药方是非常丰富的。所谓的长寿食品，其作用、机制以及实际效果尚有待全面的科学验证，但它们都是含有丰富营养素的有益健康的食品，这是确定无疑的。

### 1. 有益老年健康的植物类食物

常见的有枸杞子、黑豆、菱角、大枣、猕猴桃、胡麻仁、胡桃、葡萄、莲子等。古代医药书中还记载着很多植物类食物具有延年益寿的功效，如芡实、高粱米、山药、刺五加、龙眼、桑葚子、柏子仁等。一般来说，古代中医和民间所认为的长寿植物类食物都具有补气益血、调补内脏的功效。从现代药理研究来说，这类食物大都具有降血糖、血脂、血压以及保护心血管、增加免疫功能、调节内分泌和抗肿瘤等作用。

## 2. 有利老年健康的动物类食物

常见的有蜂蜜、花粉、龟、鳖等。古今中外还有很多医书记载和民间流传着某些动物类食品也具有一定的延年益寿的功效，如鹿茸、人乳、酸牛奶、马奶酒、蚂蚁、牡蛎等。一般来说，中医和民间所认为的长寿动物类食品都具有益肾填精、补养气血的功效。从现代医学研究来说，大都具有增强抗病能力、强壮机体、降低血糖、调节内分泌、促进细胞再生以及抗肿瘤等功效。当然，有的食物的抗衰老作用尚未被现代医学研究所证实。

## 给自己留点儿喝茶的工夫，乐活到"茶寿"

茶寿是福建武夷山区的茶农们对 108 岁的雅称。为什么叫茶寿呢？首先是因为茶农们对茶的热爱。另外我们来看这个"茶"字，上面的草字头即双"十"，相加则为"二十"；中间的"人"分开即为"八"，底部的"木"即"十"和"八"，相加即"十八"，中底部连在一起构成"八十八"，再加上字头的"二十"，一共是 108，故此得名。

其实，茶本身就是延年益寿之品，有"灵丹妙药"之效。宋代著名诗人苏东坡主张人有小病，只需饮茶，不要服药。如果我们每天能够抽出时间来好好地品上几杯茶，也许真的可以快乐健康地活到"茶寿"。唐代的医学家陈藏器指出"诸药为各病之药，茶为万病之药"，高度地评价了茶对人的保健作用。具体来说，茶的作用主要包括：

（1）提神醒脑。茶叶有提神醒脑的作用。唐代大诗人白居易就用"破睡见茶功"的诗句，来赞扬茶叶的这种作用。茶叶之所以提神，是因为茶叶中含有咖啡因，而咖啡因具有兴奋中枢神经的作用。

（2）利尿强心。俗话说："茶叶浓，小便通。三杯落肚，一利轻松。"这是指茶的利尿作用。饮茶可以治疗多种泌尿系统的疾病，如水肿、膀胱炎、尿道炎等；对于泌尿系统结石，茶叶也有一定的排石作用；常喝茶对预防冠心病也有好处，这是因为茶叶中所含的咖啡因和茶碱可直接兴奋心脏，扩张冠状动脉，使血液充分地输入心脏，提高心脏本身的功能。

（3）生津止渴。《本草纲目》中说："茶苦味寒……最能降火。火为百病，火降则上清矣。"唐朝《本草拾遗》亦云："止渴除疫，贵哉茶也。"尤其是在夏天，茶是防暑、降温、除疾的好饮料。

（4）消食解酒。饮茶能去油腻、助消化。这是由于茶中含有一些芳香族化合物，它们能溶解脂肪，帮助消化肉类食物。茶之所以解酒，是因为茶叶能提高肝脏对物质的代谢能力，增强血液循环，有利于把血液中的酒精排出体外，缓和与消除由酒精所引起的刺激。

（5）杀菌消炎。实验证明，茶叶浸剂或煎剂，对各型痢疾杆菌皆有抗菌作用，其抑菌效果与黄连不相上下。

（6）降压、抗老防衰。茶多酚、维生素 C 和维生素 P，都是茶叶中所含的有效成分，这些有效成分能降脂、降血压和改善血管功能。茶的抗老防衰作用，是茶叶中含有的维生素 E 和各种氨基酸等化学成分综合作用的结果。

除上述作用外，茶叶还具备保健、医疗作用，因此，坚持经常喝茶，有益于身体健康。但喝茶也有讲究，要科学饮茶。若饮茶不当往往会带来许多不良后果。下面我们就逐个盘点一下喝茶的误区。

（1）空腹饮茶。茶叶中含有咖啡因，空腹饮茶，肠道吸收咖啡因过多，会引起心慌、尿频等不适，还会阻碍维生素 $B_1$ 的吸收和利用。空腹饮茶还可因大量茶水冲淡胃液，影响消化酶的作用，使饮食无味，食欲减退。

（2）饱食后饮茶。吃完饭立刻喝茶，茶叶中的鞣酸会同食物中的蛋白质、铁元素等发生凝固，影响蛋白质和铁的吸收。

（3）睡前饮茶。睡觉前饮茶，因茶水中咖啡因的作用，致使大脑中枢神经兴奋性增高，难以安静入睡，影响睡眠效果和身体健康。

（4）服药时饮茶。茶水中含有一种叫单宁酸的物质，如服药后喝茶或用茶水服药，可与某些药物发生化学反应，降低治疗效果。

（5）喝浓茶。茶水过浓，其中含的有机物质过多，特别是咖啡因的含量过高，对健康有一定影响。另外，咖啡因可遏制肠道钙的吸收和促进尿中钙的排泄，容易引起缺钙而导致骨质疏松症，即使最好的香茶，也只宜淡淡地品。

（6）隔夜茶不能饮用。这种说法流传很广，其根据主要是：隔夜茶中含有二乙胺，而二乙胺是一种致癌物质，所以隔夜茶不应再饮用。但是这种说法并不准确，因为只有当茶因放置过久而变质时才会产生大量的二乙胺，而在短短一夜间不可能变质。另外，"隔夜"这个词本身也过于含糊，晚间泡的茶放到第二天早晨是十多个小时，而如果是早晨泡的茶放到夜晚也是十多个小时，晚间的气温相对低些，茶水变质的可能性反而更小些。所以，判断茶水是否变质不应以隔夜为标准，而要看放置时间的长短。即使是白天，放置过久的茶水也不宜饮用。

## "萝卜干嘎嘣脆，常吃活到百十岁"

如皋当地有句俗话："萝卜干嘎嘣脆，常吃活到百十岁。"如皋盛产萝卜及萝卜制品，这些食物富含维生素和纤维素，常吃不但可以均衡营养，还可以带走身体中的有害物质，是养生佳品。

我国是萝卜的故乡，栽培食用历史悠久。早在《诗经》中就有关于萝卜的记载。李时珍曾赞扬萝卜道："可生可熟，可菹可酱，可豉可醋，可糖可腊可饭，乃蔬菜中之最有利益者。"民间也有很多关于萝卜的谚语，如"吃萝卜喝茶，气得大夫满街爬。"可见萝卜对人体健康的益处早已得到了大家的认可。

《本草纲目》记载，萝卜性凉辛甘，入肺、胃二经，可消积滞、化痰热、下气宽中、解毒，用于食积胀满、痰咳失音、吐血、衄血、消渴、痢疾、头痛、小便不利等症。实践证明，萝卜还具有防癌、抗癌功能，原因之一是萝卜含有大量的维生素A、维生素C，它是保持细胞间质的必需物质，起着抑制癌细胞生长的作用。美国及日本医学界报道，萝卜中的维生素A可使已经形成的癌细胞重新转化为正常细胞；原因之二是萝卜含有一种淀粉酶，能分解食物中的亚硝胺，可大大减少该物质的致癌作用；原因之三是萝卜中有较多的木质素，能使体内的巨噬细胞吞噬癌细胞的活力提高2～4倍。萝卜中所含萝卜素即维生素A原，可促进血红素增加，提高血液浓度。萝卜含芥子油和粗纤维，可促进胃肠蠕动，推动大便排出。因此，常吃萝卜可降低血脂、软化血管、稳定血压、预防冠心病、动脉硬化、胆石症等疾病，对人体健康是非常有益处的。

在吃法上，萝卜既可用于制作菜肴，炒、煮、凉拌等俱佳，又可当作水果生吃，味道鲜美，还可腌制为泡菜、酱菜。像如皋人将萝卜晒成干食用，更加独具风味，不仅鲜香脆口，而且消食开胃。

需要注意的是：萝卜为寒凉蔬菜，故阴盛偏寒素质者、脾胃虚寒者等不宜多食。胃及十二指肠溃疡、慢性胃炎、单纯甲状腺肿、先兆流产、子宫脱垂等患者忌食萝卜。萝卜严禁与橘子同食，否则易患甲状腺肿大。

萝卜的食疗应用：

（1）清肺止咳、润燥化痰：白萝卜汁300毫升，饴糖15克，蒸化趁热徐徐咽下。多用于老人、小孩顿咳。

（2）烧伤、解热毒：萝卜1000克，羊肉500克煮汤，食肉饮汤。

（3）百日咳

①白萝卜250克，橄榄6克，切碎水煎，日服2次，数日可愈。

②白萝卜500克，橄榄10克，用榨汁机榨汁饮。

（4）流行性感冒：大白萝卜250克，加水500毫升，煎熟加白糖适量，趁热喝。

（5）支气管炎：萝卜250克，冰糖60克，用榨汁机榨汁300毫升，早晚各饮1次。

（6）预防脑膜炎：萝卜250克，绿豆50克熬成汤饮。

（7）肺结核咯血、鼻衄不止：大萝卜1000克用榨汁机榨汁，加蜂蜜15克，当茶饮。

（8）烫伤、火伤：白萝卜汁涂患处。如烟熏烧伤昏迷者，以萝卜汁灌之使苏醒。

## 多吃小辣椒，寿岁节节高

平常喜欢吃辣椒的百岁老人王金凤，虽然已是110岁的老寿星，仍然体形清瘦，面色红润，胃口特别好。或许这和老人平常喜欢吃辣椒的生活习惯有着一定的关系。

辣椒，又名辣角，在烹饪中占有很高的地位。很多动物原料去腥膻、解油腻都离不开辣椒。因此，它赢得了众多的喜食者。

我国四川、贵州、湖南、湖北等地的菜肴之所以脍炙人口、誉满中外，就是因它具有辣香的特点。四川人不怕辣，湖南人辣不怕，贵州人怕不辣。这表明我国许多地方都存在吃辣椒的习惯，特别是气候潮湿的中南和西南地区，喜欢吃辣椒的人更为普遍。

辣椒作为一种烹饪佐料，它的吃法和做法很多，已经形成食辣的学问和菜肴体系，其中有油辣、火胡辣、干辣、酸辣、青辣、麻辣、蒜辣等系列。它上可烹制山珍海味，下可烹制时鲜小蔬。火锅、小吃也同样离不开辣椒。

我国的传统医学认为，辣椒"性味干热，祛邪逐寒，明目杀虫，温而不猛。"可以治寒滞腹痛、呕吐泻痢、消化不良等症。胃寒痛者，经常适量食点儿辣椒，可以起辅助治疗作用。现代医学研究证明，辣椒能缓解胸腹冷痛，制止痢疾，杀抑肠道内寄生虫，控制心脏病及冠状动脉硬化，还能刺激口腔黏膜，引起胃的蠕动，促进唾液分泌，增强食欲，促进消化。

美国康奈尔大学的研究人员对36个国家的4500种菜做了深入研究，认为远古时期的食辣者获得了一种在艰苦环境中生存的优势，这种优势遗传到基因上，使后代越来越觉得辣味食品味道鲜美。

辣味品因其具有杀菌、防腐、调味、营养、驱寒等功能,为人类防病、治病、改良基因、促进人类进化起到了积极作用。这一成果被誉为"菜谱中发现的进化线索"。因此,辣椒酱已被美国宇航局列在太空食品单上。

辣椒具有开胃的功能。从医学角度看,辣椒具有温中下气、开胃消食、散寒除湿的作用,这也是低温潮湿地区喜食辣椒的真正原因。从饮食角度看,由于辣椒素的作用,能够刺激唾液分泌,使人增进食欲,"有辣椒就能多吃二两米饭",这是十分形象的说明。对于喜欢食辣地区的人来说,没有辣椒饭也吃不下,觉也睡不香。

辣椒能起到减肥的作用。据报道,近年来食辣椒已成为日本女性减肥的时尚。辣椒在日本颇受广大女性的青睐,特别是许多肥胖型的女性和担心发胖的少女,除在家中吃饭顿顿不离辣椒外,还常把一小瓶辣椒或胡椒面同化妆盒或香粉袋一起装在手包里随身携带。日本医学专家认为,辣椒减肥的奥秘主要是因为含有大量的辣椒素,它能促进人体脂肪的分解,起到很好的减肥作用。

辣椒可预防癌症。从流行病学的研究来看,许多嗜辣的民族,如东南亚、印度罹患癌症的概率都比西方国家少。科学家推测,这些辛辣的食物中,本身含有许多抗氧化的物质,氧化和慢性病、癌症、老化本来就有直接的关联。最近,美国夏威夷大学的研究指出,辣椒、胡萝卜等蔬菜中的类胡萝卜素能刺激细胞间传达讯息的基因,这可能在预防癌症上有重要功用。因为细胞癌变是由于细胞间交换信息系统发生了故障,刺激细胞间传达讯息的基因能改善细胞间的通讯。

辣椒可预防动脉硬化。红辣椒中含有 β-胡萝卜素,而 β-胡萝卜素是强力的抗氧化剂,可以对付低密度脂蛋白(LDL)被氧化成有害的形态。LDL 一旦被氧化,就会阻塞动脉。换句话说,就是 β-胡萝卜素在动脉硬化的初始阶段,就开始进行干预。

辣椒可以解痛。自古以来辣椒就常被用来解除疼痛。科学家最近通过研究得知,辣椒素可以刺激和耗尽 P 物质,而 P 物质可以将疼痛的信息传遍神经系统。透过辣椒素的止痛原理，辣椒膏已经被用来舒解带状疱疹、三叉神经痛等引起的疼痛。

辣椒可减轻感冒的不适症状。千百年来，辛辣的食物常被认为可以祛痰，减轻感冒引起的不适。科学研究发现，辣的食物可以稀释分泌的黏液，并帮助痰被咳出，以免阻碍呼吸道。美国加州大学教授艾文奇曼甚至说："许多在药房出售的感冒药、咳嗽药的功效和辣椒完全一样，但我觉得吃辣椒更好，因为它完全没有副作用。"

喜欢吃辣椒，寿岁节节高。既然辣椒有这么多好处，我们可以在日常生活中有意识地食用一些，既调节口味又促进健康，何乐而不为呢？

## 生栗子嚼成浆，让你到老腿脚好

古代有一首诗"老去自添腰脚病，山翁服栗旧传方"。就是说，腰脚出了小毛病，就要吃栗子。栗子，味甘性温，能治肾虚，腰腿无力，它能够通肾、益气、厚胃肠，古代医书里有很详细的记载。但所有的中医学都是带点儿神秘感的。为什么这样说？好多人都会觉得，有时去看中医，很灵验，一下子就好了，甚至都不用吃药，就是推捏一下也能祛病。可有时，中医就显得比较没效果了，汤汤水水的，病总也不好，让人生厌。

其实这不是中医的问题，这是在细节的地方有点儿误区。如吃栗子能够缓解腰腿毛病。吃栗子要"三咽徐收白玉浆"，就是把栗子放在嘴里，然后慢慢地、仔细地嚼，直到嚼成浆再咽下去，还得咽三回，这样才能够有效地解决腰腿疼。

现在老年人为什么都爱练太极拳，是因为很多人都有腰腿疼的问题。常言道，人老腿先老。这话一点儿都不能马虎，人得在年轻的时候就注意增加腿部力量，除了运动，还要没事就嚼嚼栗子。古代的燕赵之地有木本粮食，即枣和栗子，板栗当时对燕赵之地的民众健康发挥了很重要的作用。

中医把栗子列为药用上品，认为能补肾活血、益气厚胃，可与人参、黄芪、当归媲美，尤其对肾虚有良好疗效。现代医学认为，栗子含有丰富的不饱和脂肪酸、多种维生素以及矿物质，有预防和治疗高血压、冠心病、动脉硬化、骨质疏松等疾病的作用，所以对老年人颇为适宜。

栗子以风干为佳，一次服食不宜过多，如治腰腿病，需生食，细嚼，连液慢咽。栗子加工方法多样，可炒可煮，还可自制栗子粉，加糖和少量奶油、奶酪拌食，犹如吃蛋糕的感觉。栗子与白果一同炖煮，再加百合，更是秋季补益的佳品。

栗子的食疗功效如下：

（1）肾虚、腰酸腿软：可每日早晚各吃风干（阴干）生栗子5个，细嚼成浆咽下。也可以用鲜栗子30克，置火堆中煨熟吃，每日早晚各1次。

（2）气虚咳喘：用鲜栗子60克，瘦猪肉适量，生姜数片，共炖食，每日1次。

（3）脾胃虚寒性腹泻：可用栗子30克，大枣10个，茯苓12克，大米60克，共煮粥，加红糖食之。

（4）口角炎：栗子富含维生素，因维生素缺乏引起的口角炎、舌炎、唇炎、阴囊炎的人，可用栗子炒熟食用，每次5个，每日2次。

（5）板栗50克，粳米100克，两者煮粥，老少皆宜。经常食用，具有健脾胃、补肾气、强筋骨的作用。栗子虽好，但不可过多食用，每次进食栗子以不超过60克为宜。尤其是消化能力较差的小儿，更应格外注意，否则容易造成积滞。

食栗子最适宜的季节是冬季，这是因为栗子是糖分含量较多的干果品种，能提供较多的热能，有利于机体抵御寒冷。进入冬季，天气寒冷，人体的气血开始收敛，这段时间食用栗子进补尤为适宜。冬季是感冒的多发季节。栗子不仅具有很好的益气作用，可提高人体的免疫力，而且还可提高人体对寒冷的适应能力，适量食用，可远离感冒的困扰。

冬季是心脑血管疾病的多发季节，栗子含有丰富的不饱和脂肪酸、烟酸、维生素 $B_1$、维生素 $B_2$、胡萝卜素、钙等多种营养物质，特别适合高血压、冠心病等心脑血管疾病患者食用。

栗子作为一种美味的干果，不论生吃还是炒、蒸、煮、炖，都有很好的风味。我们在选择糖炒栗子时，最好不要选择开口的栗子。因为炒栗子时锅里的砂糖在高温时会生成焦糖，时间长了会变成黑色，开口的栗子容易粘到这些有害健康的黑焦糖。

## 每天一袋奶，喝得科学便能老而不衰

牛奶是营养价值非常高的一种食物，具有补充钙质，增强免疫力、护目、改善睡眠、美容养颜和镇静安神等保健功效。每天喝一袋奶，可提高我们身体的免疫力，为健康增加保护屏障。宋代陈直也极力主张喝牛奶。他认为，牛奶性平，能补血脉，益心气，长肌肉，从而使人康强润泽，老而不衰。早在《本草纲目》中就有记载，牛奶能补虚损、润五脏、养血分。

然而，牛奶并非简单一喝就能产生营养价值，只有科学地喝牛奶，才能喝得更健康，发挥它的营养价值。现提出以下几点注意事项：

1. 早上饮用，切忌空腹。

一般晨起后会感到口干，有些人就拿牛奶解渴，一饮而尽，好不酣畅。如此"穿肠而过"，胃来不及消化，小肠来不及吸收，牛奶的营养价值也就无从体现。况且，如果单纯以一杯牛奶作为早餐，热量也是不够的。为此，早上饮用牛奶时一定要与碳水化合物同吃。具体吃法可以用牛奶加面包、点心、饼干等，干稀搭配。可先吃点儿面包、饼干，再喝点儿牛奶；也可以在牛奶中加大米、麦片或玉米等做成牛奶粥。牛奶中所含的丰富的赖氨酸可提高谷类蛋白质的营养价值，也可使牛奶中的优质蛋白质发挥其应有的营养作用。

2. 小口饮用，有利消化。

进食牛奶时最好小口慢慢饮用，切忌急饮。对碳水化合物要充分咀嚼，不要狼吞虎咽。这样，可以延长牛奶在胃中停留的时间，让消化酶与牛奶等食物充分混合，有利于消化吸收。

3. 晚上饮用，安神助眠。

很多人会问何时饮用牛奶好。按照一般的习惯，以早上或晚上饮用者居多。一般地说，如果每天饮用2杯牛奶，可以早晚各饮1杯。如果每天饮用1杯奶，则早晚皆可。晚上饮用牛奶可在饭后两小时或睡前一小时，这对睡眠较差的人可能会有所帮助。因为牛奶中含有丰富的色氨酸，具有一定的助眠作用。

4. 冷饮热饮，任君自便。

牛奶煮混后，其营养成分会受点儿影响，如B族维生素含量会降低，蛋白质含量会有所减少，但总的损失不会很大。饮用方式要看各人的习惯和胃肠道对冷牛奶的适应能力而定。一般而言，合格的消毒鲜奶只要保存和运输条件符合要求，完全可以直接饮用。如果需要低温保存的消毒鲜奶在常温下放置超过4小时后，应该将其煮沸后再饮用，这样比较安全。

5. 特殊人群，巧选品种。

有些人喝了牛奶以后，会出现腹胀、腹痛、腹泻的症状，医学上称之为"成人原发性乳糖吸收不良"。患有此症者可选食免乳糖的鲜奶及其制品，或直接喝酸奶。对高脂血症和脂肪性腹泻患者而言，全脂牛奶也不十分适宜，可改喝低脂或脱脂牛奶。老年人容易骨质疏松，可以喝添加钙质的高钙牛奶。

我们提倡喝牛奶，但并不是每个人都能喝的，有些人喝了牛奶后不但不能保健康，而且还会给自己带来麻烦。那么，哪些人不能喝牛奶呢？

（1）经常接触铅的人：牛奶中的乳糖可促使铅在人体内吸收积蓄，容易引起铅中毒，因此，经常接触铅的人不宜饮用牛奶，可以改饮酸牛奶，因为酸牛奶中乳糖极少，多已变成了乳酸。

（2）乳糖不耐者：有些人的体内严重缺乏乳糖酶，因而使摄入人体内的牛奶中的乳糖无法转化为半乳糖和葡萄糖供小肠吸收利用，而是直接进入大肠，使肠腔渗透压升高，大肠黏膜吸入大量水分。此外，乳糖在肠内经细菌发酵可产生乳酸，使肠道pH值下降到6以下，从而刺激大肠，造成腹胀、腹痛、排气和腹泻等症状。

（3）牛奶过敏者：有人喝牛奶后会出现腹痛、腹泻等症状，个别严重过敏的人，甚至会出现鼻炎、哮喘或荨麻疹等。

（4）反流性食管炎患者：牛奶有降低下食管括约肌压力的作用，从而增加胃液或肠液的反流，加重食管炎。

（5）腹腔和胃切除手术后的患者：病人体内的乳酸酶会受到影响而减少。饮奶后，乳糖不能分解就会在体内发酵，产生水、乳酸及大量二氧化碳，使病人腹胀。腹腔手术时，肠管长时间暴露于空气中，肠系膜被牵拉，使术后肠蠕动的恢复延迟，肠腔内因吞咽或发酵而产生的气体不能及时排出，会加重腹胀，可发生腹痛、腹内压力增加，甚至发生缝合处胀裂，腹壁刀口裂开。胃切除手术后，由于残留下来的胃囊很小，含乳糖的牛奶会迅速地涌入小肠，使原来已不足或缺乏的乳糖酶更加不足或缺乏。

（6）肠道易激综合征患者：常见的肠道功能性疾病，特点是肠道肌肉运动功能和肠道黏膜分泌黏液对刺激的生理反应失常，而无任何肠道结构上的病损，症状主要与精神因素、食物过敏有关，其中包括对牛奶及其制品的过敏。

（7）胆囊炎和胰腺炎患者：消化牛奶中的脂肪，必须供给胆汁和胰腺酶。牛奶加重了胆囊与胰腺的负担，结果使症状加剧。

（8）平时有腹胀、多屁、腹痛和腹泻等症状者：这些症状虽不是牛奶引起，但饮用牛奶后会使这些症状加剧。

## 第二节 想长寿，多琢磨菜单——长寿妙药就在每天的本草菜单中

### 常吃南瓜疙瘩汤，祥云不忘祝寿来

如皋盛产南瓜。每年金秋时节，家家户户的菜园、门前和屋顶上都结满黄澄澄的南瓜，放眼望去，好像有一片金色的云彩笼罩在长寿之乡上空。

南瓜的吃法很多，南瓜粥、南瓜饼、南瓜汤都是如皋人餐桌上常见的食物，但如皋长寿老人最喜欢的还是南瓜疙瘩汤。

如皋老人做南瓜疙瘩汤的方法很简单：将南瓜剔籽，洗净后切块，用素油翻炒，加盐，再加水焖煮，熟后，把面粉调制的面疙瘩加入南瓜汤中，直到面疙瘩熟透。如果想营养更丰富一些，可以在调制面疙瘩的时候加鸡蛋。也可以在南瓜疙瘩汤中加几颗白果仁，或放些油菜、菠菜、西红柿，味道更为鲜美。南瓜疙瘩汤既能当主食来吃，又能当汤来喝，所以在长寿村很受欢迎。

中医认为，南瓜性温味甘，入脾、胃经。具有补中益气、消炎止痛、解毒杀虫的功能，可用于气虚乏力、肋间神经痛、疟疾、痢疾、蛔虫、支气管哮喘、糖尿病等症的治疗。《本草纲目》和《医林记要》都把南瓜列为"补中益气""益心敛肺"的佳品。清代名医陈修园也称南瓜是"补血养颜之妙品"。相传，晚清名臣张之洞就多次建议慈禧太后多吃南瓜以葆青春不老，慈禧太后欣然采纳，每隔三五天吃一次南瓜，不到3个月，就容光焕发，气色非凡。

如皋老人除了把南瓜制作成疙瘩汤外，还喜欢用南瓜与粳米熬成南瓜粥，对胃和十二指肠溃疡病有显著的治疗效果。另外，他们把南瓜与豆腐一起炖煮，让自己两便通畅。此外，他们还用南瓜煮汤喝，每天早、晚各1次，连吃1个月，就可把自己身上

的高血压降下来。

南瓜虽好，但一次不宜多吃，尤其是胃热病人要少吃，吃多了会引起肚腹胀痛。

## 常吃荞麦饼，健康到老不是梦

如皋长寿村的老人用荞麦面、熟芝麻面和熟花生米屑为原料，配以切碎的雪里蕻咸菜做馅，制作成口口生香的荞麦饼，是其他地方难得一见的特色长寿食品。荞麦是我国的传统作物，但产量不高，全国种植的地方并不多。但在长寿之乡如皋，它一直作为特色长寿作物被普遍种植。

如皋人之所以把荞麦作为长寿食品，是因为荞麦中含有丰富的荞麦碱、芦丁、烟酸、亚油酸以及多种维生素和微量元素等，这些都是大米、白面等"细粮"所不具备的。其中铬是防治糖尿病的重要元素，芦丁有降血压、降血脂的功能，B族维生素、维生素E及硒有良好的抗衰老和抗癌作用。《本草纲目》中就说荞麦"实肠胃，益气力，续精神，能炼五脏滓秽。作饭食，压丹食毒，甚良"，还称荞麦"甘，平寒，无毒"。

东陈镇是如皋种植荞麦最多的地方，那里的农民几乎家家户户都要种荞麦，每户少则一二分地，多的甚至要种一二亩。每年收获的荞麦自家磨面食用，所以这个地方的长寿老人明显多于其他不种或很少种荞麦的地区。由于喜食荞麦，这里的老人很少有患高血压、糖尿病以及呼吸系统肿瘤的。

如皋人除了把荞麦制作成荞麦饼外，还喜欢把荞麦面调成糊状，加上盐、葱花和鸡蛋，调匀，在锅上摊成薄薄的煎饼。清明时节，他们还会在摊荞麦煎饼的时候洒上新摘的杨柳嫩叶，使得煎饼有一种特别的清香味道。

"城南城北如铺雪，原野家家种荞麦。霜晴收敛少在家，饼饵今冬不忧窄。"这是宋代大诗人陆游咏荞麦的诗句。荞麦收获的季节，陆游看到田野里满是收割荞麦的人，觉得冬天不愁吃到荞麦饼，不禁喜上心头，便做此诗。

## 简单糁儿粥，多喝就能延年益寿

糁儿粥是深受如皋人喜爱的粥食，这样的叫法似乎只有如皋才有。它是用玉米面、大麦糁和元麦糁等做主料熬成的。如皋民谣说："糁儿粥，米打底，喝了能活九十几。大麦青，元麦黄，多吃杂粮人长寿。"这又一次体现了如皋人饮食倾向"粗""杂"的特点。

玉米性平味甘，归胃经和大肠经，有止血、利尿、利胆、降压的作用，对小便不通、膀胱结石、肝炎、黄疸、胃炎、鼻炎、胆囊炎、高血压等病具有一定的治疗功效。

调查发现，如皋 90 岁以上的老人全都喜欢吃玉米，这充分说明长期食用玉米，有良好的滋补身体和延年益寿的功效。事实上，秘鲁山区、格鲁吉亚以及我国长寿之乡广西巴马等地区的人们都把玉米作为日常的主要食品。2004 年，"首届中国长寿之乡联合论坛"在如皋召开，世界各地的长寿研究专家汇聚一堂，大家一致认为，玉米是最好的长寿主食。

如皋"三麦"指的是大麦、小麦和元麦，它们都是如皋糁儿粥的原料。

《唐本草》称，大麦具有"平胃止渴、消食疗胀"的作用。《本草纲目》也说它能消积进食、平胃止渴、消暑除热、益气调中、宽胸大气、补虚劣、壮血脉、益颜色、实五脏、化谷食。

小麦是现代人最重要的主食之一，它的营养价值也很高。中医认为，它味甘性凉，能养心安神、消除烦躁。《本草再新》把它的功能归纳为养心、益肾、和血、健脾四种。

如皋人所称的"元麦"其实是大麦的变种，北方人称"裸大麦""米麦"或"糖麦"，西藏、青海等地称"青稞"。元麦的食用价值和药用价值都很高，它的营养价值等同或高于大麦。在如皋的农村，当元麦成熟的时候，田间劳作饥饿了的农民常常会摘下元麦的穗头，用手轻揉，弄出饱满水灵的元麦粒，吹去尘土，拣去麦芒，直接入口，幽幽麦香，留在齿间。

把元麦磨碎，即元麦糁。玉米糁和元麦糁是如皋糁儿粥的最常用原料。如皋人常吃的麦片其实就是玉米或元麦加工而成的。

如皋人熬糁儿粥喜欢用米打底，即用 1/3 的粳米加 2/3 的糁，和水熬制而成。方法是把淘洗干净的米倒入锅中，加水煮开，约15 分钟后，加入用水调和好的糁，或直接把糁均匀洒扬在锅中，边扬糁，边搅拌粥锅，待粥沸腾后，用小火熬稠即可。

糁儿粥里面还可以加其他的辅食，像加山芋做成的山芋粥，在城市和农村都深受欢迎。

"糁儿粥，米打底"体现的是一种纯朴的民间营养概念。大米、玉米、大麦、小麦、元麦几种作物都具有健胃功效。大米性平、玉米性平、大麦性凉、小麦性凉，它们相互补充，相互配合，构成了独特的长寿营养食品。北魏的贾思勰在《齐民要术》中说："炊糁佐以粳米为餐，补精益气。"唐代医学家孙思邈在《千金要方》上也谈到糁儿粥在食疗和养生方面的积极作用。因此，喝这种粥食的如皋老人能长寿，就不是什么奇怪的事了。

## "三菜一汤"保健康，又保长寿

如皋人的午餐很有特点，通常就是"三菜一汤"，这种膳食模式听起来简单，其实非常有讲究。

在如皋，大多数家庭的"三菜一汤"讲究的是两荤两素或一荤三素。"两荤"一般为肉禽类（猪肉、鸡肉、牛肉等）和水产类（鱼、虾等）各一种，可以其中一个是主菜，另一个是汤。但无论是"两荤两素"还是"一荤三素"的模式，素菜的量永远大于荤菜的量。也就是说，如皋人的膳食习惯中，素菜显得更为重要。

汤在长寿之乡一般是作为副菜考虑的，如皋人饭前饭后都要喝汤。特别是午饭必有一汤，如果一顿饭有两个荤菜做主菜，那汤一定是蔬菜汤；如果一顿饭只有一个荤菜，那汤可以是荤的，也可以是素的。

在如皋人"三菜一汤"的菜单上，最常见和最受欢迎的菜色有以下几种。

（1）肉禽类：红烧猪肉、冷切羊肉、酱牛肉、青椒冬笋肉片、芹菜肉丝、韭菜蘑菇肉丝、大蒜猪肉丝。

（2）水产类：红烧河鱼、清蒸江鱼、盐水海虾、炒河虾、韭菜文蛤、红烧带鱼、蒜苗烧黄鱼。

（3）蔬菜类：炒油菜、炒芹菜、炒茼蒿、炒韭菜、丝瓜青豆、冬瓜虾仁、汆芦笋、鸡蛋番茄。

（4）豆制品：红烧豆腐、清炒茶干、凉拌豆腐丝。

（5）汤：油菜汤、荠菜豆腐汤、紫菜鸡蛋汤、排骨萝卜汤、肚肺汤、鲫鱼汤、老母鸡汤、肉片蘑菇汤、冬瓜汤。

"三菜一汤"加米饭，这就是如皋人的午餐食单。虽然简单，却非常符合营养学的标准，身体获得的营养成分也很充足。这种荤素搭配、以素为主的膳食模式，既经济又实惠，而且蕴藏着非常深刻而又容易为人们所忽略的长寿秘诀。

## 长寿老人推荐的一日三餐的长寿菜单

郑集是我国衰老生化研究学科的奠基人，我国生物化学和营养学研究的先导者之一。郑老在 109 岁高龄时出了一本名叫《不老的技术：百岁教授养生经》的养生书，书中介绍了他独创的"长寿菜单"。

起床先空腹喝一杯蜂蜜水。《本草纲目》记载："蜂蜜甘而平和，故能解毒。"所以早晨一杯蜂蜜有祛除体内毒素的作用。

早餐 1 杯牛奶，吃用 5 颗红枣、3 颗桂圆、15 ～ 20 颗枸杞子一起煮的食物，还有一小块蛋糕。

中午三菜一汤，黄豆炒瘦肉丝、凉拌苦瓜、清炒生菜、西红柿嫩豆腐汤，再来点儿稀饭，里面放一点儿红豆、山芋，稀饭熬 1 个小时左右，很稠。

晚饭是藕粉、包子、面条、馄饨之类容易消化的食物，有时是煎鸡蛋饼。

除了正餐，郑老每天水果不断。

最爱吃的水果是香蕉，中午、晚上各一根。因为年龄大、活动少，容易便秘，吃香蕉的好处就是每天大便数次、每次量少。

更让人吃惊的是，郑老居然跟小孩子一样爱吃巧克力。巧克力是抗氧化食品，对延缓衰老有一定功效，还能缓解情绪低落，使人兴奋。

除了在饮食上注意之外，生活起居也一样不含糊。

早上 5:00 起床，中午 12:45 午睡，下午 2:30 ~ 3:30 起床，晚上 10:00 睡觉。

郑老说："要想长寿，就得科学化地饮食，不要违反自然规律。更重要的是凡事要想得开，心平气和了身体才能健康。"郑老还提醒人们不要过分迷信保健品，可以服用一些维生素，"不用选贵的，国产的和进口的都是一个物质。我一天要吃三四毛钱的维生素。"

## "海带烧排骨"给你健康又长寿

前面我们已经知道冲绳是日本的一个长寿县，据专家们研究，这与当地的饭菜营养丰富有一定的关系。其中，最有特点的就是"海带烧排骨"。

冲绳人对"海带烧排骨"的喜爱，丝毫不亚于中国人对"西红柿炒鸡蛋"的感情。当地人认为，排骨和海带吃下去会让"身体从里到外都暖了，有劲了"。营养学家们则分析，海带和排骨中蛋白质、氨基酸含量非常丰富，可以迅速地补充体力。更重要的是，海带是典型的"碱性食品"，排骨是"酸性食品"，两者组合起来，能使人体达到"酸碱平衡"。《本草纲目》记载："海带性寒、滑，味咸；散结、利水消肿、平咳定喘。"被誉为"海上蔬菜""长寿菜""含碘冠军"的海带具有较高的营养保健价值，想要长寿的人不妨多吃一些。

那么，这道长寿菜单——海带烧排骨又是怎么做的呢？下面我们就来介绍一下，想要长寿的老人不妨试试看。

材料：排骨 700 ~ 800 克，海带 20 根左右，萝卜 600 克，盐、酱油和生姜适量。

制法：

① 将排骨用热水汆一遍，然后放进锅里，加水到差不多盖住排骨，点火烧开。

② 将水倒掉或将浮沫去掉。

③ 海带洗后，放到水里浸泡至柔软，剪成小段，打"海带结"。

④ 萝卜切成小块。

⑤ 在锅里放入水和刚才预煮过一遍的排骨，大火烧开，小火煮 1 ~ 1.5 小时。

⑥ 加入海带，煮 30 ~ 40 分钟后，加萝卜、盐和酱油，继续用小火炖熟即可。

⑦ 按照冲绳的习惯，准备一点儿姜末，吃时随自己的口味添加，据说味道会更好。

## 乾隆皇帝长寿菜单离不开"海参"

乾隆于雍正十三年即位，为清代入关第四帝，其在位 60 年，享年 89 岁，是中国历史上 230 多位皇帝中最长寿的一位。他的长寿跟很多因素有关，其中最主要的因素就是他懂得适时进补。

乾隆帝尤其偏爱有"百补之首""长寿之神"之称的海参。在《清宫御膳》的档案中，"鸭条烩海参""鸭条熘海参"等海参菜肴也有许多。乾隆下扬州，第一份菜单的第二道菜就是"海参汇肚筋"。传统的满汉全席中，"八宝海参、海参球、海参野鸭羹、瓤海参、鲨鱼皮烧海参"等海参菜肴占据全席的很大比重，海参奉为席上的珍品和贡品。

清廷明确规定，满汉全席中头等汉席须用"海参一碗"，并出现了海参席，在大雅之堂往往扮演"压台轴"的角色。清乾隆年间所著《本草从新》称海参"补肾益精，壮阳疗萎"。《本草纲目》中有"海参，味甘咸，补肾，益精髓，摄小便，壮阳疗痿"。现代实验发现海参含有大量的酸性黏多糖、海参素和软骨素及锰、牛磺酸等，对延缓衰老、延年益寿有着独特的功效。

从此以后海参作为珍贵的海味广为流行，海参珍馐常被作为宫廷、官府和富裕殷实人家高级宴会的珍贵大菜。

除此之外，乾隆皇帝还喜欢服用药饵进行补养。他常服的补益增寿方药有6种以上，其中最主要的当属龟龄集和松龄太平春酒。龟龄集，国产成药之中的一大珍品，具有强身健脑、调整神经、促进新陈代谢、增强机体活力等功能；松龄太平春酒是一种补益药酒，具有益气健脾、养血活络的功效。同时，饮茶也是乾隆皇帝的所爱。研究表明，饮茶可以降低血脂，清热醒神，缓解机体的疲劳状态。

乾隆皇帝还喜欢赋诗作画、品茗唱歌。赋诗，锻炼脑力，抒发情怀；习书作画，陶冶性情、调节心理。现代研究表明，人的大脑具有很强的可塑性，只要对大脑不断地输入信息，脑细胞就可以不断发育，脑功能就可以不断得到加强，从而延缓大脑的衰老。

由此可见，乾隆皇帝在养生方面可谓是面面俱到，难怪当年英国大使马嘎尔尼在日记中写道："观其（指乾隆）风神，年虽八十三岁，望之如六十许人，精神矍铄，可以凌驾少年。"

## 多吃名副其实的长寿菜——蕨菜

蕨菜又称长寿菜，也有称为龙爪、龙头草等，是我国古老的蔬菜之一。它是野生植物，素有"山菜之王"的美称，产自深山，全国均有分布，东北、西北、内蒙古较多。《本草纲目》中有："蕨菜性寒，味甘、微苦；消热化痰、降气滑肠、健胃"，现代研究认为，蕨菜富含蛋白质、脂肪、糖类、矿物质和多种维生素，并对细菌有一定的抑制作用，能起到清热解毒、杀菌消炎的作用。

蕨菜食用的方法很多，可以将蕨菜洗净用开水焯一下，后炒食或冲汤；还可干制，将其稍加蒸煮，晒干，食时用水浸泡。蕨菜性味寒凉,脾胃虚寒者不宜多食。

据历史记载,当年康熙皇帝每年夏天都要到热河行宫木兰围场去打猎,路经 6 旗 36 营。每次皇帝来,这些旗营的头人都要拿着金银财宝去进贡,以表忠心。有一次,金凤营的头人海通,没什么可进贡的,便提着一小袋蕨菜前去进贡,说:"这菜不仅味道鲜美,而且去痰生津、清气上升、浊气下降,常吃眼清目明,肤色润滑,长命百岁。"海通还用几片山鸡肉和碧玉色的蕨菜做出一道菜,并拼成一个"寿"字,康熙急忙品尝,果然香气沁透脾胃,口感脆、嫩、滑,一时食欲大开,神清气爽。

## 喝小米粥、吃红薯——老人的长寿秘诀

每一个长寿的人都有与众不同之处,在他们看来很普通的一件事,有时候恰恰是长寿的关键。

专家认为,经常喝小米粥,爱吃红薯,是老人长寿的一个重要原因。

红薯营养丰富,是补益身体的佳品。红薯被称为"土人参",为什么会有这样的称号呢?这得从一个故事说起。乾隆皇帝寿至89 岁,在我国历代皇帝中享年最高。据传,他在晚年曾患有老年性便秘,太医们千方百计地为他治疗,但总是疗效欠佳。一天,他散步路过御膳房,一股甜香气味迎面扑来,十分诱人。乾隆走进去问:"是何种佳肴如此之香?"正在烤红薯的一个太监见是皇上,忙叩头道:"启禀万岁,这是烤红薯的气味。"并顺手呈上了一块烤好的红薯。乾隆从太监手里接过烤红薯,大口大口地吃起来。吃完后连声道:"好吃!好吃!"此后,乾隆皇帝天天都要吃烤红薯。不久,他久治不愈的便秘好了,精神也好多了。乾隆皇帝对此十分高兴,便顺口夸赞说:"好个红薯!功胜人参!"从此,红薯又得了个"土人参"的美称。

红薯的营养非常丰富,是粮食中的佼佼者。苏联科学家说它是未来的"宇航食品"。法国人说它是当之无愧的"高级保健食品"。

《本草纲目》记载，红薯有"补虚乏、益气力、健脾胃、强肾阴"的功效，经常食用红薯能使人"长寿少疾"。《本草纲目拾遗》中有："红薯能补中、活血、暖胃、肥五脏。"红薯含有大量膳食纤维，在肠道内无法被消化吸收，能刺激肠道，增强蠕动，通便排毒，尤其对老年性便秘有较好的疗效。

小米在中国古代叫作"稷"，江山社稷的"稷"字。国家的代称叫作社稷，社是什么？社就是我们对祖先表示一种祭祀，"社稷"的意思就是我们祖先用最好的粮食来供奉祖先。

小米具有极强的生命力，在任何贫瘠的土地上都可以生长，只要撒下去，它就能长起来，所以我们的祖先把小米作为五谷之首，是很有道理的。

《本草纲目》中记载，小米"煮粥食益丹田，补虚损，开肠胃"。革命战争时期，八路军伤员养伤靠的就是山西老大娘的小米汤。现在很多女性生完孩子，也都要喝小米粥。女人生完孩子以后，体质衰弱。中医说"糜粥自养"，指的是小米粥。小米在五谷杂粮中是最具生命力的。所以，不管是老人还是小孩，都要经常喝点儿小米粥。不过需要提醒的是，熬小米粥时千万不要把上面漂着的那层粥油撇掉。粥油就是上面那层皮，这是小米最精华的部分，主要作用是益气健脾。小孩脾胃生发力最弱，常常会腹泻，喝了粥油以后，很快就会好了。

## 第三节　药膳你也别忽视，关键还得它帮忙

### 清蒸人参鸡——补气安神

清蒸人参鸡具有补气安神之功效，特别适合气虚、失眠的人。人参的药用价值早在《本草纲目》中就有记载，"人参味甘，补元气"。

材料：人参、水发香菇各 15 克，母鸡 1 只，火腿、水发玉兰片各 10 克，精盐、料酒、味精、葱、生姜、鸡汤各适量。

制法：将母鸡宰杀后，退净毛，取出内脏，放入开水锅里烫一下，用凉水洗净。将火腿、玉兰片、香菇、葱、生姜均切成片。将人参用开水泡开，上蒸笼蒸 30 分钟，取出。将母鸡洗净，放在盆内，加入人参、火腿、玉兰片、香菇、葱、生姜、精盐、料酒、味精，添入鸡汤（淹没过鸡），上笼，在武火上蒸烂熟。将蒸烂熟的鸡放在大碗内，将人参（切碎）、火腿、玉兰片、香菇摆在鸡肉上（除去葱、生姜不用），将蒸鸡的汤倒在勺里，置火上烧开，撇去沫子，调好口味，浇在鸡肉上即成。

用法：佐餐食用。

## 沙参百合麦冬粥——滋阴润燥

沙参百合麦冬粥具有养阴润燥之功效，用于口干舌燥、口渴多饮、干咳久咳无痰、大便秘结、气短汗多、心烦失眠、热病后期等阴虚者。《本草纲目》中有"百合可润肺止咳、宁心安神、补中益气"之记载。

材料：沙参 20 克，百合 30 克，麦冬 30 克，粳米 60 克，白糖适量。

制法：

① 将沙参、百合、麦冬洗净后经水磨再澄取淀粉，晒干备用。

② 每次用沙参、百合、麦冬粉各 30 克，与粳米同煮粥，加适量白糖食用。

用法：每日 1 次，可经常食用。

## 沙参心肺汤——润肺止咳

沙参心肺汤可养阴润肺。用于气阴不足的咳嗽、肺结核、口干舌燥、便秘等。明代李时珍在《本草纲目》中说："沙参甘淡而寒，其体轻虚，专补肺气，因而益脾与肾，故金能火者宜之"。

材料：沙参 15 克，玉竹 15 克，猪心、猪肺各一个，葱、食盐适量。

制法：

① 将沙参、玉竹洗净后用纱布袋装好，扎上袋口备用。

②将猪心、肺用水冲洗干净,挤尽血水与药袋一起放入砂锅内,再将洗净的葱段放入锅内,加入适量水,置武火上煮沸捞去浮沫,改文火炖至肉烂,加适量食盐即成。

用法:每月 2 次,佐餐,食肉喝汤。

## 当归生姜羊肉汤——补阳驱寒

当归生姜羊肉汤的功效在于补阳散寒。用于产后、腹部冷痛、四肢不温、腰膝酸冷、阳痿、免疫力低下等阳虚之人。《本草纲目》中说:"当归调血,为女人要药,有思夫之意,故有当归之名。"

材料:当归 50 克,生姜 200 克,羊肉 500 克,食盐适量。

制法:

①当归、生姜洗净后切成大片备用。

②羊肉洗净后切成 2 厘米见方的肉块,放入沸水锅中氽去血水后,捞出凉凉。

③将羊肉、当归、生姜放入砂锅中加适量清水置武火上煮沸,捞去浮沫,改用文火炖至肉烂,加入食盐即成。

用法:每周 1 次,佐餐,食肉喝汤。

## 杞鞭壮阳汤——滋补肝肾

杞鞭壮阳汤可滋补肝肾,壮阳益精。用于肝肾虚损而致的阳痿、遗精、腰膝酸软、头昏耳鸣等。《本草纲目》中曰"男子服后如洪水泛涨、顺流而去、益然涣然"。

材料:黄牛鞭 1000 克,枸杞 15 克,肉苁蓉 50 克,肥母鸡肉 500 克,花椒 6 克,猪油 30 克,黄酒 20 克,食盐、生姜适量。

制法:

①先将牛鞭用热水发胀,然后顺尿道对剖成两块,刮洗干净,以冷水漂 30 分钟,待用。

②枸杞、肉苁蓉洗净后用纱布袋装好扎上口。

③ 将牛鞭、鸡肉放入砂锅中置武火上煮沸，撇去浮沫，加入生姜、花椒、黄酒用武火煮沸后改用文火炖，炖至六成熟时，用干净纱布滤去汤中的姜、花椒，加入装有枸杞、肉苁蓉的纱布袋，用文火炖至八成熟时，取出牛鞭，切成长3厘米的指条形，仍放入锅内，直到炖烂为止。鸡肉取出作别用，药包取出不用，再加食盐、猪油等即成。

用法：每周1次，佐餐，食牛鞭喝汤。

## 柏子仁酸枣仁炖猪心——养心安神

柏子仁酸枣仁炖猪心具有养心安神之功效。适用于心慌气短、失眠盗汗、大便秘结、五心烦热等心阴不足者。此药膳中的柏子仁是一味治疗心神不安、失眠多梦的常用中药，《本草纲目》将其归入治疗健忘的药物之中。

材料：柏子仁15克，酸枣仁20克，猪心1个，食盐适量。

制法：

① 柏子仁、酸枣仁研细成末。

② 猪心洗净血污，把柏子仁、酸枣仁粉放入猪心中，用砂锅加水适量炖至熟即可食用。

用法：食猪心、喝汤。每次适量服用。每周1次。

## 灯芯莲子粥——清热去火

灯芯莲子粥可清热安神。用于心火亢盛而致的失眠、心烦不安、小便灼热、口舌生疮等。《本草纲目》认为"莲子，交心肾，厚肠胃，强筋骨，补虚损，利耳目"。

材料：灯芯1束，莲子30克，淡竹叶5克，粳米50克，白糖适量。

制法：

① 灯芯、莲子洗净装入纱布袋中扎上口。

② 莲子、粳米淘洗后，放入砂锅中，再将纱布药袋放入锅内，

加适量清水，文火熬至莲子烂，加适量白糖即可。

用法：每日早晚温服，5天一疗程。

## 人参核桃饮——固肾益气

人参核桃饮具有益气固肾的作用。常用于肾气不足而出现的头昏健忘、耳鸣失眠、须发早白、神疲乏力、汗多气短等。

材料：人参5克，核桃肉3个。

制法：将人参切片，核桃肉掰成蚕豆大，把两者放入锅中加水适量，文火熬煮1小时即可。

用法：代茶饮，可长期服用。

## 灵芝人参果杞酒——补肾抗衰

灵芝人参果杞酒的功效在于益气补肾，抗衰老。适用于须发早白、失眠健忘、腰酸耳鸣、头昏眼花、气短乏力等肾气不足者。《本草纲目》中记载："灵芝味苦，无毒，可补中，增智慧，久食可轻身不老。"

材料：灵芝50克，人参（西洋参、种洋参、生晒参均可）30克，果杞50克，冰糖100克，白酒500毫升。

制法：灵芝洗净切薄片、人参切片、果杞洗净置于酒罐中，加入冰糖、白酒，密封罐口，浸泡15天即成。

用法：每日2次，每次10毫升。可长期饮用。

## 虫草乌鸡——益气补肾

虫草乌鸡最大的特点就是益气补肾。用于肾气亏虚而致的头昏乏力、气短喘促、腰膝酸软、心慌汗多、久咳不愈等。《本草纲目》中记载，冬虫夏草具有滋肺阴、补肾阳之效。

材料：冬虫夏草10克，乌鸡1只，果杞30克，姜、葱、食盐适量。

制法：

① 将乌鸡宰杀后，去毛、内脏，洗净后备用。

② 冬虫夏草、果杞洗净。将冬虫夏草、果杞、适量食盐、姜葱段放入鸡腹中缝合，放入蒸锅中蒸至鸡肉烂即可。

用法：佐餐，肉、药同食。

## 核桃芝麻奶饮——益智健脑

核桃芝麻奶饮具有益智健脑之功效。适用于头昏眼花、耳鸣重听、须发早白、健忘、智障等肾精不足者。李时珍在《本草纲目》中记载，"核桃性温、味甘；补肾固精、润肠通便、消肿散毒、温肺定喘"。

材料：核桃肉20克，黑芝麻20克，鲜牛奶250毫升，白糖适量。

制法：

① 将核桃肉、黑芝麻研细成末。

② 将核桃肉、黑芝麻末加入鲜牛奶中煮沸10分钟，加白糖适量，即可饮用。

用法：每日1次饮用。

## 枸杞莲药粥——补肾健脾

枸杞莲药粥可补肾健脾，养心安神。此粥适用于脾肾虚弱而致的健忘失眠、心悸气短、神疲乏力等症。《本草纲目》中记载了枸杞"久服坚筋骨，轻身不老，耐寒暑，补精气诸不足，易颜色变白，明目安神，令人长寿"。

材料：枸杞30克，莲子50克，新鲜山药100克，白糖适量。

制法：

① 新鲜山药去皮、洗净、切片。

② 枸杞、莲子淘洗干净。

③ 将以上三物加清水适量置于文火上煮熬成粥，加糖食用。

用法：每日早晚温服，可长期服用。

## 玄麦甘菊茶——清热解毒

玄麦甘菊茶可清热解毒，润肠通便。适用于口臭咽痛、唇舌生疮、大便秘结等热毒内盛者。《本草纲目》载："久服麦冬轻身，不老不饥。"

材料：玄麦5克，麦冬10克，菊花3克，胖大海2枚，甘草5克。

制法：以上诸药用冷水洗净后，加开水冲泡当茶饮。

用法：每日泡3次，5天为一疗程。

## 归芷祛斑汤——补血祛斑

归芷祛斑汤具有补血祛斑的功效。适用于气血亏虚而致的黄褐斑、妊娠斑、老年斑。

材料：当归15克，白芷10克，生地15克，杭芍15克，白薇10克，白蔹10克，川芎10克，乌骨鸡1只（约1000克），食盐适量。

制法：

①以上中药冷水洗净，放入纱布袋中扎上口待用。

②乌鸡去内脏洗净。

③将装有药物的纱布袋置于鸡腹中，放入锅内，加入适量冷水，武火煮沸，捞去浮沫，文火煮熟，拿去药袋，加入适量食盐即可。

用法：食肉喝汤。每周1次。

## 首乌龟肉汤——滋阴补肾

首乌龟肉汤可滋阴补肾。用于肾阳不足而致的黄褐斑、肥胖症、头昏耳鸣、腰腿酸软、心烦易怒等。

材料：乌龟1只，制首乌30克，桑葚子15克，旱莲草15克，女贞子15克，葱、姜、食盐适量。

制法：

①将乌龟活剖，去肠杂洗净，放入沸水中脱去血水，去里皮，斩成2厘米见方的块状备用。

②将首乌、桑葚子、旱莲草、女贞子洗净后装入纱布袋中扎紧口。

③将龟肉及龟壳、药袋、葱段、姜丝适量一齐放入锅中，加清水适量，武火煮沸捞去浮沫，文火煮2小时即可。

用法：食肉喝汤。

## 第四节　千方易得，一诀难求——本草中的长寿秘诀

### 每天吃两顿饭就能颐养天年

专家在对如皋进行研究时发现了一个有趣的现象：有十多位老人常年不吃晚饭，几十年来一直都保持这样的习惯。104岁的姚老太有20年没吃过晚饭，她每天晚上天一黑就上床睡觉，早晨5点起床，然后开始吃早饭，吃的是糁儿粥或大米粥，现在生活好了，就加点儿麦片。90岁的刘大爷30年来晚上只吃一个苹果，或者泡2两炒米（地方特产，经膨化后的熟米粒），就上床睡觉，从来没有觉得饥饿。这些不吃晚饭的老人，早饭和午饭也不多吃，大多粗茶淡饭，他们的肠胃都很干净。

在绝大多数现代人看来，这样的生活习惯实在难以理解，其实这与古人的生活方式是一致的。

古代的人们每天只吃两顿饭，早上九点左右和下午两三点各吃一次，他们的这种做法非常符合养生之道。早上九点左右是脾胃最旺盛的时候，这时候吃饭可以得到最好的消化和吸收；下午两三点则是小肠经当令，正好可以将食物的精微运送到人体的各个部位，以供生命活动之需。

我们现代人的生活规律都是每天三顿饭，有些人还会加上夜

宵，一天四顿，如果让我们按照古人那样每天吃两顿，似乎有点儿不太可能，毕竟饿肚子对身体也没什么好处。所以只能建议现代人早晨和中午吃得好一点儿，可以多吃一点儿，但是不要撑着，晚上一定要少吃一点儿。特别是男人过了32岁，女人过了28岁以后，这时身体的新陈代谢已经开始走下坡路。早上和中午阳气旺盛，吃的食物都能转化成气血滋养身体。但是到了晚上，自身的阳气不足，代谢缓慢，吃进去的食物不能化成气血，而成了多余的废物，也就是中医所说的"痰湿"，所以说晚上要少吃。李时珍在《本草纲目》中也提倡人们晚上要少吃。民间有句谚语说的也是这个意思："早晨要吃好，中午要吃饱，晚上要吃少。"早晨胃里是空的，既要补充前一天晚上的消耗，又要供上午身体能量之所需，要吃得好一点儿，而中午起着承上启下的作用，多吃一点儿也没关系。晚上少吃的道理我们刚才说过，这里不再多说。

所以，我们建议大家，特别是老年人，不用想着生活条件好了，就多吃好的，保健品不离口，其实只要像如皋老人那样每天吃两顿饭就可以轻轻松松颐养天年。

## 如皋长寿膳食四字诀：淡、杂、鲜、野

分析如皋长寿老人的膳食习惯，发现了几个亮点，那就是"淡、杂、鲜、野"四个字。不要小看这简单的几个字，里面蕴涵的养生之道值得我们好好思考。

（1）淡。如皋人延续了传统的饮食习惯，喜欢粗茶淡饭，素食为主，远离大吃大喝、暴饮暴食，拒绝重油重糖、大鱼大肉和辛辣的食物。明代医学家李时珍，曾在《本草纲目》中写下这样一段话："胡椒大辛热，纯阳之物……时珍自少食之，岁岁病目，而不疑及也。后渐知其弊，遂痛绝之，病目亦止。"

据说李时珍年轻时经常患眼病，却始终找不出病因。后来渐渐发觉年年复发的眼疾竟与自己平时特别爱吃的胡椒有关。于是在停食胡椒一段时间，眼病康复后又试吃了一两粒，很快就觉得

双目干涩、视力模糊。为此，特在撰写《本草纲目》中收录胡椒时予以指出，以示后人。

如皋人的餐桌上最常见的就是青菜、萝卜、豆腐。很多百岁寿星爱吃的蔬菜就是青菜、韭菜、菠菜。如皋人无论多忙，天天都要有个"下锅菜"，大鱼大肉倒不一定天天有，但绿叶蔬菜是一天不缺的。

如皋俗谚道："冬吃萝卜夏吃蒜，生姜四季保平安。""大麦糁儿加把米，吃了活到九十几。""青菜清火，豆腐定心，萝卜化痰，芹菜生津。"如皋人将这些言语身体力行，真正形成了自己的健康饮食特色。

（2）杂。如皋人的饮食非常丰富，他们既吃大米、面粉等细粮，又食玉米、大麦、元麦等粗粮。他们吃的稀粥主要是粳米、玉米面、大麦糁。粗粮、细粮、蔬菜、水果、花生、白果等，既有正餐，又有小吃，还有零食。人们口袋里往往会装一把花生、蚕豆之类炒货，随时取食。他们摄入全面、均衡的营养，以满足身体各部位的需要。"样样都吃不拣嘴"是如皋寿星的长寿之道。

（3）鲜。如皋人吃东西崇尚一个"鲜"字：肉要当天宰的，虾要当天捞的，鱼要活蹦乱跳的，文蛤要现劈的，蔬菜要带露拔的，毛豆要早上剥的，豇豆要早上摘的，芋头要当场刮的，豆腐、茶干绝对要当天做的。这样原汁原味的新鲜食物营养成分破坏得才最少。也许如皋人并不明白太多关于膳食营养方面的科学知识，但是他们祖祖辈辈传下来的就是最健康、最令人羡慕的科学膳食之道。

（4）野。俗谚说："如皋人，生得怪，有菜不吃吃野菜。"其实这是大自然对如皋人的恩赐。如皋滨江临海，四季分明，气候湿润，日照充足，适宜野菜生长，所以如皋人饭桌上一年四季都有新鲜的野菜佐餐。春天的香椿头、枸杞头、榆树头、马齿苋、野苋菜，夏天的芦笋、小蒜，秋天、冬天的胡萝卜缨、荠菜、毛老虎、狗脚瓣、伢儿拳头、鹅儿头、紫花草、家灰条等，都是新鲜自然的美味。

特别受如皋人欢迎的黄花（苜蓿）营养丰富，炒腌皆可，美味鲜香，不可多得。诗人陆游就曾有诗称："苜蓿何不日满盘！"

如皋人还喜欢吃一种野生的蕈子，一种黑褐色的"土蘑菇"，不仅口感上比人工培育的蕈子好吃，而且营养非常丰富，是补脑健身的美食佳品。

归纳如皋人的膳食四字诀，我们可以体会到如皋人亲近自然、舒适惬意的生活状态和悠然自得的心境，这是最可贵的，也是最能让人贴近健康的。

## 荤素搭配，长命百岁不是梦

有人爱吃荤菜，但又怕胖，有没有两全其美的方法？当然有，那就是荤菜素菜一起烧，荤菜吃得少，素菜营养也更好。从营养学上讲，荤素搭配有互补性，而从中医保健角度来看，合理的荤素搭配还能加强食疗功效。

比如很多老年人都缺锌。调查表明，这些缺锌的老人平日饮食都是以谷物和蔬菜为主，动物蛋白摄入量不足，也就是吃荤菜比较少。可见，老年人不能多吃荤，但也不能吃得太少。

那么荤素究竟怎样搭配才好呢？在食物的摄取中，蛋白质应占总热能的15%，动物蛋白质与植物蛋白质之比为1∶2。动物蛋白质食品以奶、蛋、鱼、瘦肉为好，植物蛋白质食品以豆类食品为好。脂肪占总热能的25%，其中动物脂肪应占1/3。碳水化合物即日常主食应占热能的60%～65%。还要注意增加钙、磷、铁等矿物质和维生素的摄入，多吃新鲜蔬菜水果。

土豆烧牛肉、板栗烧鸡、鱼肉豆腐、鸭肉山药等都是很好的荤素搭配菜肴。除此之外，再为大家推荐几款荤素搭配非常好的美味佳肴。

### 1. 胡萝卜炖羊肉

羊肉营养丰富，《本草纲目》说它有补阳生暖的功效，但有膻味。

胡萝卜富含胡萝卜素，但属脂溶性食物。将两者合炖，胡萝卜能除羊肉的膻味，胡萝卜素则溶解在羊肉的油脂中，在小肠中转化为维生素 A 而被吸收。这道菜色美味佳，对人体有补益功效，是维吾尔族、哈萨克族、蒙古族等民族的家常菜肴。

### 2.猪血炖豆腐

这道菜首先是孙中山先生提出的。猪血富含铁质，且易被人体吸收利用。豆腐的营养价值很高，素有"植物肉"之称。将两者合炖，红白相间，色美质嫩，味道独特，营养价值更高。

### 3.韭菜炒虾仁

韭菜含多种维生素和挥发油，营养佳，味道美，有补肾助阳的功效。虾仁富含蛋白质和多种微量元素，也有补肾壮阳的功能。将两者合炒，不仅味道更加鲜美，而且补肾助阳的功效更好。

其实，不但食物要荤素搭配，就是炒菜做饭用的食用油也要把握好荤素搭配的比例。因为植物油中主要成分是不饱和脂肪酸，它在人体内容易形成过氧化脂质，有促进癌细胞生长的作用。营养学家认为，食物中的不饱和脂肪酸与饱和脂肪酸应该保持一定比例。根据植物油与猪油中含不饱和脂肪酸与脂肪酸量计算，每人每月以食植物油 250 克和猪油 500 克较为适宜。

## 老年人饮食当"薄味静调"

"早晨开门七件事，柴米油盐酱醋茶"，这句话形象地说明了盐是我们生活中很重要的一部分。吃饭时菜里如果不放盐，即使山珍海味也味同嚼蜡。盐不仅是重要的调味品，也是维持人体正常发育不可缺少的物质。人吃盐过少会造成体内的含钠量过低，引发食欲不振、四肢无力、晕眩等现象；严重时还会出现厌食、恶心、呕吐、心率加速、脉搏细弱、肌肉痉挛、视力模糊、反射减弱等症状。

现代人菜里放的盐越来越多，还是觉得没味，所以很多麻辣、酸辣食品特别受欢迎。其实，吃太多的盐对人体来说并不是什么好事，民间自古就有"烧菜少放盐，岁岁寿命延"的说法。尤其是老年人，更应当食得淡一点儿。李时珍在《本草纲目》中就嘱咐人们要饮食清淡。

老人应以淡食为主，远离酒肉以及各种味道厚重的食物。清代著名医学家叶天士曾经说过，"老年饮食当薄味静调"。他认为老人的脾胃不如年轻人，不能经常被厚味所刺激，尤其是要戒酒，因为大量饮酒会伤及脾胃。痰湿堆积体内，人就容易发胖，胖人多痰，身体肥胖的人最容易患痰火、中风之类的病症。

现代医学也认为，老年人应该尽量少摄入食盐，如果食物太咸，盐中的钠离子过剩，就会增加循环血液量和钠的潴留，时间长了就会导致血管收缩、血压升高，造成脑血管障碍。高血压、高血脂、冠心病等都是老年人易患的疾病，这些疾病也跟食物过咸有关，因此老年人一定要注意食盐的摄入量，每天不能超过 6 克，最好多喝汤粥这些易消化的食物。有些老年人习惯吃咸的食物，一下子吃淡很不适应，这时候可以慢慢减少食盐的摄入量，坚持每天少吃一点儿，天长日久就习惯了。含盐量较多的食物，如腊肉、腊鱼、香肠、咸菜、咸蛋等，老年人应尽量远离。

世界卫生组织建议，健康人通过饮食摄取盐，每人每日最佳食盐量不应超过 6 克。长期食盐量低于 6 克，可使 25 ~ 55 岁人群的收缩压降低 9 毫米汞柱，到 55 岁时冠心病死亡率可减少 16%。因此，有专家提出："远离高血压，从限盐开始。"这与我们民间谚语的说法是一致的。下面我们就推荐一些限盐的方法。

（1）烹饪时，尽量少用盐，多利用蔬菜本身的强烈风味，例如青椒、西红柿、洋葱、香菇、香菜和清淡的食物一起烹煮。西红柿炒蛋就是好例子。

（2）少吃泡面，少吃快餐食品。

（3）炒菜时不要加酱油，做好后依个人爱好酌量添加。

（4）吃足够的蔬果，多吃橘子、豆芽，它们能促使盐中的钠排到体外。

另外，肾脏病人也要注意少吃盐，因为肾功能不好的人排尿少，多余的盐分排不出去，便会吸收水分来稀释这些盐分，结果使人体组织中积水，导致水肿。患肝硬化腹水的人也不能多吃盐，不然腹水便很难消退。心力衰竭的病人同样不能多吃盐，不然水肿也难消退。盐会把水分保留在血液中，升高血压，因此高血压病人也要注意不能吃得太咸。

## "七守八戒"要牢记，活到天年乐陶陶

人的生命是既坚强又脆弱的，在很多灾难面前我们所能承受的远远超出了自己的想象，有时候只是一个小小的感冒，就可能让人撒手人寰，这是生命的无奈。那么我们所能做的，就是在自己能够掌控的范围内，从最简单的做起，过健康的生活，悠然自得地活到天年。

膳食是健康生活的重要方面，要想吃得健康，首先应该牢记"七守八戒"的原则，这是最基本的。我们先说"七守"，其实就是七个需要注意的方面。

（1）多喝水、喝汤，不喝或少喝含糖饮料、碳酸饮料和酒。李时珍在《本草纲目》中就发出"药补不如食补，食补不如水补"的感叹。

（2）吃东西要有节制，不要暴饮暴食，每餐最好只吃七八分饱。《本草纲目》指出："饮食不节，杀人顷刻。"告诫人们尤其是中老年人，不可食之过饱，更不可暴饮暴食。

（3）尽量采用健康的烹调方式。能生吃的不熟吃（番茄例外），能蒸煮的不煎炒，能煎炒的不炸烤，少放盐和味精。

（4）多吃鱼类、海鲜、肉类、蛋类、坚果、种子、天然植物油、绿叶蔬菜和低糖水果等卡路里比较低的食品。

（5）少吃会让自己过敏的、含有害物质的食品，如油炸食品、氢化油食品或腌制食品等。

（6）严格控制糖和淀粉的摄入，不吃或少吃细粮，少吃血糖

生成指数高的食物，多吃粗粮（未进行精加工的食物）。吃饭时最好先吃含膳食纤维多、血糖生成指数低的食物，如绿叶蔬菜、坚果和肉类。

（7）增补多种营养素。增补抗氧化剂，包括维生素 A、维生素 C、维生素 E 以及含原花青素高的食物，如可可和绿茶。增补矿物质，包括钙、镁、铁、锌、硒、铬等。

除此之外，还要牢记健康膳食"八戒"。

（1）戒贪肉。膳食中如果肉类脂肪过多，会引起营养平衡失调和新陈代谢紊乱，易患高胆固醇血症和高脂血症，不利于心脑血管疾病的防治。

（2）戒贪精。如果长期食用精米、精面，体内摄入的纤维素少了，就会减弱肠蠕动，易患便秘等病症。

（3）戒贪杯。长期贪杯饮酒，会使心肌变性，失去正常的弹力，加重心脏的负担。如果老人饮酒多，还易导致肝硬化。

（4）戒贪咸。摄入的钠盐量太多，会增加肾脏负担，容易引起高血压、中风、心脏病及肾脏衰弱。

（5）戒贪甜。过多吃甜食，会造成机体功能紊乱，引起肥胖症、糖尿病等，不利于身心保健。

（6）戒贪硬。胃肠消化吸收功能不好的人，如果贪吃坚硬或煮得不烂的食物，久而久之容易导致消化不良或胃病。

（7）戒贪快。饮食若贪快，食物没有得到充分的咀嚼，会增加胃的消化负担。同时，还易发生鱼刺或骨头卡喉的意外事故。

（8）戒贪饱。饮食宜七八分饱，如果长期贪多求饱，既增加胃肠的消化吸收负担，也会诱发或加重心脑血管疾病，发生猝死等意外。

## 老人饮食遵照"3＋3"原则

零食可不是小朋友或年轻人的专利，老年人适当地吃些零食，对热量的补充和营养平衡是很有好处的。专家建议，老年人每天除了三顿正餐外，还要有三顿加餐，一些小零食作为加餐最合适不过了。

老年人吃零食要吃得科学，65 岁以上老人早餐后 2 ~ 3 小时，约上午 10 时吃一次零食。除此之外，还可以选择维生素含量高的苹果、香蕉、橘子、猕猴桃、西瓜等新鲜水果。

午饭后休息一会儿，等到下午 3 点左右吃点儿种子类的零食是个不错的选择，如葵花子、西瓜子、花生、核桃仁、松子等。《本草纲目》说西瓜子："炒食，补中宜人，清肺润肠，和中止渴。"不过，种子类的零食虽然能够提供丰富的蛋白质、脂肪及多种微量元素，但唯一的缺点是热量太高，因此不宜吃得过多。瓜子、花生、松子限制在 10 粒左右，核桃仁 2 个就足够了。

年轻人为保持身材，不主张睡前进食，但老年人在睡前吃少量零食对身体有益。125 毫升的酸奶加 2 片饼干，不仅能帮助老人更快入眠，还可以达到补钙、预防胆结石的功效。

人过中年以后的进食方式就应该像羊吃草那样，饿了就吃点儿，每次不多吃，胃肠总保持不饥不饱的状态。每天饮食遵照 "3+3" 原则，做到三顿正餐和三顿加餐，营养均衡。

## 如皋老人个个都是营养搭配专家

在如皋，人们常年延续以米饭、糁儿粥、各种面食作为主食的习惯，杂粮和薯类对于他们来说也是生活中必不可少的食物。

可不要小看这简单的米饭、糁儿粥，研究表明，单一食用大米时，蛋白质的利用率一般，如果以 2/3 大米加 1/3 的玉米，蛋白质的利用率就能大幅度提高。如果以玉米、面粉、大豆粉各 1/3 制成混合食品，那么营养价值可提高 8 倍。玉米很补身体，李时珍在《本草纲目》中说 "玉米甘平无毒，主治调中开胃"。如皋人在熬玉米糁儿粥时，总是喜欢加入大米或山芋、红豆、芋头等，这简简单单的家常食物既体现了 "粗细搭配" 的长寿美食观，又与科学饮食原则不谋而合，如皋老人不愧个个都是营养专家。

如皋人在对食物的选择上也非常用心，通过天长日久的积累，他们掌握了食物搭配的利与弊、宜和忌。用他们的话说，只有吃得合适才能有营养，搭配错了就会伤身。

比如，他们不把白糖和鸡蛋同煮，也不把鸡蛋与豆浆同食。他们说鸡蛋和白糖同煮，吃了会胀肚。豆浆性味甘平，单独饮用有很强的滋补作用，但和鸡蛋一起吃，就会犯冲，吃了对身体不好。

逢年过节，如皋人的饭桌上常有兔肉和螃蟹。不过，如果吃了兔肉，这桌菜里肯定没有鸡蛋。因为兔肉性味甘寒酸冷，鸡蛋甘平微寒，两种寒性食物凑在一起，吃了肯定会拉肚子。而在吃螃蟹时，如皋人一定会搭配生姜，因为螃蟹性凉，是体质偏寒偏虚之人的发物，生姜性热，两种东西一起吃，可以使寒热平衡，身体不受伤害。

另外，他们还懂得不管是寒性体质还是热性体质，螃蟹都不能与柿子、梨、羊肉同吃。柿子和蟹肉在胃中会形成一种难以消化的东西，让人腹痛，甚至腹泻不止。梨为凉性食物，与寒性的螃蟹同食，会损伤脾胃。羊肉性味甘热，而螃蟹性寒，两者同食不仅减弱了羊肉的温补作用，而且有碍脾胃，伤人元气。吃完螃蟹后也不能立即喝凉水或凉茶，否则就会腹泻。

如皋人并不懂得食物相生相克的大道理，但是他们凭着自己多年的生活习惯，知道应该吃什么、怎么吃，搭配得当，什么样的食物都可以为身体所用，成为益寿延年的好东西。

## 老年人平补最能延缓衰老、祛病延年

老年人身体器官功能逐渐减退，血流速度减慢，血流量也有所减少，多有不同程度的贫血。随着年龄增长会出现肌肉萎缩、落齿、咀嚼能力差、头发白而稀少、耳聋、眼花、健忘、夜尿多、失眠、骨质疏松等症状。中医认为，这些都是肝肾不足的结果。此外，老年人肠胃功能减弱，常发生营养不良，易出现头昏眼花、精力不足、容易感冒、皮脂腺萎缩等症状。针对这些情况，可适当地用滋补肝肾的中药和补品来补益身体，既增加抗病能力，又能延缓衰老、祛病延年。

老年人在食物的选择上不宜多食油炸、黏性大及不易消化的食物，也不宜多食含胆固醇高的食物，如猪油、牛油、羊油、肥肉、动物内脏等。平常可选用人参、何首乌、枸杞、杜仲、冬虫夏草、蜂蜜、核桃仁、鸽肉、海参等补药和补品，以及苋菜、西红柿、柑橘、黄豆、牛奶、鸡蛋、青菜、胡萝卜、菠菜、油菜、扁豆及含钙、磷、铁、维生素多的其他食品，以保护老年人肠胃的消化功能。

老年人患病以虚证为多，所以药多用"补"。然而无论多么好的药，只有"对路"才能发挥它的作用，否则有可能"事倍功半"，甚至"南辕北辙"。老年人是否需进补，要根据每个人的具体情况而定。一部分老年人虽年事已高仍身强体壮、精神矍铄，这类老人原则上不提倡进补。但绝大部分老年人随着年龄的增长，精血不断衰耗，脏腑生理功能减退，体内气血阴阳平衡能力及对外界反应能力降低。因此，有人认为"虚"是引起衰老的原因，也是导致老年人疾病的根本。所以适当进补可以起到预防疾病、延年益寿的作用，尤其是对于病后、术后及平素体质较差、容易患病的老年人，适当进补更具有重要意义。

对于平素身体虚弱，但无大病之人宜用平补或食补。即选择药性平和的药物或将亦药亦食之品做成药膳，在进食的同时进补，从而起到强身防病的作用，但要注意用量适当。对于病重之人，在用药攻邪的同时，亦应注重补虚。特别是对于亡阴、亡阳者宜峻补，应选用高效、速效补剂以挽其危重。对于真元大亏、五劳七伤者宜选用味厚药物以填其精髓。老年人患外感热病之后，常出现阴液耗伤，此时宜补而兼清，即在扶正的同时兼清透余邪。如单纯用滋补之品易导致余邪不去，有闭门留寇之嫌。对于病后、术后之人，因疾病或手术的"打击"常导致老年人极度虚弱，此时急宜进补，但要注意根据老年人的体质及气血盛衰、虚损程度选择不同的补药。对阴虚者，养阴药不可过于滋腻；对阳虚者，补阳药不可过于刚燥；对于气血俱虚者，用药当通补结合，以免滞塞不通。

第十三章

# 本草让您的体检每项都是一百分

## 第一节　别让你的筋骨血脉提前退休

### 老筋长，寿命长——练筋才能更长寿

在中国传统养生文化中，筋占据了重要的地位，古人修炼的很多武功都与筋有关，比如我们经常在影视剧里看到的分筋错骨手、分筋擒拿法、收筋缩骨法等，甚至还有一本专门用来练筋的书，那就是我们非常熟悉的《易筋经》。如果要想废掉一个人的武功，挑断"脚筋"就可以了。

为什么筋这样重要？我们还是先来了解一下什么是筋。《易经》云："筋乃人之经络，骨节之外，肌肉之内，四肢百骸，无处非筋，无处非络，联络周身，通行血脉而为精神之辅。"可见，最初的"筋"是指分布于身体各部分的经络。后来经过时代的演变，筋的定义也发生了改变，逐渐成了韧带和肌腱的俗称，也就是我们现在所说的筋。

筋附着在骨头上，起到收缩肌肉、活动关节和固定的作用，人体的活动全靠它来支配。可以说，如果人体没了筋，就会成为一堆毫无活力的骨头和肉。2008年奥运会，刘翔选择退赛。报道说是肌腱受到了磨损，实际上就是筋受伤了。中医认为，肌肉的力量源于筋，所谓"筋长者力大"，筋受伤了自然使不出力气来，尤其是后脚跟这根大筋，支撑着身体全部的重量。这样我们就明白了，为什么一个武功高强的人挑断脚筋之后就会成为一个废人，因为他已经使不出力气来了。

筋的最基本功能是伸缩，牵引关节做出各种动作，筋只有经常活动，也就是抻拉，才能保持伸缩力、弹性，这就是我们通常所

说的练筋。古代有许多功夫高手能够年过百岁而不衰，与练筋是分不开的。不过需要注意的是，练筋还需要特殊的方法，多吃能舒筋活血的食物，如雪莲。《本草纲目》记载，雪莲具有舒筋活血、散寒除湿之功效，多以全草入药，主要用于治疗风湿性关节炎，民间素有"东北人参，新疆雪莲"之说。另外告诫大家的是，我们平常所做的跑步、登山等运动活动的主要是肌肉，由于肌肉组织的粗纤维之间有很多的毛细血管，其活动需要大量的供血来完成，这样会使脉搏加快，造成人体缺氧而呼吸急促，这时体内的筋还远远达不到锻炼的目的。因此，需要一种能锻炼筋而尽量不锻炼肌肉的运动，这就需要"易筋"，这个方法将在下面的小节中讲到。

## 腰酸背痛腿抽筋，只因寒邪伤人

抽筋在医学术语上叫痉挛，在寒的属性里叫收引。收引，就是收缩拘急的意思。肌肤表面遇寒，毛孔就会收缩。寒邪进一步侵入经络关节，经脉便会拘急，筋肉就会痉挛，导致关节屈伸不利。因为寒是阴气的表现，最易损伤人体阳气，阳气受损失去温煦的功用，人体全身或局部就会出现明显的寒象，如畏寒怕冷、手脚发凉等。若寒气侵入人体内部，经脉气血失去阳气的温煦，就会导致气血凝结阻滞，不畅通。我们说不通则痛，这时一系列疼痛的症状就出现了，头痛、胸痛、腹痛、腰脊酸痛。

因此我们在养生的时候要特别注意防寒。寒是冬季主气，寒邪致病多在冬季。因而冬季应该注意保暖，避免受风。单独的寒是进不了人体的，它必然是风携带而入的。所以严寒的冬季，北风凛凛，我们出门要戴上棉帽，围上围巾，就是为了避免风寒。

值得注意的是，冬季外界气温比较低，人容易感受到寒意，在保暖上下的工夫也会大一些，基本上不会疏忽。而阳春三月，"乍暖还寒时候"，古人说此时"最难将息"，稍微一不留神，就会着凉，伤寒。因而春季要特别注意着装，古人讲"春捂秋冻"，就是让你到了春天别忙着脱下厚重的棉衣。春天主生发，万物复苏，各种邪气在这时候滋生。春日风大，风中席卷着融融寒意，看似脉脉温暾，实则气势汹汹，要特别小心才是。

那么炎炎夏日也需要防寒吗？当然需要。夏天我们经常饮食凉的食物和饮料，冰镇西瓜、冰镇啤酒、冰激凌、冰棍等，往往又在空调屋里一待一天。到了晚上下班出门，腿脚肌肉收缩僵硬，腿肚子发酸发沉，脑袋犯晕，甚至连走道都会觉得别扭，感觉双腿不像是自己的。这时候寒邪就已经侵入你的体内。

如果你真的腰酸背痛腿抽筋了，也不要急着补钙，先教给你两个小窍门，试一试再说。

## 1. 芍药甘草汤

腰酸背痛其实是肌肉酸痛，腿抽筋是筋脉痉挛。脾主肌肉，肝主筋脉，肌肉和筋脉有了问题，就要找准主因，调和肝脾。《本草纲目》中讲，芍药性酸，酸味入肝，甘草性甘，甘味入脾，因而这味芍药甘草汤被誉为止痛的良药，并且一点儿都不苦口。芍药甘草汤配制容易，芍药和甘草这两味药在一般的中药店都能买到，取白芍 20 克，甘草 10 克，或用开水冲泡，或用温火煮，可当茶水饮用。注意，这里说的芍药、甘草一定是生白芍、生甘草，不要炙过的，炙过的药性就变了。

## 2. 按揉小腿

小腿抽筋的时候，以大拇指稍用力按住患腿的承山穴，按顺、反时针方向旋转揉按各 60 圈；然后大拇指在承山穴的直线上下擦动数下，令局部皮肤有热感；最后以手掌拍打小腿部位，使小腿部位的肌肉松弛。几分钟甚至几秒钟后，小腿抽筋症状即可消失。不过标虽然暂时除了，病根还在，由表及里，本还没有痊愈。敲打按揉一些经络穴位，固然可以散结瘀阻、活络气血，但从病因根本上来论，还是要把寒彻底地从体内祛除，这样才能身轻如燕，健步如飞。

## 骨气即正气，养好骨气享天年

伴随中医养生学的复兴，各种保健方法层出不穷，但相对于补肾、养胃、护心、润肺等养生法而言，很少有人会把目光放在养骨上。主要有两个原因：一是传统养生学中关于养骨的方法本来就少，很多人懒得去开拓、创新，只是将一些过去的理念翻炒；二是因为养骨是一种"慢工"中的"慢工"，短时间内很难见效。

事实上，骨骼对一个人健康长寿的重要意义，绝不亚于身体上的任何一个器官。在我们的身体里，全部的骨和它们的相关结构组成了一个庞大的骨骼系统，包括200多块骨头和300多个连接骨头的关节。这个强大的骨骼系统像身着盔甲的战士一样保护着我们的脑、内脏及体内器官，不仅使我们的身体可以储存矿物质，还帮助我们的身体进行造血。一旦骨头出了问题，不仅会将其他器官暴露出来，很容易造成损害，还会影响人体的造血功能，导致人体气血不足，阴阳失衡，直接危及我们的生命。

说到养骨，我们不得不谈一谈"骨气"。这个词在日常生活中极为常见，但很少有人将其与养生长寿联系起来。在一般人看来，所谓"骨气"其实就是我们平常所说的"正气"，指一种刚强不屈的人格。我们平常说一个人有骨气，骨头硬，就是指这个人不屈服，敢于站出来维护自己的主张。但是你有没有想过，为什么有些人有骨气，有的人则没有？为什么古人把这种行为称为"有骨气"，而不是别的什么？骨气和人的健康长寿究竟有没有关系？

在中医理论中，"气"是构成人体、维持延续各种生命活动的基本物质，它来源于摄入的食物养分以及吸入的清气，其作用是维持身体各种生理功能。所以血有血气，肾有肾气，那么骨自然也就有骨气。正是由于骨气的存在，才促使骨骼完成生血与防护的功能。人死后，虽然骨骼还在，但骨气已经没了。同样的道理，许多老年人正是因为骨气减弱了，才会很容易受伤。因此，我们也可以说养骨实际上是在养骨气。我们在影视剧中经常看到有些武林高手虽然年纪已经很大，依然身体硬朗、声如洪钟，这就说明他们的骨气保养得很好。

由此可知，养骨对于一个人的长寿是至关重要的。现代医学研究发现，一般老年人都有不同程度的骨质疏松症。那为什么人老之后骨质会疏松呢？《黄帝内经》中说，五脏之中，肾主藏精，主骨生髓。肾精可以生化成骨髓，而骨髓是濡养我们骨骼重要的物质基础。人过了五六十岁，肾气开始减弱，肾精不足，骨头中的骨髓就相对减弱，进入一种空虚的状态。骨髓空虚了，周围的骨质得不到足够的养分，就退化疏松了。

尽管骨质疏松是人体一种正常的生理过程，但并不是说它是不可避免的。如果我们从少年开始，特别是在进入骨骼发育并逐渐定型的成人阶段，每天保证足够的身体锻炼，并至少坚持饮用1200克的牛奶或食用富含钙质的乳制品，那么当我们步入老年后，骨质疏松大多是能够预防的。

当然，对于那些已经出现骨质疏松的老年人也并非不能挽救，从以下几个方面进行调理，骨质疏松症是完全可以缓解乃至根治的。

### 1. 多喝骨头汤，注重养肾

平时多喝点儿骨头汤，最好是牛骨汤，因牛骨中含大量的类黏朊。熬汤时，要把骨头砸碎，以一份骨头五份水的比例用文火煮，煮1～2小时，使骨中的类黏朊和骨胶原的髓液溶解在汤中。另外，还可以多吃一些坚果，像核桃仁、花生仁、腰果，这些果子都是果实，植物为了延续后代，把所有精华都集中到那儿，有很强的补肾作用。"肾主骨生髓，脑为髓之海"，肾精充盈了，骨髓、脑子就得到补充了。

### 2. 多参加体育活动，以走路为主

随着年龄的增长，运动减少也是老年人易患骨质疏松症的重要原因。肌肉对骨组织是一种机械应力的影响，肌肉发达则骨骼

粗壮。因此，在青壮年期，应尽量参加多种体育活动，到了老年，最好的锻炼是每天走路，走到身上微微有汗，气血开始运动起来就行了。这时内在的废弃物已经排出了。这就达到目的了，不要大汗淋漓。

3. 补钙要科学

在饮食上，骨质疏松的患者首先应选择含钙、蛋白质高的食品，如排骨、蛋、豆类及豆制品、虾皮、奶制品，还有海带、海菜、乳酪、芹菜、木耳等。其次，适当补充维生素 D。再次，应多吃蔬菜、水果，保证足够的维生素 C。

**【忌吃食物】**

减少动物蛋白、盐、糖的摄入量。

尽量少用含太多镁、磷的饮料和加工食品。

咖啡因、酗酒也会造成钙的流失。

## 素食养骨，从里到外滋养骨骼

随着生活水平的不断提升，我们往往摄入过多的酸性食物，而且还有不断增多的趋势。这些食物主要包括肉类、快餐食品、甜食、咖啡、尼古丁、酒精等。再加上现代人缺乏运动、心理压力大，使人体新陈代谢的速度放慢，身心承担过重。新陈代谢差时，无法很好地将重要的食物营养素转化为能量、将毒性物质排出体外。结果体内废物和毒素不断囤积，新摄入的养分又无法及时转变为能量，身体进入一个不良的循环，整个功能开始下降，疾病也就来了。

从养骨的角度来说，也许很多人都还停留在"吃什么补什么"的思维中，想补充钙质就立刻想到炖骨头汤等。实际上，养骨未必需要特别摄入动物类的食物，这有两方面的原因。第一，动物类食物属于酸性食物，在大多数家庭的餐桌上，酸性食物已经偏多了，如果为了补骨而额外添加摄入，不但骨汤里的钙质在不平衡的酸碱度环境里根本无法被身体吸收，还增加了体内酸性负担，破坏天然的新陈代谢。第二，现在市场上大多数的肉类食品都来自于专门圈养的动物。为了更快地进入市场，饲养者给动物吃含有过量营养素，甚至激素的饲料，以至于这些添加剂始终停留在动物的骨、肉里，被人体摄入，这已经成为导致许多慢性病的主要因素。所以在这里给大家提个醒，要转变一下传统的观念，多吃素食同样可以补骨、养骨。

多吃素食好处很多，例如它能够保持肠胃畅通、降低心血管负担，还能够促进全身新陈代谢。在养骨方面，很多专家经过多年实践积累，总结出一些有效的食疗方法。下面提供几个素食养骨良方。

1. 山杞粥

材料：山药 30 ~ 60 克，粳米 100 克。

制法：先煎山药、枸杞，取汁与粳米煮成粥即可服用，一日 2 次。

功效：适用于肾虚腰痛，偏阳虚，腰膝疼痛，怕凉，遇劳痛增，下肢不温。

2. 补肾壮骨汤

材料：海带 500 克（用水泡发、洗净，切成丝状），黄豆芽 150 克。

制法：加入适量的油、盐、姜等调味品，每天煮汤喝。

功效：肾气不足，骨质疏松。

3. 天杞酒

材料：黄精、炒白术、枸杞子各 250 克，松叶 300 克，天冬 250 克。

制法：上述材料共研成粗粉，浸入适量米酒内，过滤后即成。

功效：补精益髓，强筋壮骨，抗衰老，延年益寿。适用于精血不足，脾气衰弱，常常倦怠乏力、头昏目眩、早衰白发、腰背无力。

用法：每天 3 次，一次 30 毫升。


## 要想血管年轻，多吃碱性食物

血管随着年龄的增长会自然衰退老化，导致全身各组织供血、供氧受阻，人易得冠心病、脑血栓等动脉硬化引起的疾病。所以推迟老化进程关键在于延缓血管硬化的过程。只要注意科学饮食，多吃碱性食物，保持血液呈弱碱性，使得血液中乳酸、尿素等酸性物质减少，并能防止其在管壁上沉积，就有软化血管的作用。这里所说的酸碱性不是食物本身的性质，而是指食物经过消化吸收后留在体内元素的性质。一般来说，大米、面粉、肉类、蛋类等食物几乎都是偏酸性物质，宜少吃；而蔬菜、水果、牛奶、山芋、土豆、豆制品及水产品等都是偏碱性食物，宜多吃。

## 软化血管就是跟生命盟约

很多人认为，动脉硬化是人们生活富裕、生活水平提高后的必然结果，这种想法并不是很正确的。动脉硬化并不是物质文明提高造成的，而是精神文明不足、健康知识缺乏造成的。动脉硬化病变几乎人人都会发生。如果我们提高自我保健意识并掌握卫生保健知识，动脉硬化的发生就会减少，其危害也会不断降低。

引起动脉血管病变、加速动脉硬化病程的因素有以下几种。

（1）抽烟：抽烟会损坏血管壁，使其容易累积脂肪。尼古丁进入血液循环会使动脉硬化。长期吸烟会增加罹患冠状动脉疾病的概率 2 ~ 3 倍。

（2）肥胖：体重超重者常会有好胆固醇浓度偏低、三酰甘油浓度偏高的问题。

（3）懒骨头：缺乏运动可能会降低好胆固醇浓度。

（4）高血压：血流压力大，动脉血管壁容易受伤，招来白细胞、血小板修补，胆固醇也黏附过来，血管壁容易变厚、变硬、变脆弱。

（5）糖尿病：因胰岛素代谢异常，半数的糖尿病人有血脂异常问题，导致血管伤害，造成每 3 个糖尿病人就有 2 个患心脏血管疾病。

动脉硬化是可以预防的，动脉硬化可以由重到轻，从轻到重；从无到有，从有到无，是可以逆行变化的。比如说经常走路使动脉从硬化变到软化，这是个最有效的办法。步行运动锻炼对体重、血压、胆固醇的降低都很有好处，过量剧烈运动有时会造成猝死，很危险。

软化血管的食物：

（1）大豆：含有一种叫皂苷的物质，可以降低血液中胆固醇的含量。

（2）生姜：含有一种含油树脂，具有明显的降血脂和降胆固醇的作用。

（3）大蒜：含挥发性激素，可消除积存在血管中的脂肪，具有明显的降脂作用。

（4）洋葱：在降低血脂、防止动脉粥样硬化和预防心肌梗死方面有良好的作用。

（5）茄子：含有较多的维生素P，能增加毛细血管的弹性，对防治高血压、动脉硬化及脑溢血有一定的作用。

（6）木耳：能降低血液中的胆固醇，可减肥和抗癌。

（7）燕麦：具有降低血液中胆固醇和三酰甘油的作用，常食可防动脉粥样硬化。

（8）红薯：可供给人体大量的胶原和黏多糖类物质，可保持动脉血管的弹性。

（9）山楂：具有加强和调节心肌，增大心脏收缩幅度及冠状动脉血流量的作用，还能降低血清中的胆固醇。

（10）茶叶：有提神、强心、利尿、消腻和降脂之功。

（11）海鱼：有降血脂的功效。临床研究表明，多食鱼者其血浆脂质降低。有预防动脉硬化及冠心病的作用。

（12）蜜橘：多吃可以提高肝脏的解毒能力，加速胆固醇的转化，降低血清胆固醇和血脂的含量。

（13）大蒜：最新研究发现，大蒜素会在人体中产生硫化氢，能软化血管、促进血液流通。

常食药粥最能软化血管，不妨试试下列食谱：

（1）玉米粉粥：玉米粉50克，粳米50克，先将玉米粉加清水适量调匀，待粳米煮粥将成时加入同煮至稠即可。每日服食 1～2 次。具有益肺宁心、调中开胃等功效。适用于动脉硬化、高脂血症、冠心病、心肌梗死等心血管疾病患者服用。长期服用对软化血管功效显著。

（2）大蒜粥：紫皮大蒜 30～50 克，粳米 100 克。将大蒜去皮，放沸水中煮 1 分钟左右后捞出。再取粳米，放入煮蒜的水中煮成稀粥，然后将蒜放入，同煮为粥即可服食。每日 1～2 次。大蒜粥具有软化血管、降血压、降血脂等作用。

（3）何首乌粥：何首乌 30～50 克，粳米 50 克，大枣 5 个。先将何首乌放入砂锅内，加清水适量煎取浓汁，去渣后与粳米、大枣同煮为粥即可服食。每日 1 次。适用于老年人肝肾不足、阴血亏损、头晕耳鸣、须发早白，以及高血压、动脉硬化、大便干燥等症。

（4）甜浆粥：新鲜豆浆 500 克，粳米 50 克。将粳米淘洗干净后与豆浆一起煮粥，粥成后加冰糖少许。每日 1～2 次。甜浆粥具有健脾、养胃、润肺、补虚等作用。适宜于年老体弱、营养不良者，对动脉硬化、高血压、冠心病有较好的防治作用。

## 老年人血稠，四点须注意

不少老年人起初体检时被医生诊断为血稠，但平时不注意保养，也不懂得如何保养，最终导致脑血栓、心肌梗死等重病，甚至撒手人寰。

临床上有很多疾病，如动脉硬化、脑血栓、心肌梗死、高血压、糖尿病、阻塞性视网膜炎以及慢性肝肾疾病等都与血稠有着密切的关系。所以，如果检出血稠，我们一定要好好保养。

首先，也是最重要的一点，要养成爱喝水的好习惯。血液中水分的多少对血液黏稠度起着决定性的影响。这类老人可以早、中、晚各饮一杯淡盐水或凉白开水，特别是在血稠发生率较高的夏季，更要多喝水。平时饭菜宜清淡，少吃高脂肪、高糖食物，多吃些粗粮、豆类及豆制品、瓜果蔬菜。可常吃些具有血液稀释功能，防止血栓、降低血脂的食物，如草莓、菠萝、西红柿、柿子椒、香菇、红葡萄、橘子、生姜、黑木耳、洋葱、香芹、胡萝卜、魔芋、山楂、紫菜、海带等。

其次，生活要做到有规律。作息有时，劳逸结合，保证充足睡眠，做到不吸烟、不酗酒。

再次，要坚持适度的运动锻炼。选择适合自己的锻炼项目，如散步、快走、慢跑、做体操、打球等，可有效地增强心肺功能，促进血液循环，改善脂质代谢，降低血液黏稠度。

最后，要保持一颗淡泊宁静、随遇而安的平常心，让情绪处于愉悦之中。

需要注意的是，如果出现了较明显的血稠症状，特别是已经患有高血压、动脉硬化、糖尿病的患者，必须及时就医，在医生的建议下进行药物干预，如西药肠溶阿司匹林、茶色素等，中药丹参、川芎、当归、红花等。但万不可自行其是，以免出错。

## 蔬果净血方——排除体内废物及毒素的不二选择

很多朋友会问，老寿星有没有一些真传或秘方？或许寿星们习以为常的养生方法对于不懂养生的人来说也算是一种"真传"或"秘方"吧。

以东北和陕西的几位老寿星来说，他们的儿女都非常体贴，常给父亲、母亲制作一些新鲜的蔬果汁，而这成了老人们日常食谱的一大重要组成部分。也许你认为这没什么，但是从养生角度而言，它们的作用是很大的。

从科学角度讲，人体血红细胞的衰老变异一般都要先于其他组织细胞的衰老病变。人的组织器官发生衰老病变，往往都伴随着血红细胞的衰老变异。血红细胞的衰老变异是造成相关循环障碍最直接、最根本的原因。所以从某种程度来讲，万病之源始于血。

人体正常的血液是清洁的，但环境污染的毒物，食物中残留的农药和激素，肉、蛋等酸性食物产生的酸毒，以及人体新陈代谢中不断产生的废物，都可进入血液中形成血液垃圾，使血液污浊。

污浊的血液不仅损害我们的脸面，蓄积体内还会产生异味，损伤组织器官，形成多种慢性病，如糖尿病、冠心病及高血压等。更严重的是，毒素还能破坏人体免疫功能，使人体正常细胞突变，导致癌症的发生。可见，想要健康长寿，净血就显得非常重要了。

前面我们提到蔬果汁是净化血液的不二之选。你肯定要问哪种蔬果汁效果显著、应该怎么做，这里向大家介绍一种胡萝卜综合蔬果汁。

材料：胡萝卜1根，番茄1个，芹菜2根，柠檬1个。

制法：胡萝卜与柠檬去皮，与其他材料一起榨汁饮用。

胡萝卜汁内含有大量的胡萝卜素，这种物质在人体内会转化成维生素E，进而清除人体自由基，并阻碍其生成，提高机体免疫能力，可预防肿瘤、血栓、动脉粥样硬化以及抗衰老等。《本草纲目》记载胡萝卜可调补中焦、和肠胃、安五脏。番茄性甘、酸、微寒，能生津止渴、健胃消食、凉血平肝、清热解毒、净化血液。两者与芹菜、柠檬合制成汁，可降低胆固醇、净化血液。因此，建议中老年人常喝这种蔬果汁。

## 第二节　五脏六腑，哪个罢工都够呛

### 脏腑气血的盛衰从根本上决定了人能否长寿

"福如东海长流水，寿比南山不老松"常常是人们相互之间最美好的祝愿。从古代帝王的长生不老之梦到现代人对健康的孜孜以求，长寿堪称是一个比钻石更久远的话题。虽然如今我们知道了长生不老是不可能的，但"尽天年而去"还是我们一直追寻的目标。那么是否长寿究竟是由什么来决定的呢？

《黄帝内经》中有"寿夭论"："人之寿夭各不同，或夭或寿，寿者身心健康，年益寿延；夭者形神不保，病多寿折。"并且还提出五脏六腑的气血盛衰是决定人之寿夭的根本因素，人体衰老的进程与脏腑强弱状况直接相关。人体衰老的征象是脏腑功能普遍衰退的表现。在《素问·上古天真论》和《灵枢·天年》等篇中都有论述，如：齿发脱落、筋骨懈惰、健忘、耳目失聪属于肝肾衰退；肺萎无力、身体沉重是由脾胃功能衰退所导致的。总而言之，五脏六腑的衰竭导致了衰老的发生与进展。而在五脏衰竭中，尤以脾肾衰竭为主。

肾为人体的"先天之本"，肾气作用于生命过程的始终，人体的生长发育、生殖衰老与肾气的盛衰呈正相关性，肾气的强弱制约着人体脏腑气血的盛衰变化，决定个体生命的衰老速度。因此，衰老多表现为齿、骨、发、耳等肾所主形体官窍的衰退，这正是肾精衰竭的征象。

与肾精衰竭同等重要的是脾胃的衰竭。脾胃同居中焦，是气血化源、气机升降的枢纽，同为人的"后天之本"。因此，《黄帝内经》认为脾胃之气衰竭也是影响人体寿命的重要原因。脾胃功能减退，则肾气无以补益，脏腑无以充养，机体气血衰少，抗病能力下降，则会产生各种疾病，加速人体衰老。

由此可见，五脏六腑既是人的"先天之本"，又是人的"后天之本"。脏腑的气血状况对人如此重要，那么它们的盛衰又是由什么决定的呢？中医认为主要受到先天和后天两个因素的影响。

首先是人的先天禀赋。它可以直接影响到脏腑的气血强弱。每个人都是由父母之精阴阳交感结合而生，受到父母的精气强弱的影响。而且妊娠阶段是胎儿脏腑组织发育的时期，母体营养状况、情志状况、外感邪气等都可能通过气血影响胎儿。因此，女性在孕育胎儿的过程中一定要多加注意，饮食的平衡、心情的平舒等都要保证，以免给孩子的将来造成影响。

其次是后天的调养。即使你的"先天之本"不够强，后天加以调养适度一样能够长寿。中医讲养生就是一种健康的生活习惯，衣食住行等都要"法于阴阳、合于术数"，也就是要"饮食有节、起居有常、不妄作劳"等。只要能够顺应自然规律去养护脏腑，就能够保证脏气安定、神气内守而不外泄，气血强盛终尽天年。

## 鹅养五脏，一年四季不咳嗽

鹅是食草动物。从生物学价值上来看，鹅肉是优质蛋白质，含有人体生长发育所必需的各种氨基酸，其组成接近人体所需氨基酸的比例。鹅肉中的脂肪含量较低，仅比鸡肉高一点儿，比其他肉要低得多。每 100 克鹅肉含蛋白质 10.8 克，钙 13 毫克，磷 37 毫克，热量 602 千焦，还含有钾、钠等十多种微量元素。鹅肉不仅脂肪含量低，而且品质好，不饱和脂肪酸的含量高达 66.3%，特别是亚麻酸含量高达 4%，均超过其他肉类，对人体健康有利。鹅肉脂肪的熔点亦很低，质地柔软，容易被人体消化吸收。

中医养生学"秋冬养阴"，鹅肉性味甘平、鲜嫩松软、清香不腻，秋冬吃鹅肉符合养生观念。鹅肉具有养胃止渴、补气之功效，能解五脏之热，用鹅血、鹅胆、鹅肫等制成的鹅血片、鹅血清、胆红素、鹅胆酸去氧等药品，可用于癌症、胆结石等疾病的治疗。

中医认为，"五脏六腑皆令人咳，非独肺也"。意思是说，咳嗽不仅是人体肺的病变，而且与人体的五脏六腑都有关。即心肝脾肺肾五脏功能失常，都能引起咳嗽。《随息居饮食谱》记载，鹅肉补虚益气，暖胃生津，尤适宜于气津不足之人。凡时常口渴、气短、乏力、食欲不振者，可常食鹅肉。此外，用鹅肉炖萝卜还可大利肺气，止咳化痰平喘。有的人秋冬容易感冒，经常吃一点儿鹅肉，对治疗感冒和急慢性气管炎有良效。

《本草纲目》中记载："鹅肉利五脏，解五脏热，止消渴。"常食鹅肉汤对于老年糖尿病患者还有控制病情发展和补充营养的作用。因为据中医理论，糖尿病是由于中焦火旺而致。综上观之，鹅肉蛋白质含量高，富含"好脂肪"，营养也更均衡，因此和鸡鸭比起来"占了上风"。

1. 黄芪山药鹅肉煲

材料：鹅 700 克，黄芪 30 克，党参 15 克，山药 30 克，枣（干）10 克。

制作：

① 将鹅宰杀，去毛及内脏，洗净。

② 黄芪、党参、山药、红枣洗净，塞入鹅肚内，用线缝合，放入砂锅中，加清水适量，用旺火煮沸。

③ 转小火慢炖至鹅肉熟烂，加精盐调味，去掉鹅肚内的药材即可。

## 2. 鹅肉炖宽粉

材料：鹅肉 500 克、宽粉条 250 克。

调料：酱油 20 克，盐 10 克，大葱 25 克，姜 25 克，味精 3 克，料酒 6 克，八角 2 克，花椒 2 克，香油 30 克，植物油 50 克。

制法：

① 将带骨鹅肉剁成块，放入沸水锅中焯透，捞出备用。

② 宽粉条切成段；香菜洗净切段。

③ 在锅内放入植物油烧热，放入鹅肉块煸炒，见鹅肉紧缩，边缘似有离骨时放葱段、姜片炒出香味。

④ 添入高汤 1000 克，加酱油、料酒、精盐、大料、花椒，盖上锅盖，用大火烧开。

⑤ 用小火保持沸腾状，大约 10 分钟，然后停火焖锅。

⑥ 过一会儿翻动鹅肉块，见半熟后放入宽粉条段，再用大火烧开后，用小火保持沸腾状 10 分钟。

⑦ 这样反复用小火数次，见鹅肉和宽粉条段都熟烂后放入味精和香菜出锅即可。

# 粗制的粮食是心脏的"守护神"

为什么精细食物在市场上的价格往往不如粗制食物的价格高呢？这是因为人们已经意识到粗制食物对人体健康的重要性。

经过精加工的食物不仅丢失了皮中的营养，而且丧失了胚芽中的营养。胚芽是生命的起点，它的功效可以直接进入人体的心系统，对人的心脏有非常好的保健作用。

因此要保护好心脏，平时一定要多吃粗制的食物，特别是心脏不好的人，在选购粮食时，一定要记得多给自己的心脏选点儿粗制的粮食，尽量买胚芽没有被加工掉的，比如全麦、燕麦、糙米等。这些食物都是心脏的"守护神"。《本草纲目》记载；燕麦性味甘平，能益脾养心、敛汗。

另外，如果不是很喜欢吃粗粮，那么可以选择粗细搭配的食物，比如表面撒了一层麦麸的面包。

那些看起来透明的食物，都是补养心脏的佳品。比如夏天吃的凉粉，小吃摊上一般都有，现吃现拌，味道不错。凉粉的品种很多，比如绿豆凉粉，蚕豆凉粉，地瓜凉粉等。

藕粉和何首乌粉也是不错的补心食物，可取适量的藕粉放在碗里，加少许水调和，然后用开水冲开即可。藕粉可以作为日常的调养制品，既便宜又方便，特别是家有老人、孩子，或者病人的情况下，藕粉更应常备常食。

另外，还可以用藕粉做成各种食物比如甜点，也算得上餐桌上的一道风景。

透明的食品还有西米，可经常煮食，常见的消夏美食就有椰汁西米。

## 要滋养元气，先调摄胃气

想要强身健体，让自己正气充沛，从而不畏惧一切外来的"邪气"，我们就不能不重视调摄胃气。中医认为脾胃与人的元气有着密切的关系，人体内的元气因脾胃而滋生，脾胃的功能正常运转，人体内的元气才能生长并充实。五谷杂粮、果蔬蛋禽都进入胃中，人体内的各个器官摄取营养都从胃而得来。

李时珍说"脾者黄官，所以交媾水火，会合木金者也"，就是在强调脾胃是五脏升降的枢纽。脾胃如果正常运转，则心肾相交，肺肝调和，阴阳平衡；而脾胃一旦受损，功能失常，就会内伤元气，严重的还会因此影响全身而患病。

中医说："食助药力，药不妨食。"就是说食物与药物两者是相互影响和相互作用的。患病吃药时必须要有合适的食物来滋养脾胃，才能使药物发挥更好的疗效，"用药时时顾及保护脾胃，治疗则处处兼顾脾胃。"因此人一定要重视养脾胃，李时珍在《本草纲目》中提到枣、莲子、南瓜、茼蒿、红薯等都有养脾胃的功效。

除了李时珍，还有很多著名中医谈到调摄胃气的重要，比如李东垣，他认为有胃气则生，无胃气则死。他说："饮食自倍，肠胃乃伤。"也就是说饮食不能过饱，否则会伤脾胃。现代医学研究表明，经常饮食过饱，不仅会使消化系统长期负荷过度，导致内脏器官过早衰老和免疫功能下降，而且过剩的热量还会引起体内脂肪沉积，引发"富贵病"和"文明病"。人的进食方式应该像"羊吃草"那样，饿了就吃点儿，每次不多吃，胃肠总保持不饥不饿不饱的状态。我国著名营养学家李瑞芬教授总结的秘诀是："一日多餐，餐餐不饱，饿了就吃，吃得很少。"只有这样才能延缓衰老、延年益寿。

此外，要保养脾胃，调摄胃气，人应该要多吃五谷杂粮，尤其是豆类。《本草纲目》中记载白粥、粳米、绿豆、小豆之类，都能利小便。现代医学认为，五谷杂粮里面含有大量的膳食纤维，可帮助肠道蠕动，排出毒素，预防便秘。在这里要提醒大家的是吃五谷杂粮要以新鲜者为好，一方面新鲜粗粮营养物质含量较丰富，另一方面新鲜粗粮不易被黄曲霉素所污染。久置的粗粮易霉变，不但不能防癌，其中的黄曲霉素还有可能诱发肝癌。

清淡饮食以养生，这是大家都知道的道理，但在这里要强调的是清淡饮食的前提条件。食物应该多样化，主食以谷类为主；多吃蔬菜水果；经常吃奶类、豆类和适量的鱼、禽、蛋、瘦肉。只有这样才能保证饮食中的蛋白质、脂肪等营养素满足人体基本的需要。在此基础上再提倡清淡少盐，对脂肪和食盐的摄入量加以控制，才能养胃保胃，真正地促进健康。

## "黑五类" 食物保你肾旺人也旺

"肾气"是指肾精所化之气，对人体的生命活动尤为重要。若肾气不足，不仅易早衰损寿，而且还会发生各种病症，对健康极为不利，主要表现为尿频、尿不尽、尿失禁、尿少、尿闭、遗精、早泄、滑精、带下清稀而多、清冷；喘息气短、气不连续、呼多吸少、动则喘甚、四肢发冷、耳鸣、耳聋甚而危及生命。肾气不足，五脏六腑功能减退，则会出现诸如性功能减退、精神萎靡、腰膝酸痛、须发早白、齿摇脱落等衰老现象。

检测你的肾是否健康，可以通过每天的排尿量来判断，一般正常人每天的排尿量应该在 1500 ~ 2000 毫升，正常饮水的情况下多于 2500 毫升或少于 400 毫升则有可能是肾出现问题，应及时到医院就诊。

吃的食物越黑越健康，对于补肾尤其重要。中医理论也认为黑色食物滋养肾脏，《本草纲目》记载，黑色食品有益肝补肾、活血养颜的作用。黑色食物一般含有丰富的微量元素和维生素，如我们平时说的"黑五类"，包括黑米、黑豆、黑芝麻、黑枣、黑荞麦，就是最典型的代表。

"黑五类"个个都是养肾的"好手"。这五种食物一起熬粥，更是难得的养肾佳品。

### 1. 黑米

也被称为"黑珍珠"，含有丰富的蛋白质、氨基酸以及铁、钙、锰、锌等微量元素，其维生素 $B_1$ 和铁的含量是普通大米的 7 倍。有开胃益中、滑涩补精、健脾暖肝、舒筋活血等功效，冬季食用对补充人体微量元素大有帮助，用它煮八宝粥时不要放糖。《本草纲目》中记载，黑米有滋阴补肾、健脾暖肝、明目活血的功效。

### 2. 黑荞麦

可药用，具有消食、化积滞、止汗之功效。除富含油酸、亚油酸外，还含叶绿素、卢丁以及烟酸，有降低体内胆固醇、降血脂和血压、保护血管功能的作用。它在人体内形成血糖的峰值比较延后，适宜糖尿病人、代谢综合征病人食用。

### 3. 黑枣

有"营养仓库"之称的黑枣性温味甘，有补中益气、补肾养胃补血的功能。含有蛋白质、糖类、有机酸、维生素和磷、钙、铁等营养成分。

### 4. 黑豆

黑豆被古人誉为"肾之谷"，黑豆味甘性平，不仅形状像肾，还有补肾强身、活血利水、解毒、润肤的功效，特别适合肾虚患者。黑豆还含有核黄素、黑色素，对防老抗衰、增强活力、美容养颜有帮助。

### 5. 黑芝麻

黑芝麻性平味甘，有补肝肾、润五脏的作用，对因肝肾精血不足引起的眩晕、白发、脱发、腰膝酸软、肠燥便秘等有较好的食疗保健作用。它富含对人体有益的不饱和脂肪酸，其维生素 E 含量为植物食品之冠，可清除体内自由基，抗氧化效果显著。对延缓衰老、治疗消化不良和治疗白发都有一定作用。

此外，李子、乌鸡、乌梅、紫菜、板栗、海参、香菇、海带、黑葡萄等，都是营养十分丰富的食物。肾不好的人，可以每周吃一次葱烧海参，将黑木耳和香菇配合在一起炒，或炖肉时放点板栗，都是补肾的好方法。

## 补肝益肾，滋阴养血的何首乌

关于何首乌的来历有一个流传很广的传说，在唐代文学家李翱的《何首乌传》中有记载。何首乌是顺州南河县人，祖父名叫能嗣，父亲名叫延秀。能嗣原名叫田儿，自小身体虚弱，长大后没有性欲，遂到山中从师学道。一天能嗣酒醉后卧在野外石块上酣睡，一觉醒来，天色已晚，忽见二株藤枝叶纷披，渐渐枝叶互相交缠，过了一段时间才分开，片刻后又交缠在一起，使他十分惊奇。

翌日，能嗣顺藤挖根，将块根请人辨认，谁也说不清这是什么药材，有位老者说，可能是一种仙药。他就试着连服了7天，便开始有了性欲。连服三四个月后，体质逐渐强壮；服用1年，宿疾痊愈，容颜焕发，毛发乌黑有光泽。之后的十年中连生了几个儿女，便把田儿改为能嗣。他又把此药给儿子延秀吃，延秀又把药传授给儿子首乌服，祖孙三代都活到了130多岁。首乌的邻居李安期，与首乌是好朋友，他吃了此药后也是长寿，并把它公开了，很多人吃了此药均有效验，便把这种能够延年益寿、乌须黑发的药叫做何首乌。

这个故事显然有其传奇色彩，但何首乌补肾固精的功效却是不容置疑的。《本草纲目》记载何首乌的功效是："养血益肝，固精益肾，健筋骨，为滋补良药，不寒不燥，功在地黄、天门冬诸药之上。"另外，何首乌还有美容和乌发的功效。《本草纲目》记载何首乌"可止心痛，益血气，黑髭发，悦颜色。"何首乌具有良好的益精血、补肝肾作用，经常服用可使人气血充足，面色红润，容光焕发，对于面色无华或面色萎黄的血虚病人，常服制首乌（深加工过的何首乌），可使面容青春久驻。

现代药理研究还证实，何首乌具有延缓衰老、调节血脂、抗动脉粥样硬化、提高机体免疫功能等作用。在调节血脂方面，何首乌能降低对人体有害的低密度脂蛋白，升高对人体有益的高密度脂蛋白，减少肠道对胆固醇的吸收，减轻动脉粥样硬化程度。此外，何首乌还能扩张冠状动脉血流量和改善心肌缺血。

何首乌因制法不同，功效也有所不同。生首乌以黑豆煮汁拌蒸，晒干后变为黑色，即为制首乌，有补血和补肾益精的功效，适用于未老先衰、须发早白、贫血虚弱、头晕眼花、腰酸遗精的病人；晒干的叫生首乌，功效和制首乌大相径庭，不用于补虚，而是主要用于润肠通便及消痈肿等，适用于老年人或体质虚弱者的便秘及疮疖等；新鲜的叫鲜首乌，与生首乌相似，但润肠、消肿效果更佳。

何首乌山鸡

材料：山鸡2只、炙何首乌10克、青椒100克、冬笋15克、酱油10克、料酒20毫升、味精1克、精盐2克、豆粉20克、鸡蛋1个、菜油1000克（实际消耗60克）。

制法：

① 何首乌洗净、放入铝锅煮二次，收药液20毫升；

② 山鸡去净毛，剖腹去内脏，洗净去骨，切成丁；冬笋、青椒切成丁；鸡蛋去黄留清，蛋清加入豆粉，调成蛋清豆粉，用一半加少许精盐将山鸡丁浆好，另一半同料酒、酱油、味精、首乌汁兑成液汁待用。

③ 净锅置火上，注入菜油，烧至六成热时下鸡丁过油滑熟，随即捞入勺内待用。锅留底油，加入鸡丁、冬笋、青椒、倒入液汁勾芡，起锅装盘即成。

功效：补肝肾，乌须发，悦颜色，延寿命。

## 红艳艳的山楂果，为你养肝还去脂

山楂，又叫"山里红""胭脂果"，它具有很高的营养和药用价值。山楂入胃后能增强酶的作用，促进肉食消化，有助于胆固醇转化。它含有熊果酸，能降低动物脂肪在血管壁的沉积。对于中年人特别是男性来说，由于工作导致精神压力大、情绪压抑，容易造成肝郁不舒、烦躁、焦虑、食欲不振等症，加之男性应酬多，难免喝酒应酬，容易形成脂肪肝，山楂就更具保健作用。

中医认为，肝主疏泄、以通为顺，如果肝气不舒，人的周身气血运行就紊乱，会导致很多身体疾病。建议中年男性与其吃各种滋补品来补肾，不如平常在饮食中注意养肝。具有养肝去脂功效的有益食品当首推山楂。

除了可以多吃些鲜山楂、山楂食品外，平常还可用干山楂泡水喝，在炖肉时也可适当加入，既可调味，也能帮助消化。绿茶清热解毒、消食解腻；菊花平肝明目；玫瑰花疏肝解郁，平时常饮这类茶水也有益养肝。山楂消食去脂，是很好的保肝食品，也是防治心血管病的理想保健食品。长期食用山楂，具有降低血压、血脂的作用，可防治高血压、冠心病、动脉硬化等疾病。

（1）老年人消化不良、脘腹胀满：山楂 5 ~ 10 克，开水冲泡 1 小时（或煎煮半小时），加白糖少许调味，代茶饮。

（2）有高血压病、高脂血症及冠心病的老年人：山楂 10 克，开水冲泡，长期饮用。

（3）老年人夏季暑热，食欲不振：用山楂 5 克，陈皮 3 克，薄荷叶 5 片，开水冲泡，加白糖少许，代茶饮。

（4）老年人食肉食或油腻食物后消化不良、脘腹胀闷：山楂 10 克，麦芽 5 克，莱菔子（打碎）5 克，加水适量，煎煮后分 2 次服。

老年人吃山楂以北山楂为宜。健康的人食用山楂也应有所节制，尤其是儿童，正处于牙齿更替时期，长时间贪食山楂或山楂片、山楂糕等，对牙齿生长不利。另外，山楂片、果丹皮含有大量糖分，儿童进食过多会使血糖保持在较高水平，没有饥饿感，影响进食，长期大量食用会导致营养不良、贫血等。山楂酸味较浓，故胃酸过多者慎用。山楂内含有鞣酸，食用过多或与甘薯类同食，易形成胃结石或肠结石而造成梗阻。糖尿病患者不宜食用山楂制品，可适当食用山楂鲜果。食用后要注意及时漱口刷牙，以防损害牙齿。

## 补肾壮阳，韭菜籽不比人参差

韭菜籽即我们日常所食用的韭菜的种子。据《本草纲目》记载，韭菜籽的功效为补肝肾、暖腰膝、助阳、固精。主要用于阳痿、早泄、遗精、遗尿、小便频数、腰膝酸软、冷痛、白带过多等症的治疗。据现代医学分析，韭菜籽具有如下保健功效。

### 1. 补肾温阳

韭菜籽性温，味辛，具有补肾起阳作用，故可用于治疗阳痿、遗精、早泄等病症。

## 2. 益肝健胃

韭菜籽含有挥发性精油及硫化物等特殊成分，散发出一种独特的辛香气味，有助于疏调肝气、增进食欲、增强消化功能。

## 3. 行气理血

韭菜籽的辛辣气味有散瘀活血，行气导滞作用，适用于跌打损伤、反胃、肠炎、吐血、胸痛等症。

## 4. 润肠通便

韭菜籽含有大量维生素和粗纤维，能增进胃肠蠕动、治疗便秘、预防肠癌。

韭菜籽可以单独服用，也可以研末蜜丸服，每次5～10克为宜。但要注意，阴虚火旺者忌服。这里，再向大家介绍一种以韭菜籽为主的药膳——韭菜籽粥。

原料：韭菜籽10克，粳米50克，盐少许。

制法：将韭菜籽用文火烧熟，与粳米、细盐少许同放砂锅内加水500毫升，米开粥熟即可。

用法：每日温服2次。

功效：此方有补肾壮阳，固精止遗，健脾暖胃功效。

第十四章

# 《本草纲目》中的终极抗衰老计划

# 第一节  提取本草中的脑白金，大脑时刻清醒才是年轻人

## 桑葚，帮你留住年轻的大脑

我们的大脑也会像机体一样，随着年龄增长而衰老。如果能科学地食用桑葚，便可以留住年轻的大脑，让所有的记忆永远存储在脑海里。

生活中，我们总能听到周围的一些人，尤其是中老年人，常常抱怨"最近记性越来越差了""这段时间脑子怎么这么迟钝呢"……其实，这些都是大脑衰老的点滴表现。

我们的大脑随着年龄的增长会在形态和功能上发生迟行性变化，如智力衰退、思维紊乱、记忆下降、性格改变、行动迟缓等。同时，脑血管不同程度的硬化也会促进脑的老化过程。

那么我们如何应对大脑的衰老呢？如何挽救我们慢慢失去的记忆呢？

《本草纲目》中记载，桑葚具有丰富的胡萝卜素及维生素，含有许多以亚油酸为主要成分的脂肪油，对大脑的发育及活动很有补益。同时桑葚对脾脏有增重作用，对溶血性反应有增强作用，可防止人体动脉硬化、骨骼关节硬化，促进新陈代谢。它含有丰富的葡萄糖、果糖、蔗糖、钙、胡萝卜素、维生素等成分，可以促进血红细胞的生长，防止白细胞减少，对治疗糖尿病、贫血、高血压、高血脂、冠心病、神经衰弱等病症具有辅助功效。《本草纲目》中有："桑葚性寒、味甘、酸。补益肝肾、滋阴养血、息风明目。"

下面，就向各位朋友推荐一款桑葚饮，制作起来非常简单。

材料：桑葚 1000 克，蜂蜜 300 克。

制法：将桑葚洗净，加水适量煎煮；每隔 30 分钟取煎液一次，加水再煎，共取煎液 2 次；将煎液合并，再以小火煎熬浓缩；至较黏稠时，加入蜂蜜，烧沸停火，冷却后装瓶备用。

功效：滋补肝肾，健脑益智。

不过，由于桑葚中含有溶血性过敏物质及透明质酸，过量食用后容易发生溶血性肠炎，少年儿童不宜多吃桑葚。其含糖量很高，糖尿病人应忌食。此外，桑葚忌与鸭蛋同食。

另外，张嘴闭嘴有一定的强身健脑作用。方法是每天早晨到空气新鲜的地方，将嘴最大限度地张开，先向外哈一口气，然后将嘴闭起来，深吸一口气。这样有节奏地张嘴闭嘴，并进行深呼吸运动，连续做 100 ~ 200 下。

张嘴闭嘴为何能强身健脑呢？

（1）张嘴与闭嘴的动作能使面部 40 多块肌肉有节奏地进行收缩运动，这些肌肉在运动中得到锻炼，逐渐发达变粗，于是面部显得饱满，可防止中老年人因面部肌肉逐渐萎缩形成的"猴尖脸"。

（2）向外哈气和用力深吸气能扩张肺脏和胸腔，增大肺活量，可使肺脏吸进较多氧气，增强身体的新陈代谢，从而提高全身各器官的功能，使人的衰老过程减缓，有利于健康长寿。

（3）早晨起床后大脑还没有完全清醒，嘴一张一闭通过面部的神经反射刺激大脑，使大脑尽快清醒，思路敏捷，工作效率提高。

（4）张嘴闭嘴能使咽喉部得到活动，耳咽管保持通畅，中耳内外的压力维持平衡，防止出现老年性耳聋、耳鸣等现象。

（5）张嘴闭嘴时牙齿得到叩击，增强了牙齿的坚固性，可防止牙齿过早脱落。

据观察，长年坚持张嘴闭嘴锻炼的人，身体强壮、头脑灵活、耳聪目明、老当益壮。而且此法简单易行，无副作用，不妨一试。

## 会吃枸杞子，健脑益智很简单

《本草纲目》记载："枸杞，补肾生精，养肝，明目，坚精骨，去疲劳，易颜色，变白，明目安神，令人长寿。"它在祖国传统医学中具有重要的地位，其药用价值备受历代医家的推崇。它是传统名贵中药材和营养滋补品。枸杞子能够有效抑制癌细胞的生成，可用于癌症的防治。枸杞子除了当中药使用外，也是卫生部规定的既是食品又是药品的物品。

现代医学研究发现，枸杞子含有丰富的胡萝卜素、维生素 A、维生素 $B_1$、维生素 $B_2$、维生素 C 和钙、铁等保健眼睛的必需营养，故擅长明目，所以俗称"明眼子"。枸杞子还具有免疫调节、抗氧化、抗衰老、抗肿瘤、抗疲劳、降血脂、降血糖、降血压、补肾、保肝、明目、养颜、健脑、排毒、保护生殖系统、抗辐射损伤等功能。

作为益寿养生的天然宝贝，枸杞子一般人均可食用，适宜肝肾阴虚、癌症、高血压、高血脂、动脉硬化、慢性肝炎、脂肪肝患者，用眼过度者，老人更加适合。不过枸杞子不适宜外感实热、脾虚泄泻者服用，一般不宜和温热的补品如桂圆、红参、大枣等共同食用。

枸杞子与合适的材料搭配，既美味，又能充分发挥其功效。这里向大家推荐一款枸杞羊脑炖汤，对健脑益智大有帮助，尤其适用于脑力劳动者及老年肾虚、记忆力减退者。

材料：枸杞 50 克，羊脑 1 副，盐、葱、料酒、姜各适量。

制法：枸杞子洗净，羊脑去筋膜，放入砂锅内，加入少许盐、葱、料酒、姜，隔水炖熟即可。食用时加少许味精，空腹吃下。

功效：补肾填髓，健脑益智。

## 民间常用的健脑益智方

中医认为，心主神志，主血脉。心失所养则心悸恐惊，失眠健忘，烦闷不舒。以动物的心脏来调治人的神志病变，常可收到良好的效果。一般来讲，各种动物的心脏均有补心安神的作用，但以猪心最为常用。

民间常用猪心、枸杞等做成羹，用以健脑益智。具体做法如下：

猪心1枚，枸杞芽250克，葱白、豆豉各适量。猪心洗净血污，切成细丁状；枸杞芽、葱白切碎；豆豉放入锅内，加清水，煮取豉汁；猪心、枸杞芽、葱白放入豉汁中，加黄酒、食盐小火煮做羹食。

《本草纲目》中说，猪心枸杞羹中以猪心为主料，补心安神；辅以枸杞菜清热补虚，葱白宣通胸阳，豆豉清心除烦。全方具有补心安神、清热除烦之效。对于心血不足兼有热象的人来讲是不错的选择。

另外，中医认为"脑为元神之府"，也就是说，脑是精髓和神经高度汇聚之处，是人体极其重要的器官，也是生命要害之所在。所以，无论年老年少，科学用脑对工作、对健康都非常重要。

那么，我们具体应该如何科学使用大脑呢？

很简单，既不能马不停蹄地过度用脑，也不能整日什么都不想，干脆不用脑。科学用脑要做到张弛有度，因为紧张和放松对于人体都是极为重要的。适当放松自己，有利于机体消除疲劳和产生新的活力，有利于身体健康，也有利于工作。

此外，由于脑是藏神之所，精神愉快则脑不伤；精神紧张，心境不宁，神乱神散，则脑受损。故平时要学会颐神养脑，重道德修养，豁达大度，恬淡寡欲，不患得患失，不追名逐利，悠然自得，助人为乐。

## 食疗有法宝，老年痴呆症"束手就擒"

老年痴呆症与脑萎缩密切相关。人到老年，全身各系统器官都有不同程度的退化性萎缩改变，大脑尤其明显。80岁老人脑重与青壮年相比可减少6.6%～11%。老年性痴呆的症状主要表现为：最初多从健忘开始，严重的记忆力减退是其主要症状，如迷路、不识家人、不能进行简单计算等智力下降现象。然后出现精神症状和性格改变，如自私、性情暴躁、吵吵闹闹、打骂别人、毁弃衣物等反常行为，最后发展到缄默、痴呆、生活不能自理，以致卧床不起。

老年痴呆症患者应多进食含维生素 C、维生素 E、胡萝卜素和富含微量元素硒的抗氧化食品。含维生素 C 较多的食物如柑橘、柚子、鲜枣、香瓜、绿花椰菜、草莓等；含维生素 E 较多的食品如麦芽制品、葵花子油、甜杏仁等；含有胡萝卜素的食物如胡萝卜、甘蓝、菠菜等；含硒较多的食物如洋葱、卷心菜、海鲜等。又如鲜豌豆、豇豆、紫苜蓿嫩芽内，都含有较多的过氧化物酶，也能对抗自由基。此外，一些发酵食物如发面馍、酿造醋中均含氧较多，也有益于延缓脑衰老。

老年痴呆症患者还要多进食能合成胆碱的食物，从而加强神经细胞功能，有益于老年痴呆症的防治，故宜多食豆制品。

人体缺铜可引起贫血、皮肤毛发异常（如白癜风）、骨质疏松，也可引起脑萎缩。故缺铜者宜适当补充含铜丰富的食物，如坚果类、叶菜类、甲壳类水产品。如病人胆固醇不高，也可进食动物肝、肾等肉食品。

多补充维生素 $B_{12}$ 和叶酸，多吃豆类、奶类和蔬菜，增强免疫球蛋白生成率和抗病毒能力，避免对神经细胞的损伤，缓解病情。

## 【忌吃食物】

忌甜食过量，因过量的甜食会降低食欲，损害胃口，从而减少对蛋白质和多种维生素的摄入，进而导致营养不良，影响大脑细胞的营养与生存。

忌食含铝食品，比如油条等加铝的膨化食品。

忌嗜酒，少量的醇利于老年痴呆症的防治，但嗜酒就极大损害了身体，加快脑萎缩。

## 【保健食物】

（1）核桃：含丰富的不饱和脂肪酸——亚油酸，吸收后成为脑细胞组成物质。

（2）芝麻：补肾益脑、养阴润燥，对肝肾精气不足、肠燥便秘者最宜。

（3）莲子：养心安神，益智健脑，补脾健胃，益肾固精。

（4）花生：常食可延缓脑功能衰退，抑制血小板凝聚，防止血栓形成，降低胆固醇，预防动脉硬化。

（5）大枣：养血安神，补养心脾，对气血两虚的痴呆病人较为适宜。

（6）桑葚：补肾益肝，养心健脾，对肝肾亏损、心脾两虚的痴呆病人尤为适宜。

（7）松子：补肾益肝，滋阴润肺，对肠燥便秘、干咳少痰的早老性痴呆病人尤为适宜。

（8）山楂：活血化瘀，富含维生素 C，适于早老性痴呆并高血脂、糖尿病、痰浊充塞、气滞血瘀患者。

（9）鱼：痴呆病人脑部的 DHA 不饱和脂肪酸水平偏低，而鱼肉中这种脂肪酸含量较高。

此外，桂圆、荔枝、葡萄、木耳、山药、蘑菇、海参等，对痴呆症患者均有益。

## 核桃，不可或缺的天然脑黄金

核桃又名"胡桃"，与扁桃、腰果和榛子一起并列为"世界四大干果"，素有"万岁子""长寿果""养人之宝"的美称。其卓著的健脑效果和丰富的营养价值，已经被越来越多的人所推崇。

祖国医学认为，核桃性温、味甘、无毒，有健胃、补血、润肺、养神等功效。《神农本草经》将核桃列为久服轻身益气、延年益寿的上品。唐代孟诜所著《食疗本草》中记述，吃核桃可以开胃、通润血脉，使骨肉细腻。明代李明珍著《本草纲目》记述，核桃有"补气养血，润燥化痰，益命门，处三焦，温肺润肠，治虚寒喘咳，腰脚重疼，心腹疝痛，血痢肠风"等功效。

北京中医药大学养生室教授张湖德说，核桃最适合老年人，尤其是对于老年脑力工作者，因为这部分人往往用脑过度，很耗伤心血，常吃核桃能够补脑，改善脑循环，增强脑力。同时核桃还有乌发、使皮肤光润的作用。"发者血之余"，血旺则发黑。而且核桃中富含多种维生素，可以提高人体皮肤的生理活性，所以对女性而言是美容佳品。据说著名的京剧表演艺术家梅兰芳生前每天都吃核桃粥，因而皮肤舒展细嫩，面色光润。

现代营养学研究认为，核桃除去约50%的壳等废弃物后的净仁，含有63%的亚油酸、16.4%的亚麻酸，以及丰富的蛋白质、磷、钙和多种维生素，含有大量的不饱和脂肪酸，能强化脑血管弹力和促进神经细胞的活力，提高大脑的生理功能。而且核桃含磷脂较高，可维护细胞正常代谢，增强细胞活力，防止脑细胞的衰退。

可见，核桃对健脑具有不可低估的作用，的确是一种天然的脑黄金。

## 多吃鱼头，健脑又增寿

常饮"砂锅鱼头豆腐汤"能健脑，关键在于鳙鱼头和豆腐均为高蛋白、低脂肪、高维生素食物，两者均含有丰富的健脑物质——卵磷脂。该物质被机体代谢后能分解出胆碱，最后合成乙酰胆碱。乙酰胆碱是神经之间化学物质传递信息的一种最主要的"神经递质"，可增强记忆、思维和分析能力，让人变得聪明。据报道，武汉同济医科大学的营养师曾对鳙鱼头做过化学分析，结果表明鳙鱼头含有比任何其他食物都丰富的不饱和脂肪酸，对脑的发育极为重要，可增进大脑细胞活跃。常吃"砂锅鱼头豆腐汤"不仅可以健脑，而且还可延缓中老年的脑力衰退。

营养专家对鱼头汤的好处分析归纳为四条。

（1）鱼眼和鱼脑富含DHA（二十二碳六烯酸）和EPA（二十碳五烯酸）。这两种不饱和脂肪酸是人体必需的不饱和脂肪酸。由于其高度不饱和及容易氧化变质，故烹调时应专用含维生素E

高的大豆油。英国脑营养化学研究所教授认为：DHA 和 EPA 摄取不足会导致脑功能障碍。

鱼眼和鱼脑中含有丰富的 DHA 和 EPA，这两种成分对脑神经传导和神经突触细胞的生长发育有重要生理功能，有助于提高大脑的推理、理解、判断和记忆能力。

（2）《本草纲目》提到过鱼脑中有很多物质如脑磷脂、卵磷脂、胆固醇等均为人脑营养所必需。鱼头汤集鱼脑营养之最，其健脑效果显而易见。

（3）鱼头汤中含人体易于吸收的蛋白质，其中所含的氨基酸种类可达 18 种。其大脑物质中蛋白质占 35%，蛋白质对大脑的记忆力、思维、信息传导等功能有优异的作用，例如由 7 种氨基酸组成的"加压素"和乙酰胆碱协同作用，可增进大脑的记忆力。

（4）鱼脑中含有丰富的维生素 A 和维生素 E。这两种维生素均有一定的抗氧化能力，有助于防止大脑脂质组成中的 DHA 和 EPA 的氧化，保护大脑的生理功能，使大脑健康地发展。此外，它还含有维生素 $B_1$、维生素 $B_2$、维生素 P 和多种微量元素。由此看来，鱼头确是有利于身心健康的健脑佳品。

## 卵磷脂，给大脑补充必要的营养

众所周知，人体有充足的营养才能维持健康。其实脑也一样，没有营养就无法正常工作。卵磷脂被誉为与蛋白质、维生素并列的"第三营养素"，可以给大脑补充必要的营养，是养生保健必不可少的物质之一。

卵磷脂作为一种营养成分，在增进健康及预防疾病方面所起到的重要作用，早已赢得了世界营养专家、药物学家和医学家的普遍认同。虽然它的功效不像消炎药那样立竿见影，但有着全面、长远、稳定的效果，同时又没有药物的副作用，因此是保健养生的上佳之选。

关于卵磷脂的具体功效，研究已证实，它不但可以预防脂肪肝，还能促进肝细胞再生。同时，卵磷脂可降低血清胆固醇含量，防止肝硬化，并有助于肝功能的恢复。

在促进大脑发育，增强记忆力方面，它的作用更加显著。随着年龄增长，人的记忆力会减退，其原因与乙酰胆碱含量不足有一定关系。脑部的神经传导物质减少是引起老年痴呆的主要原因，这种物质是神经系统信息传递时的必需物质，而这种物质也是卵磷脂的基本成分。所以，长期补充卵磷脂可以减缓记忆力衰退的进程，预防或推迟老年痴呆的发生。

卵磷脂还具有乳化、分解油脂的作用，可促进血液循环，改善血清脂质，清除过氧化物，使血液中胆固醇及中性脂肪含量降低，从而对高血脂和高胆固醇具有显著的防治功效。而且它还是糖尿病患者的良好营养品，可以有效化解胆结石，也是良好的心理调和剂。

《本草纲目》中记载，如蛋黄、大豆、鱼头、芝麻、蘑菇、山药、黑木耳、谷类、小鱼、动物肝脏、鳗鱼、红花子油、玉米油、向日葵等都含有一定量的卵磷脂。不过营养及含量较完整的还是大豆、蛋黄和动物肝脏。所以给大脑补充营养，尤其是老年人，平时应该多摄入这方面的食物。当然，如果有条件也可以补充一些富含卵磷脂的营养品。

## 第二节　心态决定青春——适合的本草，永葆"童心"

### 小小食物让你不再有：悲伤、难过、恐惧

人都是有七情六欲的，都会悲伤、难过、恐惧……当我们有这些负面情绪的时候该如何尽快走出情感的沼泽？《本草纲目》中说，食物是调节人们不良情绪的最好的最天然的药物。

孤单了，抑郁了，想家了，就多吃些鱼吧，特别是鲑鱼、沙丁鱼和鲭鱼。鱼肉中的脂肪酸和维生素 $B_{12}$ 会帮你赶走消极的情绪。

## 1. 悲伤委屈时

人生不如意十之八九，总有悲伤委屈时。这时多吃些香蕉。香蕉含有一种称为生物碱的物质，可以振奋精神和提高信心。而且香蕉是色氨酸和维生素 B₆ 的一大来源，这些都可以帮助大脑制造对人体有益的血清素，能使自尊心受挫、意志力消沉、抑郁不振时，开怀大笑。

## 2. 茫然无绪时

这个时候试一试葡萄柚。葡萄柚有强烈的香味，可以净化繁杂的思绪，也可以提神。此外，葡萄柚里高含量的维生素 C，不仅可以维持红细胞的浓度，使身体具有抵抗力，而且还可以抗压。

## 3. 压抑时

心情压抑的时候吃点儿菠菜。菠菜含有丰富的镁，镁是一种能使人头脑和身体放松的矿物质。菠菜和一些墨绿色、多叶的蔬菜都是镁的主要来源，例如羽衣甘蓝。菠菜还富含另一种降压营养物质——维生素 C。

## 4. 昏昏欲睡时

昏昏欲睡时不妨吃几个鸡蛋。鸡蛋富含胆碱，胆碱是 B 族维生素的一种，有助于提高记忆力，使注意力更加集中。

## 5. 愤怒时

有时候情感会失控。那不妨吃点儿瓜子，或许会让你口干舌燥，却不会让你火冒三丈。因为瓜子富含可以消除火气的 B 族维生素和镁，还能够令你血糖平稳，有助于你心情平静。

## 6. 焦虑时

生活节奏快，有很多事情令人焦虑。你可以在早上喝上一碗麦片粥。燕麦富含 B 族维生素，有助于平衡中枢神经系统，使你慢慢平静下来。麦片粥还能缓缓释放能量，不会出现血糖忽然升高的情况。

### 7. 麻木时

时常觉得什么都无所谓，没感觉，麻木。那就吃点儿豆腐。豆腐里面丰富的蛋白质会增加人的警觉水平，并增强行事的动机，使人处于比较主动的情绪之中。

## 破译食物中的快乐密码

吃东西不仅能够消除饥饿感、补充营养，还能对人的情绪起到一定的影响。后者是近十几年来营养学家研究的一项重要内容。台湾出版的《快乐食谱》对此进行了详细的阐述。

食物是如何影响人的心情的？《快乐食谱》一书指出，科学家们经过长期研究发现，大脑中的神经传导物质将各种信息传递到身体的各个部位，目前已经确认的这种传导物质有 100 种以上。其中，影响情绪的有肾上腺素、多巴胺、血清素和内啡肽。肾上腺素、内啡肽是传递幸福的元素；多巴胺也有改善情绪的作用；血清素影响人的满足感，如果血清素含量不足，人就会感到疲倦、情绪低落。下面我们一一讲述不良情绪和食物之间的微妙关系。

### 1. 怒：有些暴躁是吃出来的

东西吃多了，几种与能量代谢有关的 B 族维生素就会被消耗得多，而维生素 $B_1$ 缺乏会使人脾气暴躁、健忘、表情淡漠；焦虑、失眠与缺乏维生素 $B_3$ 有关；维生素 $B_6$ 的不足则导致思维能力下降。

（1）肉吃得多。体内的肾上腺素水平高会使人冲动。

（2）糖吃得多。听说过"嗜糖性精神烦躁"吗？怒与吃糖多有关联。

日常生活中的一些食品有顺气的作用，它不仅能使人摆脱不良情绪的影响，还能缓解生气带来的胸闷、气逆、腹胀、失眠等症状。

（1）玫瑰花：泡茶时放入几朵玫瑰花，饮之即可顺气，也可以单泡玫瑰花饮用。

（2）山楂：中医认为山楂长于顺气止痛、化食消积，可以缓解气后造成的胸腹胀满和疼痛，对于生气导致的心动过速、心律不齐也有一定疗效。

（3）啤酒：适量饮用啤酒能顺气开胃，可以使人及时摆脱愤怒的情绪。

（4）莲藕：藕能通气，并能健脾胃、养心安神，亦属顺气佳品。

（5）萝卜：萝卜最好生吃，如有胃病者可饮用萝卜汤。

2. 疑：希望过高，紧张过度

也许是压力太大，也许是期许过高，多疑的人都有些紧张和神经质，通常不快乐甚至常受失眠困扰。

（1）吃少了。疑虑和忧思之人多是苍白、瘦弱的，主要是能量、蛋白质摄取量很少，导致贫血、体力不足。

（2）吃素。长年吃素得不到足够的脂肪以及含在动物性食品中的卵磷脂和肉碱，从而影响细胞对能量的利用，影响脑组织神经递质的合成和释放。

（3）缺锌。缺锌的人容易抑郁、情绪不稳定。

平日多疑虑、忧郁的人宜多进食下列食物。

（1）绿茶：绿茶可以放松人的情绪，使人处于轻松愉悦的状态。

（2）蔬菜：蔬菜中的钾有助于镇静神经、安定情绪。

（3）冬虫夏草：冬虫夏草有扶正固本、镇静安神的功效，比如金水宝、百令胶囊等。

（4）零食：在紧张工作的间隙吃少许零食，可以转移人的视线，缓解焦虑。

3. 懒：是一种症状，能反映饮食上的某种偏差

（1）盐多。食盐过量在体内积蓄，会出现反应迟钝、喜欢睡觉等现象。

（2）体酸：常言道"酸懒酸懒"，真的是酸了便会懒的。

（3）缺铁：饮食单调、不注意荤素搭配摄食的人容易缺铁。

可多摄入下列食物。

（1）血豆腐加青椒：血豆腐含有最易吸收的血红素铁，再加上青椒以其所含的维生素C辅助铁的吸收，绝对事半功倍。

（2）青菜豆腐：少油盐、清淡而规律的饮食能使人保持振奋的状态。

4.悲：抑郁伤感和营养不良的恶性循环

（1）氨基酸不平衡。缺乏色氨酸是诱发抑郁症的重要原因，多补充富含色氨酸的食物，如花豆、黑大豆、南瓜子仁、鱼片等。

（2）缺镁。香蕉、葡萄、苹果、橙子能给人带来轻松愉悦的感觉，让忧郁远离。

可多摄入下列几种有助于抑制伤感抑郁的食物。

（1）鸡汤：浓浓的鸡汤含有多种游离氨基酸，能平衡身体的需要，提高大脑中的多巴胺和肾上腺素，使人充满活力和激情，克服悲观厌世的情绪。

（2）维生素C：维生素C缺乏可以表现为冷漠、情感抑郁、性格孤僻和少言寡语。

（3）杂食：每日摄入的食物种类最好不少于20种，以发挥杂食之利，提高膳食营养的覆盖面。

不仅如此，人的情绪、心理甚至性格与饮食习惯、营养摄入都有着密切关系，只要注意吃得对、吃得好，就可以远离怒、疑、懒、悲等坏情绪。

## 不同的性格，不同的饮食处方

从一个人爱吃什么食物中就可以看出这个人的性格。比如喜欢吃甜食的人热情、开朗、平易近人，但缺乏冒险精神；喜欢吃酸的人大多有事业心，但性格孤僻，不善交际；喜欢吃辣的人善于思考、有主见，但爱挑剔……

既然性格在无意中决定了对饮食的喜好，那么通过有意识地选择食物，也可以逐步改变一个人的性格。通过饮食可以改变自己的性格，是近年来医学专家的一个新发现，并且还为调整性格开出了饮食"处方"，不妨来试一试吧！

### 1. 自我为中心，任性的人

形成这种性格的主要原因是偏食引起的营养不足，且暴饮暴食，从而形成极端、一面倒的个性。要改变这一性格，首先要改掉糖分摄取过量的习惯，鱼肉比现在多吃一倍以上，多吃黄绿色蔬菜及红萝卜，但切记不要吃过咸的食物，这样容易产生焦虑，导致功亏一篑。

### 2. 优柔寡断，拿不定主意的人

从饮食的角度来说，优柔寡断的人是由于鱼的摄入量过多而导致形成安静、平和的个性。此外，饭和面包的摄取量比菜多，并且所吃的食物不常变化，致使蛋白质必需的氨基酸缺乏，且维生素也不足。因此必须改变为以肉类为中心的饮食习惯，且同时要大量食用蔬菜，尤其要多吃富含 B 族维生素、维生素 C 的食物，对判断力，冷静性有加强作用以及有助于养成自立、积极的个性。偶尔吃一些辣味食物，也有意想不到的效果。

### 3. 胆小怕事的人

对于胆小的人，首先要调整食物结构，经常服用蜜加果汁，少量饮酒，多吃碱性食物和含钙丰富的食物，有助于胆量的增大。

### 4. 易激动易发火的人

爱发火的人主要是盐分及糖分摄取过量，蛋白质及钙质不足，且喜欢吃口味重的零食。要减少盐分及糖分的摄取，少吃零食，多吃海产品，如海带、贝、虾、蟹。豆类及牛奶中也有含量丰富的钙质，还要多食桂圆、干核桃仁、蘑菇等，可补充维生素 $B_1$、维生素 $B_2$。

### 5. 焦虑不安的人

焦虑不安的人总会担心一些不必要的事情。这些人主要是盐分摄取过量而造成的水分代谢异常。早餐和晚餐中常有一餐不吃，吃饭速度过快，常喝咖啡等含有咖啡因的食物。要多吃含钙、磷的食物，如花生（含钙量多）、牛奶、大豆、鲜橙、牡蛎、蛋类（含磷较多）、菠菜、板栗、葡萄、土豆等，且要吃得清淡一点儿，不可口味太重。

### 6. 消极，依赖性强的人

有些人超级爱吃糖，殊不知一个人糖分摄取过量，会使血液中的糖分在转换成能量时大量消耗矿物质而使血液呈现酸性状态，从而使一个人的个性变得消极，依赖性强，对任何事都提不起劲。要改变这一个性，可少吃一些甜食，如蛋糕、可乐、果汁等，多吃维生素 $B_1$（猪肉、羊肉、小麦），以及鱼、贝类、大豆制品。

### 7. 粗心大意的人

粗心大意的人需补充维生素 C 和维生素 A，增加饮食中的果蔬数量。要多吃卷心菜、笋干、辣椒、鱼干、牛奶、红枣、田螺等，还要减少摄肉量，少食酸性食物。

### 8. 对别人不信任，多疑的人

多疑的人主要由于卡路里的摄取量过低，鱼肉类的蛋白质不足导致贫血、体力不足，从而造成紧张、不安、对人不信任。因此每日三餐一定要吃含高蛋白的食物，如牛肉、猪肉等。贫血要多吃乳类制品，多喝牛奶。持续一段时间体力将能恢复，猜疑、不安的状态也会消失，转而变成积极、富有行动力的人。

### 9. 爱唠叨的人

唠叨的人主要是因为大脑缺乏 B 族维生素，可在酵母中混以小麦胚芽，加牛奶、蜂蜜调匀，每天服用，一日 3 次，并且多食动物瘦肉、粗面粉、麦芽糖、豆类等。

### 10. 顽固，无法变通的人

这类人主要是因为不喜欢吃蔬菜，而偏食肉类及高脂肪的食品，使血液中的尿酸增加，个性变得过于活泼，成为顽固、好斗、缺乏变通性的人。要改变首先要减少肉类食物的摄取，可多吃鱼，尽量吃生鱼片。蔬菜以黄绿色为主，减少盐分，以清淡为主。此外也有必要改变食泡面、喝清凉饮料或不吃早餐的习惯。

## 葡萄，破解神经衰弱的密码

在现代社会，老年人常常会患上神经衰弱症。看看你有没有下面这些症状。

（1）易疲乏，常常感到头昏脑涨，注意力不能集中。

（2）有睡眠障碍，入睡困难、早醒或醒后不易再入睡，多噩梦。

（3）经常心动过速、出汗、厌食、便秘、腹泻。

如果你经常有上述症状，很可能已患有神经衰弱。这是一种情绪性的疾病，严重的会给生活带来很多不便，你需要寻求专业医疗帮助。这里推荐一种对神经衰弱有很好疗效的食物——葡萄。

葡萄，原产于西亚，据说是汉朝张骞出使西域时经丝绸之路带入我国的。它颗颗晶莹、玲珑可爱，令人垂涎欲滴。

《本草纲目》中记载，葡萄性平、味甘，能滋肝肾、生津液、强筋骨，有补益气血、通利小便的作用，可用于脾虚气弱、气短乏力、水肿、小便不利等病症的辅助治疗。

葡萄对于神经衰弱的治疗效果来源于其果实所富含的成分。葡萄富含葡萄糖、有机酸、氨基酸、维生素，这些物质都可以补益和兴奋大脑神经，常吃葡萄对治疗神经衰弱和消除过度疲劳效果不错。

另外，法国科学家还发现，葡萄能很好地抑制血栓形成，并且能降低人体血清胆固醇水平，降低血小板的凝聚力，对预防心脑血管病有一定作用。

葡萄是味美又保健的佳品，但吃葡萄也要有"规矩"。

（1）吃葡萄后不能立刻喝水，否则很容易发生腹泻。

（2）葡萄不宜与水产品同时食用，因为葡萄中的鞣酸可以与水产品中的钙质形成难以吸收的物质，影响消化。所以食用这两种物质应当间隔至少两小时。

（3）吃葡萄应尽量连皮一起吃，因为葡萄的很多营养成分都存在于皮中，葡萄汁的功能和葡萄皮比起来，就差得远了。

## 【保健食谱】

### 葡萄枸杞汤

材料：葡萄干 50 克，枸杞子 30 克。

制法：将葡萄和枸杞洗净后加水 800 毫升，用武火煮沸，再以文火煎煮 30 分钟，饮汤食葡萄干及枸杞子。

功效：预防神经衰弱。

## 安神解郁，试试合欢花

合欢，落叶乔木，树皮灰色，羽状复叶，小叶对生，白天对开，夜间合拢。花萼和花瓣黄绿色，花丝粉红色，荚果扁平。因昼开夜合，故又名"夜合"。合欢作为观赏植物，在过去只有小型的花种，现已有硕大美丽的品种。

自古以来合欢就是夫妻好合的象征，被誉为"吉祥之树"。相伟虞舜南巡仓梧而死，其妃娥皇、女英遍寻湘江，终未寻见。二妃终日恸哭，泪尽滴血，血尽而死，逐为其神。后来人们发现她们的精灵与虞舜的精灵"合二为一"，变成了合欢树。合欢树叶，昼开夜合，相亲相爱。自此，人们常以合欢表示忠贞不渝的爱情。

每年的六、七月份是合欢花盛开的季节，人们在欣赏合欢之时，能否知晓它也是治病的良药呢？其实，合欢的花与皮均为常用中药。《神农本草经》记载："合欢，安五脏，和心志，令人欢乐无忧。"中医认为，合欢性味甘、平，入心、肝经，有安神、舒郁、理气、活络之功效，适用于郁结胸闷、失眠、健忘、风火眼疾、视物不清、咽痛、痈肿、跌打损伤疼痛等症。

合欢花为豆科植物合欢的干燥花序，性平，味苦，具有解郁安神之功效，常用于治疗心神不安、忧郁失眠等症。合欢花具有与合欢皮类似的安神作用，但理气解郁作用优于合欢皮。一些常用的解郁方剂如解郁合欢汤、蒺藜合欢饮等均以合欢花为主药。合欢花水煎液药理实验表明其具有较强的镇静催眠作用，并在同剂量下其作用强于酸枣仁。

合欢花酒

材料：合欢花 30 克，白酒 500 毫升，冰糖适量。

制法：将合欢花择净，与冰糖同放入白酒中，密封浸泡一周后即可饮用。每次 30 ~ 50 毫升，每日 1 ~ 2 次。

功效：可安神解郁，适用于心悸失眠。

## 让食物中的"顺气丸"帮你消气

人生气以后身体会感到不舒服，胸闷腹胀，吃不下饭，睡不好觉，有时做噩梦，甚至还会气郁化火，气郁生痰，引起高血压、脑血管意外、大出血等多种疾病。中医的健身防病之道强调笑口常开，保持乐观情绪。在我们常吃的食物中有很多能顺气的"顺气丸"。

《本草纲目》中记载，萝卜有消积滞、清热、化痰、理气、宽中、解毒之功效，长于顺气健胃。对气郁上火生痰者有清热消痰作用。以青萝卜疗效最佳，红皮白心者次之，胡萝卜无效。萝卜最好生吃，如胃有病可做成萝卜汤。

山楂是健脾开胃、消食化滞、活血化瘀的良药。目前已有 50 多种中药配方以山楂为原料。山楂擅长顺气止痛、化食消积，适宜气裹食造成的胸腹胀满疼痛，对于生气导致的心动过速、心律不齐也有一定疗效。生吃、熟吃、泡水，各种食用方法皆有疗效。

莲藕全身都是宝。鲜藕及莲子含有大量的碳水化合物和丰富的钙、磷、铁、淀粉及多种维生素和蛋白质，营养价值很高。生藕具有消瘀凉血、清热止渴、开胃的作用；熟藕则善于通气，健脾和胃，养心安神，亦属顺气佳品。以水煮或稀饭煮藕疗效最好。

啤酒能顺气开胃，改变恼怒情绪。生气时适量喝点儿啤酒有益处，但不宜过量。

玫瑰花有理气解郁、化湿和中、活血散瘀之功。沏茶时放几瓣玫瑰花有顺气功效，没有喝茶习惯者可以单独泡玫瑰花代茶饮。此外，呼吸花香也能顺气宁神。《本草纲目》中记载，玫瑰"利肺脾，益肝胆，辟邪恶之气，食之芳香甘美，令人神爽"。

茴香果实作药用，嫩叶可食用，子和叶都有顺气作用；用茴香的叶做菜馅或炒菜都可顺气健胃止痛，对生气造成的胸腹胀满、疼痛有较好疗效。


# 第三节　本草提正气避寒邪

## 温度决定着人的生老病死

提到温度大家并不陌生，因为温度无处不在，而且与我们的生活息息相关。但是对于大多数人来说，温度还只是一个抽象的概念，很少有人去关注它。其实，温度对于我们的健康起着重要的作用，甚至可以说温度决定着我们的生老病死。这主要是因为在生活中，我们的许多疾病都是因为寒气入侵所导致的。

在传统的中医理论中有"六邪"之说，即寒、热、温、凉、虚、实。在这"六邪"中，寒气排在首位，所以又有"万恶淫为首，百病寒为先"的说法。寒湿常常损耗我们的阳气，天上的太阳给大自然带来光明和温暖，失去了太阳，万物便不能生存。我们体内的阳气如同太阳一样，如果人体没有了阳气，体内就失去了新陈代谢的活力，不能供给能量和热量，生命也就要停止了。

很多肠胃疾病也是因寒而生的。肠胃就是中医所讲的"脾"，负责掌管全身血流供应，如果肠胃功能不好，吸收能力差，食物营养便无法化成足够血液提供身体所需，末梢血液循环自然就会变差。

寒气长时期积累在肌肉里，人们就会觉得肌肉僵直、腰酸背痛，形成肩周炎（通常又叫五十肩、冻结肩）、关节炎。寒气积累到一定的程度，就会侵入到经络，造成气滞血瘀，从而影响到气血的运行，其实这就是中医理论上的虚亏，能够诱发各种反反复复难以治愈的病症。

所以我们一定要想办法驱除体内的寒湿，而祛除寒湿最好的办法就是让身体温暖起来。我们都知道掌握人体生杀大权的是气血，而气血只有在温暖的环境里才能在全身顺畅地流通。如果温度降低，血流减慢，就会出现滞涩、瘀堵，甚至血液凝固的现象，那么人就将面临死亡。让身体温暖起来的办法有很多，姜红茶是祛除寒湿的最佳首选食物。胡萝卜、苹果等属于阳性食物，可榨汁饮用。选择几项适合自己的运动；放弃淋浴，经常泡个热水澡；养成睡前用热水泡脚的好习惯……这些方法都能让身体暖和起来，身子暖和了，人的气血流动就通畅了，人也就可以发挥其强大的自愈能力来驱除疾病了。

## 风邪无定形，外感发病多因它

在自然界，风是气候变化的先导。风，四季都有，善动而多变，来去无踪。在人体，风邪是外感发病的最主要的因素。中医将风称为"百病之长"，将能引起"风"性特征的病变反应的外在病邪称为风邪。风邪致病，主要有下面两个特点。

四季中春主气，故春天也是风邪最为肆虐的时候。风邪致病多见于春季，但一年四季均可发病。风邪为病有内、外风之别。外风由自然界风邪侵入而致。凡寒、湿、燥、热等邪多可依附于风而犯人，如风寒、风热、风湿等。风邪实为外感疾病的先导，是导致人体患病的主要因素。也就是说，当我们的身体内部脏器与脏器之间、经络与脏器之间、经络与经络之间出现了冷热不均、不平衡、不和谐的时候，各种病邪就会在风的引导下乘虚而入，导致人体出现疾病。

风为阳邪，其性开泄，具有升发、向上向外的特性。故风邪常伤人上部、肌表、腰背等属于"阳"的部位，而见汗出、恶风、头痛、面部浮肿等。风性善行数变，具有发病急，变化快，病位行走不定，症状变幻无常的特性。如游走性关节疼痛；皮肤瘙痒，发无定处，此起彼伏；以及"中风"的猝然昏仆等症。《素问·风论》："风者善行而数变。"风性主动，致病多动摇不定。凡临床上的眩晕，震颤，四肢抽搐，甚则角弓反张等，多属风的病变。内风则多由脏腑功能失调，气血逆乱而生，如肝风内动的头目眩晕，四肢抽搐，甚则猝然昏仆，口眼歪斜，半身不遂等。

防风邪首先要注意清除体内积热。平常要多到空气清新的园林山野之中尽情地呼吸清新空气，排出胸中的郁热之气。也可以适当选用一些稍偏凉，又具有解除内热作用的食疗方法，如竹叶粥、菊槐绿茶饮等。

除此之外，由于风为春季的主气，在多风的春天更要防止风邪致病。首先要注意防风避风，莫要因为天气回暖就"春风得意"，中午天气一热就脱衣。应该适时增减衣物，预防"倒春寒"。同时提倡室内白天通风，但夜间一定要关好门窗，莫让虚邪贼风侵入。另外也要适当增加营养，增加蛋白质和维生素的摄入量，以增强人体抵抗力，抵御风邪。

## 阻断寒气入侵的五条通路

寒气其实是一个欺软怕硬的家伙，它们通常会先寻找人体最容易入侵的部位，找到之后就大举进攻，并且在那里安营扎寨，为非作歹。我们与其等寒气入侵到人体以后再费尽心思去驱除它，不如事先做好准备，从源头上切断寒气进入我们体内的通道。

一般来讲，头部、背部、颈前部、脐腹部及足部是人体的薄弱地带，也是寒气入侵的主要部位。

中医认为，"头是诸阳之会"，体内阳气最容易从头部走散掉，就如同热水瓶不盖塞子一样。严冬季节如果人们不重视头部的保暖，导致阳气散失，就会使寒邪入侵，很容易引发感冒、头痛、鼻炎等病患。因此，冬天外出时戴一顶保暖的帽子是很必要的。

颈前部俗称喉咙口，是指头颈的前下部分，上面相当于男性的喉结，下至胸骨的上缘，时髦女性所穿的低领衫所暴露的就是这个部位。这个部位受寒风一吹，不只是颈肩部，包括全身皮肤的小血管都会收缩。如果长时间这样受寒，人体的抵抗能力就会有所下降。

背部在中医中称"背为阳"，又是"阳脉之海"，是督脉经络循行的主干，总督人体一身的阳气。如果冬季里背部保暖不好，就会让风寒之邪从背部经络上的诸多穴位侵入人体，损伤阳气，使阴阳平衡受到破坏，人体免疫功能就会下降，抗病能力也会减弱，诱发许多病患或使原有病情加重及旧病复发。因此，在冬季里人们应该加穿一件贴身的棉背心或毛背心以增强背部保暖。

脐腹部主要是指上腹部，它是上到胸骨剑突、下至脐孔下三指的一片区域，这也是时髦的年轻女性穿着露脐装所暴露的部位。这个部位一旦受寒，极容易发生胃痛、消化不良、腹泻等疾病。这个部位面积较大，皮肤血管分布较密，体表散热迅速。在寒冷的天气里暴露这个部位，腹腔内的血管会立即收缩，甚至还会引起胃的强烈收缩而发生剧痛。持续时间稍久，可能会引发不同的疾病。因此不管是穿衣还是夜晚睡觉，都要注意脐腹部的保暖。

俗语说"寒从脚下起"。脚对头而言属阴，阳气偏少。而且双脚远离心脏，血液供应不足，长时间下垂，血液回流循环不畅；皮下脂肪层薄，保温性能很差，容易发冷。脚部一旦受凉，便会通过神经的反射作用，引起上呼吸道黏膜的血管收缩，使人体的血流量减少，抗病能力下降，以致隐藏在鼻咽部的病毒、病菌乘机大量繁殖，使人发生感冒，或使气管炎、哮喘、肠病、关节炎、痛经、腰腿痛等旧病复发。

因此，在冬季，人们应该保持鞋袜温暖干燥，并经常洗晒。平时要多走动以促进脚部血液循环。临睡前用热水洗脚后以手掌按摩脚心涌泉穴5分钟。在夏季，要改掉贪图一时凉快而用凉水冲脚的不良习惯。

## 泻去体内湿寒气，身体温暖才健康

《本草纲目》中记载了很多可以祛湿的食物。首先说米酒，《本草纲目》说它"行药势，通血脉，润皮肤，散湿气，除风下气"，而且米酒味道香浓，晚饭前喝一碗米酒既能调节胃口，又能散去体内湿气。然后是水牛肉，《本草纲目》说水牛肉"安中益气，健强筋骨，消水肿，除湿气"。如果你发现自己的身体浮肿，不妨多吃一点水儿牛肉。

除了这两种食物以外，祛湿排毒的办法还有很多。首先得多喝水。很多朋友会觉得奇怪，不是要把体内的湿气给排出去吗，怎么还能喝水呢？实际上水是最好的排毒载体。不要以为春天潮湿就不需要补充水分。喝水是最简单有效的排毒办法。但是不要喝凉水，以温开水为宜。早上喝一杯水养生的方法大家都知道，不过也不能喝凉水。因为早上阳气刚刚生发，这个时候灌下一大杯凉水会打消身体的阳气。

要温暖身体，就不能少了生姜。200种医用中药中，75%都使用生姜，因此说"没有生姜就不称其为中药"并不过分。《本草纲目》解读，姜能够治"脾胃聚痰，发为寒热"，对"大便不通、寒热痰嗽"都有疗效。吃过生姜后人会有身体发热的感觉，这是因为它能使血管扩张，血液循环加快，促使身上的毛孔张开，不但能把多余的热带走，同时还把体内的病菌寒气一同带出。所以当身体吃了寒凉之物，受了雨淋，或在空调房间里待久后，吃生姜就能及时排除寒气，消除因肌体寒重造成的各种不适。

红茶具有高效加温、强力杀菌的作用。生姜和红茶相结合即为驱寒祛湿的姜红茶。此外，冲泡时还可加点儿红糖和蜂蜜。患有痔疮或其他忌辛辣的病症，可不放或少放姜，只喝放红糖和蜂蜜的红茶，效果也不错。

# 第十五章

# 延寿必究寿道，寿道终在四季轮回中

# 第一节　养肝祛病之春季长寿养生

## 春天让阳气生发得轰轰烈烈

俗话说"一年之计在于春"，春季天气转暖，自然界的阳气开始生发，同时人体内的阳气也开始生发，因此，春天养生应注意保护阳气。

暴怒和忧郁都会伤身，因此要保持心胸开阔、乐观向上、心境恬淡。饮食上最好多吃些扶助阳气的食物，比如面粉、红枣、花生等辛温类食物；新鲜蔬菜如春笋、菠菜等可以补充维生素；酸性食物要少吃，油腻、生冷、黏硬食物最好不吃。体质过敏，易患花粉过敏、荨麻疹、皮肤病者，应禁食如羊肉、蟹之类易过敏的食品，羊肉虽然可以补阳气，但是容易过敏的人还是要少吃为妙。那么用什么来补阳气呢？韭菜就是这个季节最好的选择。

《本草纲目》中记载，韭菜辛、温、无毒，有健胃、温暖作用，常常用于补肾阳虚、精关不固等。经常食用韭菜粥可助阳缓下、补中通络。适合背寒气虚、腰膝酸冷者食用。用韭菜熬粥，既暖脾胃，又可助阳。

除了食补养阳以外，春季要保持阳气生发，还要注意时刻保暖。俗话说"春捂秋冻"。"二月休把棉衣撤，三月还有梨花雪""吃了端午粽，再把棉衣送"，这些说法对于养生保健来说并不够全面。

首先要把握时机。医疗气象学家发现，许多疾病的发病高峰与冷空气南下和降温持续的时间密切相关。比如感冒、消化不良，在冷空气到来之前便捷足先登。而青光眼、心肌梗死、中风等，在冷空气过境时也会骤然增加。因此，捂的最佳时机，应该在气象台预报的冷空气到来之前 24 ~ 48 小时。

注意这样一个温度临界点——15℃。研究表明，对于多数老年人或体弱多病而需要春捂者来说，15℃可以视为捂与不捂的临界温度。也就是说，当气温持续在 15℃以上且相对稳定时，则春捂可以结束了。

另外需要注意温差，当日夜温差大于 8℃时，春捂就是必不可少的。春天的气温，前一天还是春风和煦、春暖花开，转眼间就有可能寒流涌动，让你回味冬日的肃杀。面对孩儿脸似的春天，你得随天气变化加减衣服。

而捂着的衣衫，随着气温回升总要减下来，但若减得太快，就可能出现"一向单衫耐得冻，乍脱棉衣冻成病"的情况。因为你没捂到位。医学家发现，天气转冷需要加衣御寒，即使此后气温回升了，也得再捂 7 天左右，减得过快有可能冻出病来。所以，春捂 7 ~ 14 天比较合适。

## 像林妹妹的人春季一定要养肝

《红楼梦》中的林黛玉每至春分时节，就屡发咳嗽、痰血之疾，大家都知道她肺不好，却不知道她的毛病也与肝有关系。肝脏在五行中对应"木"，而春季为草木繁荣的季节，是生发的季节，在这种生发之际，自幼多愁善感的林妹妹很容易造成肝气郁结而横逆犯肺，引起痰血。因此，春天一定要注意养好肝。

在饮食保养方面，宜多吃一些温补阳气的食物。《本草纲目》中记载葱、蒜、韭菜是益肝养阳的佳品，菠菜舒肝养血，宜常吃。大枣性平味甘，养肝健脾，春天可常吃多吃。春季除保肝外，还要注意补充微量元素硒，多吃富含硒的动物、植物，如海鱼、海虾、牛肉、鹌鹑蛋、芝麻、杏仁、枸杞子、豇豆、黄花菜等，以提高人体的免疫力，利于保健养生。另外，春天多吃一点儿荠菜也能够养肝。《本草纲目》中记载，荠菜"利肝和中，明目益胃"。饮用荠菜汤可以补心安神，巩固肝气，和顺脾胃。下面介绍荠菜鸡蛋汤的制法。

材料：新鲜荠菜，鸡蛋，精盐、味精适量。

制法：新鲜荠菜去杂洗净，切成段，放进盘内，将鸡蛋打入碗内搅匀。炒锅上旺火，放水加盖烧沸，放入植物油，接着放入荠菜，再煮沸，倒入鸡蛋稍煮片刻，加入精盐、味精，盛入大汤碗内即成。

除了饮食上的保养，春季养生还应注重精神调摄。肝主升发阳气，如果你精神上长期抑郁的话，就会郁结一股怨气在体内，不得抒发。想要肝气畅通，首先要重视精神调养，注意心理卫生。如果思虑过度，日夜忧愁不解，会影响肝脏的疏泄功能，进而影响其他脏腑的生理功能，导致疾病滋生。春季精神病的发病率明显高于其他季节，肝病及高血压患者在春季病情会加重或复发，所以春季尤应重视精神调摄、心情舒畅，切忌愤然恼怒。按照中医理论，怒伤肝，故春季养生必须戒怒。

此外，还应注意加强运动锻炼。春天阳气生发，风和日丽，树林、河水边的空气中负氧离子较多，对人体很有利，人们应尽量多到这些地方去活动。在睡眠充足的情况下，还要坚持体育锻炼，参加适量的体力劳动，以舒展筋骨、畅通气血，增强免疫力与抗病能力。春天里，人们常会出现"春困"，表现为精神不振、困乏嗜睡，可以通过运动消除，绝不能贪睡，因为中医认为"久卧伤气"，久睡会造成新陈代谢迟缓、气血循环不畅、筋骨僵硬、脂肪积聚，吸收与运载氧的功能下降、毒素不能及时排出体外，导致体质虚弱，病患滋生。所以在春天的时候，应多出去活动活动。

## 春养肝，不要"以形补形"

我国民间有很多关于养生的老经验，比如"以形补形"。所谓"以形补形"，是用动物的五脏六腑来治疗人体相应器官的疾病，或者吃一些跟人体某些器官形状类似的食物，以达到补养的目的，比如用动物血来补血，以核桃补脑等。这些都是可取的，但是"以肝补肝"就有些不妥了，尤其是春天，千万不要以肝补肝。

在春天这一肝脏升发的季节，不要以形补形，否则肝火越吃越旺，也就是《金匮要略》中所说的："春不食肝，夏不食心，秋不食肺，冬不食肾。"而且进食动物肝脏并不能直接作用于人体肝脏。尤其是肝病患者，如果寄希望于吃动物肝脏来治病，不仅不能收效，甚至会引起反作用。像脂肪肝是脂肪代谢异常引起的肝病，病毒性肝炎是病毒引起的脏器性损伤，这些疾病吃动物肝脏是无法治好的。

保肝饮食有这样一些原则：多吃蔬菜和水果；少吃动物油和肥肉；腌制食品容易微生物污染，会伤肝。可适当补充 B 族维生素和矿物质，如谷类食物。千万不要酗酒、空腹喝酒，空腹喝酒更容易吸收乙醛。这里介绍一些《本草纲目》中的养肝方。《本草纲目》中记载了很多护肝的食物，其中有野生姜，性平、味甘，能"补肝明目，常服有延年益寿的作用"。用野生姜炖米汤有很好的补养效果。

材料：野生姜（也叫老虎姜）2 斤，蔓菁子 1 斤。

制法：共同九蒸九晒，研为细末。每服 2 钱，米汤送下。

此外，肝脏有解毒功能，因此一些对肝脏好的食品也是优秀的排毒食品。如绿豆、小米，各类富含丰富维生素 C 的水果如猕猴桃、鲜枣等，蛋白、牛奶、鱼类平时也可多吃一些。

中医认为肝主藏血，一部分血是滋养肝脏自身，一部分是调节全身血量。血液分布全身，肝脏自身功能的发挥也要有充足的血液滋养。如果滋养肝脏的血液不足，人就会感觉头晕目眩、视力减退。凌晨 1:00 ~ 3:00 这段时间是肝经当令，也就是肝的气血最旺的时候，这时人体内部阴气下降，阳气继续上升，我们的一切活动也应该配合这个过程，不要违逆它。也就是说，这个时候我们最好已经入睡，才能好好养肝血。

虽然睡觉养肝是再简单不过的事，但是对于很多经常应酬的人来说，凌晨一两点钟可能正在兴头上，一笔生意就要谈成了，精神正处于兴奋状态，根本不可能睡觉。其实这是非常伤肝的。

现在有很多得乙肝、脂肪肝的人，就是不注意养肝造成的。

## 春季补血看"红嘴绿鹦哥"

"红嘴绿鹦哥"指的是红色根绿色叶子的菠菜。菠菜的根是红色的，所以又叫赤根菜。菠菜是一年四季都有的蔬菜，但是以春季为佳，此时食用菠菜，最具养血之功。

中医学认为，菠菜有养血、止血、润燥之功。《本草纲目》中记载，菠菜通血脉，开胸膈，下气调中，止渴润燥。菠菜对解毒、防春燥颇有益处。

菠菜可养血滋阴，对春季里因为肝阴不足引起的高血压、头痛目眩、糖尿病和贫血等都有较好的治疗作用，并且也有"明目"的作用。这里介绍几款食疗方。

1. 凉拌菠菜

材料：菠菜，麻油适量。

制法：将新鲜菠菜用开水烫3分钟，捞起后加麻油拌食。每日可食2次。

功效：对高血压、头痛、目眩、便秘有疗效。

2. 菠菜拌藕片

材料：菠菜、藕、盐、麻油、味精适量。

制法：将菠菜入沸水中稍焯；鲜藕去皮切片，入开水余断生，加入盐、麻油、味精拌匀即可。

功效：本品清肝明目，能够缓解视物不清、头昏肢颤等症。

3. 菠菜羊肝汤

材料：菠菜、羊肝、盐、麻油、味精适量。

制法：将水烧沸后入羊肝，稍滚后下菠菜，并加适量盐、麻油、味精，滚后即可。

功效：此汤养肝明目，对视力模糊、两目干涩有效。

### 4.菠菜猪血汤

材料：菠菜、猪血、肉汤、料酒、盐、胡椒粉适量。

制法：先将猪血煸炒，烹入料酒，至水干时加入肉汤、盐、胡椒粉、菠菜，煮沸后盛入汤盆即可。

功效：此汤对缺铁性贫血、衄血、便血等有效。

值得注意的是，菠菜虽好，但也不能多食。因为菠菜含草酸较多，有碍机体对钙的吸收，故吃菠菜时宜先用沸水烫软，捞出再炒。由于婴幼儿急需补钙，有的还患有肺结核缺钙、软骨病、肾结石、腹泻等，则应少吃或暂戒食菠菜。

## 葱香韭美菠菜鲜，春天是多么美妙的季节

春暖花开，我们的身体也从沉寂的冬日苏醒过来，感受春天的气息。春天不仅有美景，更有美食，散发着香气的大葱、独具风味的韭菜、翠绿鲜嫩的菠菜……如果有时间去乡间地头感受一下，更是非常美妙的体验。这些常见的蔬菜能让我们平安地度过春三月。

### 1.大葱

李时珍在《本草纲目》中说"正月葱，二月韭"。为什么李时珍告诉我们正月里要吃葱，二月要吃韭菜呢？这要从春季的气候特征和葱、韭菜的功效讲起。

《本草纲目》里说，大葱味辛，性微温，具有发表通阳、解毒调味的作用。春季是万物生发的季节，各种害虫、细菌也跟着活跃起来，而身体此时处在阳气刚要生发之际，抵抗力较弱，稍不留神就会感冒生病。大葱有杀菌、发汗的作用，切上数段葱白，加上几片姜，以水熬成汤汁服用，再穿上保暖的衣物并加盖棉被，就可以让身体发汗，收到祛寒散热、治疗伤风感冒的效果。

### 2.菠菜

菠菜为春天应时蔬菜。中医学认为，菠菜有养血、止血、润燥之功。《本草纲目》中说"菠菜通血脉，开胸膈，下气调中，

止渴润燥，根尤良"，对春季因肝阴不足所致的高血压、头晕、糖尿病、贫血等有较好的辅助治疗作用。高血压、便秘、头痛、面红者，可用鲜菠菜洗净放入开水中烫上 3 ~ 5 分钟，取出切碎，用少许香油、盐等拌食，一日 2 次当菜食用很有疗效。若是糖尿病，可用菠菜根 60 克洗净，鸡内金 15 克，水煎代茶饮；或将菠菜根切碎，鸡内金研末同米煮粥食用亦可。若是夜盲症，用鲜菠菜 500 克捣烂，榨取汁，每日 1 剂，分 3 次服用，但需常用才有效。

尽管菠菜药蔬俱佳，但不宜过量。因为菠菜含有草酸，草酸进入人体后，与其他食物中含的钙质结合，形成一种难溶解的草酸钙，就不利于人体对钙质的正常吸收。

适合春季常吃的食物还有香椿、荠菜、莴苣、蜂蜜等。

另外，春季饮食要遵循"省酸增甘"的总原则。唐代药王孙思邈就说："春日宜省酸增甘，以养脾气。"意思是当春天来临之时，人们要少吃酸味的食品，多吃甘甜的食品，以补益人体的脾胃之气。故要减少醋等酸味食物的摄入，适度增加山药、大枣等甘味食物的摄入量。山药大枣粥是不错的选择，可取山药 50 克，大枣 20 克，米（粳米、糯米各一半）80 克，将粳米、糯米洗净，与山药、大枣一起放入砂锅里，加水适量，先用大火烧开，然后用文火熬煮至粥稠，每日 1 次。

## 春天吃荠菜与春捂秋冻的不解之缘

荠菜，广东叫菱角菜，贵州称为地米菜，中药名叫荠菜花。荠菜是最早报春的时鲜野菜。古诗云："城中桃李愁风雨，春在溪头荠菜花。"李时珍说："冬至后生苗，二、三月起茎五六寸，开细白花，整整如一。"荠菜清香可口，可炒食、凉拌、做菜馅、菜羹，食用方法多样，风味特殊。目前市场上有两种荠菜，一种菜叶矮小，有奇香，止血效果好；另一种为人工种植的，菜叶宽大，不太香，药效较差。

在我国，吃荠菜的历史可谓是源远流长。《诗经》里有"甘之如荠"之句，可见大约在春秋战国时期，古人就知道荠菜味道鲜美了；到了唐朝，人们用荠菜做春饼，有在立春这天有吃荠菜春饼的风俗。许多文人名士也对荠菜情有独钟，杜甫因为家贫就常靠"墙阴老春荠"来糊口，范仲淹也曾在《荠赋》中写道："腌成碧绿青黄，措入口中，嚼生宫商角徵。"苏东坡喜欢用荠菜、萝卜、米做羹，命名为"东坡羹"。

为什么说春天要多吃荠菜呢？这与民谚"春捂秋冻"有关系。冬天结束，春季到来，天气转暖，但是春寒料峭。"春捂"就是要人们不要急于脱下厚重的冬衣，以免受风着凉。按照中医的观点，春季阳气生发，阳气是人的生命之本，"捂"就是要阳气不外露。春天多吃荠菜也是一样的道理，荠菜性平温补，能养阳气，又是在春季生长，春天吃荠菜也符合中医顺时养生的基本原则。

荠菜的药用价值很高，《本草纲目》记载其"性平，味甘、淡；健脾利水、止血、解毒、降压、明目。"荠菜全株入药，具有明目、清凉、解热、利尿、治痢等药效。其花与子可以止血，治疗血尿、肾炎、高血压、咯血、痢疾、麻疹、头昏目痛等症。荠菜临床上常被用来治疗多种出血性疾病，如血尿、妇女功能性子宫出血、高血压患者眼底出血、牙龈出血等，其良好的止血作用主要是其含有荠菜酸所致。

荠菜性平，一般人都可食用，比较适合冠心病、肥胖症、糖尿病、肠癌等患者食用。但荠菜有宽肠通便的作用，便溏泄泻者慎食。另因荠菜有止血作用，不宜与抗凝血药物一起食用。荠菜中含有草酸，吃的时候用热水焯一下对身体比较有益。

**【保健食谱】**

1. 荠菜粥

材料：粳米 150 克，鲜荠菜 250 克（或干荠菜 90 克）。

制法：

① 粳米淘洗净，荠菜洗净切碎。

②锅内加水烧沸后同入锅煮成粥。

功效：对血尿症有食疗作用。

2. 荠菜饺子

材料：面团，荠菜 500 克，猪肉馅 400 克，绍酒 1 大匙，葱末、姜末、盐、香油各适量。

制法：

①荠菜择除老叶及根，洗净后放入加有少许盐的开水内氽烫，捞出后马上用冷水浸泡。

②猪肉馅剁细，拌入所有调味料后，放入加了油的热锅中煸炒至八分熟。

③沥干水分的荠菜切碎，放入凉凉的肉馅中拌匀，加入香油。

④饺子皮做好后包入适量的馅料并捏好形状。

⑤水开后下饺子，煮至浮起时，反复点水两次即可捞出食用。

功效：柔肝养肺。

## 香椿，让你的身心一起飞扬

香椿又名香椿芽。椿芽是椿树在早春枝头上生长出来的带红色的嫩枝芽，因其清香浓郁，故名香椿。《山海经》上称"种"，《唐本草》称"椿"。我国栽培、食用香椿已有几千年的历史。早在汉朝，我们的祖先就食用香椿。从唐代起，它就和荔枝一样成为南北两大贡品，深受皇上及宫廷贵人们的喜爱。宋代苏武曾作《春菜》："岂如吾蜀富冬蔬，霜叶露芽寒。"盛赞"椿木实而叶香可啖。"清代人有春天吃椿芽的习俗，谓之"吃春"，寓有迎新之意。民间有"门前一株椿，春菜常不断"之谚和"雨前椿芽嫩无丝"之说。

曲黎敏教授认为，凡是向上的、生发的东西都是阳，那么春季要吃香椿的道理就不难理解了。香椿长在椿树的枝头，在早春就开始生长，这表明它自身有很强的生长力，代表着一种蓬勃向上的状态。前面我们已经说过，春天要养阳，香椿绝对是一个很好的选择。那种浓郁的带有自然气息的香味，会让你的身心一起飞扬。

关于香椿的药用功能，据《本草纲目》和《食疗本草》记载，香椿具有清热利湿、利尿解毒之功效，可清热解毒、涩肠、止血、健脾理气、杀虫及固精。现代医学研究表明，香椿含有维生素 E 和性激素物质，有抗衰老和补阳滋阴的作用，故有"助孕素"的美称；香椿是辅助治疗肠炎、痢疾、泌尿系统感染的良药；香椿的挥发气味能透过蛔虫的表皮，使蛔虫不能附着在肠壁上而被排出体外，可用治蛔虫病；香椿含有丰富的维生素 C、胡萝卜素等，有助于增强机体免疫功能，并有润滑肌肤的作用，是保健美容的良好食品。

但是香椿为发物，多食易诱使痼疾复发，故慢性疾病患者应少食或不食。

**【保健食谱】**

### 1. 香椿拌豆腐

材料：豆腐 500 克，嫩香椿 50 克，盐、味精、麻油各适量。

制法：豆腐切块，放锅中加清水煮沸沥水，切小丁装盘中。将香椿洗净，稍焯，切成碎末，放入碗内，加盐、味精、麻油，拌匀后浇在豆腐上，吃时用筷子拌匀。

功效：润肤明目，益气和中，生津润燥。适用于心烦口渴、胃脘痞满、目赤、口舌生疮等病症。

### 2. 香椿炒鸡蛋

准备材料：香椿 250 克，鸡蛋 5 个，油、盐各适量。

制法：将香椿洗净，下沸水稍焯，捞出切碎；鸡蛋磕入碗内搅匀；油锅烧热，倒入鸡蛋炒至成块，投入香椿炒匀，加入精盐，炒至鸡蛋熟而入味，即可出锅。

功效：滋阴润燥、泽肤健美、适用于虚劳吐血、目赤、营养不良、白秃等病症。

## 春困不是不可解，本草是解乏能手

民间有句俗语："春困秋乏夏打盹。"所谓春困，就是春天来临时很多人感觉困倦疲乏，没有精神，一天到晚昏昏欲睡。

为什么春天爱犯困呢？因为春天阳气上升，人体生理功能随气温的上升发生变化，脏腑所需供血量增加，而供给大脑的血与氧就相对减少，这样就影响了大脑的兴奋性，人就变得困倦疲乏。

不过春困也不是不可解。李时珍在《本草纲目》中主张"以葱、蒜、韭、蓼、蒿、芥等辛辣之菜，杂和而食"。这些本草都具有辛甘发散性质，春季适当进食，有助春天阳气生发，而且能够刺激精神，解春困。

此外，现代医学也证明，适当调整饮食对防止春困是很有效果的。除了《本草纲目》提到的以上辛辣本草，我们在春天还可以多吃以下这些食物。

首先是富含钾的食物。人体缺钾，肌肉就会疲乏无力，也容易导致犯困。而海藻类食品一般含钾较多，例如紫菜、海带、羊栖菜等，因此春天应多喝点儿紫菜汤、海带汤等。此外，菠菜、苋菜、香菜、油菜、甘蓝、芹菜、大葱、青蒜、莴笋、土豆、山药、鲜豌豆、毛豆、大豆及其制品含钾也较多；水果以香蕉含钾最丰富。随着气温升高，多喝茶也大有好处，茶叶中含钾丰富，多喝茶既能解渴，又可补钾，一举两得。

其次，可以多吃一些碱性食物。酸性体质的人经常会无缘无故出现身体疲劳、精神不振，特别在春天比正常人容易犯困，因此多吃碱性食物，将体内的内环境"调到"碱性是预防春困的好方法。需要注意的是，人们通常会认为酸的东西就是酸性食物，比如葡萄、草莓、柠檬等，其实这些东西正是典型的碱性食物。此外，茶叶、海带，尤其是天然绿藻富含叶绿素，都是很好的碱性食物，不妨多吃点儿。

总而言之，调理好饮食，然后适当增加一些户外运动，对防止春困都是很有好处的。在这个阳气生发的季节里，我们千万不能把时间都消耗在疲劳的困意里。

## 第二节　冬病夏治之夏季长寿养生

### "夏天一碗绿豆汤，解毒去暑赛仙方"

在酷热难耐的夏天，人们都知道喝绿豆汤以清热解毒。民间广为流传"夏天一碗绿豆汤，解毒去暑赛仙方"这一健康谚语。其实，早在古代，人们就懂得用绿豆汤清热解毒。

夏季，人体内的阳气最旺，这个时候由于天气炎热，人们往往会吃很多寒凉的东西，损伤阳气。而绿豆虽性寒，可清热解暑，但它同时有养肠胃，补益元气的功效，实在是夏天的济世良谷。

关于绿豆的功效，唐朝孟洗有云："补益元气，和调五味，安精神，行十二经脉，去浮风，益气力，润皮肉，可长食之。"清朝王士雄在《随息居饮食谱》称其"甘凉。煮食清胆养胃，解暑止渴，润皮肤，消浮肿，利小便，止泻痢，醒酒弭疫……"。中医认为，绿豆性味甘寒，入心、胃经，具有清热解毒、消暑利尿之功效。《本草纲目》记载，绿豆消肿下气，治寒热，止泻痢，利小便，除胀满，厚实肠胃，补益元气，调和五脏，安精神，去浮风，润皮肤，解金石、砒霜、草木等一切毒。

现代研究认为绿豆的功效主要有以下几种。

（1）绿豆中所含蛋白质、磷脂均有兴奋神经、增进食欲的功能，为机体许多重要脏器增加所必需的营养。

（2）绿豆中的多糖成分能增强血清脂蛋白酶的活性，使脂蛋白中甘油三酯水解达到降血脂的疗效，从而可以防治冠心病、心绞痛。

（3）绿豆中含有一种球蛋白和多糖，能促进动物体内胆固醇在肝脏中分解成胆酸，加速胆汁中胆盐分泌并降低小肠对胆固醇的吸收。

（4）绿豆对葡萄球菌以及某些病毒有抑制作用，能清热解毒。

（5）绿豆含有丰富的胰蛋白酶抑制剂，可以保护肝脏，减少蛋白分解，从而保护肾脏。

虽然绿豆有诸多好处，但是这里还要提醒你，体质虚弱的人，不要多喝绿豆汤。从中医的角度看，寒证的人也不要多喝。另外，由于绿豆具有解毒的功效，所以正在吃中药的人也不要多喝。

**【保健食谱】**

1. 绿豆薏米粥

材料：绿豆 20 克，薏仁 20 克，冰糖适量。

制法：

①薏仁及绿豆洗净后，用清水浸泡隔夜。

②薏仁加 3 杯水放入锅内，用大火煮沸后，改用小火煮半小时，再放入绿豆煮至熟烂。

③加入冰糖调味即可。

功效：清热补肺、消暑利水、美白润肤。

2. 绿豆排骨汤

准备材料：排骨 350 克，红枣 50 克，绿豆 50 克，姜 10 克，清水 1200 克，盐 5 克，鸡精 3 克，糖 1 克。

制法：

①将排骨斩件余水，红枣洗净，姜切片，绿豆洗净待用。

②洗净锅上火，放入清水、排骨、姜片、绿豆、红枣，大火烧开转中火煲 45 分钟，调味即成。

功效：补血、养心、安神。

## 夏季消暑佳蔬当属"君子菜"苦瓜

盛夏时节，烈日炎炎，用苦瓜做菜佐食能消暑涤热，让人胃口大开，备受人们欢迎。苦瓜因外皮有瘤状突出，又有"葡萄酒"之称。因苦瓜从不把苦味渗入别的配料，所以又有"君子菜"的美名。

苦瓜营养十分丰富，所含蛋白质、脂肪、碳水化合物等在瓜类蔬菜中较高，特别是维生素 C 含量，每 100 克高达 84 毫克，约为冬瓜的 5 倍，黄瓜的 14 倍，南瓜的 21 倍，居瓜类之冠。苦瓜还含有粗纤维、胡萝卜素、苦瓜苷、磷、铁和多种矿物质、氨基酸等。苦瓜的苦味含有抗疟疾的喹宁，喹宁能抑制过度兴奋的体温中枢，因此苦瓜有清热解毒的功效。苦瓜还含有较多的脂蛋白，可促使人体免疫系统抵抗癌细胞，经常食用，可以增强人体免疫功能。

　　历代医学都认为它有清暑涤热，明目解毒的作用。如李时珍说："苦瓜气味苦、寒、无毒，具有除邪热，解劳乏，清心明目，益气壮阳的功效。"《随息居饮食谱》载："苦瓜青则苦寒、涤热、明目、清心。可酱可腌，鲜时烧肉先瀹去苦味，虽盛夏肉汁能凝，中寒者勿食。熟则色赤，味甘性平，养血滋肝，润脾补肾。"中医认为，苦瓜味苦，性寒冷，能清热泻火。苦瓜还具有降血糖的作用，这是因为苦瓜中含有类似胰岛素的物质。苦瓜也是糖尿病症患者的理想食品。

　　夏季吃苦瓜可以清热解暑，同时又可补益元气，可贵的是苦瓜还有补肾壮阳的功效，这对于男人来说是更好的选择，当然女人同样也需要补肾。

　　苦瓜可烹调成多种风味菜肴，可以切丝，切片，切块，作佐料或单独入肴，一经炒、炖、蒸、煮，就成了风味各异的佳肴。如把苦瓜横切成圈，酿以肉糜，用蒜头、豆豉同煮，鲜脆清香。我国各地的苦瓜名菜不少，如青椒炒苦瓜、酱烧苦瓜、干煸苦瓜、苦瓜烧肉、泡酸苦瓜、苦瓜炖牛肉、苦瓜炖黄鱼等，都色美味鲜。苦瓜制蜜饯，甜脆可口，有生津醒脑作用。苦瓜泡制的凉茶，饮后消暑怡神，烦渴顿消。

　　尽管夏天天气炎热，人们也不可吃太多苦味食物，并且最好搭配辛味的食物（如辣椒、胡椒、葱、蒜），这样可避免苦味入心，有助于补益肺气。另外，脾胃虚寒及腹痛、腹泻者忌食。

## 【保健食谱】

苦瓜粥

材料：苦瓜 100 克，玉米 50 克，冰糖适量。

制法：

① 先把玉米淘净，再将苦瓜洗净，剖开去子和瓤，切成片。

② 将玉米和苦瓜一起放入锅中加适量水煮粥，粥快好时放入冰糖搅拌均匀即可。

功效：清热祛暑、降糖降脂。

## "夏日吃西瓜，药物不用抓"

西瓜又叫水瓜、寒瓜、夏瓜，堪称"瓜中之王"，因是汉代时从西域引入的，故称"西瓜"。它味道甘甜、多汁、清爽解渴，是一种富有营养、最纯净、食用最安全的食品。西瓜生食能解渴生津，解暑热烦躁。我国民间谚语云："夏日吃西瓜，药物不用抓。"说明暑夏最适宜吃西瓜，不但可解暑热、发汗多，还可以补充水分。

西瓜还有"天生白虎汤"之称，这个称号是怎么来的呢？白虎汤是医圣张仲景创制的主治阳明热盛或温病热在气分的名方。该病以壮热面赤、烦渴引饮、汗出恶热、脉象洪大为特征，一味西瓜能治如此复杂之疾病，可见其功效不凡。

关于西瓜的功效，《本草纲目》中记载其"性寒，味甘；清热解暑、除烦止渴、利小便"。西瓜含有的瓜氨酸，不仅具有很强的利尿作用，是治疗肾脏病的灵丹妙药，对因心脏病、高血压以及妊娠造成的浮肿也很有效果；西瓜可清热解暑，除烦止渴，西瓜中含有大量的水分，在急性热病发烧、口渴汗多、烦躁时吃上一块又甜又沙、水分充足的西瓜，症状会马上改善；吃西瓜后尿量会明显增加，由此可以减少胆色素的含量，并可使大便通畅，对治疗黄疸有一定作用。

新鲜的西瓜汁和鲜嫩的瓜皮还可增加皮肤弹性，减少皱纹，增添光泽。因此西瓜不但有很好的食用价值，还有经济实用的美容价值。

西瓜除了果肉，其皮和种子中也含有有效成分。比如治疗肾脏病可以用皮来煮水饮用，而膀胱炎和高血压患者则可以煎煮种子饮用。

但是西瓜性寒，脾胃虚寒及便溏腹泻者忌食；西瓜含糖分也较高，糖尿病患者当少食。另外，许多人喜欢吃放入冰箱冷藏后的西瓜，以求凉快。西瓜切开后经较长时间冷藏，瓜瓤表面形成一层膜，冷气被瓜瓤吸收，瓜瓤里的水分往往结成冰晶。人咬食"冰"的西瓜时，口腔内的唾液腺、舌部味觉神经和牙周神经都会因冷刺激几乎处于麻痹状态，以致难以品出西瓜的甜味。还可刺激咽喉，引起咽炎或牙痛等不良反应。另外，多吃冷藏西瓜会损伤脾胃，影响胃液分泌，使食欲减退，造成消化不良。特别是老年人消化功能减退，吃后易引起厌食、腹胀痛、腹泻等肠道疾病。

因此，西瓜不宜冷藏后再吃，最好是现买现吃。如果买回的西瓜温度较高，需要冷处理一下，可将西瓜放入冰箱降温，应把温度调至15℃，西瓜在冰箱里的时间不应超过两小时。这样才既可防暑降温，又不伤脾胃，还能品尝西瓜的甜沙滋味。

**【保健食谱】**

1.西瓜酪

材料：西瓜1个（约重2500克），罐头橘子100克，罐头菠萝100克，罐头荔枝100克，白糖350克，桂花2.5克。

制法：

① 整个西瓜洗净，在西瓜一端的1/4处打一圈人字花刀，将顶端取下，挖出瓜瓤，在瓜皮上刻上花纹。

② 将西瓜瓤去子，切成3分见方的丁。另把菠萝、荔枝也改成3分大小的丁。

③ 铝锅上火，放清水1250毫升，加入白糖煮开，撇去浮沫，下入桂花。等水开后把水过箩晾凉，放入冰箱。将西瓜丁、菠萝丁、荔枝丁和橘子装入西瓜容器内，浇上冰凉的白糖水即成。

功效：解暑除烦、止渴利尿。

## 2.西瓜粳米红枣粥

材料：西瓜皮 50 克，淡竹叶 15 克，粳米 100 克，红枣 20 克，白糖 25 克。

制法：

① 将淡竹叶洗净，放入锅中，加水适量煎煮 20 分钟，将竹叶去之。

② 把淘洗干净的粳米、切成碎块的西瓜皮及红枣同置入锅中，煮成稀粥后加入白糖即可食用。

功效：对心胸烦热、口舌生疮、湿热黄疸有效。

# 夏吃茄子，清热解毒又防痱

茄子是夏秋季节最大众化的蔬菜之一。鱼香茄子、地三鲜更是许多家常菜馆的必备菜肴，深得人们的喜爱。茄子营养丰富，富含蛋白质、脂肪、碳水化合物、维生素及钙、磷、铁等多种营养成分，特别是维生素 P 的含量很高，每 100 克中含 750 毫克，所以经常吃些茄子有助于防治高血压、冠心病、动脉硬化和出血性紫癜。

《随息居饮食谱》说茄子有"活血、止血、消痈"的功效。夏天常食茄子尤为适宜。它有助于清热解毒，容易生痱子、生疮疖的人，夏季多吃茄子可以起到预防作用。《本草纲目》中说："茄子性寒利，多食必腹痛下利。"所以，这种寒性的蔬菜最适宜的季节应该是夏季，进入秋冬季节后还是少吃为宜。

茄子的吃法有多种，既可炒、烧、蒸、煮，也可油炸、凉拌、做汤，不论荤素都能烹调出美味的菜肴。茄子善于吸收肉类的鲜味，因此配上各种肉类，其味道更加鲜美。

## 【保健食谱】

### 1.清蒸茄子

材料：茄子 2 个。

制法：把茄子洗净切开放在碗里，加油、盐少许，隔水蒸熟食用。

功效：清热、消肿、止痛，可用于内痔发炎肿痛、内痔便血、高血压、痔疮、便秘等症。

2. 炸茄饼

材料：茄子 300 克，肉末 100 克，鸡蛋 3 个。

制法：

① 将茄子洗净去皮，切片；肉末内加黄酒、精盐、葱、姜与味精，搅拌均匀；鸡蛋去壳打碎，放入淀粉调成糊，用茄片夹肉，撒少许干淀粉做成茄饼。

② 锅内放油烧至六成热时，茄饼挂糊，逐个下锅炸至八成熟时捞出。待油温升到八成热时，再将茄饼放入复炸，至酥脆出锅，撒上椒盐末即成。

功效：和中养胃，胃纳欠佳、食欲不振者尤宜服食。

## 正确用膳，预防三种"夏季病"

感冒、腹泻、中暑是夏季常见的三种高发病。中医把夏季的感冒称为热伤风，多由阳气外泄引起。由于夏季人们出汗较多，消耗较大，容易使人体阳气外泄，而且天热很多人吃饭不规律，造成抵抗力下降，易患感冒。所以夏季人们应多补充营养，多吃一些祛湿防感冒的食品，如绿豆粥。

中医认为，夏季是阳气最盛的季节，天气炎热很多人都不想吃东西，营养容易缺乏。而且夏天人体出汗多，能量消耗较大，如果这时能量补充不足，加上不少人在夏天有贪凉的习惯，就容易导致腹泻的发生。每天吃饭时可以吃一两瓣蒜，对于预防急性的肠道传染病非常有效。

中暑最常见的是突然头冒冷汗、头晕、恶心甚至呕吐或者突然体力不支等症状。

下面是《本草纲目》中推荐的两道夏季防病菜肴。

## 1. 苦瓜瘦肉汤

夏季吃苦瓜有清热祛暑，提高免疫力的功能，从而可以达到清心火、补肾、预防感冒的目的，而且苦瓜还有明目解毒的作用。

## 2. 香菇干贝豆腐

香菇中所含不饱和脂肪酸很高，还含有大量的可转变为维生素D的麦角甾醇和菌甾醇，对于增强免疫力和预防感冒有良好效果。香菇可预防血管硬化，降低血压。另外，糖尿病病人多吃香菇也能起到一定的食疗作用。

## 桃李不言杏当前——大自然恩赐的福寿果

夏天是很多瓜果成熟的季节，桃、杏、李子就是这个季节的主要水果。其中桃自古就被看作是福寿吉祥的象征。人们认为桃子是仙家的果实，吃了可以长寿，故又有"仙桃""寿果"的美称。《西游记》里提到王母娘娘的蟠桃，吃上一个就可以长生不老。

长生不老的蟠桃自然是神话，但桃的确是一种营养价值很高的水果，并以其果形美观、肉质甜美被称为"天下第一果"。人们常说鲜桃养人。《本草纲目》中记载，"桃子性味平和、营养价值高"。桃中除了含有多种维生素、果酸以及钙、磷等无机盐外，它的含铁量为苹果和梨的4～6倍。其含有大量的B族维生素和维生素C，能促进血液循环，使面部肤色健康、红润。中医认为，桃味甘酸，性微温，具有补气养血、养阴生津、止咳杀虫等功效。桃对治疗肺病有独特功效，唐代名医孙思邈称桃为"肺之果，肺病宜食之"。夏季桃成熟，实为大自然对人们的福寿恩赐。

未成熟桃的果实干燥后，称为碧桃干，性味苦、温，有敛汗、止血之功能。阴虚盗汗、咯血的患者将碧桃干10～15克加水煎服，有治疗作用。跌打外伤瘀肿患者，可用桃仁、生枝子、大黄、降南香各适量放在一起研成粉末，用米醋调服，可消瘀去肿，治愈外伤。

杏可生食，也可以用未熟果实加工成杏脯、杏干等，具有止咳平喘、滋润补肺、润肠通便的功效。可降低人体内胆固醇含量，保护视力、预防目疾，补充人体营养，提高抗病能力，对癌细胞有灭杀作用，还具有预防心脏病和减少心肌梗死的作用。常食杏脯、杏干，对心脏病患者有一定好处。适合缺铁性贫血、伤风咳嗽、老年性支气管炎、哮喘、牙痛、肺结核、浮肿患者食用。癌症患者及术后放疗者、化疗者、有呼吸系统问题的人尤其适宜食用，与猪肺同食，可使润肺效果更加显著。

李子也是初夏时期的主要水果之一。祖国中医理论认为，李子味甘酸、性凉，具有清肝涤热、生津液、利小便之功效，特别适合于治疗胃阴不足、口渴咽干、大腹水肿、小便不利等症状。

李子中的维生素 $B_{12}$ 有促进血红蛋白再生的作用，贫血者适度食用李子对健康大有益处。

李子对肝病也有较好的保养作用。孙思邈评价李子时曾说："肝病宜食之。"

民间俗语有"桃养人，杏伤人，李子树下吃死人"的说法，但这并不是说桃就可以无限制地吃，杏和李子就一定要远离。桃、杏、李子都是夏季的主要水果，食用上要有一定的讲究，比如桃子吃多了容易上火，凡是内热偏盛、易生疮疖的人不宜多吃；产妇、幼儿、病人，特别是糖尿病患者，不宜吃杏或杏制品；多食李子会使人生痰、助湿，故脾胃虚弱者宜少吃。

## 清热解暑，"香薷饮"功不可挡

香薷饮是中医有名的方剂，是夏日解暑的良方，由香薷散演变而来，药味相同，制成散剂叫香薷散，熬成煎剂就是香薷饮。此方源自宋代的《太平惠民和剂局方》，由香薷、厚朴、扁豆三味药组成。香薷素有"夏月麻黄"之称，长于疏表散寒，祛暑化湿；扁豆清热涤暑，化湿健脾；厚朴燥湿和中，理气开痞。三物合用，共奏外解表寒，内化暑湿之效。按《红楼梦》所述，林黛玉的"中暑"，不过是她到了清虚观之后，因天气炎热，寻那阴凉所在多

待了一会儿，受了寒，得了病。所以她的中暑属于阴暑，并不严重，故服用"香薷饮"，显系对症之方。

此方的主药香薷，又名香菇、西香薷，是唇形科植物海洲香薷的带花全草。全身披有白色茸毛，有浓烈香气。中医认为，香薷性味辛、微温，入肺、胃经，有发汗解表，祛暑化湿，利水消肿之功。外能发散风寒而解表，内能祛暑化湿而和中，性温而不燥烈，发汗而不峻猛，故暑天感邪而致恶寒发热，头重头痛，无汗，胸闷腹痛，吐泻者尤适用。故《本草纲目》上说："世医治暑病，以香薷为首药。"《本草正义》记载："香薷气味清冽，质又轻扬，上之能开泄腠理，宣肺气，达皮毛，以解在表之寒；下之能通达三焦，疏膀胱，利小便，以导在里之水"。

药理研究表明，香薷发散风寒，有发汗解热作用，并可刺激消化腺分泌及胃肠蠕动，对肾血管产生刺激作用而使肾小管充血，滤过压增高，呈现利尿作用。因此，夏日常用香薷煮粥服食或泡茶饮用，既可预防中暑，又可增进食欲。但香薷有耗气伤阴之弊，气虚、阴虚、表虚多汗者不宜选用。

除此之外，香薷还能祛暑化湿，故对暑天因乘凉所引起的怕冷、发热、无汗及呕吐、腹泻等症，是一味常用的药品。其性温辛散，多适用于阴暑病症，正如前人所说："夏月之用香薷，犹冬月之用麻黄。"故在临床用于祛暑解表时必须具备怕冷及无汗的症候。如属暑湿兼有热象的，可配黄连同用。至于暑热引起的大汗、大热、烦渴等症，就不是香薷的适应范围了。

下面将香薷饮的制作方法告诉大家，以供参考。

材料：香薷 10 克，白扁豆、厚朴各 5 克。

制法：将三药择净，放入药罐中，加清水适量，浸泡 10 分钟后，水煎取汁。

功效：可解表散寒，化湿中和，适用于外感于寒、内伤于湿所致的恶寒发热、头重头痛、无汗胸闷或四肢倦怠、腹痛吐泻等。

用法：分次饮服，每日 1 剂。

## 第三节　润肺滋阴之秋季长寿养生

### 防秋燥，应季水果要多吃

入秋以后，空气干燥，中医把这种气候特点称为"燥"。秋燥是外感六淫的病因之一，人体极易受燥邪侵袭而伤肺，出现口干咽燥、咳嗽少痰等各种秋燥病症。多吃一些水果，有很好的润燥作用。

这个季节刚好有许多新鲜水果上市，具有滋阴养肺、润燥生津之功效，是秋季养生保健的最佳辅助食品。《本草纲目》中记载了如下最适合秋季的水果。

1. 梨

前面我们已经讲到了秋季要多吃梨，在这里不再赘述。

2. 柑橘

《本草纲目》说柑橘性凉味甘酸，有生津止咳、润肺化痰、醒酒利尿等功效，适用于身体虚弱、热病后津液不足口渴、伤酒烦渴等症，榨汁或蜜煎，治疗肺热咳嗽尤佳。

3. 柿子

柿子有润肺止咳、清热生津、化痰软坚之功效。《本草纲目》说鲜柿生食对肺痨咳嗽、虚热肺痿、咳嗽痰多、虚劳咯血等症有良效。红软熟柿可治疗热病烦渴、口干唇烂、心中烦热、热痢等症。

4. 石榴

《本草纲目》说石榴性温味甘酸，有生津液、止烦渴作用。凡津液不足、口燥咽干、烦渴不休者，可作食疗佳品。石榴捣汁或煎汤饮，能清热解毒、润肺止咳、杀虫止痢，可治疗小儿疳积、久泻久痢等。

### 5. 葡萄

葡萄营养丰富，酸甜可口。《本草纲目》说葡萄具有补肝肾、益气血、生津液、利小便等功效。生食能滋阴除烦，捣汁加熟蜜浓煎收膏，开水冲服，治疗烦热口渴尤佳。经常食用，对神经衰弱和过度疲劳均有补益。葡萄制干后，铁和糖的含量相对增加，是儿童、妇女和体弱贫血者的滋补佳品。

### 6. 大枣

枣是《本草纲目》中最常提到的一种水果，具有很好的滋补作用。大枣能养胃和脾、益气生津，有润心肺、补五脏、疗肠癖、治虚损等功效。中医常用其治疗小儿秋痢、妇女脏燥、肺虚咳嗽、烦闷不眠等症，是一味用途广泛的滋补良药。

### 7. 荸荠

荸荠可煮熟食用，《本草纲目》言其具有清热生津、化湿祛痰、凉血解毒等功效，可治疗热病伤津、口燥咽干、肺热咳嗽、痰浓黄稠等症，与莲藕榨汁共饮效果更佳。

## 秋令时节，新采嫩藕胜太医

秋令时节，正是鲜藕应市之时。鲜藕除了含有大量的碳水化合物外，蛋白质和各种维生素及矿物质含量也很丰富。其味道微甜而脆，十分爽口，是老幼妇孺、体弱多病者的上好食品和滋补佳珍。

莲藕含有丰富的维生素，尤其是维生素 K、维生素 C、铁和钾的量较高。它常被加工成藕粉、蜜饯、糖片等补品。莲藕的花、叶、柄、莲蓬的莲房、荷花的莲须都有很好的保健作用，可做药材。

中医认为，生藕性寒，甘凉入胃，可消瘀凉血、清烦热、止呕渴。适用于烦渴、酒醉、咯血、吐血等症，是除秋燥的佳品。妇女产后忌食生冷，唯独不忌藕，因为藕有很好的消瘀作用，故民间有"新采嫩藕胜太医"之说。熟藕，其性由凉变温，有养胃滋阴、健脾益气的功效，是一种很好的食补佳品。而用藕加工制成的藕粉，既富有营养，又易于消化，有养血止血、调中开胃之功效。

具体说来，莲藕的功效有以下几种。

（1）莲藕可养血生津、散瘀止血、清热除湿、健脾开胃。

（2）莲藕含丰富的单宁酸，具有收缩血管和降低血压的功效。

（3）莲藕含丰富的膳食纤维，对治疗便秘、促进有害物质排出十分有益。

（4）生食鲜藕或挤汁饮用，对咯血、尿血等症有辅助治疗作用。

（5）莲藕中含有维生素 $B_{12}$，对防治贫血病颇有效。

（6）将鲜藕 500 克洗净，连皮捣汁加白糖适量搅匀，随时用开水冲服，可补血、健脾开胃，对治疗胃溃疡出血效果颇佳。

藕节是一味著名的止血良药，其味甘、涩，性平，含丰富的鞣质、天门冬素，专治各种出血，如吐血、咯血、尿血、便血、子宫出血等症。民间常用藕节六七个，捣碎加适量红糖煎服，用于止血，疗效甚佳。凡脾胃虚寒、便溏腹泻及妇女寒性痛经者均忌食生藕；胃、十二指肠溃疡者少食。

另外，由于藕性偏凉，所以产妇不宜过早食用，一般在产后 1 ~ 2 周后再吃藕可以逐瘀。在烹制莲藕时要忌用铁器，以免导致食物发黑。

## 【保健食谱】

### 1. 鲜藕茶

材料：鲜莲藕 250 克，红糖 20 克。

制法：把洗净的莲藕切成薄片，放入锅中，加水适量以中火煨煮半小时左右，再加入红糖拌匀即可。

功效：清热去火，养胃益血。

### 2. 藕粉粥

材料：藕粉 100 克，粳米 100 克，红糖适量。

制法：将粳米淘洗干净，放入锅中加水煨煮，待粥将稠时，放适量红糖和已经用冷开水拌匀的藕粉，最后搅拌成稠粥即可。

功效：安神补脑、健脾止血。

## 秋季常食百合，润肺、止咳又安神

夏天是百合的收获季节，采摘下的新鲜百合可以洗净剥开，晾晒风干，制成百合干，既便于保存，又方便食用。可以将百合加工成百合粉、百合精冲剂或者百合饼干食用。在干燥的秋季，百合是老幼咸宜的药食佳品。《本草纲目》中记载，百合有润肺止咳、宁心安神、补中益气的功效。

这里我们着重介绍一下百合的养生保健功效。

1. 润肺止咳

百合鲜品富含黏液质，具有润燥清热作用，中医用之治疗肺燥或肺热咳嗽等症常能奏效。

2. 宁心安神

百合入心经，性微寒，能清心除烦，宁心安神，用于热病后余热未消、神思恍惚、失眠多梦、心情抑郁、喜悲伤欲哭等。

3. 美容养颜

百合洁白娇艳，鲜品富含黏液质及维生素，对皮肤细胞新陈代谢有益。常食百合，有一定美容养颜作用。

4. 防老抗衰

百合中所含的蛋白质、B 族维生素、维生素 C、粗纤维、多种矿物质以及蔗糖、果胶、胡萝卜素、生物碱等物质，对防止皮肤衰老和治疗多种皮肤疾病都有很好的效果。并且可以舒展皮肤，逐渐消除面部皱纹，治愈一些如皮疹、痱子等皮肤病。

用百合制作羹汤是最常见的食法。百合可以与绿豆、莲子、肉类、蛋类等不同食物同煮成汤，各具风味，可以在一饱口福的同时，达到养颜美容的作用。单用一味百合加糖煮烂制成的百合羹也相当爽口，是既养生又美容的佳肴。

使用百合美容的方法如下：

（1）将鲜百合片漂洗后加糖煨烂，制成百合羹。

（2）百合同瘦肉、鸡蛋制成百合瘦肉汤，不但能美容，还可食补。

（3）将百合同绿豆一起煮，可预防生痱子，亦能治疗痱毒。

（4）鲜百合100克洗净，加水煮烂，加入生鸡蛋2个，等蛋煮熟后加白糖少许即成。

需要注意的是，百合性寒黏腻，脾胃虚寒、湿浊内阻者不宜多食。

**【保健食谱】**

百合红枣银杏羹

材料：百合50克，红枣10枚，白果50克，牛肉300克，生姜2片，盐少许。

制法：

① 将新鲜牛肉用滚水洗净，切薄片；白果去壳，用水浸去外层薄膜。

② 百合、红枣和生姜洗净，红枣去核，生姜去皮。

③ 瓦煲内加入适量清水，烧开后放入百合、红枣、白果和生姜片，用中火煲至百合将熟，加入牛肉继续煲至牛肉熟，加盐少许即食。

功效：润肺益气，补血养阴，滋润养颜。

## 枇杷，生津、润肺、止咳的良药

枇杷，又称腊兄、金丸等，因外形似琵琶而得名。枇杷清香鲜甜，略带酸味，产自我国淮河以南地区，以安徽"三潭"的最为著名。在徽州民间有"天上王母蟠桃，地上三潭枇杷"之说，枇杷与樱桃、梅子并称为"三友"。

祖国医学认为，枇杷性甘、酸、凉，具有润肺、化痰、止咳等功效。《本草纲目》中说，枇杷"止渴下气，利肺气，止吐逆，主上焦热，润五脏""枇杷叶，治肺胃之病，大都取其下气之功耳，气下则火降，而逆者不逆，呕者不呕，渴者不渴，咳者不咳矣"。

此外，枇杷中所含的有机酸能刺激消化腺分泌，对增进食欲、帮助消化吸收、止渴解暑有很好的疗效；枇杷中含有苦杏仁苷，能够润肺止咳、祛痰，治疗各种咳嗽；枇杷果实及叶有抑制流感病毒的作用，常吃可以预防四时感冒；枇杷叶可晾干制成茶叶，有泄热下气、和胃降逆的功效，为止呕的良品，可治疗各种呕吐呃逆。

需要注意的是，脾虚泄泻者忌食；枇杷含糖量高，糖尿病患者也要忌食。另外，枇杷仁有毒，不可食用。

## 【保健食谱】

1. 枇杷冻

材料：枇杷 500 克，琼脂 10 克，白糖 150 克。

制法：

①将琼脂用水泡软；将枇杷洗净，去皮，一剖为二，去核。

②锅置火上，放入适量清水、糖和琼脂，熬成汁；将枇杷放入碗中，倒入琼脂汁，晾凉，放入冰箱内冷冻即成。

功效：可增进食欲，帮助消化，提高视力，保持皮肤健康，促进胎儿发育。

2. 秋梨枇杷膏

材料：雪梨 6 个，枇杷叶 5 片，蜜糖 5 汤匙，南杏 10 粒，蜜枣 2 颗，砂纸 1 张。

制法：

①先将 5 个雪梨切去 1/5 做盖，再把梨肉和梨心挖去。

②把枇杷叶、南杏和蜜枣洗净，放进梨内。

③余下的 1 个梨削皮、去心、切小块，将所有梨肉和蜜糖拌匀，分放入每个雪梨内，盖上雪梨盖，放在炖盅里，封上砂纸，以小火炖 2 小时即成。

功效：生津润肺，止咳化痰。

## "多事之秋"应多喝蜂蜜少吃姜

入秋以后，以干燥气候为主，空气中缺少水分，人体也缺少水分。为了适应秋天这种干燥的特点，我们必须经常给自己的身体"补液"，以缓解干燥气候对我们人体的伤害。

我们知道秋天进行补水是必不可少的。但对付秋燥不能只喝白开水，最佳饮食良方是："朝朝盐水，晚晚蜜汤。"换言之，喝白开水，水易流失，若在白开水中加入少许食盐，就能有效减少水分流失。白天喝点儿盐水，晚上则喝点儿蜜水，这既是补充人体水分的好方法，又是秋季养生、抗拒衰老的饮食良方，同时还可以防止因秋燥而引起的便秘，真是一举三得。

蜂蜜所含的营养成分特别丰富，主要成分是葡萄糖和果糖，两者的含量达 70%。此外，还含有蛋白质、氨基酸、维生素 A、维生素 C、维生素 D 等。蜂蜜具有强健体魄、提高智力、增加血红蛋白、改善心肌等作用，久服可延年益寿。蜂蜜对神经衰弱、高血压、冠状动脉硬化、肺病等，均有疗效。《本草纲目》记载，蜂蜜味甘、性平和，有清热、补中、解毒、润燥、止痛的功效。在秋天经常服用蜂蜜，不仅有利于这些疾病的康复，还可以防止秋燥对人体的伤害，起到润肺、养肺的作用，从而使人健康长寿。

秋燥时节，尽量不吃或少吃辛辣烧烤之类的食品，包括辣椒、花椒、桂皮、生姜、葱及酒等，特别是生姜。这些食品属于热性，在烹饪中失去不少水分，食后容易上火，加重秋燥对人体的危害。当然，将少量的葱、姜、辣椒作为调味品问题并不大，但不要常吃、多吃。比如生姜，它含挥发油，可加速血液循环；同时含有姜辣素，具有刺激胃液分泌、兴奋肠道、促进消化的功能；生姜还含有姜酚，可减少胆结石的发生。生姜虽有利，但也有弊，因此不可多吃。尤其是在秋天最好少吃，因为秋天气候干燥，燥气伤肺，再加上吃辛辣的生姜，更容易伤害肺部，加剧人体失水、干燥。古代医书有记载："一年之内，秋不食姜；一日之内，夜不食姜。"

当秋天来临之际，我们最好"晨饮淡盐水、晚喝蜂蜜水，拒食生姜"，如此便可安然度过"多事之秋"。

## 秋季进补，养肺补肝七良方

从传统中医的五行来看，秋季和肺在五行中属金，故肺气最旺，又因金克木，肝属木，故肝气较弱，所以秋季进补应重在养肺补肝。《寿亲养老新书》中说："减辛增酸，以养肝气。"因为秋燥易伤阴，故而应注意少吃辛辣之品，肝气得以补益，则有助于滋养肺脏。下面是《本草纲目》中推荐的几种适合秋季服用的药茶和药膳。

1. 芝麻甜杏茶

材料：黑芝麻 250 克，甜杏仁 50 克，白糖与蜂蜜各 50 克。

制法：将黑芝麻炒熟研末，甜杏仁捣烂成泥，与白糖和匀后隔水蒸 1～2 小时，晾凉后即可。服用时加蜂蜜 1～2 匙。每次 2 匙，每日 2 次。

功效：补益肝肾，润肺止咳。

2. 桑菊薄荷茶

材料：桑叶、菊花、薄荷各 10 克。

制法：清水适量煮沸，将桑叶、菊花、薄荷一起投入水中煮 10～15 分钟即成。不拘时饮。

功效：疏风散热，清肝明目，可缓解风热感冒引致的咳嗽。

3. 青果绿茶

材料：青果 3 枚，绿茶 2 克，冰糖适量。

制法：将青果洗净后捣破，放入绿茶和冰糖，冲入开水晾凉后即可。在口中含 1～2 分钟后慢慢咽下。不拘时饮。

功效：清热利咽，净口明目，可缓解口腔溃疡。

4. 蜂蜜藕汁

材料：鲜藕 500 克，蜂蜜 20 克。

制法：将鲜藕洗净后绞汁，加蜂蜜即成。在口中含 1～2 分钟后慢慢咽下。不拘时饮。

功效：清热凉血，利咽通便，可缓解慢性咽喉炎。

### 5. 生梨粥

材料：生梨 2 个，粳米 50 克，冰糖 30 克。

制法：粳米淘洗干净放适量水煮沸，生梨削皮去核，切成 1 厘米左右的小块，待粥煮沸后投入梨块煮至粥稠，加冰糖即可。每次 1 小碗，每日 2 次。

功效：生津润燥，清热止咳，去痰降火。

### 6. 何首乌红枣粥

材料：何首乌 20 克，红枣 10 枚，粳米 50 克。

制法：将何首乌洗净、晒干、碾碎，粳米、红枣淘洗干净放适量水煮沸，待粥煮沸后投入何首乌碎末搅匀，煮至粥稠即可。每次 1 小碗，每日 2 次。

功效：乌发生发，平肝降脂，是脂肪肝、高脂血症的辅助食疗方。

### 7. 百合枇杷羹

材料：鲜百合、枇杷（去皮、去核）、藕粉各 30 克，白糖 50 克。

制法：将洗净的百合、枇杷肉共用中火煮熟，放入调好的藕粉成羹，再放入白糖。每次 1 小碗，每日 2 次。

功效：滋阴润肺，清热止咳。

金色的秋季是尽享美味水果的时候，还可吃一些柚子、柠檬、猕猴桃、生梨、石榴、柑橘、金橘和葡萄等甘酸兼有的水果。因为酸味入肝，甘味入脾，以上水果可补肝健脾，有滋阴养肺的作用。

## 远离燥邪，将滋阴贯穿到底

很多人一到秋天，精神就开始萎靡，心情的颜色也灰暗了下去。这种状态就是常说的"悲秋"。秋季，阳气开始收减，阴气初升，天气由暖转凉，因此人在秋季养生应顺应自然界的变化，着眼于

"收敛"。到了秋天，春夏的热闹被"落木萧萧"的景象所代替，人难免伤感，表现出抑郁、烦躁等不良情绪。这些消极的情绪会潜移默化地影响人的脏腑功能和气血运行，有损于健康。因此，要培养积极、乐观的正面情绪。

由于在夏季出汗过多，体液损耗较大，身体各组织都会感觉缺水，人在秋季就容易出现口干舌燥、便秘、皮肤干燥等病症。也就是我们常说的"秋燥"。预防秋燥，补水首当其冲。秋季天气干燥，要多吃滋阴润燥的食物，梨、糯米、蜂蜜等都是不错的选择。酸性食物具有收敛、补肺的功能，要多吃些。不要吃辛辣食物。

《本草纲目》里说，麦冬可以养阴生津，润肺清心。用于肺燥干咳，津伤口渴，心烦失眠，内热消渴，肠燥便秘等都有效。而百合入肺经，补肺阴，清肺热，润肺燥而止。对"肺脏热，烦闷咳嗽"有效。所以，要防止秋燥，用麦冬和百合最适宜。

具体如何来滋阴润燥呢？有这些小窍门。

### 1. 少说点儿话补气

少说话是为了保护肺气，当人每天不停地说话时会伤气，其中最易伤害肺气和心气。补气不妨试试西洋参麦冬茶。

西洋参麦冬茶

材料：西洋参 10 克，麦冬 10 克。

制法：泡水，代茶饮，每天 1 次。

### 2. 多食百合，润肤又润肺

秋天对应人体的肺脏，而肺脏主管人体皮肤，所以皮肤的好坏与人体肺脏有关。食物以多吃百合为最佳，这是因为百合有润肺止咳、清心安神、补中益气的功能。秋天多风少雨，气候干燥，皮肤更需要保养，多食百合有滋补、养颜、护肤的作用。但百合甘寒质润，凡风寒咳嗽、大便溏泄、脾胃虚弱者忌用。《本草纲目》中记载了这样一个润肺的方子。

蜜蒸百合

材料：百合、蜂蜜。

制法："用新百合四两，加蜜蒸软，时时含一片吞津。"

除此之外，《本草纲目》中记载，梨肉有清热解毒、润肺生津、止咳化痰等功效。生食、榨汁、炖煮或熬膏，对肺热咳嗽、麻疹及老年咳嗽、支气管炎等症有较好的治疗效果。若与荸荠、蜂蜜、甘蔗等榨汁同服，效果更佳。但梨是寒性水果，寒性体质、脾胃虚弱的人应少吃。香蕉有润肠通便、润肺止咳、清热解毒、助消化和健脑的作用。但胃酸过多者不宜吃香蕉，胃痛、消化不良、腹泻者也应少吃。

总之，秋季，人体内的阳气顺应自然界的变化，也开始收敛，因此不宜添加过多的衣服，但深秋时候天气变冷，应加衣以预防感冒。运动是一个不错的方法，适合在秋季进行的运动有打羽毛球、爬山、慢跑、散步、打篮球、登山等。有种简便的方法是：晨起闭目，采取坐势，叩齿 36 次，舌在口中搅拌，口中液满后，分三次咽下，在意念的作用下把津液送到丹田，进行腹式呼吸，用鼻吸气，舌舔上腭，用口呼气。连续做 10 次。

# 第四节　补肾补血之冬季长寿养生

## 向乾隆学习：冬季喝汤固肾精

清朝乾隆皇帝是皇帝中的高寿者，这是因为乾隆皇帝十分注重冬季喝汤进补。

冬季寒风凛冽，万物蛰伏，大自然中阳气潜藏、阴气旺盛，因此冬季养生要从养阴藏阳着手，潜藏阳气，养护阴精，注意补肾。

乾隆爱喝汤，御厨将各种药材按比例配比后研磨，同牛肚一起放入锅内汲取养分，共煮六个时辰熬制成汤。传说此汤可以延缓衰老、滋阴壮阳。现在多用牛肚、牛骨，放入当归、党参、枸杞等中药炖煮两三个小时。牛肉"安中益气，养脾胃"，当归、党参可以补充气血，枸杞是滋肝益肾的佳品。这样慢炖出来的汤，不管是药效成分还是营养成分都溶解在汤里，容易吸收，尤其适合脾胃功能不好的老年人。冬天气候干燥，汤既有营养，还能补水。此外，热汤是御寒佳品。

除了喝汤进补以外，乾隆喝酒很有节制，他总是根据不同季节适量地喝补酒。在众多的补酒中，乾隆皇帝最喜欢的一种补酒是松龄太平春酒，每到立冬进补，乾隆常饮这种酒。

酒有活血御寒的作用，加入药材后，药溶解在酒里起到滋补作用。另外，药酒是药不是酒，是一种中成药制剂，要根据自己的体质，对症喝药酒，并且控制酒量。乾隆的长寿还在于他用药饵补养。清宫药养之品首推人参。人参可以大补元气、补脾益肺、生津止渴和益智安神。乾隆进补人参每天不超过 3 克，从 50 岁以后不断地吃，方法是人参切成片放在嘴里含着，这样不仅进药均匀，而且还能促进消化液的分泌，帮助消化。

以上是乾隆皇帝的养生良方，现在的生活水平提高了，普通百姓像过去的皇帝一样养生也不是什么难事了，我们在自己家中的厨房就可以做出古时皇帝才能享受的美味汤品。

此外，冬季排汗较少，因此冬季养生不宜吃太咸的食物，多吃新鲜蔬菜和水果可有效补充维生素；热量较高的食物往往是滋阴潜阳的佳品，比如羊肉、龟、鳖等。人们在冬季应保持充足的睡眠，最好早睡晚起。

冬季由于气温较低，人易出现脾胃虚寒、腹泻、腹部疼痛等病症，因此要适当做好保暖工作。要添加衣服但不宜过厚，室内温度不要太低也不宜过高，否则出门时易感冒。此外，腮腺炎、麻疹、流感等疾病在这个季节易高发，对付它们的好办法就是注意锻炼身体，提高抗病能力。

## 冬食萝卜，温中健脾，不用医生开药方

民间有句养生俗语"冬吃萝卜夏吃姜，不劳医生开处方"，可见冬天多吃点儿萝卜，是有利于健康的。

为什么提倡冬天多吃萝卜呢？冬季气温低，人们经常待在室内，饮食上常进补。进补加上运动少，人的体内易生热生痰，尤其是中老年人，症状就更明显。《本草纲目》中记载，萝卜可消积滞、化痰、下气宽中、解毒，所以萝卜可以用来消解油腻、去除火气、利脾胃、益中气。多吃一些萝卜，温中健脾，对健康大有补益。

萝卜肉多汁浓，味道甘美，有多种烹调方法。萝卜炖羊肉就是一家老小的养生大餐。

将羊肉去筋膜，洗净，切成小方块，将萝卜去皮，切成滚刀块。将羊肉块放入开水锅中，用微火煮 20 分钟后放入萝卜块，加入少许精盐、料酒、味精，煮 5 分钟后，撒上香菜末即成。

不过需要注意的是，吃萝卜也有一些禁忌。现代医学研究证明，萝卜不能与橘子、柿子、梨、苹果、葡萄等水果同食。因为萝卜与这些水果一同摄入后，产生的一些成分作用相加形成硫氰酸，会抑制甲状腺，从而诱发或导致甲状腺肿。此外，萝卜性凉，脾胃虚寒者不宜多食。

萝卜也经常用作食疗，以下是一些萝卜食疗方。

（1）扁桃腺炎：萝卜汁 100 毫升（用鲜萝卜制成），调匀以温开水送服，每日 2 ~ 3 次。

（2）哮喘：萝卜汁 300 毫升，调匀以温开水冲服，每次服 100 毫升，每日 3 次。若与甘蔗、梨、藕汁同饮，则效果更佳。

（3）偏头痛：鲜萝卜捣烂取汁，加少许冰片调匀滴鼻，左侧头痛滴右鼻孔，右侧头痛滴左鼻孔。

（4）咳嗽多痰：霜后萝卜适量，捣碎挤汁，加少许冰糖，炖后温服，每日 2 次，每次 60 毫升。

（5）治咽喉痛：萝卜 300 克，青果 10 个，共煎汤当茶饮，

每日数次。

## "菜中之王"大白菜让你健康快乐过寒冬

大白菜又称结球白菜、黄芽菜，古称菘菜，是冬季上市最主要的蔬菜种类，有"菜中之王"的美称。由于大白菜营养丰富，味道清鲜适口，做法多种，又耐贮藏，所以是人们常年食用的蔬菜。

冬季天气寒冷，人们都会穿得很厚，长时间待在温暖的室内，人体的阳气处于潜藏的状态，需要食用一些滋阴潜阳理气之类的食物，于是大白菜就成了这个季节的宠儿。

大白菜的营养价值很高，含蛋白质、脂肪、膳食纤维、水分、钾、钠、钙、镁、铁、锰、锌、铜、磷、硒、胡萝卜素、烟酸、维生素 $B_1$、维生素 $B_2$、维生素 C 还有微量元素钼等多种营养成分。

大白菜营养丰富，对人体有很好的保健作用。《本草纲目》中说大白菜"甘渴无毒，利肠胃"。祖国医学认为，大白菜味甘，性平，有养胃利水、解热除烦之功效，可用于治感冒、发烧口渴、支气管炎、咳嗽、食积、便秘、小便不利、冻疮、溃疡出血、酒毒、热疮。由于其含热量低，还是肥胖病及糖尿病患者很好的辅助食品；含有的微量元素钼，能阻断亚硝胺等致癌物质在人体内的生成，是很好的防癌佳品。

大白菜含有丰富的纤维素，不仅可以促进肠蠕动，帮助消化，防止大便干燥，还可用来防治结肠癌。特别值得推崇的是，大白菜中维生素 E 的含量比较丰富，可防治黄褐斑、老年斑，是一种经济健康的美容美颜蔬菜。因为维生素 E 是脂质抗氧化剂，能够抑制过氧化脂质的形成。皮肤出现色素沉着，老年斑就是由于过氧化脂质增多造成的。所以，常吃大白菜能抗皮肤衰老，减缓老年斑的出现。

需要注意的是，白菜在凉拌和炖菜时最好与萝卜分开来，不要混杂在一起，那样可能会产生一些相互破坏营养成分的不利影响。

北方地区的居民还经常把大白菜腌制成酸菜，但是专家提醒，经常吃酸菜会对健康不利，特别是大白菜在腌制9天时，是亚硝酸盐含量最高的时候。因此腌制白菜至少要15天以后再食用，以免造成亚硝酸盐中毒。

有的人在食用大白菜时喜欢炖着吃，实际上各种蔬菜都是急火快炒较有营养，炖的过程中各种营养素尤其是维生素C的含量会损失较多。

另外，有慢性胃炎和溃疡病的人，大白菜要少吃一些。

【保健食谱】

1. 栗子炖白菜

材料：生栗子200克，白菜200克，鸭汤、盐、味精各适量。

制法：栗子去壳，切成两半，用鸭汤煨至熟透，白菜切条放入，加入盐、味精少许，白菜熟后勾芡即可。

功效：健脾补肾，补阴润燥。

2. 海米白菜汤

材料：白菜心250克，海米30克，高汤500克，火腿6克，水发冬菇2个，精盐3克，味精2克，鸡油6克。

制法：

① 将白菜心切成长条，用沸水稍烫，捞出控净水，海米用温水泡片刻，火腿切成长条片，把冬菇择洗净，挤干水后，切两半。

② 汤勺内加高汤、火腿、冬菇、海米、白菜条、精盐烧开，撇去浮沫，待白菜烂时加味精，淋上鸡油即成。

功效：排毒养颜，预防感冒。

## 寒冬至吃狗肉，养好身体第一位

在20世纪80年代，电影《少林寺》可称得上是中国功夫片中的经典之作。电影里有这样一组镜头：几个年轻气盛的和尚因苦练功夫消耗大量的体力，每天的清汤素菜使他们饥肠辘辘。于是他们不顾斋戒，在野外偷偷烤烧狗肉，谁知狗肉香飘数里，引得很有定力的住持寻味而至，双手合十，口念："狗肉穿肠过，佛祖心中留。善哉！善哉！"和尚偷吃狗肉的情节饶有趣味，给人们留下了深刻印象。

这当然是影片中一个虚构的有趣场景，但是狗肉的醇香却是不容置疑的。在民间就有"寒冬至，狗肉肥""狗肉滚三滚，神仙站不稳""吃了狗肉暖烘烘，不用棉被可过冬""喝了狗肉汤，冬天能把棉被当"的俗语。由于狗肉味道醇厚，芳香四溢，有的地方又叫香肉，它与羊肉都是冬至进补的佳品。

狗肉味甘、咸、酸，性温，具有补中益气、温肾助阳之功效，非常符合冬季进补之要义。《本草纲目》说狗肉："安五脏，补绝伤，轻身益气，宜肾，补胃气，壮阳道，暖腰膝，益气力。补五劳伤，益阳事，补血脉，厚肠胃，实下焦，填精髓。"故此，中医历来认为狗肉是一味良好的中药，有补肾、益精、温补、壮阳等功用。现代医学研究证实，狗肉对人体的内分泌、消化、神经、生殖系统等疾病有一定的治疗作用。它可以强壮人体，提高人体的免疫力和消化功能，增强性能力等。

但是狗肉性温热，多食易生热助火，故凡发热病、阴虚火旺炎症、湿疹、痈疽、疮疡等患者忌食；因狗肉含嘌呤类物质，故痛风患者忌食，孕妇亦忌食。另外，狗肉与鲤鱼相克，不宜共食，更不宜同烹。吃完狗肉后千万不要再喝茶。狗肉也不能与大蒜同食，否则易助火损人，火热阳盛体质的人更应忌食。

## 【保健食谱】

### 沛县狗肉

材料：狗肉 750 克，甲鱼 1 只约 650 克，葱、姜片各 50 克，绍酒 50 克，酱油 20 克，精盐 10 克，味精 2 克，白糖 5 克，八角 5 克，花椒 10 克（用纱布包好），硝水 15 克，汤 800 克。

制法：

① 将狗肉切块，用绍酒、葱、姜各半、精盐 6 克及硝水拌匀腌渍约 2 小时，再用清水泡约 1 小时，甲鱼宰杀治净，剁成块。

② 将狗肉块下入沸水锅中焯透捞出。

③ 将甲鱼沸水锅内焯透捞出，放入砂锅内，加入余下调料（不含味精）、狗肉块及汤，盖严盖，炖至熟烂，去掉葱、姜，加入味精即成。

功效：温肾散寒，壮阳益精。

## 鲫鱼，"冬月肉厚子多，其味尤美"

鲫鱼又名鲋鱼，另称喜头，为鲤科动物，全国各地均产。《吕氏春秋》载："鱼火之美者，有洞庭之鲋。"可知鲫鱼自古为人崇尚。鲫鱼肉嫩味鲜，尤其适于做汤，具有较强的滋补作用。冬季是吃鲫鱼的最佳季节。明代著名的医学家李时珍赞美冬鲫曰："冬月肉厚子多，其味尤美。"民谚也有"冬鲫夏鲤"之说。

鲫鱼所含的蛋白质质优、齐全、易于消化吸收，是肝肾疾病、心脑血管疾病患者的良好蛋白质来源，常食可增强抗病能力。

《本草纲目》中记载："鲫鱼性温，味甘，健脾利湿、和中开胃、活血通络、温中下气。"对脾胃虚弱、水肿、溃疡、气管炎、哮喘、糖尿病患者有很好的滋补食疗作用；产后妇女炖食鲫鱼汤，可补虚通乳；先天不足，后天失调，以及手术后、病后体虚形弱者，经常吃一些鲫鱼都很有益；肝炎、肾炎、高血压、心脏病、慢性支气管炎等疾病的患者也可以经常食用，以补营养，增强抗病能力。另外，鲫鱼子能补肝养目，鲫鱼脑有健脑益智的作用。

吃鲫鱼时，清蒸或煮汤营养效果最佳，若经煎炸则上述的功效会大打折扣。冬令时节食之最佳。鱼子中胆固醇含量较高，故中老年人和高血脂、高胆固醇者应忌食。

**【保健食谱】**

蛋奶鲫鱼汤

材料：鲫鱼1条，胡椒粒5颗，蛋奶（或牛奶）20克，姜10克，葱10克，盐、鸡精各适量。

制法：

① 将鲫鱼剖腹后，清洗干净待用。

② 把鲫鱼放置3成热的油中过油，以去除鲫鱼的腥味。

③ 加入适量水和调料，用小火清炖40分钟。

④ 起锅时加入少许蛋奶，能使汤变得白皙浓稠，口感更佳。

功效：健脾利湿，美容除皱。

## 春节过后一定要健脾理气、消积化滞

大家应该都有这样的经验，每年春节过后，经常会觉腹胀，食欲也大减。其实这是因为节日里吃了太多油腻之物，损伤了脾胃，造成了积滞。所以，春节过后一定要健脾理气、消积化滞。

哪些食物有这样的功效呢？《本草纲目》言，山楂有"消肉积之功"，所以"凡脾弱食物不克化，胸腹酸刺胀闷者，于每食后嚼二三枚，绝佳"。柚子能"去肠胃中恶气，解酒毒，治饮酒人口气，不思食口淡，化痰止咳"。此外，还有砂仁等。

1. 山楂玉米胡萝卜汤

材料：生山楂15克，玉米150克，胡萝卜150克，猪瘦肉200克。

制法：将猪瘦肉洗净，切小块，山楂洗净，玉米、胡萝卜洗净切块，与猪瘦肉一同放入砂锅，加适量水，武火煮沸，再用文火煮1.5小时即成。有清热健脾、养阴生津的功效。

2. 芹菜煲大枣

材料：芹菜200克，大枣50克。

制法：将芹菜洗净切成小段，与大枣一起放入砂锅内，加清水适量，大火煮沸，小火煮成汤，佐餐食用。有健脾疏肝、清热和胃的功用。

### 3. 山药百合内金麦芽粥

材料：山药 30 克，鸡内金 10 克，百合 20 克，麦芽 15 克，粳米 150 克。

制法：将鸡内金、麦芽一同放入砂锅加适量清水，大火烧开，小火熬煮 30 分钟，去渣留汁。将山药、百合、粳米洗净，放入砂锅，加药汁及适量清水，大火煮沸，小火煮成粥，有健脾养阴、益气开胃的功效。

### 4. 砂仁鲫鱼汤

材料：鲜鲫鱼一条，砂仁 10 克，陈皮 5 克，生姜、葱、精盐各适量。

制法：将鲜鲫鱼刮去鳞、鳃，剖腹去内脏，洗净，将砂仁放入鱼腹中，然后与陈皮共同放入砂锅内，加适量水，用大火烧开，放入生姜、葱、精盐，煮至汤浓味香即可。有醒脾开胃利湿的功效。

除了吃一些能够消食补脾的食物，节后饮食调养还要注意调整食法。过节总是吃得很多，三餐过后也会吃很多零食。而调养时则应当按照平常一样三餐饮食，做到饮食有节。其次，要进食热食，少吃黏硬、生冷食物。家中的老人及小孩要多吃松软、易消化的食物，注意避免一次进食过饱或进食过多煎炸黏硬的食物。好好调理，才能舒心过一个好年，也就不会因为饮食不当而影响身体健康了。

## 热汤——冬天里的一盆火

在寒冷的冬季里喝上一碗精心烹制的好汤，不仅可以暖胃、暖身，还能预防各种疾病。下面为大家介绍几种适宜冬季喝的汤。

### 1. 多喝鸡汤抗感冒

冬季喝鸡汤对感冒、支气管炎等防治效果独到，它可加快咽喉部及支气管黏膜的血液循环，增加黏液分泌，及时清除呼吸道病毒，促进咳嗽、咽干、喉痛等症状的缓解，特别有益于体弱多病者。

### 2. 常喝骨汤抗衰老

50～59岁这个年龄段是人体微循环由盛到衰的转折期，老化速度加快。如果中老年人不注意保养，皮肤就会变得干燥、松弛、弹性降低，出现皱纹，常有头晕、胸闷、神经衰弱等不适。骨汤中的特殊养分以及胶原蛋白等可疏通微循环，从而改善上述老化症状。

### 3. 多喝面汤可增强记忆

乙酰胆碱是一种神经传递介质，可强化人脑记忆功能。补充脑内乙酰胆碱的最好办法就是多吃富含卵磷脂的食物，面条即其中之一。卵磷脂有一个特点，极易与水结合，故煮面条时，大量的卵磷脂溶于汤中，因此多喝面汤可补脑并增强记忆力。

### 4. 喝鱼汤可防哮喘

鱼汤中含有一种特殊的脂肪酸，具有抗炎作用，可阻止呼吸道发炎，防止哮喘病发作。每周喝2～3次鱼汤，可使因呼吸道感染而引起的哮喘病发生率减少75%。喝鱼汤可防哮喘，用大马哈鱼、金枪鱼、鲭鱼等多脂鲜鱼熬汤，防哮喘的效果更好。

### 5. 喝菜汤可增强人体抗污染能力

各种新鲜蔬菜中都含有大量碱性成分，并易溶于汤中。喝蔬菜汤可使体内血液呈弱碱性，并使沉积于细胞中的污染物或毒性物质重新溶解，随尿排出体外，《本草纲目》中称蔬菜汤为"最佳的人体清洁剂"。

### 6. 喝海带汤可使人体新陈代谢增强

海带是一种含碘非常高的食物。碘元素有助于甲状腺激素的合成，此种激素具有产热效应，通过加快组织细胞的氧化过程，提高人体的基础代谢，并使皮肤血流加快，从而促进人体的新陈代谢。

## 冬日餐桌不可缺少的美食——腊八粥

每到腊八这天，几乎家家户户都会熬上一锅温软香甜的腊八粥。关于腊八粥的来历，有很多种说法，但不管怎样，这个习俗还是一直承袭下来。腊八粥的材料没有定规，所有的五谷杂粮都可以入粥。《本草纲目》中说："冬天喝腊八粥可畅胃气、生津液，温暖滋补，可以祛寒。"可根据各人的口味和身体状况不同，做成各种各样的腊八粥。

1. 补脾健胃的薏米腊八粥

主要材料为粳米、糯米和薏米等。粳米含蛋白质、脂肪、碳水化合物、钙、磷、铁等成分，具有补中益气、养脾胃、和五脏、除烦止渴、益精等功用。糯米具有温脾益气的作用，适于脾胃功能低下者食用，对于虚寒泻痢、虚烦口渴、小便不利等有一定辅助治疗作用。薏米具有健脾、补肺、清热、渗湿的功能，经常食用对慢性肠炎、消化不良等症也有良效。

2. 养心补肾的果仁腊八粥

主要材料为花生、核桃、莲子、枸杞、大枣、松子、栗子、粳米等。花生有"长生果"的美称，具有润肺、和胃、止咳、利尿、下乳等多种功能。核桃仁具有补肾纳气、益智健脑、强筋壮骨的作用，还能够增进食欲、乌须生发。

3. 降糖降脂的燕麦腊八粥

主要材料是燕麦、大麦、黑豆、红豆、绿豆、芸豆、粳米等。燕麦具有降低血中胆固醇浓度的作用，对于糖尿病以及糖尿病合并心血管疾病的患者很有好处。腊八粥中的各种豆能使蛋白互补，而且纤维素较高。糖尿病人喝腊八粥最好不要放糖，如果想吃甜食，可以放些甜菊糖、木糖醇。